全国普通高等医学院校护理学专业规划教材

康复护理学

供护理学（专科起点升本科）及相关专业使用

主　编　杜春萍　张妙媛

中国协和医科大学出版社

北　京

内容提要

本教材是"全国普通高等医学院校护理学专业规划教材"之一,系根据本套教材的编写指导思想和原则要求,结合专业培养目标和本课程要求的教学目标编写而成。内容涵盖了康复医学与康复护理相关理论、康复评定、常用康复治疗技术等。此外,本教材还增加了教学课件、思维导图、能力测试等数字资源,丰富了教材内容,增强了线上和线下教学的联动性,以提升学生学习的主动性和积极性。

本教材主要供护理学专业(专科起点升本科)及相关专业使用,也可作为广大在职护理人员、护理教育者及对护理学有深入研究兴趣者使用的参考书。

图书在版编目(CIP)数据

康复护理学 / 杜春萍,张妙媛主编. —北京:中国协和医科大学出版社,2025.1
全国普通高等医学院校护理学专业规划教材
ISBN 978-7-5679-2393-5

Ⅰ.①康… Ⅱ.①杜… ②张… Ⅲ.①康复医学－护理学－医学院校－教材 Ⅳ.①R47

中国国家版本馆CIP数据核字(2024)第092222号

主　　编	杜春萍　张妙媛
策划编辑	沈紫薇
责任编辑	陈　佩　张仟姗
封面设计	邱晓俐
责任校对	张　麓
责任印制	黄艳霞
出版发行	**中国协和医科大学出版社**

(北京市东城区东单三条9号　邮编100730　电话010-65260431)

网　　址	www.pumcp.com	
印　　刷	三河市龙大印装有限公司	
开　　本	889mm×1194mm	1/16
印　　张	27	
字　　数	670千字	
版　　次	2025年1月第1版	
印　　次	2025年1月第1次印刷	
定　　价	82.00元	

全国普通高等医学院校护理学专业规划教材
建设指导委员会

周谊霞（贵州中医药大学）

郑琳琳（辽东学院）

孟红英（江苏大学）

赵　冰（沈阳医学院）

赵丽萍（中南大学）

姜兆权（锦州医科大学）

韩　琳（兰州大学）

裘秀月（浙江中医药大学）

臧　爽（中国医科大学）

全国普通高等医学院校护理学专业规划教材
评审委员会

编 者 名 单

主　　编　杜春萍　张妙媛

副 主 编　刘一苇　李　绪　唐丽云

编　　者　（按姓氏笔画排序）

王　洁（遵义医科大学附属医院）

邢艳芳（辽宁何氏医学院）

刘一苇（温州医科大学附属第二医院）

麦吾鲁代·哈斯木（新疆科技学院）

杜春萍（四川大学华西医院）

李若和（温州市中西医结合医院）

李　绪（沈阳医学院附属中心医院）

吴姁怿（四川大学华西医院）

张妙媛（中南大学湘雅二医院）

陈海丽（温州医科大学附属第二医院）

尚婧彤（天津中医药大学第二附属医院）

罗　兰（湖南省人民医院）

赵　丹（成都中医药大学附属医院）

唐丽云（锦州医科大学附属第一医院）

梅松利（四川大学华西医院）

彭　敏（中南大学湘雅二医院）

党的二十大报告提出，"推进健康中国建设""把保障人民健康放在优先发展的战略位置"。在这一发展战略下，护理工作的范畴从个体向群体，从医院向家庭、社区、健康服务机构扩展，促进健康、预防疾病、协助康复、康养照护已成为护理专业实践的目标。专业实践领域的扩展和社会需求的源动力，驱动了人才培养的提速。20多年来，高等护理教育的规模迅速扩大，为了不断满足基层医疗卫生机构对高水平、高素质应用型人才的需求，我国大幅提升了护理学专业专升本招生规模。人才培养规模的快速提升，使得依托高质量、有权威的教材对教学活动进行规范，成为现阶段护理学专业专升本教育最为现实的需求。

教材是体现教学内容和方法的载体，在人才培养中起着至关重要的作用。加快推进护理学专业专升本教材体系建设，全面提升教材建设水平，是推动护理学专业建设、护理教育高质量发展的重要基础，是进一步深化护理教育教学改革、提高人才培养质量的重要环节。

为打造适应时代要求的精品教材，中国协和医科大学出版社联合全国40多所医学院校和医疗单位，开创性地组织了本套全国普通高等医学院校护理学专业规划教材（专科起点升本科）的编写工作。来自全国医学院校和医疗单位的300余名从事护理教育教学的教师、学者和临床一线护理工作者、管理者，秉承着护理学专业教材应体现终身教育的理念，在教材建设中对标一流，结合相关国家政策、行业标准，同时，立足当前国内护理学发展实际，紧密结合并充分体现当今护理事业及相关产业发展水平，融合思政内容，进行探索研究，悉心编撰。

本套教材涵盖护理学专业专升本课程共计24门，定位清晰、特色鲜明，具有如下特点。

一、全国首套成体系的护理学专业专升本教材

本套教材作为全国首套针对普通高等医学院校护理学专业（专科起点升本科）的规划教材，坚持"系统思维，明理致用"的编写理念，结合护理学专业专升本人才培养目标定位，找准教材重点、亮点和突破点，特色鲜明。

二、与时俱进，紧紧围绕需求导向

经过长期发展，高等护理学专业教材建设形成了鲜明的专业特色和质量品牌，在教材编写过程中，我们努力做到既遵循教学规律，又适应行业对人才的要求，主动对标健康中国战略需求，突出时代性与先进性，充分满足社会发展对护理学专业人才素质与能力的要求。

三、坚持立德树人，融入课程思政

把立德树人贯穿于教材编写的全过程、全方面，发挥中医药文化育人的优势，指导学生树立正确的世界观、人生观、价值观。

四、突出"三基五性"，注重内容严谨准确

遵循教材编写的"三基五性"原则。三基，即基本知识、基本理论、基本技能；五性，即思想性、科学性、先进性、启发性和实用性。教材编写充分考虑学科间的交叉与融合，注重理论与实践的结合，突出护理学专业专升本特点。

五、加强数字化建设，丰富拓展教材内容

发挥信息化技术的优势，数字赋能教材，以适应现代教育的需求。在纸质教材的基础上，强化数字化教材开发建设，融入更多实用的数字化教学素材，如教学课件、简述题、案例题及自测题等，丰富拓展教材内容。

在编写过程中，我们得到了教材建设指导委员会和教材评审委员会的大力支持和指导帮助，各位编者充分地展现了认真负责的精神，不辞辛劳，在宏大的护理学专业体系中梳理关键知识点，以帮助学生更快、更好地掌握护理学专业核心知识，在此，出版社深表谢忱！教材编写力求概念准确、内容新颖完整、理论联系实际，尽管力臻完善，但难免有不足与疏漏之处，请广大读者批评指正，使教材日臻完善。

前 言

　　康复护理是医学领域中不可或缺的重要组成部分，也是国家医疗政策的重点之一。《关于促进护理服务业改革与发展的指导意见》强调，要加快推进康复护理等急需紧缺人才的培养。《"十四五"国民健康规划》指出，要提升老年医疗和康复护理服务水平。本教材的编写旨在贯彻国家医疗政策，培养更多具备康复护理专业素养的人才，满足社会对康复护理服务的需求，促进全民健康事业的发展。我们坚持以学生为中心，以提升学生专业素养和操作技能为目标，力求将最前沿的理论知识与实践经验相结合。

　　全书主要内容涵盖了康复医学与康复护理相关理论、康复评定、常用康复护理技术等。我们以丰富、具体的案例分析和操作指南为特色，深入浅出地阐述各项知识点。纸质教材融合数字资源，旨在打造多维度融合教材。

　　在编写本教材过程中，我们深入研究国家医疗政策，结合国家发展战略和医疗改革方向，将康复护理的理论知识与国家政策背景相结合，旨在使广大师生能更好地理解康复护理的重要性，增强对国家医疗政策的认知。同时，我们始终秉持着严谨、求实的原则，充分引用了国内外相关领域的最新研究成果和实践经验。本教材既具有科学性，又注重实用性和前沿性，是一部内容丰富、专业突出的教材。

　　本教材主要供护理学专业（专科起点升本科）及相关专业使用。我们相信本教材将成为广大护理学专业学生和护理专业从业者学习康复护理领域知识的得力助手。在使用本教材时，我们建议您积极参与案例分析，注重理论与实践的结合，不断提升自己的专业水平和实践能力。同时，我们也欢迎您提出宝贵的意见和建议，帮助我们不断改进和完善本教材，为更多的读者提供优质的学习资源。

　　最后，我们要衷心感谢所有为本教材编写提供支持和帮助的专家学者和医护人员。同时，我们也向所有读者致以最诚挚的谢意，感谢您对本教材的信任和支持。愿本教材能为您的学习和实践之路添砖加瓦，成为您成就梦想的助推器！

编　者

2024年11月

目 录

第一章 康复医学与康复护理相关理论

教学课件

学习目标

1. 素质目标

（1）树立"以患者为中心"的理念，在护理过程中融入人文关怀，并保护患者隐私。

（2）明确康复护理工作的内涵与原则。

2. 知识目标

（1）掌握：康复医学的护理对象，残疾的分类；康复护理的内容及原则，护士在康复治疗中的角色。

（2）熟悉：康复医学的基本原则，人体运动种类，运动对机体的影响，残疾的原因；康复护理学特点和康复护理管理。

3. 能力目标

（1）能根据患者情况选择正确的康复护理模式。

（2）能采用正确的评估方法，对患者进行正确、全面的康复护理评估，并制订合适的护理计划并实施。

案例

【案例导入】

刘女士，55岁。首次脑卒中发作，病情稳定出院后半年，右侧肢体功能障碍仍很明显，影响患者的工作与生活，遂到某院康复科寻求治疗。

【请思考】

对该患者进行康复治疗时需遵循什么原则？

【案例分析】

第一节　康复医学理论

一、健康与康复

（一）健康

1948年，世界卫生组织（world health organization，WHO）指出：健康（health）不仅是没有患病或衰弱，而且是身体、心理和社会适应方面等的完美状态。基于此概念，健康包括躯体健康、心理健康和社会健康方面的内容。1990年，世界卫生组织在上述内容基础上，把道德修养纳入健康的范畴。健康不仅涉及人的体能方面，也涉及精神方面，把道德修养作为精神健康的一部分内容。这是一个整体的、积极向上的健康观，反映了人们对健康的追求日益提高和不断完善。

1. **躯体健康**　躯体健康（physical health）指身体的良好状态和功能。它涉及身体各个系统的正常运作和身体结构的健全性。躯体健康是人类健康的重要组成部分，也是人们从事社会活动和家庭生活的基础。保持健康的身体对于认识自然、改造自然，以及追求个人目标至关重要。

2. **心理健康**　心理健康（mental health）是指个体在适应社会环境变化、满足个人欲望并符合社会标准的过程中，保持良好心理状态和行为表现的能力。它是人类健康的重要组成部分，与生理健康密切相关。心理状态的变化可引起一系列生理变化。持久或强烈的负面情绪可能导致身体器官或系统功能失调，从而增加躯体疾病的风险；而各种躯体疾病也可能引发心理障碍。

3. **社会健康**　社会健康（social health）指个体在社会中建立人际关系的数量和积极参与程度。作为社会成员，因受到经济、文化和自然环境等方面的影响，可能会对我们的身心产生压力，导致不同程度的身心损害。同理，躯体患病后，可能直接或间接地影响我们参与社会的能力，带来各种社会不利因素。

4. **道德修养**　道德修养（moral cultivation）是人类道德活动的一种形式，是个体将一定社会道德标准转化为个人道德品质内在提升的过程。具备良好的品格、平和稳定的心态，善待他人、胸怀坦荡、以公正的心态对待事情，有利于身心健康；反之，则会对人的身心健康造成不可避免的有害影响。

（二）康复

1. **康复的定义**　康复（rehabilitation）是指采用各种措施，消除或减轻康复对象（病、伤、残者等）身心及社会功能障碍，使其功能达到或保持在最佳水平，增强其生活自理能力，帮助其重返社会，提高其生存质量。

2. **康复的内涵**　具有五个要素。①康复对象：是指功能有缺失和障碍而影响日常生活、学习、工作和社会生活的残疾者和伤病员。②康复领域：包括医疗康复、教育康复、职业康复、社会康复、康复工程，从而构成全面康复。③康复措施：包括所有能消除或减轻身心功能障碍的措施，以及有利于教育康复、职业康复和社会康复的措施，不仅依赖医学技术，还借助社会学、心理学、教育学、工程学、信息学等多领域的方法和技术，并包括政府政策、立法等举措。④康复目标：康复的目的是提高康复对象局部及整体功能水平，提高其生存质量，最终融入社会。康复目标应同时考虑可行性。⑤康复服务方式：世界卫生组织提出的康复服务方式包括机构康复、社区康复和居家康复。机构康复包括综合医院的康复医学科、康复专科医院、康复门诊等。社区康复是指康复对象依靠社区资源开展的服务，是分级诊疗的基础。居家康复是指具有一定水平的康复专业人员，到病、伤、残者家庭开展康复服务。

二、康复医学

康复医学（rehabilitation medicine）是以研究病、伤、残者功能障碍的预防、评定和治疗为主要任务，以改善病、伤、残者的躯体功能，提高生活自理能力，改善生存质量为目的的一门医学专科。

（一）康复医学的研究对象

1. **功能障碍者**　功能障碍是指身体或心理不能发挥正常的功能，它可以是现存的或潜在的、可逆的或不可逆的、完全的或部分的，可以与疾病并存，也可以是疾病的后遗症。

2. **慢性病患者、亚健康人群**　随着医疗水平的提高，各类疾病的死亡率不断下降，而慢性病患者的数量越来越多。此外，随着生活节奏的加快和工作压力的增加，中青年发展成亚健康群体的数量也不断增加，成为康复医学急需关注的对象。

3. **老年人群**　人口老龄化问题成为我国社会发展的重要现象，老年人群对康复服务的需求大，将成为康复医学的主要对象之一。

（二）康复医学的研究范围

康复医学以功能障碍为主导。广义上，它研究各种器官系统损伤及其导致的整体能力障碍。而狭义上，它专注于研究运动障碍及相关功能损害的本质和治疗方法。初期，康复医学主要关注骨科和神经系统疾病的康复。近年来，心肺疾病、癌症，以及慢性疼痛的康复也逐渐展开，同时精神疾病、感官障碍（如视觉和听觉），以及智力障碍的康复领域也得到了发展，康复医学的范围正不断扩大。

（三）康复医学的基本原则

1. **早期治疗**　早期治疗是指在预防疾病、疾病发生后或残疾出现前，尽早介入康复医学手段，以最大程度地避免或减轻残疾的发生，使患者保持最佳功能状态。早期康复包括两个方面：一方面，早期介入康复医学方法应处理原发病，早期融入整个治疗过程中；另一方面，早期还应针对并发症进行康复医学方法的干预，以防止或减轻继发性残疾的发生，特别是尽可能减少失用综合征、误用综合征、过用综合征等并发症。

2. **主动参与**　主动参与具有两个方面的含义。首先，主动参与是指将康复医学的理念和方法主动应用于各种疾病的治疗过程中，以扩大康复医学的作用。这意味着康复医学治疗与其他临床医学治疗同步进行，争取最佳治疗时机，并取得理想的治疗效果。其次，主动参与还指在康复治疗中努力促使患者积极参与，以提高治疗效果。通过充分调动患者的潜能，康复医学的技术和方法能够更好地发挥作用。

3. **功能训练**　康复医学专注于针对病、伤、残引起的功能障碍，以恢复人体基本功能活动为主要目标。在实现这一目标的过程中，功能障碍的评定至关重要。通过针对患者存在的各种功能障碍使用的肢体或脏器功能训练、辅助器使用训练等，帮助患者逐步适应家庭和社会生活，提高生活质量。

4. **整体康复**　康复医学将患者视为一个整体，并注重恢复人体的整体综合能力。整体康复治疗具有两个方面的含义。首先，从医学角度出发，采用多学科、多专业的合作方式，针对伤病所带来的各种问题进行处理。其次，从全面康复的角度出发，采用医学、教育、职业和社会等多种方法，解决因残疾而引发的各种问题。

5. **重返社会**　康复医学的最终目标是帮助患者重新融入社会。通过功能训练，康复医学致力于提高患者的功能水平，以满足社会的需求，并全面恢复身体、心理和社会等方面的健康状况。此外，康复医学也注重对患者生活和工作环境的必要调整和改造，以帮助患者更好地适应日常生活和工作，从而实现社会融入。

（四）康复、医学康复与康复医学的关系

康复医学源自于医学康复，是临床医学的一个重要分支。从学术上看，康复是一个事业，医学康复是一个领域，而康复医学是一个具体的专业或学科。康复是一个全面的概念，既包括医学的康复措施，也包括非医学的康复措施。医学康复是运用一切医学的方法和手段，帮助患者减轻功能障碍，最大限度地改善和补偿其功能，使残存的功能和潜在的能力得以充分发挥。康复医学则是以康复为目的，以医学的方法研究患者的功能障碍，以及伴发产生的各种残疾的预防、诊断、评定、治疗和训练为主要任务，是一门具有完整学术体系的医学学科。

三、运动康复学基础

运动学（kinematics）是在运用物理学方法研究人体各部位运动和整体运动时，各组织和器官的空间位置随时间的变化规律，以及伴随运动而发生一系列生理、生化、心理等方面的改变。在康复护理学中，运动学的应用是通过评估和优化患者的运动模式，帮助恢复或改善其运动功能，促进身体各部位的协调与修复，从而提高患者的独立性和生活质量。

（一）运动系统的组成

运动系统由骨、骨连接和骨骼肌三部分组成，共同完成其生理功能。

1. **骨**　是人体内以骨组织为主体构成的坚硬器官，为人体的支架，由筋肉连接，起着支撑形体、保护内脏和进行运动的作用。

2. **骨连接**　骨与骨之间的连结装置，称为骨连接。骨连接根据结构形式分为直接连接和间接连接。直接连接是指两骨之间紧密连接，没有关节腔，分韧带连接、软骨结合、骨结合。间接连接又称关节或滑膜关节，由相邻的两骨相对形成，有三个以上的骨参加构成的关节称做复关节。关节由关节面、关节囊、关节腔组成。

3. **骨骼肌**　又称横纹肌，是肌肉的一种。大多数骨骼肌借肌腱附着在骨骼上，由许多平行排列的骨骼肌纤维组成。它们的周围包裹着结缔组织。包在整块肌外面的结缔组织为肌

外膜，肌外膜的结缔组织，以及血管和神经的分支伸入肌内，分隔和包围大小不等的肌束，形成肌束膜。分布在每条肌纤维周围的少量结缔组织为肌内膜，肌内膜含有丰富的毛细血管。各层结缔组织膜具有支持、连接、营养、保护肌组织，调整肌肉活动的作用。

（二）人体运动分类

1. 按照用力方式分类

（1）被动运动（passive movement）：是一种完全依靠外力来辅助机体完成的运动。外力可以通过治疗器械或治疗师的手来施加，例如关节可动范围内的运动和关节松动技术。此外，也可以利用患者自身健康的肢体来施加外力，从而进行被动运动，这种方式也被称为自助被动运动。

（2）主动运动（active movement）：是指机体通过自身肌肉收缩进行的运动。根据用力程度不同可分为三种：①助力主动运动（assistant active movement），是一种在机体主动运动时，通过外力施加适当的辅助力量来帮助完成运动的方法，其主要方式包括滑轮、各种回旋器、水的浮力和治疗人员的帮助。②主动运动（active movement），是指机体在完全不依靠外力辅助的情况下独立完成的运动。③抗阻力主动运动（resistant active movement），是指机体进行主动运动的同时，对抗外来阻力时进行的运动，如举哑铃。

2. 按照肌肉收缩分类

（1）静态收缩（static contraction）：指肌肉收缩时，关节不产生运动。静态收缩主要包括以下两种：①等长收缩（isometric contraction），是一种肌肉长度不发生改变但张力发生变化的运动形式，也被称为静力收缩。在等长收缩时，肌肉不产生关节活动，主要用于维持特定体位或姿势。等长收缩主要适用于早期康复阶段，特别适用于肢体受限或关节存在炎症、肿胀，以及运动会引发剧烈疼痛的情况下。②协同收缩（coordinated contraction），是指肌肉收缩时，主动肌与拮抗肌同时收缩，从而增加肌张力，但不引起关节运动。协同收缩类似于等长收缩。

（2）动态收缩（kinetic contraction）：指肌肉收缩时，关节产生肉眼可见的运动。动态收缩主要包括以下两种。

1）等张收缩（isotonic contraction）：是指肌肉张力不变但长度改变，产生关节活动的肌肉收缩。等张收缩又分为以下两种。①向心性收缩（concentric contraction），又称等张缩短，是指在肌肉收缩时，肌肉两端附着点之间的距离缩短且靠近，从而引起关节的屈曲运动。向心性收缩是运动疗法中最常用的肌肉活动类型，也是维持正常关节运动的主要形式之一。例如，上楼梯时股四头肌的向心性收缩能够使膝关节屈曲。②离心性收缩（eccentric contraction），也称为等张延伸，是指肌肉在收缩时产生的力量低于外部阻力，导致肌肉两端的距离逐渐增加，使原本缩短的肌肉逐渐伸展和延长。例如，下楼梯时股四头肌的离心性收缩能够使肌肉逐渐延长。

2）等速运动或等速收缩（isokinetic contraction）：是指整个运动过程中角速度保持不变，而肌肉张力与长度一直在变化的一种运动方式。这种运动在自然运动中是不存在的，只有通过专门的设备才能实现。

3. 按照运动时的供能形式分类

（1）有氧运动（aerobic movement）：是指在相对较低的强度下，身体通过氧气的参与，将储存的脂肪和碳水化合物（如血糖和肝糖原）转化为能量来维持持久而稳定的运动。这种运动主要依赖氧气供能，能够提供持久的能量供应，并且能够增强心肺功能。常见的有氧运动包括慢跑、骑自行车、游泳、有氧舞蹈等。

（2）无氧运动（anaerobic movement）：则是指在相对较高的强度下，身体无法及时供应足够的氧气来支持运动，主要依赖于无氧代谢途径产生能量。这种运动一般持续时间较短，强度较高，能够增强肌肉力量和爆发力。常见的无氧运动包括举重、蹲跳、冲刺、高强度间歇训练等。

（3）有氧和无氧混合运动：是指将有氧运动和无氧运动结合在一起进行的一种综合性运动方式。在这种运动中，身体同时利用有氧和无氧代谢途径来供应能量。

（三）运动对机体的影响

1. 运动对中枢神经系统的影响　中枢神经系统对全身各个系统有控制作用，同时又需要周围器官感受、传入各种信息，保持其兴奋性和紧张性。经常运动可以改善和提高神经系统的反应能力，使得身体运动的调控更加准确、协调。神经系统的主导部分大脑虽然只占人体重的2%，但所需要的氧气是由心脏总血流量的20%来供应。运动可以改善大脑的供血、供氧，增强大脑皮质的兴奋性和抑制性，使大脑皮质的兴奋与抑制经常保持平衡状态，改善神经调节的均衡性和灵活性，提高对各器官、组织的调节能力，对损伤后的脑组织功能重组、代偿起着重要作用。运动还可调整人的精神情绪，提高其意志，增强信心。

2. 运动对运动系统的影响

（1）运动对骨的影响：通过运动的刺激和增强骨营养代谢的作用，可促进骨的生长发育，使骨小梁的排列更加整齐有规律，骨密度增加，骨骼变得更加坚固，肌肉与骨骼结合处也更加明显突出。运动中的压力刺激可以加速软骨细胞的增殖、成熟和扩大。同时，运动改善了血液循环，使骨骼能够获得充足的营养物质，从而促进骨骼的迅速生长。特别是下肢骨骼的生长，对身高和体重的增长有着显著的影响。

（2）运动对关节的影响：科学的运动对人体关节的形态结构和功能会产生良好影响，归纳如下。①使关节面骨密质增厚，提高对运动负荷的承受能力。②使关节面软骨增厚，增加了关节的稳固性，并提高了关节的运动缓冲能力。③使关节囊增厚，加固关节。关节囊内层的滑膜层分泌滑液功能提高，减少软骨之间摩擦。④使关节滑膜囊与滑膜皱襞的形态、结构发生变化，避免关节面过大的撞击和摩擦。⑤可以增强关节周围肌肉的力量，使肌腱和韧带粗度增加，有助于增加胶原纤维数量，增强关节的稳定性，从而提高整体运动能力。⑥改善关节的活动范围和灵活性。

（3）运动对肌肉的影响：通过运动，肌肉的结构和功能可以发生变化，使其在神经系统的支配下更加灵活、协调，反应更迅速、准确，力量更强大，同时也更加耐久高效。一般来说，人体肌肉只有约60%的肌纤维参与收缩活动。而经常进行运动可以使参与收缩活动的肌纤维比例提高到约90%，从而增加肌肉力量。此外，运动还可以减少肌肉中的脂肪含量，进一步提升运动能力。经常进行运动可以增加骨骼肌内毛细血管的数量和分支，提高肌肉的供血能力，使其形态和功能得到完善。这有利于肌肉在长时间高负荷运动时持续获得足够的血液供应。

3. 运动对心血管系统的影响

（1）运动对血液循环的调节：运动时，骨骼肌收缩的结果是其耗氧量增加。为了适应这一变化，心血管系统需要提高心输出量以增加血液供应，满足肌肉组织的供氧，并带走过多的代谢产物。运动时增加的心输出量，并非平均分配给全身各个器官。通过体内调节机制，心脏和进行运动的肌肉的血流量明显增多，不参与活动的肌肉和器官血流减少，以保证有效、足够的血液供应。

（2）运动时动脉血压的变化：动脉血压的变化取决于心输出量和外周血管阻力两者之间的关系。在许多肌肉参与运动的情况下，运动的肌肉中动脉扩张，不运动的组织中血管收缩，前者对外周血管阻力的影响大于后者的作用，故总的外周阻力仍降低，表现为动脉舒张压的降低。这有利于增加心输出量，并减少给做功肌输送氧的阻力。

（3）运动时心率的变化：心率受神经、体液调节，运动时交感神经兴奋，心率加快。心率的改变与运动强度有关，可用心率反映运动强度。

（4）运动对心血管功能的影响：运动时心脏舒张期延长、促进侧支循环，有利于冠状动脉灌注，保证心肌供血，提高心脏的兴奋性、传导性和收缩性，增强心脏功能。运动可提高周围血管的调节能力，增强血管的弹性，适应外周阻力的各种变化，保持血压的稳定状态。

4. 运动对呼吸系统的影响

（1）促进和改善呼吸系统结构：经常运动可使呼吸肌的力量增强，胸廓运动的幅度也随之增大，表现在胸围和呼吸差的增大。运动还可使肺泡得到充分张开，加深呼吸的深度，增加呼吸容量。主动运动可以改善肺组织的弹性和顺应性，这是提高肺功能的基础。

（2）有效提高呼吸功能：运动对呼吸功能的影响表现为肺活量增加、呼吸频率减低、呼吸深度加大。经常运动者，肺的弹性好，呼吸肌的力量强，肺活量比一般不运动者明显增加。呼吸深度加大，能保证肺有足够的通气量。这样不仅使肺脏能获得较多的休息时间，同时也增加了换气的效率，这种差别在运动时表现得更为明显。

5. 运动对消化系统的影响　　运动时要消耗较多的能量物质，可反射性地促进肠胃的消化和吸收。运动时能促进膈肌进行较大幅度的升降活动，促进胃肠蠕动，从而增强消化功能。中等以上强度的运动可延缓胃排空，特别在高渗饮食、高脂饮食、饱食后更明显。饱食后，不宜进行剧烈运动，会减少胃肠的供血量，影响消化吸收功能；同时过度震荡充满食物的胃肠，牵拉肠系膜，会诱发疼痛，甚至引起呕吐等不适反应。

6. 运动对内分泌系统的影响　　肾上腺髓质受交感神经支配，在运动状态下，交感神经系统被激活，儿茶酚胺分泌升高。运动时腺垂体所分泌的生长激素在血中的浓度升高，有利于骨骼和肌肉的生长、促进脂肪代谢和免疫功能。运动还可以使胰岛素水平下降，其降低程度与运动时间和运动强度有关。在运动开始20分钟期间，运动强度高者与运动强度低者胰岛素水平均降低。但随着运动时间的推移，运动强度高者胰岛素水平不再明显降低，而运动强度低者一直持续降低。运动结束后1小时或更长时间，血中胰岛素水平才能达到运动前水平。运动可使绝经后妇女雌激素水平轻度增高，调整钙磷代谢，有利于防止骨质疏松。

7. 运动对心理的影响　　运动对心理状态有调整作用。建立自信的运动可以挑战自我体能，逐步达成运动目标，掌握改变的进度与结果，重新认识自我价值。情绪低落时，运动能分散注意力，避免过度专注于目前的烦恼及衍生的不适。正向连结运动可以避免产生紧张、恐惧感，取代不当连结。运动能增加社交及接受外界刺激的机会，丰富生活经验，增加与环境的互动，减轻孤独感。

四、神经康复学基础

神经系统（nervous system）是人体结构与功能最复杂的系统，由数以亿万计互相联系的神经细胞组成，控制和调节各个系统的活动，使机体成为一个有机整体。随着近代分子生物学进步与发展，神经学科众多分支出现相互渗透、相互促进的局面，神经解剖学、神经心理学等分支学科更是成为康复护理领域的重要理论基础。

（一）神经系统的构成

神经系统是机体内起主导作用的系统，分为中枢神经系统和周围神经系统两部分。中枢神经系统包括脑和脊髓，位于人体的中轴位。周围神经系统包括脑神经、脊神经和自主神经。脑神经共有12对，主要支配头面部器官的感觉和运动。脊神经共有31对，其中包括颈神经8对，胸神经12对，腰神经5对，骶神经5对，尾神经1对。自主神经主要分布于内脏、血管和腺体。自主神经分为交感神经和副交感神经两类，两者之间相互拮抗又相互协调，适应内环境和外环境的需要。

（二）神经系统的主要功能

1. 神经细胞的功能　神经细胞的主要功能是接受刺激和传递信息。部分神经细胞还分泌激素，将神经信号转变为体液信号。

2. 神经纤维的功能　神经纤维的主要功能是传导兴奋。神经纤维上的任何点只要达到刺激阈值，就可以引起神经纤维的兴奋。这种兴奋可以沿着神经纤维双向传播，并且具有相对不易疲劳的特性。

3. 神经胶质细胞的功能

（1）支持作用：星形胶质细胞以其长突起在脑和脊髓内交织成网，构成支持神经元的支架。

（2）修复和再生作用：当神经元变性时，小胶质细胞能够转变为巨噬细胞，清除变性的神经组织碎片，再由星形胶质细胞的增殖来填充缺损，从而起到修复和再生的作用。

（3）免疫应答作用：星形胶质细胞可作为中枢的抗原呈递细胞，将外来抗原呈递给T淋巴细胞。

（4）物质代谢和营养作用：星形胶质细胞的血管周足终止于毛细血管壁上，其余突起贴附于神经元的胞体与树突上，可对神经元起到运输营养物质和排出代谢产物的作用。

（5）稳定细胞外的K^+浓度：星形胶质细胞通过钠泵的泵K^+活动，维持细胞外合适的K^+浓度，有助于神经元活动的正常进行。

（6）参与某些递质及生物活性物质的代谢：摄取和分泌神经递质，有助于维持合适的神经递质浓度。

4. 神经的营养性作用　神经末梢经常释放一些营养性因子，持续地调整被支配组织的代谢活动，影响其结构、生化和生理等变化。

5. 神经系统的感觉功能　神经系统具有感受各种刺激的功能。各种感觉，包括躯体感觉、内脏感觉、特殊感觉（如视觉、听觉），经过不同的传导通路传入大脑皮质，执行各自的功能。

6. 神经系统对姿势和运动的调节　中枢神经系统通过调节骨骼肌的紧张度或产生运动，以保持或改正身体在空间的姿势，这种反射活动称为姿势反射（postural reflex）。由脑干整合而完成的姿势反射有状态反射、翻正反射、直线和旋转加速度反射等。大脑皮质主要运动区对身体运动支配的功能特征有：①交叉支配。②功能定位精细。③呈倒置安排。基底神经节参与运动的设计和程序编制，将抽象的设计转换为随意运动。小脑分为前庭小脑、脊髓小脑和皮质小脑三个功能部分。前庭小脑控制躯体的平衡和眼球的运动；脊髓小脑调节正在进行过程中的运动，协助大脑皮质对随意运动进行适时的控制；皮质小脑则在精巧运动学习中，参与随意运动的设计和程序的编制。

（三）中枢神经系统损伤后的恢复理论

1. 功能代偿

（1）同侧功能代偿：一般认为，大脑皮质对肢体是交叉支配的，但也有一侧前臂及手的运动受对侧大脑半球支配，上肢近端活动同时受同侧大脑半球支配的现象。可见，一侧大脑半球受损后，可通过另一侧大脑半球的同侧支配功能，代偿患肢的某些功能。

（2）闲置细胞及通路代偿：在成人脑的神经细胞中，通常只有20%发挥生理作用，其余80%的神经细胞处于闲置或休眠状态。脑血管病发生后，闲置或休眠的细胞和神经通路可被激活而发挥作用，使损伤的功能得到一定的恢复。

（3）大脑半球间的联络代偿：双侧大脑半球同位区之间和一些非同位区存在着相互联系，因此，脑损伤后运动支配区发生转移，受损区域转移到未受损区域而发挥作用，借助这种联系，运动功能得到新的中枢支配，有利于其功能重组和代偿。

（4）次要或协同神经代偿：一般情况下，脑的固定区域完成某一特定功能，但也有非固定区域的神经参与这些功能活动，这部分神经称为次要或协同神经。通常状况下次要或协同神经不能独立完成功能，但当脑损伤后，主要支配的神经反射弧中断后，经过反复训练，被次要或协同神经反射弧替代，从而改善部分功能。

（5）功能豁免代偿：幼年脑组织较成年脑组织可塑性强，具有特殊可塑性，称功能豁免。在适当条件下，机体可将被消除的神经细胞轴突、树突及之间的联系保留到成年，一旦大脑半球受损，因其"线路图"的保留，仍可使其功能恢复。

2. 神经再生

（1）再生长芽和侧支长芽：在中枢神经系统中，脑细胞可通过轴突再生、树突发芽及突触阈值的改变与邻近失神经支配的突触形成新的突触联系，从而执行新的功能。不同年龄阶段，这种代偿能力有所不同，幼年较成年侧芽生长更快。

（2）突触更新和突触效率的改变：突触更新是通过突触后的致密部进行的，常见的形式是由呈小扁盘状、无孔的致密部的直径逐步增大，达到阈值时穿孔、成沟、分裂而形成新的轴突。中枢神经系统可塑性的一种重要的表现为改变突触的效率。

（3）神经发生：神经元和树突的发生贯穿于动物自然生命的全过程，神经的发生速度超过其死亡速度，促进神经系统的恢复。但神经发生的机制、部位、与原神经元的关系如何等还不清楚，有待进一步研究。

（4）强直后增强：强直后增强的存在，可使原先存在的特异性解剖通路效力增强，而成为新的神经通路形成和运动正常模式的理论基础。

3. 脑损伤后的修复过程

（1）神经元死亡：脑损伤发生后，局部脑血流的改变对其有较大的影响，当局部脑血流降低到15ml/（100g·min）时，体感诱发电位消失，但细胞外钾离子活性变化不大，神经元尚能恢复。局部脑血流降低到6ml/（100g·min）时，细胞外钾离子增多，细胞内钙离子也增多，神经元可发生细胞肿胀、结构破坏、胞膜破裂、炎症细胞浸润等而导致死亡。

（2）早期即刻基因的激活：通过大范围病变的刺激，可激活早期即刻基因，使该基因的转录、表达过程发生变化，从而有利于病变的局限化。

（3）急性期中枢神经系统恢复的机制：主要是通过血管通透性的改变、水肿的消退、血液循环的恢复等来完成的。存活情况取决于病变对全身和局部的影响及机体对病变的应答反应。

（4）急性期后中枢神经系统恢复的机制：主要是通过功能代偿和神经再生的机制完成恢复的过程。

4. 康复训练对大脑可塑性的影响　脑可塑性的发生和功能的重组是一个动态变化的过程，脑卒中后功能重组可以分为4个阶段：①脑卒中后的即刻改变，整个神经网络都处于一种抑制状态，这与远隔功能抑制的理论相一致。②主要是未受损半球的增量调节和过度活动。③双侧半球运动相关区域的激活减低，在这一阶段，残存的神经网络建立新的平衡。④脑卒中后恢复的慢性阶段。脑损伤后功能重组的动态变化提示，在脑卒中恢复的不同时期，应采用不同的康复措施以促进脑功能的重组和运动功能的恢复。

五、残疾学基础

残疾学是以残疾人员为主要对象，研究致残的原因，残疾的流行病学、表现特点、发展规律、后果及评定，康复与残疾的预防的学科。残疾学是医学、社会学、教育学、管理学等的交叉学科，是自然科学与社会科学相结合的产物，是康复医学的组成部分。只有掌握残疾学的深刻内涵，才能学好康复护理学，做好康复护理工作。

（一）残疾的概念

残疾（disability）是指由于各种躯体、身心、精神疾病或损伤及先天性异常所致的人体解剖结构、生理功能的异常和/或丧失，造成机体长期、持续或永久性的功能障碍状态，并不同程度地影响身体活动、日常生活、工作、学习和社会交往活动能力。残疾为一种涵盖损伤、活动受限和参与局限在内的概括性术语，是个人因素和环境因素（如使用公共交通设施和进入公共建筑障碍及有限的社会支持）之间相互作用的消极方面。身心功能障碍的状态可以是暂时性、可逆性，也可以是持续性、不可逆转的。因此，根据功能障碍状态持续时间长短和是否可逆转，将残疾分为暂时性残疾和永久性残疾。

1. 暂时性残疾（temporary disability）　各种疾病在一定程度上或多或少地影响相应组织、器官、肢体的功能，使患者出现暂时性功能活动受限，如骨折、肌腱断裂、关节损伤使患者丧失了活动能力，但随着骨折的愈合、损伤的恢复，患者逐渐恢复了功能活动，这种短暂的、可逆转的功能活动障碍称为暂时性残疾。

2. 永久性残疾（permanent disability）　对于由疾病或损伤造成的不可逆转的功能活动障碍称为永久性残疾，如外伤后截肢、完全性脊髓损伤后的瘫痪等。

（二）残疾的原因

1. 疾病　几乎所有疾病都可以导致功能障碍的发生，最常见的几类如下。

（1）孕期疾病：如孕妇叶酸缺乏导致的神经管畸形、碘缺乏导致的克汀病、流感病毒感染造成的神经系统异常、风疹病毒感染引起的先天性白内障等。

（2）传染病：包括脊髓灰质炎引起的小儿麻痹、乙型脑炎造成的神经系统异常、脊柱结核导致的肢体瘫痪等。

（3）慢性病和老年病：如心脑血管疾病、骨关节疾病、糖尿病、肿瘤等。

2. 遗传性疾病　遗传因素导致的先天性畸形、智力发育迟缓、先天性大脑发育不全等。

3. 营养不良　包括蛋白质缺乏导致的智力发育迟缓，维生素A缺乏导致的角膜软化，维生素D缺乏造成的骨骼畸形等。

4. 意外事故　如交通事故、各种生产事故、运动创伤等导致的各种残疾。

5. 理化因素　放射物质、噪声、声波、药物、酒精等各种理化因素均可成为致残原因。

6. 心理因素　可由精神分裂症、反应性精神障碍、脑器质性与躯体疾病所致的精神障碍引起。

（三）残疾的分类

20世纪80年代之前，传统的疾病模式通常为：病因→病理→临床表现。1980年WHO提出将疾病的后果由单纯的治愈或死亡扩展为疾病→残疾。这一转变表明，除了治愈和死亡外，许多疾病的后果还包括伴随残疾的生存，这一观点为残疾的分类和研究提供了新的视角。

1. ICIDH模式　《国际残损、残疾和残障分类》（international classification of impairment, disability & handicap，ICIDH）是1980年由WHO颁布，分为残损、残疾、残障3个水平，可以相互转化（图1-1）。

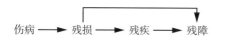

伤病 ——→ 残损 ——→ 残疾 ——→ 残障

图1-1　国际残损、残疾和残障分类（ICIDH）模式

随着人口老龄化、卫生保健和医疗服务重点的转移，ICIDH的不足之处也日益彰显。主要表现在：①ICIDH是从生物、个人和社会水平来对残疾进行思考，忽略了患者自身主观障碍所产生的影响。②在ICIDH中没有体现出环境的概念，而环境有时可对个体的功能产生决定性的影响。③在ICIDH中概念之间是单向、平面式的关系，在实际使用中有很大的局限性。

2. ICF模式　《国际功能、残疾和健康分类》（international classification of functioning, disability and health，ICF）是2001年第54届世界卫生大会通过的新标准（图1-2）。人体功能和结构、活动和参与是ICF的主体与核心。在ICF中，各个项目之间的关系是双向的，相互关联的立体化模式。ICF强调了功能-障碍之间的双向变化，即通过评定身体功能和结构来反映器官损伤，通过评定活动与活动限制来反映残疾，通过评定参与和参与受限来反映残障；同时强调了情景因素即影响健康的环境因素和个体因素的作用；此外，ICF的用语属于中性（不含歧视性用语），容易为专业和非专业人员所接受，可以作为一种普适性的评定工具，是未来功能、残疾分类的研究热点。

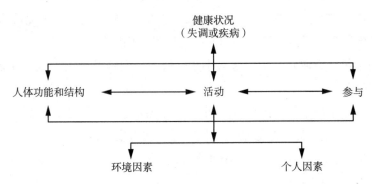

图1-2　国际功能、残疾和健康分类（ICF）模式

（四）我国目前使用的残疾分类

2006年，我国第二次全国残疾人抽样调查将残疾分为视力、听力、言语、肢体、智力、精神、多重残疾7类，这是自1987年第一次全国残疾人抽样调查的延伸，也是具有中国特色的一种分类方法。

1. 视力残疾　是由于各种原因导致双眼视力障碍或视野缩小，从而严重影响工作、学习或其他活动。

2. 听力残疾　是由于各种原因导致双耳听力丧失或听觉障碍，而听不到或听不清周围环境声音。

3. 言语残疾　是由于各种原因导致不能说话或言语障碍，经治疗1年以上不愈或病程超过2年，而不能或难以进行正常的言语交流活动，以致影响其日常生活和社会参与。言语残疾包括失语、运动性构音障碍、器质性构音障碍、发声障碍、儿童言语发育迟滞、听力障碍所致的言语障碍、口吃等。

4. 肢体残疾　是人的四肢残缺或四肢、躯干麻痹、畸形，导致人体运动系统不同程度功能丧失或功能障碍。

5. 智力残疾　是人的智力明显低于一般水平，并伴有适应行为的障碍。此类残疾是由于神经系统结构、功能障碍，使个体活动参与受到限制，需要环境提供全面、广泛、有限和间歇的支持。智力残疾包括在智力发育期间（18岁之前），由于各种有害因素导致的精神发育不全或智力迟滞；或者智力发育成熟以后，由于各种有害因素导致智力损伤或智力明显衰退。

6. 精神残疾　是精神病患者病情持续1年以上未痊愈，从而影响其社交能力和在家庭、社会应尽职能上出现不同程度的紊乱和障碍。精神残疾包括脑器质性、躯体疾病伴发的精神障碍，中毒性精神障碍（包括药物依赖、酒精依赖），精神分裂症，情感性、偏执性、反应性、分裂情感性、周期性精神病等造成的残疾。

7. **多重残疾**　是同时存在视力残疾、听力残疾、言语残疾、肢体残疾、智力残疾、精神残疾中的两种或两种以上残疾。

 知识拓展

残疾预防策略

残疾预防是在关注致残原因的基础上，利用现有的医疗卫生技术手段，积极采取各种有效措施、方法，防止、控制或延迟残疾的发生。《关于残疾人的世界行动纲领》提出："实行残疾预防和保证缺陷不致发展成为更为严重的残疾方案，要比以后不得不照料残疾人，使社会付出的代价小得多。"目前采取的残疾预防是三级预防策略，即病因预防、发病预防、病残预防。预防的主要手段以一级预防为主，发展社区康复。以一级预防为主的总策略在我国有极其重要的现实意义。

第二节　康复护理理论

一、康复护理学的基本概念

1. **康复护理**　康复护理（rehabilitation nursing）是指在医疗保健、社区和家庭等不同场合下，通过多种方法和技术来帮助个体恢复或提高其身体、认知和社交功能的过程。康复护理是实现康复计划的重要组成部分，并且贯穿于康复全过程，与预防、保健和临床护理共同组成全面护理。康复护理是实践性的，需要从专业人员的角度出发，对个体进行全面的评估和制订个体化的治疗计划，以提供最佳的康复效果。

2. **康复护理学**　康复护理学（rehabilitation nursing science）是研究康复护理的学科，包括康复护理的基本概念、原理、方法、技术和有关功能障碍的护理预防方法、评定和协助治疗、训练的护理措施等，在整个护理学体系中占有十分重要的位置。康复护理学将康复护理视为一个综合性的领域，强调跨学科的团队合作、个体化护理、评估和治疗等方面的重要性。随着现代医学模式的转变，疾病谱及人口结构的变化，人们对生活质量的要求也相应提高，康复护理学的"提高功能、全面康复、重返社会"三大指导原则，正符合社会对护理学的要求。康复护理学已广泛应用于神经、精神、肿瘤、骨伤、内分泌、循环、呼吸等领域，以及伤病的各个阶段，成为现代护理工作的重要组成部分。

3. **康复护士**　康复护士（rehabilitation nurse）是一种专门从事康复治疗的护理人员，他们受过物理医学与康复培训，能够运用护理专业知识与技能及相关的康复技术，对病伤残者进行护理工作。康复护士与康复团队一起为患者提供协调和全面的康复护理服务，帮助患者恢复功能、提高活动能力和生活质量，促进健康恢复和提高社会参与。

4. **康复护理评估**　康复护理评估（rehabilitation nursing assessment）是指通过对患者进行综合的身体、心理和社会功能评估，以获取全面的客观数据和主观反馈，确定康复护理计划的制订方向和重点的过程。康复护理评估是制订全面个性化康复护理计划的重要基础，也是康复护理的第一步。它旨在了解患者的生理、心理和社会情况，确定康复目标，制定个性化的康复护理方案，以达到促进患者康复的目的。

二、康复护理学的特点

1. **跨学科性** 康复护理学是一个跨学科的领域，涉及多个学科的知识和技术，如医学、物理治疗学、职业治疗学、言语治疗学、心理学等。康复护理学强调各个专业领域之间的合作与协调，通过整合不同学科的知识和技术，为个体提供全面的康复护理服务。

2. **个体化护理** 康复护理学强调个体化护理，即根据个体的特定需求和差异来制订个性化的治疗计划。康复护理学重视个体的独特性，通过详细的评估和分析，考虑个体的身体状况、社会环境、心理需求等因素，为每个人提供最适合的康复护理方案。

3. **功能恢复为导向** 康复护理学以功能恢复为核心目标。它致力帮助个体实现或最大限度地改善其身体、认知和社交功能，以提高个体在日常生活中的自主性和独立性。康复护理学采用多种治疗方法和技术，通过训练、治疗和支持，促进个体的功能恢复和生活质量提高。

4. **综合性** 康复护理学是一个综合性的学科，它涵盖了广泛的领域和专业知识。康复护理学不仅关注个体的身体健康，还关注认知、情感、社会和职业等方面的康复。康复护理学强调综合性的治疗方法和综合性的团队合作，以实现全面的康复效果。

5. **持续性护理** 康复护理学注重长期的护理和支持。康复护理并非一次性的治疗，而是一个持续的过程。康复护理人员与个体建立密切的关系，提供长期的康复护理服务，并随时调整治疗计划以适应个体的变化和需求。

6. **团队合作** 康复护理学强调团队合作，多学科的专业人员共同参与康复护理过程。这些专业人员可以包括医生、物理治疗师、职业治疗师、言语治疗师、心理学家等。团队成员通过合作和协调，共同制订康复护理计划，并提供综合的康复护理服务。

总之，康复护理学是一个跨学科的、个体化的、以功能恢复为导向的综合性学科。它通过整合不同学科的知识和技术，为个体提供个体化的康复护理服务，旨在帮助个体实现身体、认知和社交功能的恢复和改善。

三、康复护理学发展的理论基础

康复护理学的发展依赖于多个理论基础，这些理论基础共同构成了康复护理学的基础框架，指导康复护士在实践中评估、制订和实施康复计划，提高患者的康复效果和生活质量。在实际工作中，康复护士可以综合运用这些理论基础，根据不同患者的需求和情况，制定个性化的护理策略，以实现最佳的康复结果。

（一）生物医学模型

生物医学模型是一种用于解释疾病和损伤的模型，它认为疾病和损伤是对身体组织和器官的直接损害和功能障碍。该模型主要关注人体的生理和病理过程，以及对这些过程进行诊断和治疗的方法。生物医学模型包含以下几个主要方面。①病因：生物医学模型研究疾病和损伤的原因，探究导致其发生的生物学机制。它可以涉及遗传、环境、感染、外伤等多种因素。②病理生理学：该模型研究疾病和损伤对身体组织和器官的影响，了解病变的发展过程和变化。这包括了解细胞和组织的变化、代谢失调、炎症反应等。③诊断：生物医学模型提供了各种诊断方法，例如实验室检查、影像学技术、生物标志物等。这些方法帮助医生确定疾病或损伤的类型、严重程度和影响范围。④治疗：生物医学模型为治疗提供了指导。它可以包括药物治疗、手术干预、康复治疗、康复护理等多种治疗方法，旨在恢复或改善患者的生理功能。

生物医学模型在临床实践中起着重要的作用。它提供了对疾病和损伤机制的理解，帮助医生确定适当的诊断和治疗方法。在康复护理中，生物医学模型也为康复护士提供了对患者病情和病理生理的了解，以便制订个性化的康复计划。然而，生物医学模型并不是康复护理的全部，康复护理还需要综合考虑患者的社会、心理和环境因素，以实现全面的康复。

（二）康复模型

康复模型是指在康复护理领域中应用的一种理论框架，旨在帮助患者从疾病、创伤或残疾中恢复功能并提高生活质量。康复模型通常涵盖以下几个方面。①个体化：康复模型将患者视为独特的个体，根据其特定的康复需求和目标制订个性化的治疗计划。这确保了治疗方案与患者的具体情况相匹配，并提供最有效的康复效果。②综合性：康复模型综合运用各种治疗手段和方法，包括物理治疗、职业治疗、言语治疗、心理治疗等，以全面促进患者的康复。通过综合性的治疗，可以针对不同方面的康复需求进行干预，提供全方位的护理支持。③跨学科合作：康复模型强调多学科团队合作，由医生、护士、物理治疗师、职业治疗师、言语治疗师等专业人员共同参与。这些专业人员通过协同工作，共同制订治疗计划、提供治疗和康复服务，以实现最佳的康复效果。④康复评估和调整：康复模型强调定期评估患者的康复进程和效果，并根据评估结果进行治疗方案的调整。这确保了治疗的连续性和个体化，随时根据患者的需求做出相应的调整，以达到最佳的康复效果。⑤社区融入和长期管理：康复模型关注患者从医疗机构到社区的过渡，提供社区支持和康复管理。通过帮助患者逐渐恢复正常生活，并提供长期的康复管理，可以预防再次受伤或复发，促进患者的健康和福祉。

康复模型是一种综合性的康复护理理论框架，注重个体化、综合性和跨学科合作，以帮助患者从疾病、创伤或残疾中恢复功能并提高生活质量，以最大程度地促进患者的康复和社会参与。康复护理学应该从患者的角度出发，评估患者的功能和活动能力，制订康复计划，并提供相应的护理和支持。

（三）人类发展模型

人类发展模型是一种用来描述人类在生命周期内不同阶段的发展过程和变化的模型。它包含多个方面，如身体、认知、情感、社会和文化等方面的发展。以下是常见的人类发展模型。①基本需求理论：该模型由马斯洛提出，认为人类的发展过程与满足基本需求有关。这些需求包括生理需求、安全需求、社交需求、尊重需求和自我实现需求。②基于认知发展理论：该模型由皮亚杰提出，强调儿童的认知能力在发展过程中起到了至关重要的作用，认为孩子们在成长的过程中，会经历从感知到思考的认知转变，从而形成对世界的自主思考和理解。③社会学习理论：该模型由班杜拉提出，认为人类的行为和思维是通过观察和模仿他人而学习的。该理论强调环境因素对人类的影响，并提出了正向强化和消极强化等概念。④生态系统理论：该模型由布朗芬布伦纳提出，认为人类的发展是受到多个因素的影响，包括个体本身、家庭、学校、社区、文化和政治等多个层面。它强调环境因素对人类发展的重要性，并提出了微观、中观和宏观等不同层次的影响。

人类发展模型研究人的生命过程和各个阶段的发展特点。在康复护理学中，人类发展模型帮助康复护士了解患者的生命周期和发展需求。不同年龄段的人群可能面临不同的康复问题和挑战，因此康复护理计划需要根据患者的生理、心理和社会发展特点进行调整和个性化。

（四）行为健康模型

行为健康模型是一种用来解释人们在日常生活中采取行动和选择健康行为的模型，它涉及个体的认知、行为和环境等多个方面。以下是常见的行为健康模型。①健康信念模型：该模型由罗森斯托克（Rosenstock）提出，认为人们对健康问题的态度和信念会影响他们的行为。它包括了认知层面（如感知到的威胁、认为采取行动可以降低风险）和行为层面（如采取特定行动）。②社会认知理论：该模型由班杜拉提出，认为人们的行为是由他们对自我效能和控制信念的认知决定的。它强调了个体的自我感知和自我效能对其行为的重要性。③计划行为理论：该模型由艾森克提出，认为行为是有计划的，而计划的执行取决于个体对目标的态度、主观规范和知觉行为控制力量的评估。它强调了个体对自我控制和目标实现的重要性。④生态行为模型：该模型由萨利斯（Sallis）提出，认为个体的行为是由他们所处的环境和社会文化因素共同决定的。它强调了环境对个体行为的影响和重要性。

这些模型都试图解释个体在日常生活中选择健康行为的过程，帮助人们理解健康行为的决策和执行机制。在实践中，这些模型可以用于指导健康教育、健康促进、健康干预等领域的工作。康复护理学应该帮助患者建立健康的生活方式和行为模式，提供健康教育和支持，促进患者主动参与康复过程。通过激励、教育和行为干预，康复护士可以帮助患者养成积极的康复行为，改善康复结果。

（五）环境模型

环境模型是一种用来描述和解释环境对人类行为和发展的影响的模型。它强调环境对个体、群体和社会的重要性，将注意力放在了外部因素与人类行为之间的相互作用上。以下是常见的环境模型。①生态系统理论：该模型由布朗芬布伦纳提出，认为人类生存和发展受到多个环境系统的影响，包括微观系统（如个人和家庭）、中观系统（如学校和社区）和宏观系统（如文化和社会政治）。它强调了不同层次的环境对人类发展的作用。②社会文化模型：该模型关注社会和文化因素对个体和群体行为的影响。它认为社会和文化背景塑造了人们的价值观、信念、行为规范和期望，从而影响他们的行为选择和行为表现。③行为设置理论：该模型由奥格登和恩德尔提出，认为人类行为是由环境设置对个体行为的直接影响所决定的。环境设置包括物理环境（如设施布局和资源可及性）、社会环境（如社交网络和社会支持）和政策环境（如法律和规章制度）等。④生态心理学：该模型探讨了个体与环境之间的相互作用和适应过程。它强调了个体与环境之间的动态关系，包括环境对个体行为的影响、个体对环境的感知和评估，以及个体通过适应和调节来适应环境的能力。

环境模型认为周围环境对人的影响很大。康复护理学应该考虑患者的家庭、社会和文化环境，为患者提供相应的康复支持和帮助。环境模型还强调社会支持和社区资源的重要性，在康复过程中为患者提供必要的支持网络和服务。

四、康复护理的对象、内容及原则

（一）康复护理的对象

1. 残疾者　第二次全国残疾人抽样调查发现，全国31个省、自治区、直辖市的调查数据表明，全国残疾人总数为8296万人，占全国总人口的6.34%。康复治疗和护理是改善残疾者躯体、内脏、心理和精神状态的重要手段，也是预防残疾发生、发展的重要手段。

2. 慢性病患者　主要是指各种内脏疾病、神经系统疾病和运动系统疾病患者。这些患者往往由于疾病而减少身体活动，从而产生继发性功能衰退，如慢性支气管炎导致的肺气肿和全身有氧运动能力降低等。进行积极的康复治疗与护理，有助于改善患者的躯体和心理功能，减轻残疾程度，提高其独立生活能力。

3. 老年病患者　老年人大多存在不同程度的退行性改变和功能障碍，康复医学和康复护理成为帮助他们参与力所能及的活动的重要手段。随着我国进入老龄化社会，老年人的康复变得尤为重要，它不仅有助于预防和治疗老年性疾病，还有利于维持身体健康。

4. 疾病或损伤急性期及恢复早期患者　许多疾病和损伤需要早期开展康复治疗，以促进原发性功能障碍的恢复，并预防和治疗继发性功能障碍。例如，骨折后在石膏固定期进行肌肉的等长收缩运动，有利于骨折的愈合，预防肌肉萎缩，减少关节功能障碍。

5. 亚健康人群　康复锻炼在许多疾病或病态的预防和治疗中起着双重作用。适当的运动锻炼有助于提高组织对各种不良应激的适应性，从而预防疾病的发生。例如，积极的有氧训练可以降低血脂、控制血压、改善情绪、增强身体素质、减少心血管疾病的风险或延缓其发展。

（二）康复护理的内容

康复护理涉及应用基础护理和康复专科护理的知识和技能，使病、伤、残者尽可能地减轻功能障碍，提高功能水平。康复护理的主要内容如下。①康复护理中的基础护理，如一般评估、观察病情、执行医嘱、健康教育等内容。②康复护理评估。在整个康复护理流程中，康复护理评估是重要的环节，贯穿于康复护理的始终。康复护理评估包括患者功能评定、康复护理质量评价及护理工作成本-效益的评估。③康复治疗和护理技术。创造和利用各种条件，指导或协作患者及家属进行各项康复护理技术，如体位摆放、呼吸训练及排痰、皮肤护理、心理护理、膀胱护理等。此外，康复护士需要了解诸如物理治疗、作业治疗、言语治疗、中医治疗等康复治疗技术。从入院到出院阶段的工作内容如下。

1. 入院准备阶段

（1）病室选择：选择病室要考虑患者残疾程度及使用辅助设施的需求。

（2）病房准备：尽可能选择与患者功能障碍相适应的病房设施。

2. 住院阶段

（1）与患者及家属面谈：目的主要是掌握患者的整体情况，通过与患者及家属的交谈，使患者正确理解并积极参与康复。因此，在进行"护-患"交谈时，除自我介绍、病房环境设施介绍、病房各项制度介绍等常规内容以外，重点应向患者及家属了解患者受伤或发病情况、以往治疗经过、目前健康状况、日常生活活动能力的改变、心理状态、入院目的与希望、家庭及社会支持系统等。

（2）康复护理评估：在整个康复护理流程中，康复护理评估是重要的环节，贯穿于康复护理的始终。康复护理评估包括患者功能评定、康复护理质量评价及护理工作成本－效益的评估，并认真记录其他专业的意见和措施，以便全面掌握患者的康复情况，及时修改康复护理计划。

（3）遵医嘱开展康复治疗：根据患者的病情，遵医嘱执行基础护理（如口腔护理、尿道护理）、用药护理等内容。

（4）病房内的康复护理训练：病房内的康复护理训练目的主要是继续加强患者的功能锻炼，预防二次损伤，如指导患者日常生活活动训练、简单的运动疗法训练、简单的言语训练、心理治疗和社会工作等。

（5）积极预防并发症：应特别注意预防各种并发症的发生，如压力性损伤、泌尿系统感染、肺部感染、关节挛缩、直立性低血压、神经源性膀胱和其他排尿功能障碍等。

（6）做好心理护理：动态观测患者的心理状况，给予及时准确的心理护理。

3. 出院准备阶段

（1）康复教育：主要内容包括皮肤的管理、各种感染的预防、排尿和排便的管理、残存肌力的训练、功能障碍部位关节的保护、各种矫形器的使用保养方法、营养知识的指导、安全问题的管理等。康复教育的方法可以由康复护理人员根据患者的需求灵活掌握，组织患者集体听课、看录像或个案咨询，以家庭为单位的小讲课及示范都是行之有效的方法。

（2）试回归家庭的指导：是对患者参与家庭社会生活实践的检验。对住院的康复患者，出院前应让患者先回归家庭生活一段短的时间，以观察其康复后的实际效果，并将存在的问题带回，以便调整出院后的康复计划，最终为患者出院做好充分准备，尽量减少回归家庭和社会的障碍。

4. 出院阶段

（1）指导出院后康复护理计划的实施：出院指导是康复护理工作的延续。患者出院时，康复护理人员要为患者及家属制订继续训练的目标与实施方法，以及患者自我健康管理的具体措施。

（2）全面评价康复护理目标执行情况：患者出院时，康复护理人员要根据其康复效果对患者在住院期间康复护理目标、护理措施进行评价，不断提高康复护理工作的质量。

（3）促进患者回归社会：康复护理人员应当与社会工作者交接情况，全面反映患者训练效果，并根据患者实际情况，提出困难和要求供社会工作者参考；配合社会工作者，将患者回归家庭和社会时存在的住房、经济、工作、学习等方面的困难和要求向有关部门反映。

（三）康复护理的原则

1. 预防继发性功能障碍   这是康复护理的首要原则，且应贯穿于康复护理的全过程。

2. 促进"被动护理"为"主动护理"、"替代护理"为"自我护理"   康复护理人员应通过完全代偿、部分代偿、支持和教育等方法，帮助病、伤、残者克服自理方面的缺陷，从被动地终生依赖他人转变到最大限度的生活自理。

3. 康复护理评估贯穿始终   康复护理评估可作为制订和调整护理计划的依据。康复护理人员只有掌握正确的评定方法，才能根据患者的情况设计康复护理目标，制订康复护理计划，评定康复护理的效果。

4. 持续性功能锻炼　康复护理是一个长期的过程，需要持续的关注和支持。护理人员应与患者建立稳定的护理关系，定期评估康复效果，调整护理计划，并提供持续的康复指导和支持。

5. 加强团队协作　康复护理是一个综合性的过程，需要多学科的合作。康复团队由各专业护理人员、医生、物理治疗师、职业治疗师、心理康复师等组成，共同为患者提供全方位的康复服务。此外，还要与患者及家属加强合作，保障康复治疗和护理的顺利进行。

6. 个性化护理　康复护理注重个体差异和个性化需求。每个患者的康复需求是独特的，康复护理人员应根据患者的情况，制订个性化的康复计划和护理方案。

五、康复护理与临床护理的关系

（一）康复护理与临床护理的联系

1. 以临床护理为基础　康复护理首先应完成基础护理、执行医嘱和观察病情等基本工作内容。不同的是，康复护理要在临床护理的基础上，密切观察功能的动态变化及康复治疗的效果，及时向康复医生反映，通过各种康复护理技术与方法，达到使患者的残余功能和能力得到最大限度恢复的康复目标。

2. 贯穿临床护理始终　康复护理必须主动介入临床护理，要通过各种方法，把康复护理的观念、技术传递给临床其他医务人员，使临床护理人员在临床护理的过程中，贯彻康复的功能观，使患者的功能问题能够得到尽早关注。

3. 共同组成康复小组　康复是多专业、跨学科的团队协作，临床其他医务人员与康复医务人员共同组成康复小组，对于患者整体功能的康复起着重要的作用。

（二）康复护理与临床护理的区别

临床护理是指在医疗机构或其他场所对患者进行护理，以帮助患者恢复健康。临床护理主要关注疾病的治疗和预防，包括诊断、治疗、护理和康复等方面。而康复护理则是针对已经患病或残疾的患者，通过各种康复手段和方法，促进患者的身体和心理功能恢复，提高其生活质量。康复护理与临床护理的区别见表1-1。

表1-1　康复护理与临床护理的区别

	临床护理	康复护理
护理对象	临床疾病患者	病、伤、残者
护理目的	消除致病因素，治疗护理原发病，促进和恢复健康	在完成临床一般护理目标之外，还需要从护理的角度去帮助患者预防残疾，减轻残疾程度，最大限度地恢复其生活和活动能力，早日回归家庭，重返社会
护理模式	"替代护理"模式	"自我护理、主动参与"的模式
护理技术	临床护理技术	临床护理技术和康复专科护理技术
病房管理	治疗疾病的场所	治疗疾病和功能训练的场所

六、护士在康复治疗中的角色及基本要求

（一）护士在康复治疗中的角色

康复护士在普通护士的基础上，需要掌握康复医学的专业技能，遵循正确的护理程序实施康复护理工作。康复护士承担下列角色。

1. 康复护理评估者　康复护理评估是康复护理计划制订和实施的前提，是周而复始、动态进行的，其包括躯体、心理和社会方面的评定。康复护士应掌握日常生活活动能力、疼痛、二便（排尿排便）障碍、吞咽障碍及心理方面等的评定，还应熟悉康复治疗方面的相关评定，如关节功能评定、言语功能评定、步态分析等。康复护士应根据康复护理评估结果，提出相应的护理问题，制订护理计划并实施。

2. 康复护理技术执行者　康复护理技术是促进功能障碍者实现康复目标的重要手段。康复护理技术包括压力性损伤的护理、体位护理、体位转移、膀胱护理、肠道护理、呼吸训练与排痰技术、压力疗法的护理、日常生活活动能力训练、辅助器具的使用指导、功能训练指导（关节活动度训练指导、肌力训练指导、平衡训练指导、放松训练指导、步行能力训练指导等）。此外，康复护士还应熟悉常见康复疾病如神经疾病、肌肉骨骼疾病、心血管疾病等的相关知识，预防并发症的发生，保证康复治疗顺利进行。

3. 康复治疗的观察者、协调者　康复护士应密切观察患者在治疗过程中的健康问题及对各种治疗的反应，同时要经常与医生、治疗师等康复工作人员联系，讨论康复计划的执行情况并协调解决方法。若患者有社会、经济、家庭、职业、心理等方面的问题，康复护士有责任与患者单位、社区、心理治疗师联系，并为其提供帮助。

4. 康复治疗的督促者　在康复治疗过程中，根据患者病情需要，治疗师如物理治疗师、言语治疗师、职业治疗师等为患者提供康复服务，但这些治疗的持续时间不等且有时间限制，康复护士则可以督促患者在治疗时间之外的康复训练，将康复的理念贯彻到患者的日常生活中去。

5. 健康教育者　健康教育将贯穿康复过程的始终。功能障碍将使患者面临许多难题，他们也会产生许多疑问，例如康复的可能性、工作能力是否受影响及各种治疗的目的和注意事项等。因此，康复护士需要根据患者的具体情况，为患者及家属提供有针对性的健康教育。

6. 病房管理者　病、伤、残者面临诸多功能障碍的问题，所以康复护士应协调病房及周围环境以符合患者需求，如通道宽敞平坦、设置轮椅放置区、功能训练床的配置等。通过改造病房环境，促进患者康复治疗的顺利进行和各项功能的早日恢复。

（二）护士在康复治疗中的基本要求

1. 技术和专业知识　康复护士需要掌握各种康复治疗方法和技术的原理、操作和安全性，能够通过评估患者的康复需求，制订和执行相应的护理计划。他们还需要了解相关法律法规和伦理要求。

2. 沟通技巧　康复护士需要具备良好的沟通能力，能够与患者和家属建立信任关系，并有效地传达康复治疗的目标、方法和注意事项。他们应该能够倾听患者及家属的需求和意见，并及时提供反馈和解决方案。

3. 观察和评估能力　康复护士需要具备敏锐的观察和评估能力，能够识别患者在康复过程中可能遇到的问题和障碍。他们应该能够及时调整治疗计划，并与康复团队紧密合作，以提供最佳的康复护理。

4. 心理支持和关爱　康复护士需要具备良好的心理支持和关爱能力，能够理解并尊重患者的情感和需求。他们应该能够建立信任关系，并积极地给予患者和家属情绪支持和鼓励。

5. 团队合作能力　康复治疗通常需要多学科的团队合作，康复护士应该能够与其他康复专业人员（如物理治疗师、职业治疗师等）紧密合作，共同制订和执行康复计划。他们应该能够有效地与团队成员沟通，并协调各方的工作。

6. 持续学习和提升　康复护士需要不断学习和提升自己的专业水平，了解最新的康复治疗方法和技术，掌握相关的实践经验，并不断完善自己的技能和知识。

七、康复护理管理

（一）康复护理管理的基本原则

1. 以患者为中心　康复护理管理应以患者为中心，尊重患者的需求和权益，提供个性化的护理服务。关注患者的身心健康，帮助其恢复功能和独立生活能力。

2. 综合性和协作性　康复护理管理应综合应用各种康复方法和技术，协调不同专业团队的合作，形成康复护理管理的整体性，达到协调一致的康复效果。

3. 预防性和持续性　康复护理管理应具有预防性和持续性，既要关注患者的康复治疗，也要进行康复风险评估和康复宣教，促进康复结果的长期维持。

4. 个性化和差异化　康复护理管理应根据患者的个体差异和康复需求，制订个性化的康复护理计划，针对性地提供康复护理服务，实现最佳的康复效果。

5. 科学性和证据性　康复护理管理应基于科学的理论和方法，结合临床实践经验，依据有效的证据，确保康复护理管理工作的科学性和可靠性。

6. 安全性和质量性　康复护理管理应注重患者的安全和护理质量，遵循相关法律法规和标准要求，加强护理管理过程中的风险控制和质量监督。

7. 教育性和宣教性　康复护理管理应注重对患者及其家属的教育和宣教工作，提供康复知识和技能的培训，增强其自我管理和康复参与能力。

以上原则是指导康复护理管理工作的基本准则，通过遵循这些原则，能够促进康复护理管理工作的质量和效果，提高患者的康复水平和生活质量。

（二）康复护理管理的组织架构

康复护理管理的基本组织架构之间需要密切协作和紧密配合，形成一个高效、协调、有序的管理体系，为患者提供优质、全面的康复护理服务。组织架构包括以下几个方面。

1. 领导机构　负责制订康复护理管理政策和工作计划，指导和协调康复护理管理工作，制定康复护理管理的战略规划和目标。

2. 康复护理团队　由具有相关专业背景、技能和经验的康复护理人员组成，包括康复医师、康复治疗师、康复护士等，根据患者的康复需求，提供个性化的康复护理服务。

3. 护理管理部门　负责制定康复护理管理流程和操作规范，协调不同康复护理团队之间的合作，负责康复护理管理的评估、监督和反馈。

4. 服务支持部门　包括康复设备管理、药品管理、后勤保障等支持部门，为康复护理团队提供必要的物质和技术支持。

5. 患者及其家属　康复护理管理的最终服务对象是患者及其家属，他们是康复护理管理工作的核心和重点，需要加强与他们的沟通和合作，提高其康复参与度和自我管理能力。

（三）康复护理质量管理

康复护理质量管理是指通过规范、监控和改进康复护理过程、提高服务质量和安全性的一系列管理活动。以下是一些常见的康复护理质量管理方法和措施。

1. 制定和实施标准　制定康复护理服务的标准，包括康复护理操作、服务流程、安全措施等，确保康复护理服务的规范化和一致性。

2. 进行质量评估　通过定期的质量评估，对康复护理服务进行评价和监测，发现问题和改进机会，确保服务质量达到预期目标。

3. 建立质量指标和指标体系　制定适用的质量指标和指标体系，用于评估康复护理服务的质量和效果，如康复成效、满意度调查等。

4. 强化培训和教育　为康复护理人员提供持续的培训和教育，使其具备必要的专业知识和技能，提高服务质量和安全性。

5. 实施风险管理　建立风险管理机制，识别和评估康复护理过程中存在的风险，采取相应的风险控制和管理措施，确保患者的安全。

6. 进行持续改进　建立持续改进的机制和文化，通过收集反馈意见、开展病例讨论、参与学术研究等方式，不断优化康复护理服务，提高质量水平。

7. 加强沟通和协作　建立良好的沟通和协作机制，促进康复护理团队内部和各相关部门之间的有效沟通和合作，提高工作效率和服务质量。

8. 引入信息技术支持　利用信息技术，建立康复护理管理系统，实现信息共享、数据分析和决策支持，提高康复护理质量管理的效率和准确性。

康复护理质量管理是一个系统性的过程，需要全员参与和持续改进。通过以上措施和方法，可以提升康复护理服务的质量和安全性，提高患者的康复效果和满意度。

（四）康复护士的教育培训

康复护士在康复护理管理中扮演着重要的角色，他们负责协调和提供康复护理服务，帮助患者恢复功能、提高生活质量。教育培训对康复护士开展康复护理管理至关重要，有利于提高专业能力，优化康复护理服务，促进团队合作，保证安全，提升职业发展。康复护士的教育培训应该包括以下几个方面的内容。

1. 康复护理知识　包括康复护理的概念、康复护理的原则和方法、康复护理的评估和计划制订等。

2. 生命支持技术　包括基本的生命支持技术，如心肺复苏、气道管理、静脉输液等。

3. 疾病预防和控制　包括传染病的预防和控制、伤口护理、卫生消毒知识等。

4. 药物治疗　包括药物分类、药物剂量、不良反应、药物相互作用等。

5. **康复辅助器具**　包括康复辅助器具的种类、使用方法、维护和保养等。

6. **康复心理支持**　包括康复患者的心理需求、应对策略、沟通技巧等。

7. **团队协作和沟通技巧**　包括团队建设、沟通技巧、冲突解决等。

8. **法律和伦理规范**　包括医疗法律、患者权益保护、医疗伦理等。

9. **持续教育和职业发展**　包括参加学习活动、学术交流、持续教育、职业规划等。

总之，康复护士的教育培训应该全面、系统、科学，注重实践操作，提高他们的综合素质和专业技能。

 知识拓展

运动结合非运动干预助力健康老龄化

随着人口老龄化的快速发展，失能老人人口规模大、增长快。为了改善老年人的躯体功能，降低老年人失能的发生率，助力健康老龄化，《老年人失能预防运动干预临床实践指南（2023 版）》推荐运动结合非运动干预来改善老年人的躯体功能。其中，非运动干预包括加压训练、认知训练、营养支持、日常生活活动、全身振动训练、虚拟现实训练、运动想象训练等。

本章小结

思考题

1. 阐述康复、医学康复与康复医学的关系。

2. 简述 ICIDH 与 ICF 的联系。

3. 阐述康复护理的原则。

4. 简述康复护士的角色。

更多练习

（杜春萍　吴妁怿）

第二章　康复评定

教学课件

学习目标

1. 素质目标

（1）培养学生评定、治疗、再评定的临床思维。

（2）培养以人为本、团结、严谨、求实、创新的科学发展理念。

（3）树立专业、敬业、爱业的护理学价值观，培养多学科团队协作的意识，全心全意为患者服务。

2. 知识目标

（1）掌握：徒手肌力、肌张力、吞咽功能障碍、神经源性膀胱、神经源性肠道、生活质量项目、疼痛、心理测验的具体评估方法，神经肌电图、诱发电位、低频电诊断、心理评估的概念，静脉栓塞风险、压力性损伤、跌倒的量表评估方法。

（2）熟悉：肌力、肌张力、关节活动范围、平衡和协调、疼痛的定义，神经肌肉电检查注意事项，心肺功能评定方法，心理测量常用的方法。

（3）了解：关节活动度测量、营养风险筛查方法、神经肌肉电生理特性、疼痛的生理和心理机制；基本的健康知识，包括饮食、运动和心理健康方面的知识，以维持身体和心理的健康。社会环境因素与日常生活及生活质量的相关关系。

3. 能力目标

（1）能正确运用肌力、肌张力等运动功能评定方法。能对认知障碍患者进行特异性评价，为制定康复护理方案奠定基础。

（2）能运用不同工具和方法对心肺功能、疼痛状况等进行评定。

（3）能运用所学心理状况、疼痛、神经源性膀胱的评定知识为患者提供康复护理依据、制订康复护理计划，并进行相关健康教育。

（4）能运用日常生活能力和生活质量评定技巧，帮助患者提高日常生活能力和生活质量。

【案例导入】

　　患者，女性，42岁。因右膝关节疼痛前来就诊。患者反映右膝关节疼痛已有半个月，疼痛程度逐渐加重，影响行走和下楼。疼痛性质为胀痛，伴随针刺感，疼痛范围为右膝关节，活动时加重，休息时稍有缓解，夜间有痛醒，描述为"胀痛"和"针刺感"。疼痛影响患者的行走和下楼，导致活动受限，影响生活质量。

【请思考】

　　如何选择合适的评定工具对该患者进行评定？

【案例分析】

第一节　运动功能评定

一、肌力评定

（一）概述

　　肌力（muscle strength）是指肌肉在收缩时产生最大的力量，又称绝对肌力。通过对患肢肌力的评估，准确了解患者情况，为其制订个性化治疗方案提出依据。肌力评定适用于肌肉及骨骼系统疾病、神经系统或其他系统疾病、器官疾病等，也可作为健身锻炼水平的评价指标。但关节不稳、骨折未愈合且未作内固定等情况不建议肌力评定。

（二）评定方法

　　1. 徒手肌力检查　徒手肌力检查（manual muscle testing，MMT）指在不借助任何器械的情况下，检查者通过触摸肌肉的肌腹，观察肌肉的运动情况、关节的活动范围及克服阻力的能力，对患者进行肌力测定的方法。

　　（1）检查方法：根据受检肌肉或肌群的功能，指导患者处于特定体位，分别在减重力、抗重力和抗阻力的条件下完成标准动作。根据动作完成情况评定受检肌肉或肌群的肌力级别（表2-1）。

表2-1　上肢和下肢主要肌肉的徒手肌力检查与评定

肌群	检查与评定				
	1级	2级	3级	4级	5级
肩前屈肌群（三角肌前部、喙肱肌）	仰卧，试图屈肩时可触及三角肌前部收缩	向对侧侧卧，上侧上肢放在滑板上，肩可主动屈曲	坐位，肩内旋，掌心向下，可克服重力屈肩	坐位，肩内旋，掌心向下，阻力加于上臂远端，能抗中等阻力屈肩	坐位，肩内旋，掌心向下，阻力加于上臂远端，能抗较大阻力屈肩
肩外展肌群（三角肌中部、冈上肌）	仰卧，试图肩外展时可触及三角肌收缩	仰卧，试图肩外展时可触及三角肌收缩，上肢放于滑板上，肩主动外展	坐位，屈肘，肩外展90°，可克服重力外展	坐位，屈肘，肩外展90°，阻力加于上臂远端，能抗中等阻力	坐位，屈肘，肩外展90°，阻力加于上臂远端，能抗较大阻力
屈肘肌群（肱二头肌、肱肌、肱桡肌）	坐位，肩外展，上肢放于滑板上；试图肘屈曲时可触及相应肌肉收缩	坐位，肩外展，上肢放于滑板上；试图肘屈曲时可触及相应肌肉收缩，肘可主动屈曲	坐位，上肢下垂，前臂旋后（检查肱二头肌）或旋前（检查肱肌）或中立位（检查肱桡肌），可克服重力屈肘	坐位，上肢下垂；前臂旋后（检查肱二头肌）或旋前（检查肱肌）或中立位（检查肱桡肌），肘屈曲，阻力加于前臂远端能抗中等阻力	坐位，上肢下垂；前臂旋后（检查肱二头肌）或旋前（检查肱肌）或中立位（检查肱桡肌），肘屈曲，阻力加于前臂远端能抗较大阻力
髋屈肌群（腰大肌、髂肌）	仰卧，试图屈髋时于腹股沟上缘可触及肌活动	向同侧侧卧，托住对侧下肢，可主动屈髋	仰卧，小腿悬于床沿外，屈髋，可充分完成该动作	仰卧，小腿悬于床沿外，屈髋，阻力加于股骨远端前面，能抗中等阻力	仰卧，小腿悬于床沿外，屈髋，阻力加于股骨远端前面，能抗较大阻力
髋伸肌群（臀大肌、半腱肌、半膜肌）	仰卧，试图伸髋时于臀部及坐骨结节可触及肌活动	向同侧侧卧，托住对侧下肢，可主动伸髋	俯卧，屈膝（测臀大肌）或伸膝（测臀大肌和股后肌群），可克服重力伸髋10°～15°	俯卧，屈膝（测臀大肌）或伸膝（测臀大肌和股后肌群），伸髋10°～15°，阻力加于股骨远端后面，能抗中等阻力	俯卧，屈膝（测臀大肌）或伸膝（测臀大肌和股后肌群），伸髋10°～15°，阻力加于股骨远端后面，能抗较大阻力
膝伸肌群（股四头肌）	仰卧，试图伸膝时可触及髌韧带活动	向同侧侧卧，托住对侧下肢，可主动伸膝	仰卧，小腿在床沿外下垂，可克服重力伸膝	仰卧，小腿在床沿外下垂，伸膝，阻力加于小腿远端前侧，能抗中等阻力	仰卧，小腿在床沿外下垂，伸膝，阻力加于小腿远端前侧，能抗较大阻力
踝跖屈肌群（腓肠肌、比目鱼肌）	仰卧，试图踝跖屈时可触及跟腱活动	仰卧，试图踝跖屈时可触及跟腱活动，踝可主动跖屈	仰卧，膝伸（测腓肠肌）或膝屈（测比目鱼肌），能克服重力踝跖屈	仰卧，膝伸（测腓肠肌）或膝屈（测比目鱼肌），踝跖屈，阻力加于足跟，能抗中等阻力	仰卧，膝伸（测腓肠肌）或膝屈（测比目鱼肌），踝跖屈，阻力加于足跟，能抗较大阻力

　　（2）评价标准：通常采用Lovett 6级分级标准（表2-2）；每级又可根据测得肌力比某级稍强或稍弱、肢体活动范围占全范围活动的百分比，用"＋""－"号进一步细分。

表 2-2 Lovett 6 级分级标准

级别	名称	标准	相当于正常肌力的百分比（%）
0	零（zero，0）	无可测知的肌肉收缩	0
1	微缩（trace，T）	有轻微收缩，但不能引起关节活动	10
2	差（poor，P）	在减重状态下，能作关节全范围运动	25
3	尚可（fair，F）	能抗重力作关节全范围运动，但不能抗阻力	50
4	良好（good，G）	能抗重力、抗一定阻力作关节全范围运动	75
5	正常（normal，N）	能抗重力、抗充分阻力作关节全范围运动	100

2. 肌力器械测定　当肌力能抗阻运动时，可采用器械进行肌力测定。常用检查方法有握力测试、捏力测试、四肢肌群肌力测试和等速肌力测试等。

（三）评定注意事项

1. 观察与受试肌肉相关的关节活动，以该运动范围为全关节活动范围，用于检查或衡量肌力大小；先查健侧肢体同名肌的肌力，再查患侧肢体，以便比较。

2. 评估肌力时，应考虑受试者是否存在疼痛、关节水肿，服用特殊药物等情况。

3. 每次进行测试的时间、环境、测试方法、测试用设备应尽量保持一致，且严格按照测试要求规范操作，以确保每次测量结果的可靠性和可比性。

4. 在运用任何肌力评定方法时，均应避免患者出现症状加重或产生再次损害等。不宜在运动后、疲劳时或饱餐后进行徒手肌力检查。

5. 中枢神经系统疾病所致的痉挛性瘫痪不宜做徒手肌力检查。但受试者处于弛缓性瘫痪阶段或神经功能恢复到出现自主随意收缩（分离运动）时，可采用徒手肌力检查来判断肌肉功能状态。

二、肌张力评定

（一）概述

肌张力（muscle tone）是指肌肉组织在其静息状态下一种不随意的、持续的、微小的收缩，即在做被动运动时显示的肌肉紧张度，可分为正常肌张力、异常肌张力。异常肌张力又可分为肌张力增高、肌张力低下和肌张力障碍。其中，肌张力增高又分为痉挛与僵硬。

（二）评定方法

肌张力的评定可从病史、视诊、触诊、临床分级、反射检查、被动运动与主动运动等多个方面了解其情况。

1. 评价标准

（1）肌张力临床分级：检查者根据肢体被动活动时所感受到的肢体反应或阻力，将肌张力分为 0～4 级（表 2-3）。

表2-3 肌张力临床分级

等级	肌张力	评定标准
0	弛缓性瘫痪	被动活动肢体无反应
1	低张力	被动活动肢体反应减弱
2	正常	被动活动肢体反应正常
3	轻、中度增高	被动活动肢体有阻力反应
4	重度增高	被动活动肢体有持续性阻力反应

（2）肌痉挛的分级：目前多采用改良Ashworth痉挛量表，主要用于上运动神经元损伤引起的肌张力异常增高的评定（表2-4）。

表2-4 改良Ashworth痉挛评定标准

级别	评定标准
0级	无肌张力的增加
Ⅰ级	肌张力轻微增加，受累部分被动屈伸时，在ROM之末时出现突然卡住，然后呈现最小阻力或释放
Ⅰ⁺级	肌张力轻度增加，表现为被动屈伸时，在ROM后50%范围内出现突然卡住，然后均呈现最小的阻力
Ⅱ级	肌张力较明显增加，通过ROM的大部分时肌张力均较明显增加，但受累部分仍能较容易被移动
Ⅲ级	肌张力严重增加，进行ROM检查有困难
Ⅳ级	僵直，受累部分被动屈伸时呈现僵直状态，不能活动

注：ROM是关节活动范围（range of motion，ROM）。

（3）弛缓性肌张力评价标准：可将其严重程度分为轻度、中到重度两级评定（表2-5）。

表2-5 弛缓性肌张力分级

级别	评定标准
轻度	肌张力降低；肌力下降；将肢体置于可下垂的位置上并放开时，肢体只能保持短暂的抗重力，旋即落下；仍存在一些功能活动
中到重度	肌张力显著降低或消失；肌力0级或1级（徒手肌力检查）；将肢体放于抗重力肢位，肢体迅速落下，不能维持规定肢位。不能完成功能性动作

（三）评定注意事项

1. 评定前做好解释沟通　评定前对清醒患者及家属进行良好的解释沟通，让其了解评定的目的、方法、注意事项及配合要点等。

2. 合适的评定时间　评价康复效果时，建议在同一时间段进行治疗前、治疗后肌张力的评定，以保证可比性，但应避免在运动后或疲劳、情绪激动时进行肌张力评定。

3. 适宜的评定环境　肌张力与环境温度关系密切，室温应保持在22～25℃。

4. 正确的检查方法　评定时，患者处于舒适体位，受检肢体放松且充分暴露。评定时，检查者用力适当，以保护患者。对于难以放松的患者，可通过改变被动运动速度的方法帮助其作出正确判断。检查时应先检查健侧，再检查患侧，进行双侧对比。

5. **综合分析评定结果** 由于肌张力受多种因素的影响，如发热、感染、膀胱充盈、心理因素等情况，因此在进行分析时应全面考虑。

三、关节活动度评定

（一）概述

关节活动范围（range of motion，ROM）是指关节运动时所通过的运动弧，常以度数表示，亦称关节活动度。ROM主要有主动关节活动度（active range of motion，AROM）和被动关节活动度（passive range of motion，PROM）。

（二）评定方法

ROM是通过采用量角器测量关节的近端和远端骨运动弧度所得的量化结果。上、下肢主要关节活动范围评定方法见表2-6。

表2-6　上、下肢主要关节活动范围评定方法

关节	运动	受检者体位	轴心	固定臂	移动臂	正常活动范围
肩	屈、伸	坐或立位，臂置于体侧，肘伸直	肩峰	与腋中线平行	与肱骨纵轴平行	屈0°～180° 伸0°～50°
	内收、外展	坐或站位，臂置于体侧，肘伸直	肩峰	与身体中线（脊柱）平行	与肱骨纵轴平行	0°～180°
	内旋、外旋	仰卧，肩外展90°，肘屈90°	鹰嘴	与腋中线平行	与肱骨纵轴平行	各0°～90°
肘	屈、伸	仰卧、坐或立位，臂取解剖位	肱骨外上髁	与肱骨纵轴平行	与肱骨纵轴平行	0°～150°
	旋前、旋后	坐位，上臂置于体侧，肘屈90°	尺骨茎突	与地面垂直	腕关节背面（测旋前）或掌面（测旋后）	各0°～90°
腕	屈、伸	坐或站位，前臂完全旋前	尺骨茎突	与前臂纵轴平行	与第二掌骨纵轴平行	屈0°～90° 伸0°～70°
	尺、桡侧偏移（尺、桡侧外展）	坐位，屈肘，前臂旋前，腕中立位	腕背侧中点	前臂背侧中线	第三掌骨纵轴	桡偏0°～25° 尺偏0°～55°
髋	屈	仰卧或侧卧，对侧下肢伸直	股骨大转子	与身体纵轴平行	与股骨纵轴平行	0°～125°
	伸	侧卧，被检肢体在上	股骨大转子	与身体纵轴平行	与股骨纵轴平行	0°～15°
	内收、外展	仰卧	髂前上棘	左右髂前上棘连线的垂直线	髂前上棘至髌骨中心的连线	各0°～45°
	内旋、外旋	仰卧，两小腿于床缘下垂	髌骨下端	与地面垂直	与胫骨纵轴平行	各0°～45°
膝	屈、伸	俯卧、仰卧或坐在椅子边缘	股骨外踝	与股骨纵轴平行	与胫骨纵轴平行	屈0°～150° 伸0°
踝	背屈、跖屈	仰卧，膝关节屈曲，踝处于中立位	腓骨纵轴线与足外缘交叉处	与腓骨纵轴平行	与第五跖骨纵轴平行	背屈0°～20° 跖屈0°～45°

（三）注意事项

1. 确定ROM测量的起始位置。通常以解剖位作为零起始点。测量旋转度时，选取正常旋转范围的中点作为零起始点。

2. 同一患者应由专人测量，每次测量应取相同位置，两侧对比。

3. 关节的主动关节活动度和被动关节活动度不一致时，提示有关节外的肌肉瘫痪、肌腱挛缩或粘连等问题存在，应以关节被动活动的范围为准，或同时记录主动及被动时的ROM。

4. 测量AROM时应考虑患者不愿意移动、无法听从指令、关节灵活性受限、肌肉无力、疼痛等因素的影响。

5. 若对AROM与PROM进行比较，建议其起始部位、量角器的类型、量角器的放置方法等均应相同。

6. 关节测量后，检查者应对数据进行分析。分析引起ROM受限的可能原因，并根据ROM受限程度、病因和预后制定治疗方法（被动或主动牵张、抗阻运动、拮抗肌群肌力训练、主动运动、温热物理治疗、推拿），以及寻找代偿其丧失的ROM的方法（梳子、牙刷、带有长柄的鞋拔及辅助穿袜设备等辅助性器具）。

7. 需注意排除相邻关节的互相影响或代偿，提醒患者在测量过程中处于合适体位，充分稳定近端关节。如膝关节屈曲挛缩时，可继发髋关节屈曲挛缩。另外，应注意排除疼痛、瘢痕、衣服过紧等因素的影响。

四、平衡功能评定

（一）概述

平衡是身体处于一种姿势状态，或是在运动或受到外力作用时能自动调整并维持姿势稳定性的一种能力。

（二）评定方法

1. 观察法　简易三级平衡功能评定见表2-7。

表2-7　简易三级平衡功能评定

类别	分级	评定标准
坐	I	静态维持自身平衡10秒以上
	II	自身动态平衡10秒以上（上肢主动活动）
	III	轻外力作用下维持平衡
站	I	静态维持自身平衡10秒以上
	II	自身动态平衡10秒以上（上肢主动活动）
	III	轻外力作用下维持平衡
走	I	单纯行走维持自身平衡10秒以上
	II	行走伴上肢和头颈、躯干活动并维持平衡10秒以上
	III	行走中轻外力作用下维持平衡

2. **量表评定法**　可以进行定量的评分。目前常用量表主要有Berg平衡量表、Tinetti量表、Brunel平衡量表、简明平衡评价系统测试、Fugl-Meyer平衡反应测试（表2-8）等。

表2-8　Fugl-Meyer平衡反应测试量表

评定内容	分级	评定标准
支持坐位	0	不能保持平衡
	1	能保持平衡，但时间短，不超过5分钟
	2	能保持平衡，超过5分钟
健侧展翅反应	0	被推动时，无肩外展及伸肘
	1	健肢有不完全反应
	2	健肢有正常反应
患侧展翅反应	0	被推动时，患肢无肩外展及伸肘
	1	患肢有不完全反应
	2	患肢有正常反应
支持站立	0	不能站立
	1	完全在他人帮助下站立
	2	1人帮助站立1分钟
无支持站立	0	不能站立
	1	站立少于1分钟或身体摇摆
	2	站立平衡多于1分钟
健肢站立	0	维持平衡少于1～2秒
	1	维持平衡4～9秒
	2	维持平衡多于9秒
患肢站立	0	维持平衡少于1～2秒
	1	维持平衡4～9秒
	2	维持平衡多于9秒

注：常用于测试上运动神经元损伤的偏瘫患者。

3. **平衡测试仪评定法**　包括静态平衡测试和动态平衡测试。

五、协调功能评定

（一）概述

协调功能障碍又称共济失调（dystaxia），是人体产生平滑、准确、有控制的运动能力，与平衡能力密切相关。协调功能评定主要是观察患者在完成指定动作时是否直接、精确，时间是否正常，在动作的完成过程中有无辨距不良、震颤或速度减慢等。根据中枢神经系统的病变部位不同可分为小脑性共济失调、基底节共济失调、脊髓后索共济失调。

（二）评定方法

1. **平衡性协调试验**　评估身体在直立位时的姿势、平衡及静和动的成分。评分标准

（表2-9）如下。

表2-9　平衡性协调试验评分标准

分数	评定标准
4	能完成活动
3	能完成活动，需要较少帮助
2	能完成活动，需要较大帮助
1	不能完成活动

2. 非平衡性协调试验　包括指鼻试验、示指对指试验、指对指试验、轮替试验、拇指对指试验、抓握试验、反跳试验、跟－膝－胫试验等。

六、步态分析

（一）概述

1. 定义　步态分析（gait analysis，GA）是利用力学原理和人体解剖学、生理学知识对人类行走状态进行对比分析的一种研究方法，包括定性分析和定量分析。

2. 步行周期　步行周期（gait cycle）是从一侧下肢触地到再次触地的时间和过程，根据下肢在步行时的空间位置分为站立相（支撑相）和摆动相。站立相（支撑相）是指同侧足跟着地到足尖离地，即足与支撑面接触的时间，约占步态周期的60%。摆动相是指从足尖离地到足跟着地，即足离开支撑面的时间，约占步态周期的40%。

3. 基本参数

（1）步长：行走时一侧足着地至对侧足着地的平均距离，又称单步长。一般男性为60～70cm，女性为55～65cm。

（2）步幅：又称跨步长，行走时，由一侧足跟着地至该侧足跟再次着地的距离。长度通常为单步长的两倍。

（3）步频：单位时间内行走的步数，步频＝步数÷60（步/分），正常人为95～125步/分。

（4）步速：指步行的平均速度（m/s），步速＝步幅/步行周期，正常人行走速度为1.1～1.5m/s。

（5）步宽：指两脚跟中心点或重力之间的水平距离，也可为两足内侧缘或外侧缘之间的最短水平距离，左右足分别计算。正常人为8±3.5cm。

（6）足偏角：足跟到第二趾连线与行进方向间的夹角。正常人约6.75°。

（二）步态分析方法

1. 评定前准备

（1）病史回顾：步态分析前，了解患者现病史、既往史等情况，并分析步态异常和改善步态的相关因素是正确进行步态分析的前提。

（2）体格检查：体格检查是判断步态障碍的基础，特别是神经系统和骨关节系统的检查。主要检查患者的生理反射和病理反射、肌力、肌张力、关节活动度、感觉（触觉/痛觉/

本体感觉）、压痛、肿胀及皮肤状况等。

2. 目测定性分析法 指导患者以习惯的姿势和速度在测试场地自然地来回行走。检查者从不同方向反复观察患者的支撑相和摆动相步态模式的特征，并进行两侧对比。

3. 测量法 测量法是一种简单定量的方法。可测定时间参数，即让患者在规定距离的道路上行走，用秒表计时，实测行走距离不少于10m，两端应至少再加2～3m以便患者起步加速和减速停下。用足印法测定距离参数，其方法为在地面上撒上滑石粉，使患者行走时留下足印，测试距离至少6m，每侧足不少于3个连续足印，根据足印分析左右两侧下肢的步态参数。

4. 步行能力评定 是一种半定量评定方法，常用Hoffer步行能力分级（表2-10）、Holden步行功能分类（表2-11）。

表2-10 Hoffer步行能力分级

分级	评定标准
Ⅰ 不能步行	完全不能步行
Ⅱ 非功能性步行	借助于KAFO、手杖等能在室内行走，又称治疗性步行
Ⅲ 家庭性步行	借助于AFO、手杖等可在室内行走自如，但在室外不能长时间行走
Ⅳ 社区性步行	借助于AFO、手杖或独立可在室外和社区内行走、散步、去公园、去诊所、购物等活动，但时间不能持久，如需要离开社区长时间步行时仍需坐轮椅

注：KAFO是指膝－踝－足矫形器（knee-ankle-foot orthosis），AFO是指踝－足矫形器（ankle-foot orthosis）。

表2-11 Holden步行功能分级

分级	表现
0级：无功能	患者不能走，需要轮椅或2人协助完成行走
Ⅰ级：需大量持续性的帮助	需使用双拐或需要1人连续不断地搀扶才能行走及保持平衡
Ⅱ级：需少量帮助	能行走但平衡不佳，不安全，需1人在旁给予持续或间断地接触身体的帮助或需使用KAFO、AFO、单拐、手杖等以保持平衡和保证安全
Ⅲ级：需监护或言语指导	能行走，但不正常或不够安全，需1人监护或用言语指导，但不接触身体
Ⅳ级：平地上独立	在平地上能独立行走，但在上下斜坡、在不平的地面上行走或上下楼梯时仍有困难，需他人帮助或监护
Ⅴ级：完全独立	在任何地方都能独立行走

5. 实验室步态分析 主要是对步态进行动力学分析，常用方法有同步摄像分析、三维数字化分析、动态肌电图等。

（三）常见异常步态

1. 中枢神经系统损伤步态

（1）偏瘫步态或划圈步态：常见于各种原因导致的脑损伤。

（2）截瘫步态：常见于脊髓损伤。

（3）脑瘫步态：常见于脑性瘫痪。

（4）蹒跚步态：常见于小脑损伤所致的共济失调。

（5）慌张步态等：见于帕金森或基底核病变。

2. **周围神经损伤引起的异常步态**　包括臀大肌步态、臀中肌步态、胫前肌步态或跨栏步态、股四头肌步态等。

3. **其他原因引起的异常步态**　如侧弯步态、短腿步态、疼痛步态或短促步态、老年步态、踮脚步态等。

 知识拓展

步态图

步态图用于描述下肢随着时间推移的运动学和动力学变化曲线，适用于所有因疾病或外伤导致的行走障碍或者步态异常，特别是在膝关节运动及相关疾病领域的应用最为广泛。膝关节三维步态分析参数主要包括：膝关节运动学指标（矢状面和冠状面活动度、峰值和瞬时角度）、膝关节内收力矩、膝关节屈曲力矩和膝关节屈曲角等。对于膝骨关节炎，步态分析可辅助评估患者接受生物力学治疗（如支具、矫形鞋垫和步态修正训练等）后的疗效。

第二节　心肺功能评定

一、心功能评定

（一）概述

心功能评定常采用运动试验，对心脏疾病的诊断、了解心脏功能储备和适应能力、制定康复处方及判断预后具有重要意义。常用方法包括器械法和徒手法两大类。徒手评估包含6分钟步行试验、2分钟踏步试验等；器械法包含运动心脏超声、心脏运动负荷试验（如心电运动试验、药物负荷试验）、动态心脏核素扫描等。

（二）评定方法

1. **身体成分评估**　常用指标有体重、身高、体重指数（body mass index，BMI）（表2-12）、腰围等。

表2-12　我国成年人BMI标准

成年人体型	BMI（kg/m²）
体重过轻	BMI < 18.5
体重正常	18.5 ≤ BMI < 24.0
超重	24.0 ≤ BMI < 28.0
肥胖	BMI ≥ 28.0

2. **心功能分级**　是根据患者的自觉活动能力进行划分,其中代谢当量(metabolic equivalent,MET)量化的心功能将活动水平客观化,利于活动处方的指导(表2-13)。

表2-13　心功能分级

分级	临床情况	持续-间歇活动的能量消耗(kcal/min)	最大代谢当量
Ⅰ	患有心脏病,其体力活动不受限制。一般体力活动不引起疲劳、心悸、呼吸困难或心绞痛	4.0～6.0	6.5
Ⅱ	患有心脏病,其体力活动稍受限制,休息时感到舒适。一般体力活动时,引起疲劳、心悸、呼吸困难或心绞痛	3.0～4.0	4.5
Ⅲ	患有心脏病,其体力活动受较大限制。休息时感到舒适,较一般体力活动轻时,即可引起疲劳、心悸、呼吸困难或心绞痛	2.0～3.0	3.0
Ⅳ	患有心脏病,不能从事任何体力活动,在休息时也有心功能不全或心绞痛症状,任何体力活动均可使症状加重	1.0～2.0	1.5

3. **心电运动试验**　用来判断心肺、骨骼肌等储备功能(实际负荷能力),以及机体对运动的实际耐受能力,具体如下。

(1)平板运动试验:又称跑台试验,是根据运动负荷量的变速变斜率、恒速变斜率、恒斜率变速等的不同设计相应的试验方案,如最常用的Bruce平板运动试验方案(表2-14)、Balke平板运动试验方案(表2-15)、Naughton方案等。

表2-14　Bruce平板运动试验方案

分级	速度(km/h)	坡度(%)	时间(min)	代谢当量
0	2.7	0	3	1.7
1/2	2.7	5	3	2.9
1	2.7	10	3	4.7
2	4.0	12	3	7.1
3	5.5	14	3	10.2
4	6.8	16	3	13.5
5	8.0	18	3	17.3
6	8.8	20	3	20.4
7	9.7	22	3	23.8

表2-15　Balke平板运动试验方案

级别	速度(mph)	坡度(%)	持续时间(min)	代谢当量
1	3.2	2.5	2	4.3
2	3.2	5.0	2	5.4
3	3.2	7.5	2	6.4
4	3.2	10.0	2	7.4
5	3.2	12.5	2	8.5
6	3.2	15.0	2	9.5
7	3.2	17.5	2	10.5

注:mph表示英里/h。

（2）2分钟踏步试验（2-mimute step test，2MST）：2MST是通过计数受试者2分钟内单侧膝盖能达到指定高度（通常为髌骨与髂前上棘连线中点高度）的次数来评估心肺功能。

（3）手摇功率计试验：根据患者情况选择不变的手摇速度，一般可选40～70转/分；运动起始负荷一般为12.5W，每级负荷增量为12.5W，每级持续时间为2分钟，直至疲劳至极。

（4）台阶试验：实验中的运动负荷是由台阶高度、运动节律、运动时间组成，按年龄、性别、体重和肺活量不同，评价指标不同。台阶试验指数值越大，心血管系统的功能水平越高。该试验对严重心血管疾病患者是禁忌。

（5）极量运动试验：运动强度递增直至患者感到精疲力竭，或心率、摄氧量继续运动时不再增加为止，即达到生理极限。适用于运动员及健康的青年人，以测定个体最大运动能力、最大心率和最大摄氧量。

（6）亚（次）极量运动试验：是指运动至心率达到亚极量心率，即按年龄预计最大心率（220-年龄）的85%～90%，或达到参照值（195-年龄）时结束试验。适用于测定非心脏病患者的心功能和体力活动能力。

（7）症状限制性运动试验：是指运动进行至出现必须停止运动的指征为止。具体终止指征有：①出现呼吸困难或急促、胸闷、胸痛、心绞痛、极度疲劳、下肢痉挛、严重跛行、步态不稳、发绀、出冷汗等症状和体征。②运动负荷增加时收缩压不升高反而下降，低于安静时收缩压10mmHg以上；运动负荷增加时收缩压上升，超过220～250mmHg；运动负荷增加时舒张压上升，超过110～120mmHg，或超过安静时15～20mmHg。③运动负荷不变或增加时，心率不增加，甚至下降超过10次/分。④心电图示ST段改变、严重心律失常、室颤等。⑤仪器发生故障等情况。适用于冠心病诊断，评定正常人和病情稳定的心脏病患者的心功能和体力活动能力，为制定运动处方提供依据。⑥患者要求停止运动。

（8）低水平运动试验：指运动至特定的、低水平的靶心率、血压和运动强度为止。即运动中最高心率达到130～140次/分，或与安静时相比增加20次/分；最高血压达160mmHg，或比安静时增加20～40mmHg；运动强度达3～4METs作为终止试验的标准。适用于急性心肌梗死后或心脏术后早期康复病例，以及其他病情较重者，作为出院评价、决定运动处方、预告危险及用药的参考。

4.6分钟步行试验　6分钟步行试验（6-minute walk test，6MWT）是通过测量受试者徒步6分钟可达到的最远距离来评估心肺功能。其主要指标是"步行距离"，单位为"米"。有学者将心功能不全者6MWT的结果分为4个等级。①1级：＜300m；②2级：300.0～374.9m；③3级：375.0～449.5m；④4级：＞450m。级别越低者心肺功能越差。

5.核素心肌显像试验　常规用SPECT进行心肌断层采集。图像经处理重建成短轴、水平长轴、垂直长轴断层影像。

（三）运动试验结果的判定

1.心电图ST段改变　在排除了心室肥大、药物、束支阻滞或其他器质性心脏病的情况下，ST段下移出现在胸前导联最有意义，尤其V5导联是诊断冠心病的可靠导联，Ⅱ导联较易出现假阳性，诊断价值有限。

2.最大ST段/HR斜率　ST段压低时的心率调节可提高运动试验的敏感性，ST段/HR斜率≥2.4μV/bpm为异常，若该指标≥6μV/bpm则提示冠状动脉3支病变。ST/HR斜率预测冠心病的敏感性为88%，特异性为86%，且不受药物及检测影响，但由于计算繁琐，不易被临床接受。

3. 运动中发作典型心绞痛　运动中发作典型心绞痛也是运动试验阳性的标准之一。

4. 运动试验中血压未能相应升高　正常运动试验的血压反应为收缩压随运动量增加而进行性增加，舒张压改变相对较小。

5. 运动诱发心律失常　运动试验可出现频发、多源、连发性期前收缩或阵发性室速伴缺血型ST段改变者则提示有多支冠脉病变，发生猝死的危险性大，但若不伴缺血型ST段改变者则不能作为判断预后不良的独立指标。

6. 心脏变时功能不全　运动试验是检测变时性功能的最重要方法。其判定标准为以下两点。①最大心率：当患者极量运动时最大心率达到最大预测心率（220-年龄）的85%时，则认为心脏变时性正常。若运动时的最高心率值小于最大预测心率值的75%时为明显的变时功能不全。②变时性指数：变时性指数等于心率储备与代谢储备的比值。正常值大约为1，正常值范围为0.8 ～ 1.3。当变时性指数＜0.8时为变时功能不全，当变时性指数＞1.3时为变时性功能过度。

7. 心率收缩压乘积　是反映心肌耗氧量和运动强度的重要指标。心绞痛发病原因是心肌耗氧量超过了冠状动脉的供血、供氧量，故可以用心肌耗氧量的大小来评价心脏功能。

（四）评定注意事项

1. 有严重心脏病、肺栓塞、栓塞性静脉炎患者，忌用心电图运动试验。

2. 收缩压＞200mmHg或舒张压＞120mmHg、不能控制的代谢病、严重肝肾疾病、严重贫血、慢性感染性疾病、心脏病发作期，慎用心电图运动试验。

3. 运动试验过程中和运动试验结束10分钟以内，临床医师和心电图技师必须在场。

4. 运动中如发生恶性心律失常、急性ST段抬高、ST段下降＞0.20mV以上、血压下降、急性心功能不全、室性心动过速、心室颤动等危急情况，立即终止运动进行急救。发生心室颤动时，争取在2分钟内电击复律，避免延误时机。

5. 注意与运动有关的心脏停搏，多发生于运动结束后5分钟内，因此，要特别重视运动结束后的病情变化。停止运动8分钟，恢复至运动前的心电图，心绞痛缓解后，可结束运动试验。

6. 出现终止指征时应立即停止运动试验。

二、肺功能评定

（一）概述

肺功能评价的主要目的是了解肺功能障碍的程度、类型及可复性。直接反映肺、气道功能、胸廓顺应性、呼吸肌力量和协调性，某些指标如最大摄氧量、MET，可同时反映心肺功能。

（二）评定方法

1. 气促程度分级　根据患者在体力活动中气促的程度对呼吸功能作出初步评定（表2-16）。

表2-16　气促程度分级

程度分级	判定标准
0	日常生活活动能力和正常人无区别
1	一般劳动较正常人容易出现气短
2	登楼、上坡时出现气短
3	慢走100m以内即感气短
4	讲话、穿衣等轻微动作便感气短
5	安静时就有气短，不能平卧

2. **肺容量检查**　肺容量是指肺内气体的含量，即呼吸道与肺泡的总容量，反映了外呼吸的空间。肺容量的指标包括4个基础肺容积和4个组合肺容量。

（1）基础肺容积：包括潮气容积（tidal volume，VT）、补吸气容积（inspiratory reserve volume，IRV）、补呼气容积（expiratory reserve volume，ERV）和残气容积（residual volume，RV）。①VT：为平静呼吸时每次吸入或呼出的气体容积。②IRV：为平静吸气后用力吸气所能吸入的最大气体容积。③ERV：为平静呼气后用力呼出的最大气体容积。④RV：是深呼气后肺内剩余的气体容积。

（2）组合肺容量：两个或两个以上的基础肺容积可组合成4个常用的肺容量，即深吸气量（inspiratory capacity，IC）、肺活量（vital capacity，VC）、功能残气量（functional residual capacity，FRC）和肺总量（total lung capacity，TLC）。①IC：是平静呼气末所能吸入的最大气量，由潮气容积和补吸气容积组成。临床上可用深吸气量来反映慢性阻塞性肺疾病患者的过度充气，判断病情的严重程度和评估治疗效果。②VC：表示肺组织最大扩张和最大回缩的呼吸幅度，其大小主要受胸肺弹性、呼吸肌力、气道阻力等因素的影响。肺活量在一定程度上可取代肺总量反映肺容积的大小，是判断限制性通气障碍的主要参数之一。③FRC：是指平静呼气末肺内所含的气量，由残气容积和补呼气容积所组成。功能残气量增高表示肺过度充气，见于严重气道阻塞或气体陷闭。④TLC：是深吸气末肺内所含总的气体容量，由4种肺容积所组成，是反映限制性通气障碍的主要指标。

3. **肺通气功能检查**

（1）每分通气量（minute ventilation，VE）：VE＝潮气容积×呼吸频率。正常成年男性为（6663±200）ml，女性为（4217±160）ml。VE＞10L/min提示通气过度，可造成呼吸性碱中毒；＜3L/min提示通气不足，可造成呼吸性酸中毒。

（2）最大自主通气量（maximal voluntary ventilation，MVV）：指以最快呼吸频率和最大呼吸幅度呼吸1分钟的通气量。正常男性为（104±2.71）L，女性为（82.5±2.17）L。

（3）用力肺活量（forced vital capacity，FVC）：指深吸气后以最大用力、最快速度所能呼出的所有气量。正常成年男性为3179±117ml，女性为2314±48ml。

（4）最大呼气中段流量（maximal mid-expiratory flow，MMEF）：指根据呼气容积流量曲线得出的用力呼出25%～75%的平均流量。正常成年男性为3452±1160ml/s，女性为2836±946ml/s。MMEF降低可判断早期小气道阻塞。

（5）肺泡通气量（alveolar ventilation，VA）：指单位时间每分钟进入呼吸性细支气管及肺泡的气量，只有这部分气量才能参与气体交换。正常人潮气容积为500ml。

4. **临床应用** 临床上主要根据VC或MVV实测值占预计值的百分比和$FEV_1\%$判断肺功能情况（表2-17）和肺通气功能障碍类型（表2-18）。

表2-17 肺功能不全分级

分级	VC或MVV实测值/预计值（%）	$FEV_1\%$
基本正常	＞80	＞70
轻度减退	80～71	70～61
显著减退	70～51	60～41
严重减退	50～21	≤40
呼吸衰竭	≤20	

表2-18 肺通气功能障碍类型

项目	阻塞型	限制性	混合型
$FEV_1/FVC\%$	↓↓	N或↑	↓
MVV	↓↓	↓或N	↓
VC	N或↓	↓↓	↓
RV	↑↑	↓↓	不定
TLC	N或↑	↓↓	不定
RV/TLC	↑↑	不定	不定

5. **心肺运动测试** 主要代表性变量包括摄氧量、最大摄氧量与峰值摄氧量、代谢当量（表2-19）、无氧阈、氧脉搏、呼吸储备、呼吸商等。

表2-19 代谢当量与工作能力

最高运动能力	工作强度	平均METs	峰值METs
≥7METs	重体力劳动	2.8～3.2	5.6～6.4
≥5METs	重度体力劳动	＜2.0	＜4.0
3～4METs	轻体力劳动	1.2～1.6	2.4～3.2
2～3METs	坐位工作，不能跑、跪、爬，站立或走动时间不能超过10%工作时间	—	—

注：从事1分钟活动消耗3.5ml的氧，其活动强度称为1MET［1MET＝3.5ml O_2/（kg·min）］。

（三）注意事项

1. 肺功能评定适用于慢性呼吸系统疾病、外科手术前检查、职业病及老年的康复训练患者。

2. 活动性肺结核、最近有心肌梗死、近期的眼部手术、高危患者和呼吸严重衰竭的患者不宜做肺功能检查。

3. 测试前检查者必须与患者一起了解整个操作程序、对患者的要求及运动的时间和过程，明确患者在运动中如何与操作者相互沟通，如何反映患者的疲劳情况或其他身体异常反应。

4．在进行最大摄氧量测试前几个小时，患者不建议参加重体力活动。

5．进餐后不可马上进行测试，测试前一个小时禁止吸烟。

6．选择合适的衣着和运动鞋，以保证能最大限度地发挥运动水平。

7．运动试验前患者的安静心率必须相对稳定。

8．保持实验室空气清新流通，检查大气压和环境温度。保证测试环境满足所用运动心肺功能仪的要求。

　知识拓展

峰值摄氧量（VO_{2max}）

峰值摄氧量（VO_{2max}）也叫最大摄氧量，指在个体进行负荷递增运动过程中，摄氧量不再随运动负荷和心率的增加而增加时的摄氧量。VO_{2max}是各器官、系统机能达到最高时机体所能摄入的氧气含量，是评估心肺功能和有氧运动能力的重要生理指标。据中国40 ~ 60岁人群研究结果：男性VO_{2max}平均值为24.4 ~ 26.7 ml/（kg·min），女性为22.0 ~ 24.7ml/（kg·min）。可通过有氧运动提高VO_{2max}，改善心功能。

第三节　感知与认知功能评定

一、概述

感知是将视、听、触等感觉信息综合为有含义的认识，包括感觉和知觉。认知是人脑加工、储存和提取信息的能力，是一种高级心理活动。知觉是人对客观事物各部分及属性的整体反应。

二、感觉功能评定方法

通常将感觉分为特殊感觉和一般感觉，特殊感觉包括视、听、嗅、味等，一般感觉又称为躯体感觉，包括浅感觉（痛觉、触觉、温度觉）、深感觉（运动觉、位置觉、振动觉）及复合感觉（皮肤定位觉、两点辨别觉、实体觉、体表图形觉）。

1. 感觉评定的判断方法

（1）感觉正常：对刺激反应快而准确。

（2）感觉减退：对刺激有反应，但敏感性降低，回答与所受刺激不相符。

（3）感觉消失：对刺激无反应。

（4）感觉过敏：对轻微的刺激则引起强烈的反应，如痛觉过敏。

（5）感觉倒错：对刺激的认识完全倒错，如冷刺激有热感。

2. 感觉评价的方法

（1）浅感觉：①痛觉，用针尖轻刺皮肤，询问患者有无疼痛的感觉，两侧对比。②温度觉，用盛有冷热水的试管交替接触患者皮肤，让其辨出冷、热感觉。③触觉，用棉絮轻划患者皮肤，询问能否觉察到触及感。

（2）深感觉：①运动觉，轻轻活动患者手指、足趾，询问其何部位及作何方向的运动。②位置觉，患者闭目，将患者一侧肢体摆成某一姿势，让患者说出所放位置，或用另一肢体模仿。③振动觉，将音叉置于骨突起处（如内踝、外踝、膝盖、胫骨等），询问有无振动感觉和持续时间，判断两侧有无差别。

（3）复合感觉：包括皮肤定位觉、两点辨别觉、体表图形觉、实体觉。

三、知觉功能评定方法

1. 躯体构图障碍评定

（1）单侧忽略评定方法：单侧忽略评定方法包括Schenkenberg二等分线段测验法、Albert线段划消测验、画图测验、双侧同时刺激检查、功能检查、BIT量表等。

（2）左右分辨障碍：①指令完成能力检查，检查者发出指令，患者完成。如"伸出你的右手，去摸你的左耳"。总共20项，每项1分，共20分，结果以17～20分为正常，＜17分为异常。②动作模仿能力检查，检查者做一个动作，要求患者模仿。如检查者将左手放在右侧大腿前面，观察患者是否存在镜像模仿。

（3）躯体失认：检查方法有身体部位识别及命名测试、手指识别及命名测试、拼图、画人像、动作模仿、左右分辨、线段二等分试验、字母删除试验、临摹测试、空间表象试验等。

（4）手指失认：常用的评定方法包括手指图辨认、命名手指、动作模仿、绘图。

2. 视空间关系障碍评定

（1）图形背景分辨困难及空间定位障碍的评定：评定方法包括图片测试法、功能检测法。

（2）空间关系障碍的评定：评定方法有点式图连接测试、十字标测试、ADL测试、结构性运用测试等。

（3）地形定向障碍的评定：询问日常是否有迷路病史，患者能否正确描述熟悉环境线路图等。

（4）形态恒常性识别障碍的评定：将图片和物品毫无规律地混放在一起，每个物品从不同的角度呈现给患者（物品上下、正反颠倒），让其辨认，不能正确识别相似物品者为存在形态恒常性识别障碍。

（5）距离知觉障碍的评定：将一物体抛向空中，让患者接取（正常时可以接到）；将物品摆放在桌子上，让患者抓取（正常时可以准确抓取到）；让患者上下阶梯（正常时无不安全感）；不能按指令完成上述动作者为存在距离知觉障碍。

3. 失认证的评定

（1）视觉失认：检查方法有形态辨别、辨认和挑选物品、图片辨别、涂色试验、相片辨认等。

（2）听觉失认：检查方法有无意义声音配对、声源匹配、音乐匹配等。

（3）触觉失认：检查方法有对物品的质觉、形态、实体的辨认等测验。

4. 失用症的评定

（1）意念性失用：评定方法可用日常用具使用试验（如碗、筷子等）、活动逻辑试验。

（2）意念运动失用：评定方法常采用模仿动作试验、口头命令动作试验。

（3）运动性失用：主要表现为患者精细动作笨拙、失去熟练动作的能力，患者被动执行口令、模仿及主动自发动作仅限于上肢远端，患者执行口令模仿及自发动作均受影响。

（4）穿衣失用：评价方法是给玩具娃娃穿衣或患者自己穿衣。

（5）结构性失用：评价方法有画空心十字试验、拼图案试验、火柴棒拼图试验、砌积木试验、几何图形临摹试验。

四、认知功能评定方法

1. 认知功能评定量表

（1）简明精神状态检查表：该量表主要用于神经系统疾病患者早期进行性痴呆的筛选，包括时间定向、空间定向、语言能力、记忆能力、心算能力、结构模仿能力等内容，最高得分为30分，分数在27～30分为正常，分数＜27为认知功能障碍（表2-20）。

表2-20　简明精神状态检查表

项目	对	错	项目	对	错
1. 今年是哪年？	1	0	16. 86-7＝？	1	0
2. 现在是什么季节？	1	0	17. 79-7＝？	1	0
3. 现在是几月？	1	0	18. 72-7＝？	1	0
4. 今天是星期几？	1	0	19. 辨认物品：铅笔	1	0
5. 今天是几号？	1	0	20. 复述：四十四只石狮子	1	0
6. 你现在在哪个省？	1	0	21. 按卡片指令做动作（闭眼睛）	1	0
7. 你现在在哪个市？	1	0	22. 口头指令：用右手拿纸	1	0
8. 你现在在哪个医院？	1	0	23. 口头指令：将纸对折	1	0
9. 你现在在哪个楼层？	1	0	24. 口头指令：放在大腿上	1	0
10. 你现在在哪个病床？	1	0	25. 说一完整的句子	1	0
11. 复述：皮球	1	0	26. 回忆复述过的物品：皮球	1	0
12. 复述：国旗	1	0	27. 回忆复述过的物品：国旗	1	0
13. 复述：树木	1	0	28. 回忆复述过的物品：树木	1	0
14. 100-7＝？	1	0	29. 辨认物品：手表	1	0
15. 93-7＝？	1	0	30. 按样画图	1	0

注：痴呆严重程度分级方法：轻度，MMSE≥21分；中度，MMSE10～20分；重度，MMSE≤9分。

（2）Loewenstein认知评定量表：Loewenstein作业治疗认知评定量表（Loewenstein occupational therapy cognitive assessment，LOTCA）包括定向、视知觉、空间知觉、动作运用、视运动组织、思维运作、注意力与专注力等检查，绝大部分测试项目都是1～4分，分数越低，认知功能越差（表2-21）。

表2-21 LOTCA认知功能评定量表内容

评定项目	方法概述
A. 定向	
1. 地点定向	问患者当时所在地点、城市、家庭住址、入院前逗留之处
2. 时间定向	问患者星期几、月份、年份、季节不看钟表估计当时时间住院有多久
B. 视知觉	
3. 物体识别	让患者通过命名、理解、近似配对、相同配对来识别8种日常用品的图片：椅子、茶壶、手表、钥匙、鞋、自行车、剪刀、眼镜
4. 几何图形识别	让患者通过命名、理解、近似配对、相同配对来辨认8个不同形状的几何图形：正方形、三角形、圆形、长方形、菱形、半圆形、梯形和六边形
5. 图形重叠识别	让患者辨认香蕉、苹果、梨；钳子、锯子、锄头三者重叠在一起的图形
6. 物品一致性辨别	让患者辨别从特殊角度拍摄到的4幅物品的照片：汽车、铁锤、电话和餐叉。给出小汽车的前挡风玻璃、电话的后面、叉的侧面、锤子的侧面
C. 空间知觉	
7. 身体方向	让患者先后伸出右手、左脚；用手触摸对侧的耳朵、大腿
8. 与周围物体的空间关系	让患者指出房间内前、后、左、右四个不同方向上的四个不同物体
9. 图片中的空间关系	给患者看一幅图片然后说出图片中人物前、后、左、右的物体名称
D. 动作运用	
10. 动作模仿	让患者模仿评定者的动作
11. 物品使用	让患者示范如何使用4组物体：梳子、剪刀和纸、信封和纸、铅笔和橡皮
12. 象征性动作	让患者示范如何刷牙用钥匙开门用餐刀切面包打电话
E. 视运动组织	
13. 临摹几何图形	让患者临摹圆形、三角形、菱形、正方体和一个复合图形
14. 复绘二维图形	让患者按照给定的图案绘出几何图形包括一个圆形、一个矩形（正方形）、两个三角形以及一些相关的形状
15. 插孔拼图	让患者按照给定的图案用插钉在塑料插板上插出相应的图形
16. 彩色方块拼图	让患者按照给定的图案用彩色方块拼出相应的立体图形
17. 无色方块拼图	让患者按照给定的图案用无色方块拼出相应的立体图形并说出需要多少个方块
18. 碎图复原	让患者按照给定的图案用9块图案碎片拼出一个彩色蝴蝶
19. 画钟面	让患者在一张画有一个圆形的纸上画出钟面标明数字并标出10：15分时长短针指示位置
F. 思维操作	
20. 物品分类	让患者根据提供的14种物品（帆船、直升飞机、飞机、自行车、轮船、火车、小汽车、锤子、剪刀、针、螺丝刀、缝纫机、锄头、耙子）按不同的原则分类并命名
21. Riska无组织图形分类	让患者将三种不同的颜色（深褐色、浅褐色、奶油色）和三种不同的形状（箭头、椭圆、1/4扇形）的塑料片（共18块）按一定的意图（如颜色或形状）分类
22. Riska有组织图形分类	与21相仿所不同的是患者按照评定者出示的分类方法对18块塑料片进行分类
23. 图片排序A	给患者5张顺序打乱但内容有联系的图片让患者排成合乎逻辑的顺序并描述故事情节
24. 图片排序B	给患者另外6张顺序打乱但内容有联系的图片让患者排成合乎逻辑的顺序并描述故事情节
25. 几何图形排序推理	给患者看一组按一定规律变化的几何图形让患者按照图形的排列规律继续排列下去
26. 逻辑问题	让患者看四个逻辑问题（每次看一题）然后回答。例如张明是1930年出生在哪一年他应该35岁了？小丽有5个苹果小珊比小丽少3个她们俩一共有几个苹果？
G. 注意力及专注力	根据整个评定过程中患者的注意力及专注力情况评分

2. **注意力评定** 常用注意力的评定方法包括数字顺背和倒背、Stroop字色干扰任务测验及日常注意力测验。

3. 记忆力评定　记忆力的评定方法主要是应用各种记忆量表，从言语记忆和视觉记忆方面进行评定。Rivermead行为记忆能力测验是一个日常记忆能力的测验，有儿童、成年等共4个版本。

4. 执行功能评定　常用的评定方法包括画钟测验和蒙特利尔认知评估量表。

五、注意事项

1. 专业人员实施评定、评定环境优良、正确实施、正确分析结果。
2. 向患者讲解检查的方法和目的，以便取得合作。
3. 检查感觉时要左右、近远端进行对比，检查顺序的原则是从感觉缺失区向正常部位逐步移行检查。患者闭目，以避免主观或暗示作用。
4. 检查者需要耐心、细致，必要时可重复检查，避免暗示。
5. 综合分析检查结果，对患者做全面、准确的评定。进行检查时应该有患者家属陪同。

 知识拓展 ● ● ●

记忆

记忆是一个过程，包括识记、保持、回忆和再认。识记是识别并记住事物的过程，是记忆的第一个环节。识记的效果与输入信息的先后顺序、数量、感觉的特征（如视、听、嗅、味）及人的情绪状态密切相关。保持是识记的事物在大脑中存储和巩固的过程，与识记时间的长短、复习识记内容的次数有关。回忆是对大脑所保留事物的提取过程，是记忆的最后一个环节。这些过程是相互联系和相互制约的。

第四节　言语功能评定

一、失语症

（一）概述

失语症（aphasia）是由于脑损害导致患者的后天语言习得能力受损或丧失的一种言语获得性语言综合障碍，常表现为阅读能力、理解会话、书写能力等不同程度的语言交流功能障碍。

（二）评定方法

1. 波士顿诊断性失语症检查（Boston diagnostic aphasia examination，BDAE）　此检查由27个分测验组成，分为五个大项目：①会话和自发性言语。②听觉理解。③口语表达。④书面语言理解。⑤书写。

2. 西方失语症成套测验（Western aphasia battery，WAB）　此检查法可以从失语检查结果中计算出：①失语指数。②操作性指数。③大脑皮质指数，最高以100%来表示。

3. 日本标准失语症检查（standard language test of aphasia，SLTA）　此检查共包括

26个分测验，按6阶段评分，在图册检查设计上以多图选一的形式，避免患者对检查内容熟悉，使检查更加客观。

4. Token测验 此测验由61个项目组成，包括两词句10项，三词句10项，四词句10项，六词句1项及21项复杂指令。适用于检测轻度或潜在的失语症患者的听理解。

5. 汉语标准失语症检查 汉语标准失语症检查（China rehabilitation research center aphasia examination，CRRCAE）包括两部分内容，第一部分是通过患者回答12个问题了解其语言的一般情况，第二部分由30个分测验组成，分为9个大项目，包括听理解、复述、说、出声读、阅读理解、抄写、描写、听写和计算。适合成人失语症患者。在大多数项目中采用了6等级评分标准。

6. 汉语失语成套测验 汉语失语成套测验（aphasia battery of Chinese，ABC）包括自发谈话、复述、命名、理解、阅读、书写、结构与视空间、运用和计算九个大项目，并规定了评分标准。

（三）失语症评定注意事项

1. 评定前应向患者及家属讲明检测的目的和要求。
2. 测验应从易到难，检测者要态度和蔼、具有耐心。
3. 测验得分时，当患者很明显不能进一步得分时，应停止测验。
4. 当患者不能作出答案时，检测者可做示范，但不能记分，只有在无任何帮助的情况下回答正确，才能得分。
5. 与患者言语一致的发音笨拙不扣分，但不能有言语错乱，在每个项目中测验三次失败后可中断测验。
6. 测验中最好录音，有利于检测者判断其失语的程度和性质。
7. 检测在1.0～1.5小时内完成，如失语症患者感觉疲劳，可分几次完成检查，最好选择患者头脑较为清醒时检测。

二、构音障碍

（一）概述

构音障碍是指由于发音器官神经肌肉的器质性病变而引起发音器官的肌肉无力、肌张力异常及运动不协调等，产生发音、共鸣、韵律等言语运动控制障碍。患者通常听理解正常并能正确地选择词汇及按语法排列词句，但不能很好地控制重音、音量和音调。

（二）评定方法

1. 构音器官功能检查 ①听患者说话时的声音特征。②观察患者的面部，如唇、舌、颌、腭、咽、喉部在安静时的运动情况及呼吸状态。③让患者做各种言语肌肉的随意运动以确定有无异常。

2. 仪器检查 仪器检查包括：①鼻流量计检查。②喉空气动力学检查。③纤维喉镜、电子喉镜检查。④电声门图检查。⑤肌电图检查。⑥电脑嗓音分析系统。

知识拓展

小儿脑瘫所导致的言语障碍

小儿脑瘫所导致的言语障碍在临床上主要表现为语言发育迟缓和构音障碍，其中导致构音障碍的原因是发音器官神经肌肉发生器质性病变，因此与语言功能有关的肌肉都会行动迟缓，导致一系列活动准确性降低，协调性下降，加上患儿气息不平稳，很容易导致舌运动的僵硬，对最终的语言表达清晰度及流畅性带来很大影响。低频重复经颅磁刺激可以直接跨过突触联系神经网络，是恢复患儿语言功能的主要方法。

第五节　吞咽功能评定

一、概述

吞咽是人体从外界经口摄入食物并经食管传输到达胃的过程，是一系列复杂的神经肌肉精准协调的结果，是人类最复杂的行为之一。正常的吞咽过程包含口腔准备期、口腔推送期、咽期和食管期。

1. **口腔准备期**　口腔准备期（oral preparatory phase）是食物从口腔摄入到完成咀嚼的过程，包括纳入食物、对食物加工处理。此期可随意控制，持续时间长短不一。

2. **口腔推送期**　口腔推送期（oral propulsive phase）是食物经咀嚼形成食团后运送至咽的过程。启动时，唇闭合，舌上举，随即口腔内压上升，挤压食团向后推送，历时约1秒，食物黏稠度增加则推送时间稍微延长。一旦食团到达舌后部并通过咽弓即可触发咽反射，变为吞咽反射动作。期间任何一个功能结构异常均产生不同程度的口腔期吞咽障碍。

3. **咽期**　咽期（pharyngeal phase）是食团由咽部到食管入口段的反射运动，快速而短暂。此期涉及软腭上抬与后缩、舌骨和喉部上抬及前移、喉部闭合、舌根下降和后缩、咽缩肌规律地由上到下收缩、会厌反转、环咽肌开放等一系列生理活动，所需时长约0.8～1秒，是吞咽最关键的时期，如果喉保护机制不完善，此期最易发生误吸。

4. **食管期**　食管期（esophageal phase）是食物通过食管进入胃的过程。此期食管平滑肌和横纹肌收缩产生蠕动波，将食团或液体由食管入口推动到胃，持续约6～10秒。

二、吞咽障碍

（一）定义

吞咽障碍（dysphagia）是由于下颌、双唇、舌、软腭、咽喉、食管等器官结构和/或功能受损，不能安全有效地把食物由口输送到胃内的一种临床表现。广义的吞咽障碍还包含认知和精神心理等方面的问题引起的行为和行为异常导致的吞咽和进食问题，即摄食-吞咽障碍。

（二）分类

1. 根据病因吞咽障碍分类　可分为结构性吞咽障碍、神经性吞咽障碍和精神性吞咽障碍。

（1）结构性吞咽障碍：是指口、咽、喉、食管等吞咽通道的解剖结构异常引起的吞咽障碍，如口腔、咽、喉部的恶性肿瘤手术后、放射治疗后、裂孔疝等。

（2）神经性吞咽障碍：是由中枢神经系统及周围神经系统、肌病等引起，解剖结构基本正常，为口腔、食管运动异常导致的吞咽障碍。临床上最常见的是脑卒中后的吞咽障碍。

（3）精神性吞咽障碍：是由于精神性疾病引起的吞咽障碍，解剖结果及吞咽机制一般正常，但患者对吞咽表现出癔病性反应或拒绝进食。

2. 根据患者发生吞咽障碍的阶段分类　分为口腔期吞咽障碍、咽期吞咽障碍和食管期吞咽障碍。

（三）临床表现

吞咽障碍的临床表现不仅表现为进食困难，也可表现为非特异性症状和体征，包括流涎、食物或水从口中或鼻腔流出、食物停留在口腔内时间过久、食物粘在口腔或咽喉部、进食或喝水出现呛咳、只能进食特定食物、咀嚼困难或疼痛、声音变嘶哑、不明原因的发热、反复发作的肺炎等。

（四）并发症

吞咽障碍并发症包括误吸、肺炎、营养不良、心理和社交障碍等。误吸是吞咽障碍最常见且需要即刻处理的并发症。食物残渣、口腔分泌物等误吸至气管和肺，可引起反复肺部感染，严重者可危及生命。误吸发生后，如患者立刻表现出刺激性呛咳、气急，甚至哮喘，称为显性误吸；如误吸当时（＞1分钟）不出现咳嗽、气急等症状，称为隐性误吸。隐性误吸很容易被漏诊，值得临床护理人员重视。吞咽障碍会导致患者经口进食量减少，进而出现脱水、电解质紊乱及营养不良等症状，从而增加患者的病死率，造成不良预后。

吞咽障碍是脑卒中后营养不良的独立危险因素。儿童吞咽障碍可引起生长发育障碍，甚至因营养不良危及生命。由于吞咽障碍所致不能经口进食、需留置鼻饲管等原因可致患者产生抑郁、社交隔离等精神心理症状。儿童吞咽障碍患者可出现语言、交流技巧发育迟滞或障碍等。

三、吞咽功能评估方法

通过评估了解患者是否存在吞咽障碍，明确吞咽障碍的性质程度，确定误吸相关因素，明确营养支持方式及内容，为制定康复训练方案及护理措施提供依据。

（一）筛查

初步了解患者是否存在吞咽障碍，以及其症状和体征，主要目的是找出高危人群，确认是否需要作进一步检查。多采用问卷和筛查试验两种方式。

1. 问卷筛查　常用的有吞咽障碍简易筛查表、进食评估调查工具-10（eating assessment tool，EAT-10）。

（1）吞咽障碍简易筛查表：由17个问题组成，第1～16个问题为临床症状、进食情况等，每个问题分为3个等级：A.经常、B.偶尔、C.无。第17个问题为临床诊断。任何一项为A和多个B选项，即为高风险摄食-吞咽障碍患者，需要进一步进行诊断检查。

（2）EAT-10吞咽筛查表：共10个条目，将各条目的分数相加，满分为40分。如果大于等于3分，就可能存在吞咽的效率和安全方面的问题，需做进一步的吞咽检查和/或治疗。

2. 简易吞咽激发试验　简易吞咽激发试验（simple swallowing provocation test，SSPT）是将0.4ml蒸馏水注射到患者咽部上部，观察其有无发生吞咽反射及发生反射所需时间，如果注射后3秒内能够诱发吞咽反射，则判定为吞咽正常。如果超过3秒，则为异常。该试验无须患者任何主动配合和主观努力，可用于筛查吸入性肺炎，尤其是卧床不起者。

3. 反复唾液吞咽试验　反复唾液吞咽试验（repetitive saliva swallowing test，RSST），患者取舒适位，嘱其在30秒内反复吞咽，观察甲状软骨向前上方运动的次数和上抬幅度。对口腔干燥患者在舌面上注少量水（1ml）湿润后再嘱吞咽。评定标准：上抬大于2cm为正常，30秒内完成5～8次为正常，高龄患者（80岁以上）完成3次为正常，30秒内少于3次为吞咽异常。

4. 洼田饮水试验　洼田饮水试验（water swallow test，WST）为日本学者洼田俊夫于1982年提出。评定方法：患者取坐位，先单次饮下1～2匙水，无呛咳，再一口喝30ml水，观察患者饮水时间、有无呛咳及饮水状况等。评定结果分为5级：Ⅰ级正常，Ⅱ级可疑，Ⅲ～Ⅴ级异常。洼田饮水试验评定标准见表2-22。改良版洼田饮水试验，即分别予1ml、3ml、5ml水，如无问题再进行30ml饮水试验。

表2-22　洼田饮水试验评定标准

等级	评定细则
Ⅰ	可一次喝完，无呛咳，时间在5秒以内
Ⅱ	分两次以上喝完或一次喝完，时间5秒及以上，无呛咳
Ⅲ	能一次喝完，有呛咳
Ⅳ	分两次以上喝完，有呛咳
Ⅴ	常常呛住，难以全部喝完

（二）临床评估

临床评定又称床旁评估，包括问诊的主观评估、吞咽相关器官的功能检查和进食评定三个部分。

1. 主观评估

（1）患者或其照顾者对吞咽异常的主诉：进食途径、进食所需时间、呛咳发生频率和时间、加重和缓解的因素、有无发热及其他继发症状等。

（2）既往史：相关的既往病史及治疗和用药情况。

（3）临床观察：管道情况、营养状况、口腔卫生、精神状态、认知情况等。

2. 吞咽相关器官的功能检查

（1）评估：评估体位、颈部相关的活动与控制、呼吸功能（频次、模式）等。

（2）口颜面功能检查：观察颜面部是否有异常，口腔内有无异常分泌物等。观察静止状态下唇、颌、舌等的位置。检查以下内容。①唇、颊部的运动：嘱患者做唇角外展运动，做闭唇鼓腮，交替重复发"u"和"i"音，观察唇的动作。②颌的运动：观察言语和咀嚼时颌的位置，是否能抗阻力运动。③软腭运动：进食时是否有反流入鼻腔，嘱患者发"a"音5次，观察软腭的抬升，说话时是否有鼻腔漏气。④舌的运动：观察舌前伸、上抬、两侧运动情况，是否能抗阻力运动及舌的敏感程度，说话时舌的运动。

（3）喉功能检查：检查喉的运动，包括音质/音量变化、发音控制、主动咳嗽能力、喉部的清理及喉上抬能力等。检查吞咽相关反射，包括咽反射、呕吐反射、咳嗽反射等。

（4）吞咽功能检查：具体如下。①反复唾液吞咽试验。②饮水试验。③简易吞咽诱发试验。④胸颈部听诊等。①～③见本节"筛查试验"。颈部听诊是将听诊器放在喉的外缘侧听，在吞咽前后对比呼吸音，分辨是否有分泌物或残留物。胸部听诊可用于辨别误吸和误吸性肺炎，怀疑有肺炎时，则通过胸片来确认。

3. **进食评定**　观察患者使用的食物性状、对食物的认识及进食全程情况。常用的进食评定包括容积-黏度测试、功能性经口摄食分级和摄食-吞咽功能等级评定等。

（1）容积-黏度测试：容积-黏度测试（volume-viscosity swallow test，V-VST）主要从安全性和有效性两方面对吞咽障碍患者进行风险评估，帮助患者选择最合适的容积和稠度的食物。测试时选择的容积分为少量（5ml）、中量（10ml）、多量（20ml）；稠度分为低（水样）、中（浓糊状）、高（布丁状）。完整的测试包含9种组合。结合我国进食习惯也可把进食量改良为3ml、5ml、10ml。每口进食后观察患者吞咽的情况，根据安全性和有效性的评估判断进食有无风险。安全性方面评估如下。①咳嗽。②音质变化。③血氧饱和度水平下降5%。有这些征象提示患者可能存在误吸。有效性方面评估如下。①唇部闭合。②口腔残留。③咽部残留。④分次吞咽。有相关征象提示患者未摄取足够热量、营养和水分，可能导致营养不良和脱水等风险。容积-黏度测试需要患者注意力良好、能配合测试、没有呼吸问题或身体不适，相关功能检查中有喉上抬，有保护气道的能力，有足够的体能完成进食评定。气管切开患者进行此项评估时应准备吸痰设备。

（2）功能性经口摄食分级：功能性经口摄食分级（functional oral intake scale，FOIS）该量表是美国佛罗里达大学健康科学中心Crary等在2005年提出，当患者完成进食测试后，根据患者经口进食情况评定其吞咽功能。该量表将摄食分为7级，能对吞咽功能及经口摄食功能恢复情况进行持续有效的评估记录。

（3）摄食-吞咽功能等级评定：由藤岛一郎1993年制定，通过营养摄取方式反映经口吞咽的能力，从不能经口进食到正常摄食，吞咽评为1～10分。根据严重程度分为重度（1～3分）、中度（4～6分）、轻度（7～9分）和正常（10分）四级。也有学者将该等级评定作为疗效评价标准。①基本痊愈，吞咽能力≥9分。②显效，吞咽能力6～8分。③有效，吞咽能力3～5分。④无效，1～2分。

（三）实验室评估

实验室检查包括视频荧光造影检查、软式喉内镜吞咽功能检查、超声检查、测压检查、24小时多通道食管阻抗-pH值测定、表面肌电图检查、舌压仪等。能从不同方面显示吞咽的解剖生理情况和过程，其中，吞咽造影检查和软式喉内镜吞咽功能检查是诊断吞咽障碍的金标准。

1. **视频荧光造影**　视频荧光造影（video fluoroscopic swallowing study，VFSS）调制不同黏度的对比剂，让患者在不同体位下吞服，同时摄录整个吞咽过程，然后进行反复的观察，分析舌、咽、软腭、喉等部位的活动情况，评价吞咽障碍的发生阶段、吞咽反射有无减弱、喉是否关闭不全、环咽肌的扩张情况、有无食物残留、有无误吸等。

2. **软管喉内镜吞咽功能评估**　软管喉内镜吞咽功能评估（fiberoptic endoscopic examination of swallowing，FEES），该技术是利用软管鼻咽喉镜进入患者口咽部和下咽部，观察会厌、会厌谷、舌根、咽壁、喉、梨状窝等结构，以及这些结构在呼吸、发音、咳嗽、屏气和吞咽食物时的运动。该方法通过吞咽前后咽喉部运动功能及食物滞留情况来判断吞咽过程中的食团运送。

 知识拓展

吞咽障碍评定常用的量表

一、吞咽障碍简易筛查表

吞咽障碍简易筛查表见表2-23。

表2-23　吞咽障碍简易筛查表

问题	选项		
1. 有发热吗？	A. 经常	B. 偶尔	C. 无
2. 曾经诊断为肺炎吗？	A. 经常	B. 偶尔	C. 无
3. 体重有减轻吗？	A. 经常	B. 偶尔	C. 无
4. 觉得胸闷吗？	A. 经常	B. 偶尔	C. 无
5. 与以前相比有难以下咽吗？	A. 经常	B. 偶尔	C. 无
6. 吃硬食物自觉有困难吗？	A. 经常	B. 偶尔	C. 无
7. 有反复吐口水吗？	A. 经常	B. 偶尔	C. 无
8. 进食时有哽噎感吗？	A. 经常	B. 偶尔	C. 无
9. 进食有呛咳吗？	A. 经常	B. 偶尔	C. 无
10. 喝水有呛咳吗？	A. 经常	B. 偶尔	C. 无
11. 不进食时有呛咳吗？	A. 经常	B. 偶尔	C. 无
12. 有食物从口中溢出吗？	A. 经常	B. 偶尔	C. 无
13. 进食时有呼吸困难吗？	A. 经常	B. 偶尔	C. 无
14. 餐后口腔内有残留物吗？	A. 经常	B. 偶尔	C. 无
15. 餐后说话声音有改变吗？	A. 经常	B. 偶尔	C. 无
16. 进食后有呕吐、反流吗？	A. 经常	B. 偶尔	C. 无
17. 有如下诊断吗？	脑卒中（尤其脑干部位）；脑外伤；痴呆；运动神经元病；重症肌无力；脑瘫；吉兰-巴雷综合征；重症肌无力；颈5以上脊髓损伤；帕金森病；口腔、咽喉、食管等肿瘤；喉部创伤；口腔、咽喉、食管、颈椎等手术后气管切开及使用呼吸机		

结果与建议：以上若任何一项为A及多个B选项，即为高风险摄食-吞咽障碍患者，需要进一步进行诊断检查。

二、EAT-10吞咽筛查量表

EAT-10吞咽筛查量表（表2-24）由Belafsky等于2008年研发，此量表为主观回答，由10个问题组成，每个问题分为5个等级：没有（0分）、轻度（1分）、中度（2分）、重度（3分）、严重（4分），EAT-10总分≥3分为异常。EAT-10有助于识别误吸的征兆、隐性误吸及异常吞咽的体征。与洼田饮水试验合用，可提高筛查试验的敏感性和特异性。

表2-24　EAT-10吞咽筛查量表

项目	分值				
1. 我的吞咽问题已经使我体重减轻	0＝无	1＝轻度	2＝中度	3＝重度	4＝严重
2. 我的吞咽问题影响到我在外就餐	0＝无	1＝轻度	2＝中度	3＝重度	4＝严重
3. 吞咽液体费力	0＝无	1＝轻度	2＝中度	3＝重度	4＝严重
4. 吞咽固体食物费力	0＝无	1＝轻度	2＝中度	3＝重度	4＝严重
5. 吞咽药丸费力	0＝无	1＝轻度	2＝中度	3＝重度	4＝严重
6. 吞咽时有疼痛	0＝无	1＝轻度	2＝中度	3＝重度	4＝严重
7. 我的吞咽问题影响到我享用食物的快感	0＝无	1＝轻度	2＝中度	3＝重度	4＝严重
8. 我吞咽时有食物卡在喉咙里	0＝无	1＝轻度	2＝中度	3＝重度	4＝严重
9. 我吃东西时会咳嗽	0＝无	1＝轻度	2＝中度	3＝重度	4＝严重
10. 我感到吞咽有压力	0＝无	1＝轻度	2＝中度	3＝重度	4＝严重

结果与建议：如果EAT-10的总评分大于等于3分，您可能在吞咽的效率和安全方面存在问题，建议您作进一步的吞咽检查和/或治疗。

三、吞咽障碍七级评价法

吞咽障碍七级评价法见表2-25。

表2-25　吞咽障碍七级评价标准

分级	吞咽情况
1级	唾液的误吸，误吸率高，需要持续静脉营养支持，不适合直接康复训练
2级	食物的误吸，改变食物性状无效，水和营养需要经静脉或胃造口供给，必须积极配合吞咽训练
3级	水的误吸，改变食物性状有效，但摄取的能量不足，需要其他营养途径支持，应接受吞咽训练
4级	机会误吸，通过一口量控制、进食姿势调整和吞咽代偿手法等可有效预防误吸；需要配合吞咽训练
5级	口腔的问题，必须对食物形态进行加工，进食时需他人指导和监督，应加强吞咽康复训练
6级	轻度问题，可将食物制成软食，酌情进行康复训练
7级	正常范围，摄食无困难，不需要康复治疗

四、藤岛一郎吞咽障碍评价标准

藤岛一郎吞咽障碍评价标准见表2-26。

表2-26　藤岛一郎吞咽障碍评价标准

分级	吞咽情况
1分	不能经口进食，不适合任何吞咽训练
2分	仅适合基础吞咽训练，不能经口进食
3分	可进行摄食训练，但不能经口进食
4分	在安慰中可少量进食，但需静脉营养
5分	可经口进食1～2种食物，需部分静脉营养
6分	可经口进食3种食物，需部分静脉营养
7分	可经口进食3种食物，不需静脉营养
8分	除特别难咽的食物外，均可经口进食
9分	可经口进食，但需临床观察指导
10分	摄食和吞咽能力正常

第六节　神经肌肉电生理评定

一、概述

神经电生理检测扩展了对神经系统评估的手段，涵盖了周边及中央神经系统的测试方式，其中主要的技术有肌电图（electromyogram，EMG）、神经传导测定、特殊检查及诱发电位检查。

人体内部信息的交流都依赖于动作电位的传导来完成。对运动信号来讲，冲动沿着神经穿过神经肌肉接头到达肌肉，产生肌肉复合动作电位（即具体的运动）；感觉信号传导则是在被对应神经被激活后，动作电位沿着神经干传导至中枢。

（一）神经、肌肉电生理特性

1. **静息跨膜电位**　细胞膜会把细胞外部的组织液与内部的细胞液分隔开来，而细胞内的钾离子含量比氯离子和钠离子要高得多。因此，细胞内部拥有大量的负电荷，这使得膜内外之间产生了一定程度的电压差异，并且相对于外部来说，细胞内部负电荷更多，这个电压差距就是我们所说的"静息跨膜电位"。

2. **动作电位**　信息的传递主要依赖于神经系统中的动作电位。处于静息状态下的细胞中，钾离子的进出不受限制，但对于钠离子来说并非如此；一旦细胞被刺激后，该种情况会发生变化（即去极化）：由于细胞壁钠离子通道的开放显著增强了钠离子的通透能力，大量的钠离子涌向并进入细胞内部导致细胞内部正电荷增多，当细胞的电位达到或超过阈值时，就引发了一个动作电位（action potential，AP）。

3. **容积传导**　无论是神经传导还是针电极肌电图，电极所记录的电位都是细胞内电位通过细胞外体液及其附近的组织传导而来的，此类输送模式被定义为容积传导（volume conduction），容积传导波形图见图2-1。

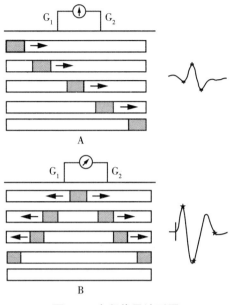

图2-1 容积传导波形图

（二）检查注意事项

在神经电生理检查实验室，我们需要保持环境的宁静和光线的柔和，避免让患者感到恐惧。在进行检查前，我们需要向患者详细解释这项检查的步骤、目标及是否存在疼痛，并告知他们需要做哪些配合。

二、神经肌肉电生理检查

（一）肌电图检查

EMG是一种利用针电极深入肌肉以捕捉其电压变动的电子生物检测方法。EMG能对肌肉细胞在不同功能状态下的生物电活动进行直接检测和数据分析，通过研究肌肉的电活性来理解下行运动神经元，也就是脊髓的前角细胞、周边神经（包括根、丛、干及分支）、神经－肌肉接头及肌肉自身的功能状况。当肌肉处于松弛状态时，被针电极测得的电信号被称为自发电位（spontaneous activity）。

（二）表面肌电图

表面肌电图（surface electromyography，sEMG），被称为"动态肌电图""运动肌电图"。sEMG是一种通过使用皮肤上的传感器来捕捉并测量人体内因身体动作而产生的大小不同的电子脉冲的技术手段；这些数据经过进一步的数据分析与计算之后可以转化为一种能够反映出人类身体的生理功能状况的具体数值标准——这对于评估我们的大脑及四肢的功能情况非常有价值。

（三）sEMG仪及肌电测量

sEMG信号是来自大量运动单元的生物电活性的时空整合，主要包括了表层肌肉的肌电信息与神经束中的电反应效果，需要经过电子设备的解析才能够被用于精确评估。表面肌电图仪器包含表面电极、数据传输导线、放大器、数据存储芯片、2-16通道肌电信号处理模块、电脑及其特定的分析程序等组件。在sEMG体系内，具备高科技的肌电信号解析技术，可以自动化地解读收集到的肌电讯号。

（四）神经传导测定

神经传导测定是对神经功能进行客观量化检查。神经受到电刺激后会产生兴奋，兴奋的传导过程有一定方向性，运动神经纤维将兴奋信号传送至远端肌肉，这被称为离心传导；而感觉神经纤维将信号传向中枢，则被称之为向心传导。

1. **运动神经传导**　研究运动神经传导意在探究运动单位的功能和整体性，从而评估神经运动轴索、神经肌肉接头及肌肉的功能状态，为接下来进行针肌电图检查提供准确信息。

（1）测定和计算公式：当使用极度强烈的刺激作用于神经干的两个不同部位时，位于其控制范围内的末梢肌群会产生一种复合性的收缩反应——即所谓的"混合肌肉动作电位"，简称CMAP（compound muscle action potential）。具体的计算公式如下。

运动神经传导速度（m/s）＝两刺激点间距离（mm）÷该段神经传导时间（ms）

（2）技术要求

1）电流刺激强度：测定神经的位置和病变程度会影响电流刺激强度。通常，需要进行高强度刺激。

2）刺激电极：采用双极表面电极，两极间距为2～3cm。当进行神经刺激时，应将两极置于神经干上并使阴极朝向记录电极。

3）温度和测量：最好保持在28～30℃，测量时保持身体前后一致。

2. **感觉神经传导**　描述冲动在神经干部分的流通过程，探讨的是后根神经节及其周围神经的功能状况。

（1）测定和计算公式：对感觉神经而言，其电位是由感觉神经被刺激后产生的一种信号，该信号会沿着神经轴传递至另一个感觉神经末梢并被检测出来，由此形成的感觉神经电位被称为感觉神经动作电位（sensory nerve action potential，SNAP）。具体的计算公式如下。

感觉神经传导速度（m/s）＝刺激与记录点间的距离（mm）÷诱发电位的潜伏时（ms）

（2）技术要求：①在进行神经检查时，需要患者主动放松肢体肌肉，并用细砂纸轻轻擦拭皮肤，以尽量降低阻抗带来的干扰。②由于感觉电位通常很小，因此设备要求具有高增益和低噪声性能。③一般情况下，刺激的强度不宜过大，以避免肌肉收缩，从而产生肌电干扰（图2-2）。

（3）影响神经传导测定的因素：包括技术因素、温度及年龄。技术因素包括肌电图仪的放大倍数、扫描速度等，都会对神经传导测定产生影响。另外，温度的变化也会显著影响传导速度，皮肤温度降低时，传导速度会减慢，潜伏时间延长。

新生儿感觉神经的传导能力仅为成人的一半。在2～5岁这段时间内，其传导速度有显著提升，接近于成年人的水平，然而在年龄超过60岁后，其传导速度会迅速减慢且波动幅度降低。

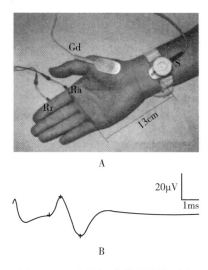

图2-2　正中神经感觉传导的测定

（五）诱发电位

诱发电位是中央神经系统对内源或外来刺激所引发的一种生物电反应。这种现象的发生与刺激存在明确且精确的时间和位置关系，也就是所谓的"锁时"特征，其具体体现就是具有相对稳定的潜伏期。

1. 躯体感觉诱发电位

（1）定义：躯体感觉诱发电位，又称体感诱发电位，在临床上常用的是短潜伏时体感诱发电位，简称SLSEP，其特点是波形稳定，没有适应性，并且不受睡眠和麻醉药物的干扰。

（2）检查方法：将表面电极放在周围的神经干上，然后记录下感觉传导通道的各个层次及头皮对应的投射区域所引发的电反应（图2-3）。

2. 脑干听觉诱发电位　通过对两侧耳朵施加短暂的声音刺激并于头部表层捕捉其产生的电信号，我们得到的是一种名为"脑干听觉诱发电位"（brain-stem auditory evoked potentials，BAEP）的技术。这种技术能够避免受到诸如麻醉药物、安定药、精神状况和睡眠的影响。为了确保测试结果准确无误，需要让被测对象保持平静且身体舒展，对于无法配合的小孩或成人，可以在开始检测之前让他们服用10%的水合氯醛以达到这个目的。

3. 视觉诱发电位　视觉诱发电位是一种记录视觉刺激在头皮后部产生的电脉冲的方法，也称作皮质视觉诱发电位（visual evoked potentials，VEP），这些电脉冲通过外侧膝状体传送到枕叶距状裂后部和枕后极。

4. 运动诱发电位　运动诱发电位（motor evoked potentials，MEP）主要用于检查运动系统，尤其是中枢运动神经通路－锥体束的功能，是一种直接而敏感的检测方法，可帮助诊断中枢运动功能障碍性疾病（图2-4）。

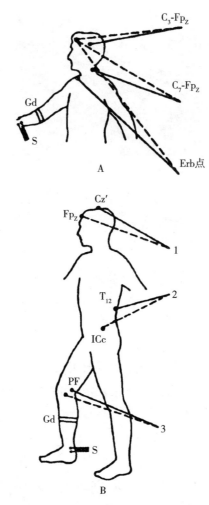

图2-3　四肢体感诱发电位导联图

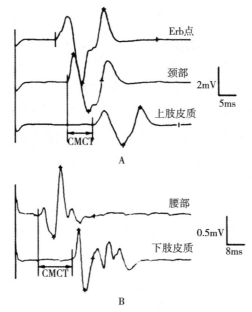

图2-4　正常人磁刺激运动诱发电位波形图

注：中枢运动传导时间（central motor conduction，CMCT）。

（六）低频电诊断

利用低频电流作用于神经和肌肉组织，通过观察肌肉对电流的反应情况来评估神经或肌肉的功能与状态，这种检查方法被称为低频电诊断（low frequency electrodiagnosis）。

1. 直流-感应电诊断 直流-感应电诊断（galvanic-faradic electrodiagnosis）是一种通过利用直流电和感应电刺激神经和肌肉，并依据肌肉的反应量和质来评估神经与肌肉功能的方法。

检查直流-感应电的顺序是：优先对健康部位进行检测，然后再对病变部位进行检查；首先对神经进行检测，接着对肌肉进行检测；首先对感应电流进行检测，最后再对直流电流进行检测。

直流-感应电检查结果判断见表2-27。

表2-27 直流-感应电检查结果判断

结果分类	神经		肌肉		肌肉收缩速度
	感应电兴奋阈	直流电兴奋阈	感应电兴奋阈	直流电兴奋阈	
绝对变性反应	消失	消失	消失	消失	无
完全变性反应	消失	消失	消失	升高	慢
部分变性反应	消失	升高	升高	升高或正常	慢
	升高	正常	升高	降低	正常
无变性反应	正常	正常	正常	正常	正常

注：评定要点如下。①肌肉对直流电刺激无反应即为绝对变性。②神经对直流电刺激无反应即为完全性反应。③神经对感应电刺激阈值升高即为部分变性反应。④若不符合以上条件则为正常反应或无变性反应。

2. 强度-时间曲线检查 通过对各种程度的电流施加于身体组织并计算出引发阈值反射所需最少的时间后，将这些数据与相应的强度和时长标注到直角坐标图中，然后把所有点的连接线绘制出来，就是强度-时间曲线（图2-5）。而实际应用中的检测则仅针对肌体的

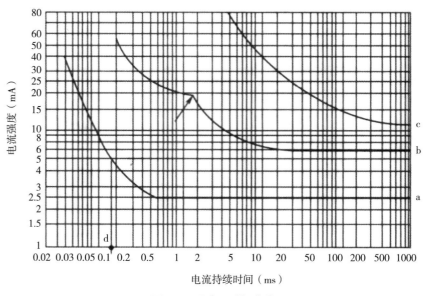

图2-5 强度-时间曲线

"强度－时间曲线"来判断。

3. 脑电图检查　脑电图（electroenc ephalogram，EEG）是一种利用脑电图绘制器把大脑产生的极小量的生物电信号增强并记录成一条曲线的技术，这种方式无损于受检者的健康状况。迄今，EEG仍是最能持续且实时的追踪和分析大脑活动的方式。

在EEG的记录过程中，可以选择在安静、闭眼、觉醒或睡眠状态下进行描记，注意保持房间温度适中，不要太高或太低。为了提高脑电图的阳性率，常会采用诱发实验，包括睁闭眼诱发实验、过度换气、闪光刺激及睡眠诱发实验等方法。

第七节　疼　痛　评　定

一、概述

（一）疼痛的定义

疼痛通常被定义为一种不愉快的感觉，以及因损害而伴随产生的负面情绪经验。因此，疼痛是一种主观和客观感受，而且是多因素如心理、认知、躯体、行为及社会造成的。许多个人因素如心情、注意力、先前疼痛的经验及文化背景等都会影响个体对于疼痛的经验和感受。

（二）评定疼痛的重要性

每个人都有遭受疼痛的经验及感受，阿尔贝特·施韦特（Albert Schweitzer）曾提及：疼痛本身比死亡还要可怕。超过50%的老年人描述在日常生活活动中感受到疼痛。在临床医疗中慢性疼痛至少有80%之多。疼痛也造成很多人丧失工作，造成巨大的经济损失。处理疼痛及减少患者遭受疼痛所需的成本也被政府作为医疗保障的一个范畴。疼痛的感受可能会和疾病本身或与疾病恢复的转机共存。

（三）疼痛的分类

疼痛一般分为急性疼痛和慢性疼痛。大多数研究者认为，在急性和慢性两种不同疼痛中，选择适当的评定和介入策略是很重要的。急性疼痛通常具有一个明确地疼痛启始，它和交感神经的警醒相关。急性疼痛提供一个生物上的目的，能将个体的注意力引至受伤的刺激，或者可送出信号以做出停止的指令并维持身体局部的保护。相反，慢性疼痛一开始虽然可能会像急性疼痛一样，或者有时候会超过病理状况所应有的严重程度，这种疼痛造成的交感神经活动并不会持续提升。同时，慢性疼痛并不会提供生物上的目的，不容易找到固定的方式来控制疼痛。

二、疼痛评定内容及常用评定量表

疼痛评定是通过系统地收集、记录和分析患者疼痛相关信息，以便准确评估患者疼痛的程度、性质、持续时间和影响，从而为疼痛管理和治疗提供有效的指导。

（一）评定内容

1. 疼痛特点　包括疼痛的性质（如刺痛、胀痛）、程度（通过疼痛评分工具如VAS评分）、持续时间、部位和放射痛等。

2. **疼痛影响** 评估疼痛对患者生活、工作和情绪的影响，包括活动受限、睡眠质量下降、情绪低落等。

3. **疼痛评定工具** 常用的疼痛评估工具包括VAS评分、数字疼痛评分、面部疼痛评分等，用于帮助患者描述和评估疼痛程度。

4. **体格检查** 通过观察患者的疼痛部位、红肿情况、压痛点等，进行体格检查以获取更多疼痛相关信息。

通过疼痛评定结果，医生可以制定相应的诊断和治疗方案，包括药物治疗、物理治疗、手术治疗等，以减轻疼痛和改善患者的生活质量。

疼痛评定在临床实践中具有重要意义，可以帮助医护人员全面了解患者的疼痛情况，为疼痛管理提供科学依据，提高治疗效果和患者的生活质量。

（二）常用疼痛评定量表

1. **视觉模拟疼痛评分表** 视觉模拟疼痛评分表（visual analogue scale，VAS）是一种通过让患者在一条直线上标记疼痛程度的方法，从0到10或0到100不等，0表示无痛，10或100表示最剧烈的疼痛。患者根据自己的感受选择相应的刻度进行标记。

使用VAS量表进行疼痛评定的步骤如下。

（1）准备工作：准备一张标有数字刻度的直线图表，让患者能够清楚地看到并标记疼痛程度。

（2）解释量表：向患者解释VAS量表的使用方法，告诉他们0代表无痛，10或100代表最剧烈的疼痛，让他们理解如何选择一个数字来表示自己的疼痛程度。

（3）让患者标记：让患者在VAS量表上选择一个点，该点代表他们目前的疼痛程度，可以用笔、指甲或其他方式标记。

（4）记录结果：记录患者标记的位置对应的数字，这个数字表示了患者目前的疼痛程度。

VAS量表是一种简单且有效的疼痛评定工具，可以帮助医护人员快速了解患者的疼痛程度，从而制定相应的疼痛管理方案。一般0表示无痛，1～3表示轻度疼痛（睡眠不受影响），4～6表示中度疼痛（睡眠受影响），7～10表示重度疼痛（严重影响睡眠）。通过定期使用VAS量表对患者进行疼痛评估，可以跟踪疼痛的变化，评估治疗效果，并及时调整治疗方案，提高疼痛管理的准确性和有效性。

2. **数字疼痛评分表** 数字疼痛评分表（numeric rating scale，NRS）是一种让患者根据数字来描述疼痛程度的评分表，通常从0到10不等，0表示无痛，10表示最剧烈的疼痛。患者选择一个数字来表示自己的疼痛程度。0级为没有疼痛，1～3级为轻度疼痛，4～6级为中度疼痛，7～10级为重度疼痛。

使用NRS进行疼痛评定的步骤如下。

（1）解释量表：向患者解释NRS评分表的使用方法，告诉他们0代表无痛，10代表最剧烈的疼痛，让他们理解如何选择一个数字来描述自己的疼痛程度。

（2）让患者选择数字：让患者选择一个数字来描述他们目前的疼痛程度，可以根据自己的感受选择一个数字。

（3）记录结果：记录患者选择的数字，这个数字表示了患者目前的疼痛程度。

3. 儿童疼痛评估量表　儿童疼痛评估量表（face legs activity cry consolability scale, FLACC）是一种用于评估婴幼儿及无法与他人有效沟通的患者的疼痛程度的工具。0分为放松，舒服；1~3分为轻微不适；4~6分为中度疼痛；7~10分为严重疼痛，不适或者两者兼有。评分越高，说明疼痛越严重（表2-28）。

表2-28　儿童疼痛评估量表

	0分	1分	2分	患者评分
面部表情	无特定表情或笑容	偶尔面部扭曲或皱眉	持续颤抖下巴，紧缩下，紧皱眉头	
腿部活动	正常体位或放松体位	不适，无法休息，肌肉或神经紧张，肢体间断弯曲/伸展	踢或拉直腿，高张力，扩大肢体弯曲/伸展，发抖	
活动程度	安静平躺，正常体位，可顺利移动	急促不安，来回移动，紧张，移动犹豫	卷曲或痉挛，来回摆动，头部左右摇动，揉搓身体某部分	
哭闹	不哭不闹	呻吟或啜泣，偶尔哭泣，叹息	不断哭泣，尖叫或抽泣，呻吟	
安抚程度	平静的，满足的，放松，不要求安慰	可通过偶尔身体接触消除疑虑、分散注意力	安慰有困难	
总分				

（1）面部表情（face）：评估患者面部表情的变化，包括眉头皱起、眼角紧闭、嘴巴张开等。评分范围从0分到2分，其中0分表示无表情变化，而2分表示面部紧张、皱眉、嘴巴张开等明显的疼痛反应。

（2）腿部活动（legs）：评估患者腿部活动情况，如腿部肌肉紧张、腿部抖动、交替腿部抬起等。评分同样是从0分到2分，0分表示无腿部活动变化，而2分表示腿部肌肉紧张、腿部抖动等明显的疼痛反应。

（3）活动程度（activity）：评估患者体位活动情况，如安静平躺、来回移动、头部左右摆动等。评分范围也是从0到2分，0分表示体位活动变化，而2分表示肌肉痉挛、搓揉身体等明显的疼痛反应。

（4）哭闹（cry）：评估患者哭泣的情况，包括哭泣声音、哭泣时间长短等。评分范围同样是0分到2分，0分表示无哭泣反应，而2分表示哭泣声音大、时间长等明显的疼痛反应。

（5）安抚程度（consolability）：评估患者是否容易被安抚，包括容易安抚、难以安抚及无法安抚的状态。评分范围从0分到2分，具体含义可能因情境而异。

4. 行为疼痛评分表　行为疼痛评分表（behavioral pain scale，BPS）是一种通过观察患者的行为反应来评估疼痛程度的工具，包括面部表情、身体动作和声音等方面的评估项目。

5. 危重症疼痛观察工具　危重症疼痛观察工具（critical-care pain observation tool，CPOT）是一种通过观察患者的行为反应来评估疼痛程度的工具，包括面部表情、身体动作和声音等方面的评估项目。

三、疼痛评定的特殊情况

在进行疼痛评定时，对于一些特殊群体的患者，医护人员需要特别注意其疼痛评定的方法和策略，以确保评估的准确性和有效性。针对老年患者、儿童和语言障碍患者的一些特殊情况要注意。

1. 老年患者　老年患者可能存在认知功能下降，因此疼痛评定需要更多的耐心和细致。老年患者可能有多种慢性疾病和用药情况，需要考虑疼痛可能受到其他因素影响的情况。老年患者可能有感知能力下降，可能需要更多的时间来描述疼痛感受。

2. 儿童　儿童可能无法准确描述疼痛的性质和程度，医护人员需要采用儿童友好的疼痛评估工具，如面部表情评分、行为评估等。需要考虑儿童不同年龄段的认知和语言发展水平，选择适合的疼痛评定工具。对于非语言期的婴儿，可以观察其行为反应、睡眠情况等来评估疼痛程度。

3. 语言障碍患者　语言障碍患者可能无法用语言准确描述疼痛感受，医护人员需要采用其他方式进行疼痛评定，如面部表情、行为反应等。可以考虑使用图像化的疼痛评定工具，让患者通过选择图像来表达疼痛程度。与患者的家属或照护者沟通，了解患者的平时行为表现，以辅助疼痛评定。

4. 认知障碍患者　在认知障碍患者中，由于患者无法准确描述疼痛感受，医护人员无法客观地评估患者的疼痛程度，以便及时采取相应的疼痛管理措施。临床常用疼痛门诊评定表（pain assessment in advanced dementia scale，PAINAD）来对无法自我描述疼痛感受的患者进行疼痛评定。PAINAD评定工具通常的要素有：面部表情，评定患者面部表情的变化，如眉头皱起、眼睛紧闭等；身体动作，观察患者的身体动作，如摇晃、摆动等；声音，评定患者是否发出痛苦的声音，如呻吟、哭泣等；行为变化，观察患者的行为变化，如拒绝进食、不安、激动等；呼吸，评定患者呼吸的变化，如呼吸急促、呼吸困难等。通过对以上要素的观察和评估，综合判断患者可能存在的疼痛程度，从而帮助医护人员及时发现和处理认知障碍患者的疼痛问题，从而调整治疗方案以提高患者的生活质量。PAINAD在认知障碍患者中的应用有助于提高疼痛管理的准确性和有效性。

在处理这些特殊情况时，医护人员需要灵活运用不同的疼痛评定方法和工具，结合患者的实际情况，以确保对疼痛的准确评估和有效管理。

四、多学科团队与疼痛评定

（一）多学科团队在疼痛评定中的重要性

1. 综合专业知识　多学科团队由不同专业的医护人员组成，可以整合各方面的专业知识和技能，从不同角度对患者的疼痛问题进行评估和管理。

2. 全面评估　不同专业的医护人员可以根据各自的专业背景和技能，对患者的疼痛问题进行全面评估，包括生理、心理、社会等多个方面，以更全面地了解患者的疼痛情况。

3. 个性化治疗方案　多学科团队可以根据各自的评估结果和专业建议，共同制定个性化的治疗方案，针对患者的具体情况进行疼痛管理，提高治疗效果。

（二）多学科团队进行疼痛评定形式

团队合作可通过信息共享、协作决策、定期讨论等方式提高疼痛管理的效果。

1. 信息共享　不同专业的医护人员可以共享各自的评估结果和观察，从而更全面地了解患者的疼痛问题，避免信息的遗漏和重复。

2. 协作决策　多学科团队可以共同讨论患者的疼痛问题，协作制定治疗方案，充分利用各专业的优势，提高治疗的针对性和有效性。

3. 定期讨论　团队成员可以定期开展讨论会议，分享病例经验和最新的疼痛管理知识，不断提升团队整体的专业水平和治疗效果。

（三）多学科团队成员组成

一个疼痛管理团队可能包括疼痛专家、麻醉师、护士、物理治疗师、作业治疗师等不同专业的成员。在评估患者疼痛问题时，疼痛专家可以提供专业的疼痛评定方法和治疗建议，麻醉师可以提供镇痛药物的选择和管理方案，护士可以负责日常疼痛观察和护理工作，物理治疗师、作业治疗师可以提供疼痛管理的康复方案等。通过团队合作，各专业的优势得以充分发挥，提高疼痛管理的效果，为患者提供更全面和个性化的疼痛护理服务。

 知识拓展

疼痛相关管理指南及共识

2019年8月，苏格兰学院间指南网络（Scottish intercollegiate guidelines network，SIGN）发布了《2019 SIGN英国国家指南：慢性疼痛的管理（136）-修订版》，是对2013年慢性疼痛管理指南的更新修订。主要基于当前成人慢性非癌性疼痛的评估和管理的最新证据提供指导建议。

随着癌症疼痛规范化治疗示范病房的不断推广，世界卫生组织三阶梯镇痛治疗原则、疼痛全程管理的理论逐步被护理人员所熟悉并应用于实践，使更多的肿瘤患者疼痛症状得到了有效缓解。为了继续推动我国癌痛的规范化护理工作，有效提高癌痛管理的质量，中华护理学会肿瘤护理专业委员会组织相关领域专家编写了《癌痛患者护理指引专家共识（2017年版）》。

第八节　神经源性膀胱评定

一、概述

膀胱的功能主要是储存和排出尿液，尿道是尿液排出体外的通道。膀胱、尿道受副交感神经、交感神经和躯体神经的支配。排尿活动受自上而下的大脑皮层、脑桥和骶髓神经中枢的控制。在正常情况下，受副交感神经的影响，膀胱逼尿肌处于轻度收缩状态，膀胱内压始终≤10cmH$_2$O。正常人的膀胱充盈时容量可达550ml。当膀胱尿液增加至400～500ml，膀胱内压力超过10cmH$_2$O，刺激膀胱壁内的牵张感受器，将冲动经盆神经传导至脊髓骶段的初级排尿反射中枢，同时上传至大脑的高级排尿中枢，产生尿意。

神经源性膀胱（neurogenic bladder，NB）是由于神经系统病变导致膀胱和/或尿道功能障碍，进而产生一系列下尿路症状及并发症的疾病总称。根据神经病变的程度及部位的不同，神经源性膀胱的临床表现不同。神经源性膀胱可引起多种并发症，最严重的是上尿路损害、肾功能衰竭。

神经源性膀胱的临床表现和并发症往往不完全相关，早期诊断并对后续并发症的风险进行早期评估与预防具有非常重要的临床意义。

二、神经源性膀胱的分类

随着对排尿生理机制认识的不断深入，对神经源性膀胱的分类亦在发展。目前尚无统一的分类标准。对于临床实践而言，根据实际目的不同采用相适宜的分类方法或许更值得推荐。

（一）国际尿控协会分类方法

国际尿控协会（international continence society，ICS）将对神经源性膀胱下尿路功能障碍的描述分为储尿期和排尿期两部分，并基于尿流动力学检查结果对神经源性膀胱排尿功能障碍提出一个可以较好地反映膀胱/尿道功能及临床症状的分类系统，见表2-29。

表2-29 国际尿控协会（ICS）神经源性膀胱下尿路功能障碍分类

储尿期	排尿期
膀胱功能	膀胱功能
逼尿肌活动性	逼尿肌活动性
正常或稳定	正常
过度活动	活动低下
不稳定	收缩不能
反射亢进	尿道功能
膀胱感觉	正常
正常	梗阻
增强或过敏	过度活动
减弱或感觉低下	机械性梗阻
缺失	
膀胱容量	
正常	
高	
低	
膀胱顺应性	
正常	
高	
低	
尿道功能	
正常	
不完全	

（二）Madersbacher分类法

Madersbacher分类法根据神经损伤部位、充盈及排尿阶段膀胱逼尿肌和尿道外括约肌的功能状态，对神经源性膀胱进行分类，见图2-6。

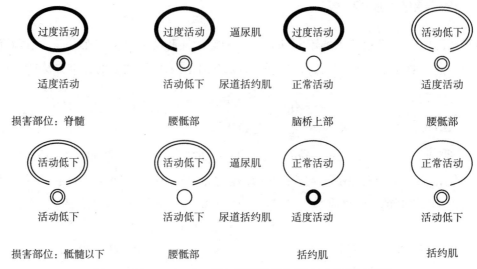

图2-6　Madersbacher神经源性膀胱下尿路功能障碍类型

三、神经源性膀胱的评定方法

（一）询问病史

1. **遗传及先天性疾病**　如先天性脊柱裂、脊髓脊膜膨出等发育不良疾病。

2. **代谢性疾病**　如有无糖尿病病史、血糖控制情况、是否合并周围神经病变等。

3. **神经系统疾病**　如脑血管意外、帕金森病、多发性硬化症、老年性痴呆等。

4. **外伤史**　从出生至就诊时发生外伤（尤其是脊髓损伤）的时间、部位、方式，伤后排尿情况及处理方式等。

5. **相关手术史**　如神经系统、泌尿系统、盆腔及盆底等手术史。

6. **生活方式及生活质量调查**　评估下尿路功能障碍对生活质量的影响程度等。

7. **其他**　尿路感染病史，包括发生的频率、治疗的方法及疗效等。女性还需询问婚育史。

（二）症状评估

1. **泌尿生殖系统症状**

（1）下尿路症状：包括储尿期、排尿期和排尿后症状。评估有无排尿次数增多、尿急、尿失禁、遗尿、排尿困难、排尿疼痛及尿后滴沥等。建议以排尿日记形式记录上述症状。通过尿垫实验评估尿失禁程度。建议采用各种类型量表如尿失禁问卷等进行评估。

（2）膀胱感觉：有无异常的膀胱充盈感及尿意感等。

（3）排尿方式：腹压辅助排尿、叩击排尿、自行漏尿、间歇导尿、留置导尿管、留置膀胱造瘘管等。

（4）其他：性功能障碍症状及腰痛、盆底疼痛、血尿、脓尿等。

2. 肠道症状 有无频繁排便、便秘或大便失禁；是否存在直肠感觉异常、里急后重感；有无排便习惯改变等。

3. 神经系统症状 包括肢体感觉和运动障碍、肌张力改变、自主神经反射亢进等。

4. 其他症状 有无发热、血压增高等自主神经功能障碍症状。

（三）体格检查

1. 一般检查 包括患者精神状态、意识、认知、生命体征等。重要的认知功能障碍和记忆混乱与异常排尿行为密切相关。

2. 泌尿及生殖系统检查 关注腹部有无包块、压痛，有无肾区叩击痛等。需常规进行肛门直肠指检，男性需检查前列腺，女性要注意是否合并盆腔器官脱垂等。

3. 神经系统检查 包括感觉和运动功能检查、神经反射检查，包括会阴部/鞍区的检查，尤其是肛门指检及球海绵体反射检查，了解直肠深感觉、肛门括约肌张力、评估 S2～S4 反射弧的完整性。

（四）辅助检查

1. 实验室检查 包括尿常规、尿液细菌学检查、肾功能检查等。

2. 影像学检查

（1）泌尿系统超声：了解肾脏、输尿管、膀胱形态和残余尿量。

（2）泌尿系统X线片：了解有无腰骶骨发育异常，是否合并泌尿系统结石等。

（3）泌尿系统CT：能够明确肾皮质厚度、肾盂积水的形态改变、输尿管扩张程度、泌尿系统结石和新生物等。增强扫描能更清楚地了解泌尿系统及邻近器官情况，但在肾功能异常时应慎重选择。

（4）磁共振尿路造影（magnetic resonance urography，MRU）：无须使用对比剂，即可在多层面清晰完整地显示肾盂积水形态、输尿管迂曲扩张、壁段输尿管狭窄、膀胱形态等尿路形态变化，并对上尿路积水扩张程度进行分度，且不受肾功能影响。但患者体内有金属置入物时禁用。

（5）其他：膀胱尿道造影、核素检查等。

3. 内镜检查 膀胱尿道镜检查，可用于下尿路并发症的评估，有助于评估尿道及膀胱的解剖学异常。

4. 尿动力学检查 常用尿流动力学检查项目。非侵入性评估方法包括排尿日记、尿垫实验、尿流率测定、残余尿测定、EMG检查等。侵入性评估方法包括膀胱压力-容积测定、漏尿点压力测定、尿道压力测定、压力-流率测定、残余尿测定（插管法）及尿道内感觉测定等。

（1）排尿日记：是检测下尿路功能最简单且无创的方法，可记录排尿时间、排尿量、失禁发作时间及程度及液体摄入量、摄入类型等信息，在诊断和治疗随访中发挥重要作用。建议记录3天以上以得到可靠的结果。

（2）自由尿流率：一般在有创的尿流动力学检查前进行，重复测定2～3次可使结果更加可靠。以非正常体位排尿可能会影响尿流率检查结果，须在判读时加以考虑。尿流率检查时可能出现的异常表现包括低尿流率、低排尿量、间断排尿、排尿踌躇、尿流曲线形态非钟形和残余尿增多。

（3）残余尿测定：建议在排尿之后即刻通过B超、膀胱容量测定仪或导尿等方法进行测定。

（4）充盈期膀胱压力-容积测定（cystometrogram，CMG）：此检查是模拟生理状态下的膀胱在充盈期和储尿期的压力-容积变化，以曲线的形式记录充盈期膀胱的感觉、膀胱顺应性、逼尿肌稳定性、膀胱容量等指标，同时，也记录膀胱充盈过程中是否伴有尿急、疼痛、漏尿、自主神经反射亢进等现象。

（5）漏尿点压测定：①逼尿肌漏尿点压测定是指在无逼尿肌自主收缩及腹压增高的前提下，膀胱充盈过程中出现漏尿时的最小逼尿肌压力，可用来预测上尿路损害危险。②腹压漏尿点压测定是指腹压增加至出现漏尿时的膀胱腔内压力，主要反映尿道括约肌对抗负压增加的能力。

（6）压力-流率测定：该检查反映逼尿肌与尿道括约肌的功能及协同状况，主要用来确定是否存在膀胱出口梗阻（bladder outlet obstruction，BOO），尤其是有无机械性或解剖性因素所导致的BOO。

（7）EMG检查：评估尿道外括约肌、尿道旁横纹肌、肛门括约肌和盆底横纹肌的肌肉功能状态。

（8）尿道压力测定：用于测定储尿期尿道控制尿液的能力，反映的是尿道括约肌的状态。

（9）影像尿动力检查：此项检查是将充盈期膀胱、压力-流率测定等尿动力学检查与X线或超声等影像学检查进行同步或非同步的结合，判断尿路病理生理改变。

尿动力检查能对下尿路功能状态进行客观定量的评估，是评估神经源性膀胱患者下尿路功能障碍最主要的方法，在神经源性膀胱的诊疗与随访中有不可替代的作用。影像尿流动力学是目前判断膀胱输尿管反流最准确的方法。

 知识拓展

排尿日记及膀胱处理流程

一、排尿日记

排尿日记见表2-30。

表2-30　排尿日记

时间	导尿量/ml	自排尿/ml	漏尿量/ml	液体摄入量	摄入液体类型（水/茶/咖啡/啤酒等）	尿液颜色	排尿前尿急迫或疼痛	是否插管困难	备注（服药情况/是否使用尿垫等）
8：00									
9：00									
10：00									
11：00									
12：00									
13：00									
14：00									
……									
总计24小时									

注：具体记录内容及详略程度可根据不同膀胱类型的随访需求增减。

二、膀胱处理流程

根据ICS下尿路功能障碍分类进行膀胱处理的流程见图2-7、图2-8。

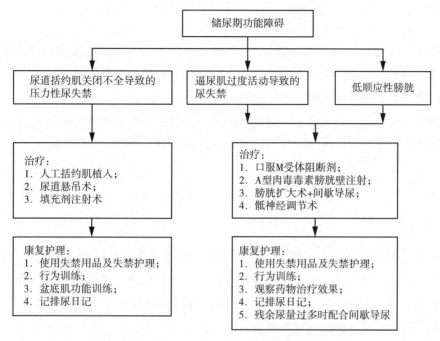

图2-7　储尿期功能障碍处理流程

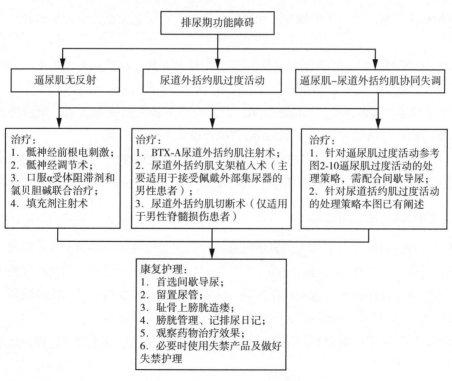

图2-8　排尿期功能障碍处理流程

第九节　神经源性肠道评定

一、概述

神经源性肠道（neurogenic bowel）是支配肠道的中枢或周围神经结构受损或功能紊乱导致的排便功能障碍，多表现为大便失禁和/或大便排空困难，常见于脊髓损伤、脑卒中、脑外伤、脑肿瘤、多发性硬化、糖尿病等疾病。

神经源性肠道导致的大便失禁、排空困难等一系列问题，影响患者的饮食、日常生活活动和社会交往，给患者带来极大的精神压力，也严重影响了患者的生存质量。

二、排便

（一）大肠的解剖

大肠是人体参与排便的重要器官，分为盲肠、结肠、直肠和肛管。结肠又分为升结肠、横结肠、降结肠和乙状结肠4部分。肛管止于肛门，为肛门内、外括约肌所包绕。肛门内括约肌为平滑肌，受交感神经和副交感神经控制，有协助排便的作用。肛门外括约肌为横纹肌，受意识控制，是控制排便的重要肌束。

（二）排便神经的控制

排便的神经中枢分别位于大脑皮质和脊髓。排便过程受副交感神经、交感神经和躯体神经控制。

1. **副交感神经**　副交感神经中枢位于$S_{2\sim4}$的侧角，其冲动经盆神经传出。兴奋时增进肠道的活动性，使降结肠、乙状结肠和直肠收缩，肛门内括约肌松弛而产生排便。

2. **交感神经**　起源于$T_{11}\sim L_2$的侧角，其纤维经下神经丛支配肠道。交感神经的功能在于增进肠道的贮存功能，使肛门内括约肌收缩保持对粪便的控制。

3. **躯体神经**　控制排便的体神经为阴部神经。其神经核在$S_{2\sim4}$的前角，其纤维支配肛门外括约肌和耻骨直肠肌。非排便期这些肌肉持续性收缩从而保持对粪便的控制功能。

（三）排便的正常生理过程

排便是一种反射活动。正常人的直肠没有粪便，当肠的蠕动将粪便推入直肠时，刺激直肠壁内的感受器，神经冲动通过盆神经、腹下神经等传达到脊髓腰骶段的初级排便中枢，同时冲动上传至大脑皮质产生便意和排便反射。这时通过盆神经的传出冲动使降结肠、乙状结肠和直肠收缩，肛门内括约肌舒张，与此同时阴部神经的冲动减少，肛门外括约肌舒张使粪便排出体外。同时，支配腹肌和膈肌的神经兴奋，腹肌和膈肌也发生收缩，腹内压增加促进粪便排出。

三、神经源性肠道的分类

（一）根据神经损伤部位分类

临床上根据神经损伤的部位将神经源性肠道分为两种类型：上运动神经元病变引起的肠道功能障碍（upper motor neuro bowel dysfunction，UMNBD）和下运动神经元病变引起的肠道功能障碍（lower motor neuro bowel dysfunction，LMNBD）。

1. 上运动神经元病变引起的肠道功能障碍　又称为反射性直肠。该型肠道功能障碍由圆锥以上的中枢神经病变引起，多见于L_2阶段以上脊髓损伤患者。由于脊髓与结肠之间的反射弧没有中断，因此保留了神经反射的调节功能。主要表现为：机械性刺激结肠或直肠可诱发脊髓排便反射，但患者感受便意的能力下降；肛门括约肌的静息张力增加，直肠肛门协调性运动受损，结肠通过时间延长，从而常常导致患者便秘和腹胀。然而当病变发生在$L_2 \sim L_4$节段，排便抑制受损，肛门内、外括约肌均舒张，由结肠集团运动产生排便即大便失禁。

2. 下运动神经元病变引起的肠道功能障碍　又称弛缓性直肠。该型肠道功能障碍是由支配肛门括约肌的下运动神经元或外周神经病变引起，多见于圆锥或马尾神经病变、多发神经病、盆腔手术等。主要表现为：脊髓排便反射消失，无便意；肛门外括约肌静息张力降低；结肠运转时间显著延长，从而出现排便困难。直肠肛门协调运动受损，当腹压增加时会出现大便失禁现象。

（二）根据临床表现分类

根据排便次数及能否控制排便可将排便障碍分为便秘、腹泻和大便失禁。

1. 便秘　指排便次数减少，排出的粪便干硬且排便不畅和/或排便困难。多见于中枢神经系统损伤、直肠肛门手术、长期卧床等。此外，便秘与某些药物的不合理使用、饮食结构不合理、饮水量不足、滥用泻药也有直接关联。

2. 腹泻　是指肠道蠕动加快、肠分泌增加，排便次数增多，排出稀薄而不成形的或水样的粪便。常伴有肠痉挛、腹痛、恶心、呕吐、肛门疼痛、全身无力等症状。

3. 大便失禁　指肛门括约肌不受意识控制而不自主排出粪便。任何原因使肛门括约肌出现失神经控制症状均可引起大便失禁。

四、神经源性肠道评定

对神经源性肠道功能进行评定，有助于确定引起排便障碍的原因和排便障碍的类型，了解排便障碍对患者的生理、心理、社会交往造成的影响，以及排便障碍所导致的并发症，从而为进一步制订康复计划提供依据。评定内容包括全面病史评估、体格检查、实验室及影像学检查等。

（一）病史

1. 患病及治疗经过　应询问患者此前是否有神经系统疾病、胃肠道疾病等影响胃直肠功能的病史，是否服用引起排便异常或辅助排便的药物。有无家族便秘史及精神疾病史。

2. **一般情况评估** 应询问患者的排便习惯、目前的排便情况、排便感觉和相关症状。

（1）排便习惯：询问患者的排便方式、排便地点、排便独立程度等。还应了解患者患病前的排便习惯及饮食习惯。

（2）排便情况：询问患者的排便次数、每次排便量、粪便性状等。对于便秘患者，还应了解患者便秘的持续时间、每日尝试排便失败的次数、排便耗时等；对于大便失禁患者，应了解患者失禁频率（包括气体、水样便、成形便）、对排便的控制能力等。

（3）排便感觉：询问患者排便前有无便意、有无排便不尽感、有无排便时肛周疼痛等。

（4）相关症状：询问患者有无腹胀、腹胀引起的呼吸不畅、腹痛/腹部不适、恶心、呕吐等胃肠道症状。

3. **心理-社会状况评估** 评估患者的心理状态，了解排便功能异常对患者日常生活活动能力及社会参与的影响。

（二）体格检查

1. **精神状态评估** 评估患者的意识及精神状态、认知能力、语言表达能力等。

2. **腹部检查** 胃肠道大量积气时可见腹部膨隆。左侧降结肠及乙状结肠内存较多粪块时，腹部触诊可触及条索状肿物。还应通过腹部叩诊、听诊检查有无肠胀气和肠鸣音的改变。

3. **运动感觉功能检查** 评估患者的肌力、肌张力及感觉功能，对于脊髓损伤患者应确定受损的运动平面、感觉平面和残损程度等。

4. **神经反射检查** 神经反射的检查有助于神经系统病损的定位。

5. **肛门直肠检查** 肛门直肠检查包括视诊、肛门指诊和相关反射的检查。

（1）肛门视诊：观察肛门及肛周皮肤是否正常，有无外痔、表皮息肉、直肠脱垂、肛裂、瘘管口、皮肤破损等。

（2）肛门指诊：检查者右手示指戴指套或手套，并涂以润滑剂缓慢插入肛门直肠内检查。肛门直肠指诊的内容包括检查有无粪便嵌塞、肛门张力和肛门自主收缩。①粪便嵌塞：当粪便持久滞留堆积于直肠内，肛门直肠检查时可触及大而硬的粪块。肛门指诊时如遇到粪便嵌塞应及时将粪便挖出挖干净，以便后续的检查。②肛门张力：用手指感觉肛门外括约肌的张力和控制能力、直肠内的压力。③肛门自主收缩：自主性的肛提肌收缩可以增加肛门括约肌的压力。检查者将手指置于患者直肠内，嘱患者做缩肛动作，感觉有无肛门自主收缩。

（3）反射检查：最常用的检查是提睾反射、肛门反射和球海绵体反射。

（三）辅助检查

1. **粪便分析** 检查粪便的量、颜色、性状、气味等。通过检查粪便中的白细胞、红细胞、巨噬细胞、肠黏膜上皮细胞等了解有无局部炎症和出血。

2. **肛门直肠测压**（anorectal manometry，ARM） 常用于评估患者的肛门括约肌功能、肛门直肠的协调性等。肛管及直肠末端有众多的括约肌和盆底肌肉围绕，直肠壁内也有平滑肌。正常时肛管和直肠内存在一定的压力梯度以维持和协助肛门的自制。肛管压力高于直肠远端，直肠远端压力高于直肠近端，在排便时机体借助一系列协调的神经肌肉活动将直肠肛管的压力梯度倒置以完成排便。肛肠肌肉功能紊乱必然导致肛肠压力的异常。通过测定肛肠压力的异常变化可以了解某些肌肉的功能状况，有利于疾病的诊断。常用的方法是将气囊或灌注式测压导管置入肛管、直肠内，通过压力转换器将信号传导到生理测压仪或电子计算机，测定静息压、收缩压、直肠顺应性及直肠肛门抑制反射等指标。

3. 纤维结肠镜 纤维结肠镜的重要价值在于排除大肠器质性疾病，如对神经源性肠道进行评价和治疗之前必须排除肿瘤、炎症等器质性疾病。

4. 排粪造影 将一定剂量的钡糊注入直肠，在X线下模拟生理性排便活动动态观察肛门直肠的功能和解剖结构变化，主要用于肛门直肠疾病诊断。磁共振排粪造影能同时对比观察盆腔软组织结构多平面成像。

5. 无线动力胶囊试验 该试验是让患者吞入一个不能被胃肠道消化吸收的无线动力胶囊，该胶囊可获取胃内pH及胃小肠结肠的转运时间等信息。

6. 盆底肌电图检查 主要用来了解肛门内括约肌、肛门外括约肌和耻骨直肠肌的功能，区分肌肉功能的异常是神经源性损害、肌源性损害还是混合性损害。

五、其他专科评定

1. 排便日记 建议患者记录每日的活动、饮食、大便情况，应用泻药及其他药物情况等，以便对治疗前后进行对比、分析，根据疗效指导合理饮食及用药。

2. 相关评定量表

（1）Bristol粪便性状量表：Bristol粪便性状量表（Bristol stool form scale）根据粪便的性状将其分为七类。第一类，干硬便、成粒状。第二类，干硬便、成条状。第三类，条状大便、表面不平、稍干。第四类，条状大便、表面平滑。第五类，软便、偏烂。第六类，大便稀烂、不成形。第七类，水样便。第一、二类表示有便秘，第三、四类是理想的便形，第五、六、七类表示腹泻。

（2）Cleveland便秘评分系统：Cleveland便秘评分系统（Cleveland clinic constipation scoring system）该系统从排便频率、排便困难程度、排便不尽感、腹痛、排便时间、排便时需要协助的类型、每天有便意而排便失败的次数及便秘病程八个方面进行评价。采用5分法（0～4分）计分，排便时需要协助的类型采用三分法（0～2）进行计分。总分值越高，提示便秘情况越严重。

（3）神经源性肠道功能障碍评分：神经源性肠道功能障碍评分（neurogenic bowel dysfunction score）可用于脊髓损伤患者肠道功能障碍的严重程度评估和疗效评估。该量表包括10个条目，即排便频率、每次排便所用时间、排便时的不适、用药、手指直肠刺激和人工清便的频率、大便失禁频率、大便失禁药物、肛门排气失禁、会阴部皮肤问题等。总分是0～47分。若患者的总分为0～6分，则其肠道功能障碍非常轻微；7～9分为轻度；10～13分为中度；＞14分为重度。

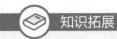 知识拓展

脊髓损伤神经源性肠道功能障碍的研究进展

脊髓损伤神经源性肠道功能障碍（neurogenic bowel dysfunction，NBD）是脊髓损伤最常见的并发症之一，但却又是最容易被忽视的问题。有研究显示，在脊髓损伤的慢性期，NBD的发病率达到20%～90%；有数据显示，脊髓损伤患者大约有75%存在大便失禁的情况，大约有80%存在便秘的情况。45.3%的脊髓损伤患者表示肠功能障碍的严重程度与心理抑郁及后期生活质量密切相关。目前，临床对于NBD的国内外研究中，半数以上的研究都未说明NBD的诊断依据及诊断标准的来源，并且基于NBD的管理或干预措施仍然取决于针对疾病症状管理的护理经验，缺乏通过NBD的分类和阶段来给予相对应规范化和整体化的管理措施。鉴于此，仍需要开展大量临床护理科研工作，去系统检索国内外关于NBD的相关评估及管理的证据，完善NBD评估及管理的方法及流程，为临床对于NBD患者肠道功能的改善，提高患者病后生活质量提供科学依据。

第十节　康复心理评定

一、概述

心理评估（psychological assessment）是运用心理学的理论和测试方法，对患者的各种心理特征进行量化分析和预测，为康复治疗提供依据。

（一）心理评估的方法

心理评估的方法包括调查法、观察法、访谈法、作品分析法、心理测验法等。在评估过程中一般主张多种方法结合，以达到好的评估效果。

1. **调查法**　是通过调查患者本人及其周围的人、翻阅个人档案、病历等方式获得资料，加以分析和总结。

2. **观察法**　是通过对研究对象心理现象表现的外部活动进行科学的观察和分析，研究心理行为规律的方法，可分为自然观察和特定情境中观察两类。观察的内容包括仪表、体型、穿衣风格、言谈举止、人际交往、注意力、各种情景下的应对行为等。特别是对婴幼儿和特殊群体，行为观察有独到的作用。

3. **访谈法**　是指运用语言或非语言与患者进行的沟通和有目的的交流，以便深入了解患者心理状况的评估方法。在访谈过程中，要注意收集患者的一些非言语信息，如患者的姿势、手势、表情等。访谈的内容包括对病伤残和康复的认识、伤后情绪表现、睡眠和饮食对残疾生活的态度等。

4. **作品分析法**　是通过患者的著作、日记、书信、绘画、沙盘和治疗心得体会等，进行综合分析判断其心理行为问题的方法。

5. 心理测验　是指在标准的环境下，运用一套标准化的工具，由经过专门训练的人员进行规范施测。通过对患者的测量和评定所获得的资料，进行科学、客观的分析。心理测验是心理评估的主要方法。

6. 心理生理评估　通过监控心理生理变量来评估，包括EEG、功能性磁共振成像技术（functional magnetic resonance imaging，fMRI）、脑磁图（magnetoencephalography，MEG）、激素和免疫系统参数及反应形式；自主神经系统-心血管系统反应模式如心电图（ECG electrocardiogram）、呼吸参数；汗腺活动变量如皮肤电活动（electrodermal activity，EDA）；肌肉紧张参数如EMG等。

（二）康复心理评估的目的

1. 提供康复治疗依据　明确心理异常的范围、性质、程度和对其他功能的影响，为安排或调整康复计划提供重要依据。

2. 进行康复效果评价　可根据心理评估的结果，及时调整康复护理程序，提高康复的效果。心理评估是客观评价康复疗效的重要指标。

3. 回归社会的指导依据　了解患者的潜在能力，对患者回归社会提供指导依据，帮助患者更好地回归家庭、社会。

二、访谈法心理评定

1. 倾听　良好的倾听技术，在访谈技术中最为重要。

2. 建立信任关系　信任是护患关系的重要基础，尊重、热情、真诚、共情和积极关注等态度，是护士职业理念和人性的表达。

3. 全面收集资料　采用全面的护理评估收集患者资料。

4. 确定提问的方式　根据访谈的目的和需要收集的资料内容，确定提问方式。一般情况下，应使用开放式提问，不使用封闭式提问。

三、心理测验法评定

常用的心理测验法包括智力测验、人格测验、临床评估量表、应激及相关问题评估等。

（一）智力测验

1. 智力测验（intelligence test）　是通过测验的方式衡量个体心智功能的一种科学的方法，也是最常见的心理测验。可根据评估结果指导患者进行康复训练。

智力既是人们认识客观事物，又是运用知识、经验等解决问题的能力，如观察力、记忆力、注意力、思维力、想象力、学习能力、语言表达及社会环境适应力等。

2. 韦克斯勒智力量表（Wechsler intelligence scale，WIS）　是目前使用最广泛的智力测试量表。韦克斯勒智力量表的智力水平分级见表2-31。

3. 其他智力量表　主要有斯坦福-比内智力量表（Stanford-Binet intelligence scale）。和贝利婴儿发展量表（Bayley scale of infant development，BSID）。

表2-31 韦克斯勒智力量表的智力水平分级

智商	分级
> 130	极超常
120 ~ 129	超常
110 ~ 119	高于平常
90 ~ 109	平常
80 ~ 89	低于平常
70 ~ 79	临界
< 69	智力缺损

（二）人格测验

人格测验是用心理学的理论和方法对人的人格进行测量，即测量个体在一定情境下经常表现出来的典型行为和情感反应。人格又称个性，是指个体在适应社会的成长过程中，经遗传和环境的交互作用形成的稳定而独特的心理特征，包括气质、性格、兴趣和能力等。目前人格测验方法有很多种，最常用的为问卷法和投射法。

1. 问卷法测验 也称为自陈量表，临床上常用的人格自陈量表有：①明尼苏达多项人格调查（Minnesota multiphasic personality inventory，MMPI）。②艾森克人格问卷（Eysenck personality questionnaire，EPQ）。③卡特尔16种个性因素测验（Catteii the sixteen personality factor text or questionnaire，16PF）等。

EPQ在国际广泛应用，是临床上常用的人格测验工具，分为儿童版（适用于7 ~ 15岁儿童）和成人版（16岁以上）。EPQ是一种自称测验，我国修订的EPQ中有88个问题，受试者根据自己看完问题后的最初想法回答"是"或"否"，然后由评定者对其分别评分再根据受试者的年龄、性别得出其人格特征。EPQ共有E、N、P、L 4个分量表（表2-32）。EPQ个性维度4个象限分别代表着4种不同个性的模式：外向不稳定型（Ⅰ象限）、内向不稳定型（Ⅱ象限）、内向稳定型（Ⅲ象限）、外向稳定型（Ⅳ象限），每一种个性模型都包含了8种人格特质。

表2-32 EPQ的4个量表及评估说明

量表名称及目的	结果说明
E量表（21条） 测试性格内向或性格外向	高分：性格外向。表现为乐观随和，爱交际，喜欢刺激和冒险，易冲动 低分：性格内向，表现为安静离群，踏实可靠，富于内省，不易冲动
N量表（24条） 测试情绪的稳定性或不稳定	高分：情绪不稳定。表现为焦虑、紧张、抑郁、情绪反应重、难以平静 低分：情绪稳定。表现为平静，不紧张，情绪反应慢、弱
P量表（23条） 测试精神质或倔强性	高分：个性倔强。表现为倾向独身，不关心他人，难以适应环境，对人施敌意 低分：个性随和。表现为对人友善、合作
L量表（共20条） 测试自我掩饰或隐蔽	高分：有掩饰或自我隐蔽倾向。说明被试者较老练成熟 低分：掩饰倾向低。说明被试者单纯、幼稚

2. 投射法测验 常用的有罗夏墨迹测验和文字联想测验等。

（三）应激及相关问题评估

应激反应（stress reaction）是个体因为应激源所致的各种生物、心理、社会行为方面的变化，常称为应激的心身反应（psychosomatic response）。

1. 应激反应

（1）情绪性应激反应：个体在不同应激源的刺激下，产生程度不同的情绪反应。常见的情绪反应为焦虑、抑郁、恐惧、愤怒等。

（2）认知性应激反应：个体应激时唤起注意和认知的过程，以适应和应对外界环境变化。常见的认知性应激反应为：意识障碍、注意力受损、记忆、思维、想象力减退等。如偏执、灾难化、反复沉思、闪回与闯入性思维等。某些认知反应可以是心理防御机制的一部分，如否认、投射等，还有重大应激后出现的选择性遗忘。

（3）行为性应激反应：个体经历应激源刺激后，常自觉或不自觉在行为上发生改变，以摆脱烦恼，减轻内在的不安，恢复与环境的稳定。常见的行为性应激反应为：积极的行为应激反应，包括问题解决策略、情绪缓解策略；适应不良的行为应激反应，包括逃避与回避、退化与依赖、敌对与攻击、无助与自怜、物质滥用等。

2. 应激及相关问题评估方法

（1）汉密尔顿焦虑评定量表：汉密尔顿焦虑评定量表（Hamilton anxiety scale，HAMA）被《CCMD-3中国精神疾病诊断标准》列为焦虑症的重要诊断工具，主要用于测量焦虑症及患者的焦虑程度，是最广泛的焦虑量表之一。该量表共14个项目，采用0～4分的5级评分法，0分：无症状；1分：轻；2分：中等；3分：重；4分：极重。

（2）汉密尔顿抑郁评定量表：汉密尔顿抑郁评定量表（Hamilton depression scale，HAMD）是临床评定抑郁状态最为普遍应用的抑郁量表。此处选用的是17项版本。本量表适用于有抑郁症状的成年人，多数项目采用0～4分的5级计分，少数项目采用0～2分的3级计分，由主试者根据其观察，将每个项目中最符合患者情况的描述标出。总分是各项目得分总和，总分越高，抑郁程度越重。结果分析，总分超过24分为严重抑郁，超过17分为轻或中度抑郁，<7分无抑郁症状。

（3）生活事件量表：生活事件作为一种心理社会应激源对心身健康的影响引起广泛关注，使用"生活事件量表"是对精神刺激进行定性和定量分析。

生活事件量表（life event scale，LES）是由杨德森、张亚林1986年编制。LES属自评量表，适用于16岁以上的正常人、神经症、心身疾病、各种躯体疾病患者及自知力恢复的重症精神病患者。LES共含有48条我国较常见的生活事件，包括三方面的问题：家庭生活方面（28条）、工作学习方面（13条）、社交及其他方面（7条）。影响程度分为5级，从毫无影响到影响极重分别记0分、1分、2分、3分、4分，即无影响＝0分、轻度＝1分、中度＝2分、重度＝3分、极重＝4分，影响持续时间分三月内、半年内、一年内、一年以上共4个等级，分别记1分、2分、3分、4分。

生活事件刺激量的计算方法如下。①某事件刺激＝该事件影响程度分×该事件持续时间分×该事件发生次数。②正性事件刺激量＝全部好事刺激量之和。③负性事件刺激量＝全部坏事刺激量之和。④生活时间总刺激量＝正性事件刺激量＋负性事件刺激量。LES总分越高，反映个体承受的精神压力越大。

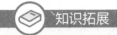 知识拓展

辩证统一

《黄帝内经》的《灵枢·本神》说："故生之来谓之精，两精相搏谓之神，随神往来者谓之魂，并精而出入者谓之魄，所以认物者谓之心，心有所忆谓之意，意之所存谓之志，因志而存变谓之思，因思而远慕谓之虑，因虑而处物谓之智……必审五脏之病形，以知其气之虚实，谨而调之也。"通过对思维活动过程的客观描述，同时也提出了形体与精神的辩证统一关系。因此，在康复护理过程中，首先要观察疾患的症状，知晓症状之间辩证关系，然后依据病症谨慎地进行康复护理，才能取得好的效果。

第十一节　日常生活活动能力和生活质量评定

一、概述

日常生活活动（activities of daily living，ADL）指人们为了满足日常生活活动的需要每天所进行的必要活动，可以最基本地反映个体的综合运动能力。通过观察其每天基本生活活动完成的情况，客观地评价个体的精细、协调、控制能力及感认知功能，是患者自我照顾及生活独立程度的重要指标。

生活质量（quality of life，QOL）原本是一个社会学概念，作为宏观评定不同国家社会发展水平的重要指标。广义的生活质量可被理解为人类生存的自然和社会条件的优劣状态，其内容包含国民收入、健康、教育、营养、环境、社会服务与社会秩序等方面。

（一）日常生活活动能力评定

1. 日常生活活动　一般分为基本日常生活活动（basic activities of daily living，BADL）和工具性日常生活活动（instrumental activities of daily living，IADL）。一般临床中简称的ADL常代表BADL。BADL包括了自我照顾及基本的行动能力，是失能的主要指标。IADL内容包括户外活动能力、家务活动、休闲活动、使用工具等，是社区生活独立程度和参与的重要指标。目前国内常见的BADL和IADL的主要项目见表2-33。

日常生活活动能力评定一般是临床中作业治疗师对患者目前的日常生活能力表现作出的一种主观判断。其评定结果代表着不同的失能程度，用来作为日常生活能力训练目标的制定、实施训练的依据，以及评定治疗成效和预计照顾需求等。在临床康复治疗中提升患者的日常生活能力独立，是康复治疗的临床重点，也是康复治疗的重要目标之一。日常生活活动能力评定不仅是患者能力的评判，更是作为衡量患者作业活动表现的重要内容。因此一直是临床和研究领域的重点。

表 2-33　BADL 和 IADL 的主要项目

类别	项目
BADL	1. 个人卫生
	2. 进食
	3. 穿衣
	4. 如厕
	5. 洗澡
	6. 床椅转移
	7. 步行/轮椅操控
	8. 上下楼梯
	9. 膀胱控制（小便控制）
	10. 肛门控制（大便控制）
IADL	1. 电话的使用
	2. 交通的使用
	3. 购物
	4. 准备食物
	5. 家务活动
	6. 家居维修
	7. 卫生
	8. 服药
	9. 财务管理

2. 日常生活活动能力　主要包括执行能力（capability）、实际表现（actual performance）和患者自觉进行 ADL 的困难程度（perceived difficulty）。因临床各个领域的不同，可能对 ADL 的理解及评定模式均有不同，专业人员应根据临床所需准确评估，避免结果不明确，不利于临床治疗目标、计划和治疗实施，也不利于与同行交流沟通。

3. 进行 ADL 的执行能力　是患者在标准化情境下，亲身进行各种 ADL 的能力高低，一般是临床作业治疗师评定 ADL 的内容。临床中，治疗师通常让患者在治疗室、模拟的现实环境里面或是真实的环境里面实际执行各项 ADL，治疗师从旁观察患者进行各项 ADL 的过程，从而评判其进行各项 ADL 的能力高低。由于患者可能受到环境和个人因素的影响，评定时，情景务必要标准化，如使用不一致的环境或是时机等都会影响评结果的不一致。因此，很多时候评定仅能表示患者当时的能力情况。通过评判患者进行 ADL 的执行能力，治疗师可以很快掌握患者在进行 ADL 的问题所在，评定的结果可以直接运用于 ADL 的功能训练计划，也可以观察到患者的能力变化，或是帮助治疗师判定是否需要给患者辅助器具处方等。

4. 进行 ADL 的实际表现　患者进行各种 ADL 的实际情形或真实的依赖程度。治疗师需要留意患者平时的表现和评定时执行能力之间的差异，比如高龄患者有照顾人员，虽然可以全部或是有部分能力自己进行 ADL，但是实际上在进行 ADL 时是陪护帮助完成，因此 ADL 是没有完全独立的。也会出现患者在标准环境下无法完成部分 ADL，但是在社区居家通过环境改造、辅助器具等措施能完成或完成时间长的情况。这样一般的评定就很难获得患者真实的情况，因此通常还要通过访谈患者或是照顾者的方式进行评定，这样就可以在比较短的时间内获得患者的实际表现。根据临床的实际情况，一些专家主张运用访谈形式节约时间，一些专家仍然主张对患者的真实执行过程进行评定，当然与基于循证评定患者的ADL能力相比，还是患者真实执行更为科学。

5. 患者自觉进行ADL的困难程度　是患者主观认为进行各种ADL的困难程度，一般通过访谈或问卷进行。这与以患者为中心的理念是一致的，但这方面的内容很难在评定量表里面有所体现。但是这对于了解患者感受，以及治疗照顾需求有帮助。

总的说来，执行能力有助于掌握患者的问题，实际表现可以掌握患者的实际独立或依赖程度，困难程度有助于确认患者需求。

（二）生活质量评定

世界卫生组织认为生活质量（quality of life，QOL）是不同文化和价值体系中的个体对与他们的目标、期望、标准及所关心的事情有关的生存状况的体验，它是一种主观评价指标，由个体自己作出判断和评价。对有价值的生活，不同的人们对生活质量有不同的认识，所以生活质量评定有一定难度。

在康复医学领域中，生活质量是个人的一种生存水平和体验，这种水平和体验反映了病、伤、残者，在不同程度的伤残情况下及生存过程中，维持身体活动、精神活动和社会生活处于良好状态的能力和素质。随着生存质量概念的引入，康复的最终目标由最大限度地提高ADL能力向提高QOL转变，重视、改善和提高QOL的观点越来越受到医学界重视。

生存质量评定常应用在确定残疾对象及肿瘤、慢性病患者的生存质量；评价临床治疗方案、预防性干预和保健措施及治疗效果；人群的综合健康状况的评定；评价卫生保健政策，指导卫生投入方向；用于医疗保险和卫生管理事业研究等。

生存质量评定的内容一般包括以下几个方面。

1. 躯体功能的评定　包括睡眠、饮食、行走、大小便自我控制、自我料理、家务操持、休闲。

2. 精神心理功能的评定　包括家庭关系、社会支持、与他人交往、就业情况、经济状况、社会整合、社会角色等。

3. 社会功能评定　包括家庭关系、社会支持、与他人交往、就业情况、经济状况、社会角色、社会整合等。

4. 疾病特征与治疗　包括疾病症状、治疗不良反应等。

二、日常生活活动能力评定量表

ADL评定的量表非常多，一般的ADL量表主要评估患者的自我照顾能力，国际上以Barthel指数（Barthel Index，BI）及功能独立性评定量表（functional independence measure，FIMTM）最为普遍。目前国内临床常用改良Barthel指数（modified barthel index，MBI）和工具性日常生活活动量表。

（一）改良Barthel指数

MBI是BI的改良版，在评定内容不变的基础上对BI的等级进行加权，将10个评定项目都细分为1～5级，即完全依赖、最大依赖、中等依赖、最小依赖和完全独立5个等级，且每一项每一级的分数有所不同，其中修饰、洗澡项目不同等级的评分为0分、1分、3分、4分、5分；进食、穿衣、肛门控制、膀胱控制、如厕、上下楼梯项目不同等级的评分为0分、2分、5分、8分、10分；床/椅转移、平地行走项目不同等级的评分为0分、3分、8分、12分、15分。10个项目总分为100分，独立能力与得分呈正相关。改良Barthel指数项目和评分见表2-34。

表2-34　改良Barthel指数项目和评分

项目	评分
1. 修饰	/5
2. 进食	/10
3. 穿衣	/10
4. 如厕	/10
5. 洗澡	/5
6. 床椅转移	/15
7. *步行/轮椅操控	/15
8. 上下楼梯	/10
9. 膀胱控制（小便控制）	/10
10. 肛门控制（大便控制）	/10
总分	/100
依赖程度	
备注问题总结及分析	

*"轮椅操控"只适用于在"步行"项目中被评为"完全不能步行"的患者，而此类人士必须曾接受轮椅操控的训练。

改良Barthel指数评分结果如下。0～24分为日常生活活动能力极重度依赖。25～49分为日常生活活动能力重度依赖。50～74分为日常生活活动能力中度依赖。75～90分为日常生活活动能力轻度依赖。91～99分为日常生活活动能力极轻微依赖。100分为日常生活活动能力完全自理。

（二）工具性日常生活活动量表

IADL量表主要是评定日常生活的9个活动：购物、烹饪、使用电话、打扫、洗涤、购买药品、使用公共交通、财务管理和使用技术设备。这些活动反映了一个人的独立性和能力水平。在IADL评定中使用的量表通常依赖于观察、听取目击者的声音、观察自我报告和问卷调查等。观察包括添加任务和模拟活动，以了解个体的日常生活环境，例如厨房、卫生间、客厅等。听取目击者的声音通常是指听取老年人在日常生活中活动的描述，了解他们的需求和问题。自我报告和问卷调查则通常指患者填写关于他们独立生活能力的问卷或执行特定任务后的自我评估。工具性日常生活活动量表见表2-35。

表2-35　工具性日常生活活动量表

项目	评分
1. 电话的使用　"你能不能自己用电话呢？"包括找电话号码，拨打及接听电话？	
2. 交通的使用　"你能不能自己搭车呢？"包括自己上到正确的车，付车票钱/买车票，上/下车（假设你必须搭交通工具去一个远的地方，例如探朋友/看病）	
3. 购物　"你能不能自己买物品呢？"包括自己选物品、付钱及带回家里（假设你必须到附近商店买食物或日用品）	
4. 准备食物　"你能不能自己煮食呢？"包括自己计划食物、准备材料、煮熟食物及放入碗碟里（假设你必须自己准备一顿饭）	
5. 家务活动　"你能不能自己做家务呢？"包括简单家务（如抹桌子、叠被子、洗碗）及较重的家务（如抹地/窗）（假设你必须自己做家务）	
6. 家居维修　"你能不能应付简单的家居维修呢？"例如换灯泡、维修桌子及上螺丝等（假设你必须自己做）	
7. 卫生　"你能不能够自己洗衣服呢？"包括清洗及晾自己的衣衫、被、床单等（假设你必须洗自己的衣衫、被、床单等）	
8. 服药　"你能不能自己服用药物呢？"包括能依照指示在正确的时间内服用正确的分量（假设你必须自己拿药或吃药等）	
9. 财务管理　"你能不能处理自己的财物呢？"包括日常的找零钱、交租/水电费及到银行提款（假设你必须买物品、自己交租/水电费及有钱在银行）	
总分：	/27

注：评分标准如下。3分为不需要任何帮助。2分为可以自己做，但做的时候有困难。1分为需要一些帮忙。0分为完全不能自己做。

三、生活质量评定量表

生活质量评定量表中常用的是世界卫生组织生活质量评定（WHOQOL-100）量表、生活满意度量表（life satisfaction scales，LSS）、健康调查量表36（36-Item Short Form Health Survey，SF-36）等。科研常用WHOQOL、LSS，临床一般常用SF-36。

SF-36是国际上以健康作为重点的综合评定表。它是在1988年Stewartse研制的医疗结局研究量表的基础上，由美国波士顿健康研究所研制开发，包括8个领域（生理功能、生理职能、躯体疼痛、一般健康状况、精力、社会功能、情感职能、精神健康），36个项目，评定分为5个等级。每一维度评分最大为100，最小为0，8个维度评分之和为综合分数，得分越高所代表的功能损害越轻，QOL越好（表2-36）。

表2-36　健康调查量表36

以下问题是询问您对自己健康状况的看法，您自己觉得做日常活动的能力怎么样。如果您不知如何回答是好，就请您尽量给出最好的答案，并在本问卷最后的空白处写上你的注释与评论。			评分
1. 总体来讲，您的健康状况是	请√一个答案		□
	非常好	○	
	很好	○	
	好	○	
	一般	○	
	差	○	
2. 跟一年前相比，您觉得您现在的健康状况是	请√一个答案		□
	比一年前好多了	○	
	比一年前好一些	○	
	跟一年前差不多	○	
	比一年前差一些	○	
	比一年前差多了	○	

健康和日常活动

3. 以下这些问题都与日常活动有关。请您想一想，您的健康状况是否限制了这些活动？如果有限制，程度如何？	请在每一行√一个答案			−
	限制很大	有些限制	毫无限制	−
（1）重体力活动，如：跑步、举重物、参加剧烈运动等	○	○	○	□
（2）适度的活动，如：移动一张桌子、扫地、打太极拳、做简单体操等	○	○	○	□
（3）手提日用品，如买菜、购物等	○	○	○	□
（4）上几层楼梯	○	○	○	□
（5）上一层楼梯	○	○	○	□
（6）弯腰、曲膝、下蹲	○	○	○	□
（7）步行1600m以上的路程	○	○	○	□
（8）步行800m的路程	○	○	○	□
（9）步行100m的路程	○	○	○	□
（10）自己洗澡、穿衣	○	○	○	□

4. 在过去4个星期里，您的工作和日常活动有无因为身体健康的原因而出现以下这些问题？	对每条问题请回答"是"或"不是"		−
	是	不是	−
（1）减少了工作或活动的时间	○	○	□
（2）本来想要做的事情只能完成一部分	○	○	□
（3）想要干的工作和活动的种类受到限制	○	○	□
（4）完成工作或其他活动困难增多（比如需要额外的努力）	○	○	□

5. 在过去4个星期里，您的工作和日常活动有无因为情绪的原因（如压抑或者忧虑），而出现以下问题？	对每条问题请回答"是"或"不是"		−
	是	不是	−
（1）减少了工作或活动的时间	○	○	□
（2）本来想要做的事情只能完成一部分	○	○	□
（3）干事情不如平时仔细	○	○	□

6. 在过去的4个星期里，你的健康或情绪不好在多大程度上影响了您与家人、朋友、邻居或集体的正常社会交往？	请√一个答案		−
	安全没影响	○	□
	有一点影响	○	
	中等影响	○	
	影响很大	○	
	影响非常大	○	

续　表

7. 过去4个星期里，您有身体疼痛吗？	请√一个答案		－
	完全没有疼痛	○	□
	稍微有一点疼痛	○	
	有一点疼痛	○	
	中等疼痛	○	
	严重疼痛	○	
	很严重疼痛	○	
8. 过去4个星期里，身体上的疼痛影响你的工作和家务事吗？	请√一个答案		－
	完全没有影响	○	□
	有一点影响	○	
	中等影响	○	
	影响很大	○	
	影响非常大	○	

您的感觉

9. 以下这些问题有关过去一个月里您自己的感觉，对每一条问题所说的事情，您的情况是什么样的？请圈出最接近您的情况的那个答案。	请在每一条问题后√出一个答案						－
持续的时间	所有的时间	大部分时间	比较多时间	一部分时间	一小部分时间	没有这种感觉	－
（1）您觉得生活充实	○	○	○	○	○	○	□
（2）您是一个敏感的人	○	○	○	○	○	○	□
（3）您情绪非常不好，什么事都不能使您高兴	○	○	○	○	○	○	□
（4）您心里很平静	○	○	○	○	○	○	□
（5）您做事精力充沛	○	○	○	○	○	○	□
（6）你的情绪低落	○	○	○	○	○	○	□
（7）你觉得精疲力尽	○	○	○	○	○	○	□
（8）您是个快乐的人	○	○	○	○	○	○	□
（9）您感觉厌烦	○	○	○	○	○	○	□
（10）不健康影响了您的社会活动（如走亲访友等）	○	○	○	○	○	○	□

总体健康情况

10. 请看下列每一条问题，哪一种答案最符合您的情况？	请在每一条问题后√一个答案					－
	绝对正确	大部分正确	不能肯定	大部分错误	绝对错误	－
（1）我好像比别人容易生病	○	○	○	○	○	□
（2）我跟周围人一样健康	○	○	○	○	○	□
（3）我认为我的健康状况在变坏	○	○	○	○	○	□
（4）我的健康状况非常好	○	○	○	○	○	□

续　表

| 如果您有注释或评论，请写在下面： |
| 非常感谢您的合作！
请按要求将这份表填好后交还给我们 |

评分的标准化处理：条目积分需正向化处理。有些条目的原始积分越高，健康状况越差，需做正向化。如条目1，原始积分1分表示总体健康状况非常好，5分表示总体健康状况非常差，则在评分时，转化后原始积分应为6-转化前原始积分。

原始积分需转化成标准积分（百分制），转化公式如下。

标准积分＝（原始积分-该条目最低分值）×100 /（该条目最高分值-该条目最低分值）

 知识拓展

功能独立性评定量表

功能独立性评定量表（functional independence measure，FIM），是1983年美国物理医学与康复学会提出的医学康复统一数据系统中的重要内容，FIM不仅评定躯体功能，还包括言语、认知和社交功能，是近年来提出的一种能更为全面、客观地反映残疾者ADL能力的评定方法，但FIM需要授予版权才能使用。FIM评定包括六个方面共18项功能：即自理活动6项、括约肌控制2项、转移3项、行走2项、交流2项和社会认知3项。

FIM评定的评分标准为每项分七级，最高得7分，最低得1分，总积分最高126分，最低18分。126分＝完全独立；108～125分＝基本独立；90～107分＝有条件的独立或极轻度依赖；72～89分＝轻度依赖；54～71分＝中度依赖；36～53分＝重度依赖；19～35分＝极重度依赖；18分＝完全依赖。得分越高，独立水平越好，反之越差。得分的高低以患者是否独立和是否需要他人帮助或使用辅助设备的程度来决定。

第十二节　静脉血栓栓塞症风险评定

一、概述

静脉血栓栓塞症（venous thromboembolism，VTE）包括深静脉血栓形成（deep venous thrombosis，DVT）和肺血栓栓塞症（pulmonary thromboembolism，PTE），是仅次于心肌梗死和脑卒中的第三大最常见的心血管疾病，也是住院患者医院内可预防的死亡原因之一。VTE发病隐匿，具有高发病率、高漏诊率、高误诊率及高病死率的特点，甚至呈现低龄化发病趋势，严重威胁患者生命安全，增加医疗费用负担。提高VTE规范预防率是国家医疗质量安全改进目标之一，合理选择恰当的VTE风险评估工具，早期精准识别VTE发生风险，并准确进行风险分级，是实施针对性预防干预的关键，对提高VTE规范预防率、降低其发生率至关重要。

二、风险评估

（一）评估工具

正确的血栓风险评估有利于VTE的早期预防。目前，较为成熟的血栓风险评估工具主要包括Caprini评估表、Autar评估表、Padua评估表等。针对不同患者，运用对应的血栓评估工具才能有效预防VTE的发生。可采用Caprini评估表对外科患者进行血栓风险评估；采用Padua评估表对内科患者进行血栓风险评估；采用Wells评估表或Geneva评估表对疑似急性PTE患者进行评估。但根据医院临床评估便捷和应用需求的不同，也可所有住院患者均采用Caprini评估表进行血栓风险评估。通过血栓风险分层确定患者应采取的预防措施，以保证VTE的有效预防。

1. Caprini评估表　该量表由卡普里尼（Caprini）等综合普外、泌尿外、妇科患者特点研制而成，包含45项危险因素，分为低危（0～1分）、中危（2分）、高危（3～4分）、极高危（≥5分）4个风险等级，并针对不同的风险等级提出对应的预防措施和持续时间。该量表目前已被广泛运用于外科、内科等临床各个专科患者VTE风险筛查中。但因该量表属于普适性量表，不具备专科疾病特点，且为国外引入，存在人口学特征的差异等，在肿瘤、妇科、创伤、内科等专科患者VTE风险筛查时，其风险预测的准确性及灵敏性的结论尚不一致。

2. Autar评估表　该量表目前已被广泛运用于骨科患者中，主要包含年龄、体质量指数等7个危险因素，分为低风险（≤10分）、中风险（11～14分）和高风险（≥15分）3个级别，并对各个风险级别推荐相应的预防措施，如活动、梯度压力袜、药物抗凝等，条目涵盖内容更加全面，能够更加严谨和准确地评估住院患者DVT风险。但因骨科创伤患者早期多卧床休息，部分患者难以得到准确的体质量指数，加上量表中对创伤部位的划分较笼统，一定程度上影响DVT风险预测的准确性，因此，临床有必要对其进行进一步修订和临床验证。

3. Padua评估表　该量表由巴伯（Barbar）等于2010年在Kucher模型基础上对1180例内科住院患者进行前瞻性研究而形成，包括高龄、肥胖、活动受限、恶性肿瘤等11个风险预测因子，分为低风险（0～3分）和高风险（>4分）两个风险等级，具有内容少、评估费时少、赋值及分层简单、客观性强等特点，可有效预测内科住院患者VTE的发生风险，对VTE的早期筛查和预防具有重要意义。Padua量表已被国内外VTE防治指南推荐，运用于内科住院患者VTE风险评估和分层中，且目前临床运用广泛且效果良好。但也有部分研究指出，该量表的特异度偏低，不能只依据此量表的风险分层来制定预防干预方案，需联合血浆D-二聚体识别和诊断VTE，以此提高灵敏度、准确性。因此，临床应结合患者具体的疾病或实验室检查结果来综合评估，以增加该量表的准确性。

（二）评估时机

所有患者入院24小时内完成血栓风险评估。手术（含介入手术）患者术后6小时内、转科患者转入6小时内及患者出院前应再次评估，当患者VTE危险因素变化时随时评估。

三、其他评估

（一）临床表现评估

患侧肢体肿胀和疼痛是DVT最常见的临床表现，如进一步发展可能会出现肢体皮肤颜色和温度改变，严重时会发生股青肿。若血栓较小，仅仅局限于小腿腓肠肌静脉丛，或者局部侧支循环已建立，部分患者临床表现并不明显。若患者出现经外周置入中心静脉导管（peripherally inserted central catheter，PICC）相关血栓形成，也可能存在双上肢臂围不等，患侧肢体酸胀、肿痛或肢体运动障碍，肢体红斑或麻木感等表现。若患者出现呼吸困难、胸痛、咳嗽和/或咯血、口唇发绀、烦躁不安，听诊肺部闻及哮鸣音、细湿啰音或血管杂音，应警惕急性PTE发生，严重时可导致休克，甚至猝死。

（二）影像学评估

彩色多普勒超声是对疑似DVT患者进行影像学检查的首选方法，无创、简易，敏感性及准确性均较高，临床应用广泛。需注意，因肠气干扰等影响，超声检查对近端髂静脉的评估并不敏感和准确。初次超声检查结果阴性或不确定，但临床上仍怀疑DVT或症状不稳定患者，要及时汇报医生，再行超声扫描，必要时采取其他成像方法，如计算机断层扫描血管造影（computed tomography angiography，CTA）、磁共振静脉成像等。静脉造影是DVT诊断的"金标准"，CTA是确诊PTE的首选检查方法和"金标准"。

（三）检验评估

D-二聚体是反映凝血激活及继发性纤溶的特异性分子标志物，可用于筛查急性VTE。但在肿瘤、手术、创伤和妊娠等状态下，D-二聚体也会升高，由于D-二聚体敏感性较高，特异性不强，因此不能用于确诊VTE。但若患者D-二聚体进行性升高，则高度怀疑VTE，应进一步进行影像学检查；若患者无VTE相应表现，D-二聚体检测呈阴性，可排除不稳定或活动期VTE。

VTE的发生是一个受多种因素影响的复杂过程，且不同科室、不同特征患者的危险因素各有不同。因此，合理选择恰当的VTE风险评估工具对防治VTE至关重要。目前，国外对于各类人群VTE风险评估和预防研究较早，且已形成较为成熟、完善的VTE风险评估工具及针对性的预防干预体系。我国在这方面尚处于起步阶段，VTE风险筛查评估尚未覆盖全部医疗机构，评估量表多是国外引入，或者是在原有量表基础上修订而来，因此未来有待全面普及VTE风险筛查防控，并根据我国人口学特征研制出符合我国国情的VTE风险评估工具，从而降低VTE发生率。

知识拓展

住院患者VTE基础预防措施

在无禁忌情况下，所有住院患者均应采取VTE基础预防措施。基础预防阶段，鼓励卧床患者早期活动和腿部锻炼，指导踝泵运动，以促进静脉回流。患者卧床活动期间，应注意床栏的使用，防止坠床。根据患者恢复情况建议尽早下床活动。PICC置管患者置管侧上肢可行握拳、松拳运动。在患者病情允许下，予以患者适度补液，保证患者足够的水化，避免血液浓缩，建议患者饮水1500～2500ml/d。此外，应做好患者的健康宣教，向患者讲解血栓预防相关知识，指导患者养成科学合理的饮食习惯，建议患者改善生活方式，如戒烟限酒、控制血糖及血脂等。

第十三节　压力性损伤风险评定

压力性损伤（pressure injury，PI），曾称褥疮、褥疮性溃疡、缺血性溃疡、压力性溃疡等。2016年美国国家压力性损伤咨询委员会（national pressure ulcer advisory panel，NPUAP）将其更名为压力性损伤，并更新了定义，即由于剧烈和/或持续存在的压力或压力联合剪切力导致的发生在皮肤和/或潜在皮下软组织的局限性损伤，通常发生在骨隆突处，与医疗器械或其他设备使用有关，表现为局部组织受损，表皮完整或开放性溃疡并伴有疼痛。PI严重威胁患者的生命健康，给社会带来了沉重的经济压力与医疗负担。因此，加强PI的预防至关重要。研究表明，预防PI的第一步是使用合适的风险评估工具（risk assessment scales，RAS）对患者进行精准评估。

一、通用的压力性损伤风险评估工具

1. Braden评估量表　该量表由美国的布拉登（Braden）和伯格斯特龙（Bergstrom）于1987年编制。量表包括6个最主要危险因素，即感觉、移动、活动能力、皮肤潮湿、营养状况及摩擦和剪切力。除"摩擦力和剪切力"得分为1～3分，其他各项得分均为1～4分，总分为6～23分。不同研究者对该量表的诊断界值持不同看法，最常用的诊断界值为16分。Braden量表在国内外应用最广泛，且已被译成日语、汉语、荷兰语等多种语言。但是，有研究显示Braden量表用于重症、外科手术及姑息性治疗等患者的预测效度不高，不能作为临床各科室通用的RAS。因此，在临床工作中，普通内外科患者可以采用Braden量表预测PI的发生风险，但特殊科室需根据科室特点，选择信效度更优的RAS。

2. Norton评估量表　由英国的诺顿（Norton）于1962年在调查关于老年人问题时编制，是第一个用于结构化评估PI的量表。该量表包括5项评估内容，即一般身体状况、精神心理状况、活动、运动、大小便失禁。每项评分1～4分，总评分为5～20分，16分为诊断临界值。最新修订版Norton量表增加了食物摄入和液体摄入两项评估内容，量表共7个条目，总分为7～28分，得分越高表示发生PI的危险性越高。Norton量表在临床应用广泛，而最新

修订版Norton量表则应用相对较少。另外，Norton量表也用于评估老年人疾病的预后。但是，该量表未对导致PI发生的最重要的危险因素（压力、剪切力和摩擦力）进行评估，且参数缺乏操作定义，使得评估结果的准确性受到影响。因此，使用Norton量表进行PI风险评估时，为了达到内部的统一性，应先界定每项评估内容具体的评估要求，这样得到的评估结果才具有临床参考价值。

3. Waterlow评估量表　由英国的沃特洛（Waterlow）等于1985年基于PI流行病学调查结果研制。该量表包含体型、控便能力、皮肤类型、年龄、性别、移动度、饮食食欲、组织营养、神经缺陷、手术、特殊用药等11个测评指标。总分为45分，10分是诊断临界值，0～9分无危险，10～14分轻度危险，15～19分高度危险，≥20分极高危险性，得分越高，发生压力性损伤的风险越大。Waterlow量表在欧洲应用较多，主要用于外科患者。护理人员在应用该量表进行PI风险评估时，应结合自身的临床知识和经验进行判断。

二、评估特定人群的压力性损伤风险评估工具

不同的压力性损伤风险评估工具其评估重点及适应人群均不同。下面对危重症患者、围术期患者及老年患者等特定人群的PI风险评估工具进行介绍。

（一）危重症患者PI风险评估工具

1. Cubbin & Jackson评估量表　由英国的卡宾（Cubbin）和杰克逊（Jackson）于1991年编制，主要用于评估ICU患者的PI。该量表包括10个条目：年龄、体重状况、皮肤状况、精神状态、活动力、血流动力学状态、呼吸、营养、失禁及个人卫生自理能力。各条目均采用1～4分评分法，总分为10～40分，诊断临界值为24分。

2. Suriadi and Sanada（S.S.）评估量表　由日本的苏亚迪（Suriadi）和真田（Sanada）于2008年针对印度尼西亚ICU患者研制。该量表包括3个方面：界面压力、体温和抽烟情况，3个方面的评分范围依次为0～3分、0～4分、0～2分。总分为0～9分，4分为诊断临界值，得分越高表明发生PI的危险性越高。

3. Song and Choi评估量表　由韩国的宋敏顺（Misoon Song）和崔敬淑（Kyung Sook Choi）于1991年基于Braden量表编制。该量表在Braden量表原有条目基础上，新增2个条目：体温和药量（镇痛药、镇静药和抗凝药的药量），共8个条目。新增2个条目的评分范围均为1～4分，其余各条目评分标准与Braden量表相同。Song and Choi评估量表总分为8～31分，21分为诊断临界值，得分越高表明发生PI的危险性越高。

（二）围手术期患者PI风险评估工具

Munro评估量表由美国西雅图地区手术室实践委员会、华盛顿大学医疗围术期压力性损伤预防中心联合研发，美国于2016年正式将其用于评估围手术期患者发生PI的风险。该量表评估患者术前、术中及术后三个阶段，用累计得分判断PI的发生风险。①术前评估内容包括6项：现存并发症、年龄、减轻体质量、BMI、营养状况及移动能力。评分标准：分值≤6分为无风险，7～14分为中度风险，≥15分为高风险。②术中评估内容包括7项：手术体位、手术移动情况/体位改变、皮肤潮湿程度、低血压、术中体温、麻醉方式及麻醉分级。评分标准：分值≤13分为低风险，14～24分为中度风险，≥25分为高风险，术前和术中累计总

分为12～42分。③术后风险评估内容包括2项：出血量及手术时间。评分标准：分值≤15分为低风险，16～28分为中度风险，≥29分为高风险。

（三）老年患者PI风险评估工具

因老年人感知觉功能与营养状况下降，皮肤脆弱，且合并多种慢性病，因此，该类人群是发生PI的高危人群。目前，临床上常使用Braden量表、Norton量表和Waterlow量表对老年患者PI风险进行评估。其中，只有Norton量表是专门针对老年患者设计的，但该量表存在缺陷性，即其评估内容不能完全涵盖老年人群患PI的全部危险因素。此外，Andersen量表、Knolls量表、Douglas量表、Medley量表、Gosnell量表、Lowthian量表、Pritchard量表、Jones & Millman量表等也可用于老年患者PI发生风险的评估。但鉴于老年患者的特殊性，未来的研究亟须形成一套适合于中国老年患者PI风险评估工具。

 知识拓展

压力性损伤预防危险因素及风险评估

皮肤状态的改变是压力性损伤发生的重要因素。2019年版《压力性损伤的预防与治疗：临床实践指南》补充了压力性损伤的危险因素，同时对压力性损伤的风险评估提出新的建议，建议考虑已发生的压力性损伤造成额外的压力性损伤风险的潜在影响；考虑压力点上皮肤状态的改变及压力点疼痛对压力性损伤风险的潜在影响；血流灌注和循环状态的改变是压力性损伤的危险因素；糖尿病与压力性损伤的发生有很强的相关性。2019版指南提出糖尿病引起的灌注变化及神经病变影响皮肤的敏感性和耐受性，需在风险评估中加以考虑。

第十四节　跌倒风险评定

一、概述

相关研究显示，全世界每年有30%～40%的65岁以上老年人至少发生1次跌倒。在中国，老年人跌倒的年发生率在14.7%～34.0%。跌倒的危害性很大，甚至会导致残疾，危及生命。因此，跌倒风险评估是临床护理工作中的重要内容。研究表明，运用正确的跌倒风险评估工具筛选跌倒高危人群，及早识别跌倒的高危因素并给予护理干预，可以使住院患者跌倒发生率由0.03‰降低至0.01‰。目前，国内外已有大量的跌倒风险评估工具，各评估工具的适用场所及适用人群有所不同，准确选择跌倒风险评估工具成为跌倒风险评估领域的重点研究内容。

二、跌倒风险评估工具

（一）Morse跌倒评估量表

Morse跌倒评估量表（Morse fall scale，MFS）由Morse等于1989年研制，包括跌倒史、多于1个诊断、使用行走辅助用具、静脉输液或留置管套针、步态、认知状态6个条目。量表总分范围0～125分，得分越高表示跌倒风险越大。该量表条目简单，内容易于理解，测试所需时间较短，1～3分钟完成。2014年由王文兰等对该量表进行修订，形成的中文版MFS包含生理、心理、病理、生物力学、住院环境5个维度12个条目。采用Likert 3级评分法，各条目分值为0～2分，总分值范围为0～24分，得分越高表示跌倒风险越高，结果分三个等级：低风险（≤5分）、中度风险（6～9分）、高风险（＞10分）。修订后的MFS具有良好的信效度，适用于我国住院患者跌倒风险评估，并且能够划分出不同风险程度，使临床护理工作中跌倒的预防有据可依。

（二）约翰斯·霍普金斯跌倒危险评定量表

约翰斯·霍普金斯跌倒危险评定量表（Johns hopkins fall risk assessment，JHFRAT）由波（Poe）等于2007年研制，已在美国约翰斯·霍普金斯医院及其他合作医院广泛应用。该量表由两部分组成，第一部分不计分，直接进行跌倒风险分类：患者昏迷或完全瘫痪为低风险；住院前6个月内有＞1次跌倒史、住院期间有跌倒史或者医院有制度规定为跌倒高风险等情况为高风险。若患者不符合第一部分，则对其进行第二部分的评估。第二部分包含患者的年龄、跌倒史、用药史、认知能力、医疗照护设备、大小便排泄情况和活动能力7个条目，总分范围0～35分。得分越高表示跌倒风险越大，结果分为低度风险（＜6分）、中度风险（6～13分）、高度风险（＞13分）。适用于评估我国住院患者的跌倒风险。

（三）Berg平衡量表

Berg平衡量表（Berg balance scale，BBS）由伯格（Berg）等于1989年研制，在国外的医院和养老机构中已作为一种重要的跌倒风险评估工具广泛使用。其测评方法为要求受试者做出坐到站、无支撑站立、无支撑坐位、站到坐、转移、闭目站立、并脚站立、手臂前伸、弯腰拾物、转头向后看、原地转圈、双脚交替踏凳、前后脚直线站立和单脚站立共14个动作，每个动作依据受试者完成质量评定为0～4分，总分为0～56分。分数越低表示平衡功能越差，则跌倒的可能性越大。BBS评估对患者跌倒干预有指导意义，但评估需要15～25分钟才可完成，较为费时。

（四）修订版跌倒功效量表

修订版跌倒功效量表（Modified fall efficacy scale，MFES）由希尔（Hill）等于1996年在Tinetti等1990年研制的跌倒功效量表（fall efficacy scale，FES）的基础上进一步修订而成，用于测评受试者不发生跌倒的信心。该量表包含日常室内活动、户外活动2个维度，一共14个条目。各条目分值0～10分，得分越高表示对该条目越有信心。受试者完成整个量表需要5～10分钟。该量表基本可真实、稳定地评价老年人的跌倒效能，尤其对平衡或移动功能低下的老年人具有参考价值。有助于及时识别跌倒效能低下的老年人，并尽早给予干预措施，降低由心理因素导致的跌倒发生率。

综上所述，应用于住院患者的跌倒风险评估量表国内已较常见，且已广泛应用于临床护理中。但是缺乏具有专科特色的跌倒评估量表，由于临床中各专科的特点不同，完全使用同一量表筛查跌倒高危人群存在一定缺陷，因此，研制符合我国国情的专科跌倒评估量表对临床工作有重要的意义。同时，我国缺乏门诊跌倒评估工具，由于门诊工作的特殊性，采用一般的评估工具进行跌倒高危人群的筛查不易实施。此外，有研究表明，跌倒管理信息系统的应用能减少护士评估患者的耗时，增加护士评估的依从性和满意度，减少跌倒不良事件的发生率。因此，结合信息化的发展及其在临床工作中的普及，应该考虑将不同特点的量表信息植入信息系统，以高效全面地进行患者跌倒评估，完善医院跌倒评估体系。

 知识拓展

脑卒中患者药物的使用与跌倒的相关性

脑卒中患者的药物治疗需定期随访相关指标，避免不良反应。例如降压药物的不适当使用可造成血压过大波动，增加跌倒风险；部分患者服用他汀类降脂药物后可出现肌酶升高、肌肉酸痛，影响步行功能。脑卒中患者往往需合并多种用药，应注意药物之间的相互作用，避免药物代谢影响药物浓度，避免不良反应叠加。如质子泵抑制药可影响氯吡格雷等药物经细胞色素 P450 代谢，降低药物浓度，脑卒中再发风险高；多种抗癫痫药物可影响华法林等抗凝药物代谢，影响药物疗效；而部分抗精神病药物具有增加癫痫发作可能，或引起锥体外系不良反应。因此，在脑卒中患者中，合理规范、个体化用药可很大程度减少跌倒事件。

第十五节　营养风险筛查评定

鉴于营养不良在患者人群中的普遍性，以及营养不良的严重后果，因此，营养治疗应该成为临床治疗的基础措施与常规手段，应用于患者的全程治疗。发现营养风险及营养不良是进行治疗的先决条件与前提。

一、概述

1. 营养风险　尽管多年来的医学文献中常提及"营养风险（nutritional risk）"这个名词，但直到2003年，欧洲肠内肠外营养学会（European sociely of parenteral and enteral nutrition，ESPEN）以Kondrup为首的专家组才在128个随机对照临床研究（randomized controlled clinical trials，RCT）的基础上，提出了"营养风险"的明确定义。该ESPEN将营养风险定义为"现存的或潜在的与营养因素相关的导致患者出现不利临床结局的风险"。值得注意的是，这里所强调的营养风险，是指与营养因素有关的，出现临床并发症的风险，而不是指出现营养不良的风险。所以，ESPEN的营养风险概念是与临床结局密切相关的，是通过及时发现患者的营养风险，来预测患者可能的临床结局及监测患者对临床营养支持的效果。这与营养不良的风险（risk of malnutrition）是截然不同的两个概念。

2. 营养风险筛查 美国营养师协会（American dietetic association，ADA）指出，"营养风险筛查是发现患者是否存在营养问题和是否需要进一步进行全面营养评估的过程"。美国肠外肠内营养学会（American society for parenteral and enteral nutrition，ASPEN）的定义为："营养风险筛查是识别与营养问题相关特点的过程，目的是发现个体是否存在营养不足和有营养不足的危险"。ESPEN认为，"营养风险筛查是一个快速而简单的过程，通过营养筛查如果发现患者存在营养风险，即可制订营养计划。如果患者存在营养风险但不能实施营养计划或不能确定患者是否存在营养风险时，需进一步进行营养评估。

3. 营养评估 营养评估（nutritional assessment）是在大量临床资料中收集相关资料，如一般状况、饮食情况、身体测量指标和生化指标，按营养状态将患者分为营养良好或营养不良，并评估患者营养不良的程度，从而进行相应的营养治疗。

二、常用营养筛查及评估量表

目前在临床上常用的工具如下。①营养风险筛查2002（nutritional risk screening 2002，NRS 2002）。②主观整体评估（subjective globe assessment，SGA）。③患者主观整体评估（patient-generated subjective global assessment，PG-SGA）。④微型营养评估（mini nutritional assessment，MNA）。⑤营养不良通用筛查工具（malnutrition universal screening tools，MUST）。⑥营养风险指数（the nutrition risk index，NRI）等。上述工具中，有些是纯筛查性质的，如NRS 2002；有些是纯评估性质的，如PG-SGA；有些则兼备筛查与评估功能，如MNA、MUST。也有观点认为SGA兼具筛查与评估功能。

（一）NRS 2002

NRS 2002由丹麦、瑞士及ESPEN特别工作小组开发，中华医学会肠外肠内营养学分会（Chinese society for parenteral and enteral Nutrition，CSPEN）推荐使用。其适用对象为一般成年住院患者，包括肿瘤患者。该筛查方法建立在循证医学基础上，简便易行。具体步骤如下。

（1）初步营养风险筛查：要求回答4个问题：BMI＜18.5？过去3个月有体重下降吗？在过去的1周内有摄食减少吗？有严重疾病吗？

（2）再次营养风险筛查：对上述4个问题有任何一个肯定回答者需要接受再次营养风险筛查，具体内容包括疾病严重程度评分、营养状态受损评分及年龄评分。总分≥3分提示营养风险存在，而不是提示营养不良。营养风险的存在说明需要制订营养支持计划，但并不是实施营养支持的指征。是否需要营养支持应该进行进一步的营养评估。

（二）SGA

SGA是ASPEN推荐的临床营养状况的评估工具。病史主要强调5个方面的内容：①体重改变。②进食改变。③现存的消化道症状。④活动能力改变。⑤患者疾病状态下的代谢需求。身体评估主要包括五个方面：①皮下脂肪的丢失。②肌肉的消耗。③踝部水肿。④骶部水肿。⑤腹水。SGA是目前临床营养状况评估的"金标准"，其信度和效度已经得到大量检验。不同研究者间的一致性信度为81%。敏感度和特异度分别为0.82和0.72。研究显示，通过SGA评估发现的营养不足患者并发症的发生率是营养良好患者的3～4倍。针对不同住院患者的前瞻性研究显示SGA能够很好地预测并发症，包括透析患者、肝移植患者和HIV感染的患者。

（三）PG-SGA

PG-SGA是在SGA基础上发展而成的。最先由美国Ottery FD于1994年提出，是专门为肿瘤患者设计的营养状况评估方法，由患者自我评估部分及医务人员评估部分两部分组成，具体内容包括体重、摄食情况、症状、活动和身体功能、疾病与营养需求的关系、代谢方面的需要、体格检查七个方面，前四个方面由患者自己评估，后三个方面由医务人员评估，总体评估包括定量评估及定性评估两种。

定量评估为将七个方面的记分相加，得出一个最后积分。定性评估将肿瘤患者的营养状况分为A（营养良好）、B（可疑或中度营养不良）、C（重度营养不良）三个等级。定性评估与定量评估之间有密切的关系，A（营养良好）相当于0～1分、B（可疑或中度营养不良）相当于2～8分、C（重度营养不良）相当于≥9分。临床研究提示，PG-SGA是一种有效的肿瘤患者特异性营养状况评估工具，因而得到美国营养师协会（American Dietetic Association，ADA）等单位的大力推荐，是ADA推荐用于肿瘤患者营养评估的首选方法，中国抗癌协会肿瘤营养与支持治疗专业委员会推荐使用。

（四）MNA

MNA是专门为老年人开发的营养筛查与评估工具，有全面版本及简捷版本（MNA short，MNA-SF）。MNA比SGA更适合于发现65岁以上的严重营养不足的患者，不仅适用于住院患者，也可用于家庭照顾的患者，甚至社区居民。GuigozY等将MNA用于社区的健康老年人群，认为MNA可以发现营养风险，以及和营养风险相关的生活方式，也可用于那些白蛋白和体重指数均正常的人群。MNA快速、简单、易操作，一般10分钟即可完成。新版MNA包括两步，第一步为营养筛查，第二步为营养评估，可进行营养不足和营养风险的评估。该评估工具的信度和效度得到研究的证实。该工具两部分的内部一致性信度为Cronbach's Alpha分别等于0.83和0.74，重测信度为0.89。不同研究者间的信度为kappa系数等于0.51。该工具既可用于有营养风险的患者，也可用于已经发生营养不足的住院患者，很多研究发现该工具可用于预测健康结局、社会功能、死亡率，就诊次数和住院花费。

（五）MUST

MUST是由英国肠外肠内营养协会（British Association for Parenteral and Enteral Nultrition，HAPEN）多学科营养不良咨询小组发展的，于2004年正式发表。是适用于不同医疗机构的营养风险筛查工具，并且适合不同专业人员如护士、医生、营养师、社会工作者和学生等使用。该工具得到了英国营养师协会、英国皇家护理学院、注册护士协会、肠外肠内营养协会的支持。该工具主要用于蛋白质热量营养不良及其发生风险的筛查，主要包括三方面的评估内容：①体重指数（body mass index，BMI）。②体重减轻。③疾病所致的进食量减少。通过三部分的评分最终得出总得分，分为低风险、中等风险和高风险。

综上所述，营养筛查与评估是发现患者营养问题的重要手段，因而使用敏感性和特异性均很好的工具预测营养风险及营养不良至关重要。营养筛查与评估的方法有很多种，各种方法均有其优点和不足之处，已使用多年的筛查工具目前仍在使用，新发展的工具不断涌现，但是有些仍需要大量的临床研究验证。临床实施营养筛查与评估时应根据筛查对象的特点、筛查人员的情况等进行合理选择。

 知识拓展

营养风险筛查评估的重要性

营养风险是指现存的或潜在的与营养因素相关的导致患者出现不利临床结局的风险。营养风险与临床结局相对应，与感染性并发症发生率、住院时间（实际及理想住院时间）、生活质量、成本－效果比等结局指标相关。目前大量研究表明多数临床住院患者存在营养风险或营养不足，特别是老年住院患者，其营养风险及营养不良的发生率更高。营养风险能够增加术后住院患者感染性并发症、感染发生率和病死率，并延长患者住院时间。因此，如何准确、快速地对新住院患者进行营养风险筛查，并科学合理地进行营养支持对促进患者康复有着重要意义。中华医学会肠外肠内营养学分会肠外肠内营养临床指南（2008）、欧洲肠外肠内营养学会指南（2003）、美国重症医学学会及美国肠外肠内营养学会指南（2015）均推荐NRS2002作为住院患者的首选营养筛查工具。

本章小结

思考题

1. 改良Ashworth痉挛量表的评分标准是什么？

2. 简述美国纽约心脏病学会根据患者自觉活动能力进行心功能分级的方法。

3. 吞咽障碍有哪些临床表现？

更多练习

（张妙媛　刘一苇　陈海丽　赵　丹　罗　兰　邢艳芳）

第三章 常用康复治疗技术

学习目标

1. 素质目标

（1）培养"以患者为中心"的护理理念。

（2）弘扬中医文化，培养中西医结合康复思维。

（3）关注患者情绪，专业地倾听，积极共情。培养护士道德品质与专业素养，确保为患者提供优质的护理服务。

2. 知识目标

（1）掌握：运动疗法和物理因子疗法的定义及分类，作业治疗的概念、定义、作用和治疗原则；吞咽障碍直接训练治疗技术、体位转移技术、呼吸功能训练技术、排痰技术、日常生活活动能力指导技术；毫针刺法并发症的预防及发生紧急情况的处理方法。

（2）熟悉：各种运动疗法和物理因子疗法的适应证和禁忌证，各种物理治疗方法的特点及护理要点；常用作业治疗方法的特点，不同的训练方式；增强肌力与耐力训练技术、关节活动度技术；神经源性膀胱、神经源性肠道护理技术、心理护理方法；中医康复治疗技术适用人群。

（3）了解：常见的中医康复治疗技术方法。

3. 能力目标

（1）能协助医生和康复治疗师开展安全的物理治疗、吞咽障碍直接训练治疗技术、体位转移技术、呼吸功能训练技术、排痰技术、日常生活活动能力指导技术，并制定康复护理方案。

（2）能够分析判断常见的功能障碍所适用的作业疗法，能应用康复辅助器具、中医康复治疗技术帮助患者功能恢复，为其提供全方位健康保障。

（3）能根据患者疾病及临床症状的不同选择合适的中医康复治疗技术。

案例

【案例导入】

　　王先生，45岁。主因腰部疼痛伴下肢放射痛3天就诊于我院康复门诊。患者主诉腰部疼痛，下肢麻木、疼痛，活动受限，既往有腰椎间盘突出症病史。

【请思考】

　　1．该患者可使用何种中医康复治疗技术？

　　2．该患者在行针刺法时突发心悸、面色苍白、出冷汗的情况，请问该患者有可能发生了什么？如何进行预防及处理？

【案例分析】

第一节　物理治疗

　　物理疗法（physical therapy，PT）是一种以运动治疗、物理因子疗法和手法治疗为主要方式，旨在提升肢体功能的医疗策略，具体包括声，光，电，磁，力（含运动、压力），热，冷等。物理治疗的重点是改善躯体的运动功能（如从坐位站起、仰卧位坐起等），平衡与协调能力及行走能力。

一、运动治疗

　　运动治疗是以运动学、生物力学和神经发育学为理论基础，通过功能训练及使用手法和器械，实现恢复、改善或重建身体功能的治疗方法，属于物理治疗的核心内容。

（一）关节活动技术

　　1．被动运动　指利用外部力量使患者无需用力就能实现关节的活动范围的练习方式，这种外部力量通常来自医疗人员、患者的健康手臂和各类康复设备。相较于间歇性的动作，持续的被动运动是在一段时间内且在患者能够承受的前提下，无休止地反复执行对关节的被动活动训练。

　　操作方法与步骤：①患者需处于舒适且轻松的状态，并确保四肢完全松弛。②根据患者的状况决定锻炼的先后顺序，例如先做靠近身体的部分再做远离身体的部分（比如肩膀至肘部，腿部至膝盖）；相反地，如果要刺激肢体的血流量和淋巴流动，可以按照从离身体较远的部位到靠近身体的位置来安排锻炼顺序。③稳定好接近身体的部位，同时用另一只手支撑离开身体的部位以防止补偿性的移动。④要让所有的动作都保持慢速、温柔、稳健并且节奏一致，尽量避免剧烈的活动或者粗暴的行为。⑤在没有痛苦的前提下进行，逐步扩大活动的范围，以防造成伤害。⑥为了扩张关节的活动度而做的被动式运动，可能会引发一些不适感或是轻微的疼痛，但是这种程度是可以忍受的，不会导致肌肉产生强烈的反射性抽搐或者是训练后的持续疼痛。⑦从单一关节入手，然后慢慢发展为多个关节一起练习；不仅局限于某一方向的运动，还应该包括多种角度的被动式活动。⑧当患者的感知能力存在问题的时候，需要在富有经验的专业人士的引导下才能顺利完成这些被动式的运动。⑨每个动作都要反复进行10～30次，每天2～3次。

2. **主动运动**　由患者自身肌肉所驱动的关节移动程度，一般会伴随肌肉力量锻炼一起实施。适合于那些能够自主收紧肌肉并且力量超过三级的人们。这种方法旨在通过积极地调整关节的活动度来提升并扩展其活动空间，以增强和修复肌肉的功能及神经协同作用。

操作方法与步骤：①依据患者状况挑选单一或多个关节、单一或多种方向的活动方式。②确定合适的姿势，例如躺着、坐在椅子上、跪姿、站立及吊起位置等。③在医生或治疗师的引导下，让患者自主执行所需要的关节移动；如果必须的话，治疗师的手可以放在患者需协助或指引的位置上。④当做主动式运动的时候要保持稳定且慢速，尽量使其到达最大的范围，直到感受到微痛为止。⑤对关节的所有方向逐一进行运动。每个动作都要反复10～30次，每天2～3次。

3. **护理要点**　①对他们的整体健康状况做预先检查。②协助他们为接受治疗的部分做好准备工作，例如清理伤口或安置矫正装置及人工器官等。③在过程中主动向患者提问，一旦发现有痛感就适当地缩小动作幅度并记下疗效，同时优化锻炼方式。④了解关节活动的适用性和限制条件。⑤在运用机器辅助运动技术的时候，需要明确告知患者的目标、实施步骤及其可能的结果，强调必要的技巧和需要注意的事项，并在适当的时间内提供相关的照护服务。

（二）软组织牵伸技术

软组织牵伸技术是利用外部压力（无论是人造还是机器/电动工具）来延长缩短或紧绷的软组织，并执行一些超出其限制的关节动作，以使周边的软组织具有更高的弹性，减少肌肉紧张度，并且扩大关节的活动空间。这种方法可被划分为三类：手动牵伸、使用器具的牵伸及自主牵伸，这取决于施加的外部压力大小、操作的方式及持续的时间。

1. **操作和技巧**　①我们需要把紧绷的肌群放置在一个适当的长度上。②对于那些僵硬或缩短的肌肉，我们要做的是让其保持长度并对抗阻力大约10秒，这样可以使得他们感到疲惫。③要引导患者自己松弛下来。④治疗师会推动患者的四肢，扩大他们的运动幅度来舒展肌肉。⑤我们可以稍作停顿再重新开始以上的过程。

2. **牵伸步骤**　①在进行治疗前进行评估。②确定患者的身体位置（包括卧、坐和站位）③确定治疗人员的位置及操作方法。④牵伸的方向、强度、时间和治疗反应。

3. **护理要点**　①我们需要对患者的状况做出全面的评判。②确保他们处于一种舒适且无压力的状态。③施加的力量应该与肌肉收缩或僵硬的方向相逆。④这个力度应当足以使软组织的构造受到足够的张力，但是不能引发痛苦或是造成损害。在执行牵引的过程中，适度的痛感是可以接受的，关键是要保证患者能承受住这种程度的疼痛。若第二天该区域仍存在肿胀及显著的疼痛症状，这可能意味着牵引强度过大，因此，需调整牵引强度或暂停一天。⑤我们要防止过度牵引那些肌肉力量薄弱或出现水肿的情况。

（三）肌力训练技术

　　肌力是指肌肉在收缩时所能生成的最大力量，与肌肉收缩时的张力密切相关。肌力训练是根据超负荷的原理，通过促使肌肉主动收缩以增强或改善肌肉力量。

　　1. 肌力训练分类　　可按照肌肉的运动方式分类，包括等长收缩训练和等张收缩训练。

　　（1）等张收缩训练：在进行等张收缩训练时，肌肉在收缩过程中会产生关节运动，肌肉长度发生变化但肌张力保持不变。这种收缩分为向心性和离心性两种。根据患者的肌力和功能需求，可以在肌肉拉长或缩短时施加阻力（图3-1）。

　　（2）等长收缩训练：在进行等长收缩训练时，肌肉的张力会有所提升而其长度保持稳定，关节运动并未发生，然而肌肉的张力却显著增加（图3-2）。

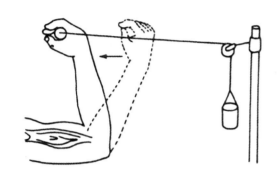

图3-1　肱二头肌的等张收缩

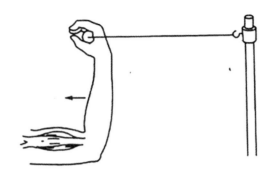

图3-2　肱二头肌的等长收缩

　　（3）等速训练：又被称为等动训练，要在专门的等速训练器材上进行。训练器材会限制肌肉在收缩时肢体的运动速度，根据肌肉力量变化来调节外加阻力。

　　2. 肌力训练的基本方法　　在进行肌力训练之前，我们需要了解患者的肌力状况。通过治疗师进行手动测试或使用相应的测定设备来进行肌力检查分级（表3-1）。根据评估结果和治疗目标，我们可以采取针对性的肌力训练方式，常见的肌力训练方法如下。

表3-1　肌力检查分级

级别	标准
0	无肌肉收缩
1	有肌肉收缩,无关节运动
2	在减重状态下能做关节全范围运动
3	能抗重力做关节全范围运动,但不能抗阻力
4	能抗重力、抗一定阻力运动
5	能抗重力、抗充分阻力运动

　　（1）传递神经冲动训练：针对因缺乏使用而导致的无力或完全无力的患者（如脑卒中后遗症），或者只有轻微力量的患者来说，我们需要利用言语等手段来激励他们积极参与并尽可能地激活他们的受损部位，以实现自我康复的目的。这种方法是基于一个事实，当患者的脑部控制区域产生移动指令时，这些信息会经过特定的路径传输到身体各部分去刺激已经受

伤的部分重新生长与修复，进而逐步改善其行动能力。有证据表明，人体内的神经系统具备适应性和灵活度，因此，只要给予适当的主观干预及必要的物理治疗就可以增加其活跃程度并强化其工作效率，以便形成新的连接点，达到正常运作的状态。

（2）助力训练：针对1～3级的患者，可采用以下两种训练方式。①使用无器械的手动协助式训练，即由治疗人员以手部力量来给予支持，而非依赖于任何机械装置。此种训练策略对于1～2级的力量恢复最为有效，因为治疗员能够精确地施加压力。然而，这种一对一的训练方式耗时且烦琐。②可以在平滑表面（如涂抹了滑石粉或放置了小滑轮）上实施辅助式的自主训练，这样能降低身体和表面的摩擦阻力。此外，还可以通过调整滑板的角度等方式增加摩擦力，从而实现滑行训练。

（3）主动训练：对于肌力超过3级的患者，在进行训练时需要保持正确的体位和姿态，并将身体放在能抵抗重力的位置，以避免代偿运动。

（4）抗阻训练：对于那些可以利用自身力量对抗外部压力并执行活动的人来说，这个方法是适用的，比如通过自由抵抗的方式进行自我锻炼。为了找到最有效且节省能量的手法位置，治疗师需要考虑运动的方向及杠杆效应。当阻力与运动的身体部分呈90°时，应平稳而非快速地增加阻力，以便让参与运动的肌肉有足够的时间去收紧，每次动作持续2～3秒，既可以选择往复性的运动方式也可以采取逆反式的运动模式，同时要确保受伤的患者能够保持静止状态并且接受等长的训练。针对骨折患者而言，需要注意的是应用阻力的区域，避免触碰已经固定好的骨折点，而且阻力不能太大。

3. 护理要点　护理要点如下。①在许可范围内运动：在进行肌力训练时，应该始终保持在个人许可的范围内进行运动。②避免剧烈疼痛：训练时应避免产生剧烈的疼痛，如果感到疼痛，应立即停止训练，降低强度。③恰当的负荷量：为了达到最佳的训练效果，应该根据每个患者的情况制定恰当的负荷量，这包括训练的次数、时间、速度和负荷量。④渐进性和个体性原则：在进行肌力训练时，应遵循渐进性和个体性原则，训练强度应逐渐增加，以适应每个患者的体质和恢复进度。⑤在动作进行过程中和完成后给予患者适当鼓励。

（四）神经发育学疗法

神经发育学疗法，常见代表有Bobath技术、Brunnstrom技术、Rood技术、PNF技术等。

1. Bobath技术　治疗由中枢神经损伤导致的运动功能障碍的手段，主要是以日常生活任务为指引的姿态和运动控制。

（1）关于Bobath技术及其基本原则：首先，我们需要了解的是关键点的重要性。特定的身体部分对于身体的其他区域或四肢肌肉紧张度有着显著的影响。在治疗过程中，医师会利用关键点的技巧以减缓病态的姿态反射与肌肉紧绷程度，从而引发或增强适当的肌肉紧张度、姿态反射和平衡响应。关键点的操控被视为Bobath技术的核心元素，通常结合反射性的抑制使用。针对因脑卒中导致的偏瘫患者，医师可以通过调控如脊柱、骨盆和肩部等的关键点，引导他们产生正确的姿势和动作。医师的手法操作应该保持平稳且慢速，以便给患者足够的时间去理解所执行的动作并且思考相应的回应。一旦感觉到他们的腰腹力量和平衡感有了提升，那么手的方向就应当朝着更远的范围移动，这样可以协助他们发展自主调节腰腹部和肩部的技能，进而触发积极的行为反应。随着行为反应的显现，医师则需逐步减轻对关键点的控制力度，经过多次练习后，最终恢复到正常的运动模式。其次，我们要介绍一下

Bobath握手的做法。要求患者两只手相互交叠在一起，手指相扣形成一种握拳状，而病变的手指必须处于完全展开的状态，这有助于刺激腕部和手指的活动。同时，为了避免胳膊的前倾，我们将患侧的拇指置于上方位置，以此来限制肘关节的旋转活动。最后，我们还要阐述一下Bobath理论的基本观点。根据该理论，中枢神经系统对于一系列反射和反应的控制是有层次之分的，例如翻转保护、平衡反应和伸展防御都归属为中脑和皮质区的管理范畴，特别是平衡感和翻身反应几乎都是由大脑皮质区主导的。当脑部受损之后，与之相关的反射活动会一同削弱或消退，然而这种现象是人类经过长时间的演变而产生的，其在大脑皮质中的运动编程更为稳固，这可能有助于更快地复原。所以，在进行康复锻炼的过程中，我们需要首先激活这类反射活动，然后逐渐将其转化为自主性的动作，从而推动自发性活动的恢复进程。

（2）护理要点：①激励患者及其家人，提供适当的说明与精神援助，以获取患者的主动合作。②精通神经系统的结构和功能等医疗科学基础理论知识。③对于重要部位的手法处理要谨慎且慢速。④对孩子实施治疗时需遵守其生长发展的自然规则。⑤当出现意识模糊或认知损伤、极度情绪波动、生命指标异常等问题时，不宜进行治疗。

2. Brunnstrom技术　根据脑损伤后患者运动功能恢复的不同阶段，采用各种运动方式来促发运动反应，然后通过引导和分离异常运动模式中的正常运动成分，以达到康复患者运动功能的治疗技术。

（1）Brunnstrom运动功能评定法：Brunnstrom运动功能评定法（表3-2）分为6个阶段。阶段 I 是延迟恢复时段，此时的患者四肢呈现无力的状况且未有肌群活动的情况发生；阶段 II 则是协同反射时段，此时患者开始展现出动作能力，即使只是对非受限手臂施加压力或偶然发生的咳痰和呵气也会引发不受控的抽搐现象的发生；阶段 III 为共动初始化时段，在此过程中病情有所改善，但仍不能独立完成任何单一肌腱的功能操作，需要特别注意到在这个时间节点上会出现最严重的僵硬程度增加的现象；阶段 IV 则属于共有功能周期内的时间范围；阶段 V 是在经历了前面的所有步骤之后出现的，个别部位活动的自由度提高的状态下，能够实现多个骨骼节点的灵活移动的能力提升；阶段 VI 也就是最后一步——协调行动周期的结束，标志着整个康复过程已经完成了全部环节。

从疾病初始至症状显现为肌肉松弛直至痉挛期的 I～III 阶段构成了本病程的第一部分。在这个过程中，我们需要利用一些特定的康复手段如下。对于无任何活动的肌肉，我们可以采用屈膝内收、屈膝外展、伸膝内收等方式提升其对下肢内收肌群的操控能力；同时，我们也应借助屈伸下肢的方式强化对屈髋屈膝肌群的掌控；此外，使用双侧臀桥练习可有助于加强伸髋与骨盆的调控能力。为了防止因长时间躺卧而引发的姿势性低血压问题，建议使用电动起立床进行锻炼。阶段 II 中，肌肉力量逐渐回升，但伴随而来的是痉挛现象及其相关联的反射动作。因此，此阶段的关键在于激发这些关联性的反射行为，例如用健康的一侧身体去对抗另一侧身体的阻力，从而促使病变一侧的关节产生弯曲或拉直的行为。到了阶段 III，痉挛状况进一步恶化，此时可通过针对患肢的屈髋屈膝肌群实施专门的训练方式，比如下肢主动内收外展的方法来调整髋关节的控制水平；同样地，也应该运用臀桥练习来优化伸髋与骨盆的稳固性能；另外，还需采取坐位屈髋方法来增进在抵抗重力的环境下保持屈髋的能力；最后，借助于辅助站立训练来提升两条下肢承受压力的能力和持久性，并且应用斜板站立技巧来舒展小腿三头肌，进而改进脚踝的活动范围。阶段 IV 则主要关注于如何让患者的共动行为变得更加独立自主，具体措施包括在床上做屈膝踝背式训练以便改善踝背屈的操控效果；再者，只靠一只手臂支撑完成臀桥式的动作能有效提升髋部和骨盆的稳定性；最后，坐在椅子上进行屈膝训练能够促进膝盖的灵活性。阶段 V，活动分化加深，患者自主性的动作增加，通过躺下和站起来练习膝盖和脚踝的背屈来提升其背屈的能力；同样地，通过站着弯腰练习膝盖也能提高其的弯曲程度，并且使用对抗力和重量等方式能进一步强化它们的弯曲功能。阶段 VI，协同行动逐渐显现，患者能够较为自如地执行各种独立的活动。阶段 III 之后，肌肉紧绷感减轻，并摆脱了联动的反应模式，指导他们进行单独的动作，例如把双手向背后转动，肩膀向上抬起的同时让手指头也跟着移动。当大脑受损以后，康复过程中可能会产生一些初始的反应，这是只有在婴儿的大脑尚未完全发育的时候才会出现的反应类型，而在大脑受伤后，这些初始反应会转变为病理性反应，比如紧张型颈椎反射、对侧屈曲反应和交替屈伸反应等。

（2）护理要点：①掌握关于脑部创伤后出现的非正常运动方式及其病理性反应的基本神经病学知识。②理解 Brunnstrom 运动功能评定法的核心内容。③对于使用 Brunnstrom 技术来说，其主要目标是在初期利用基本反射以实现或引发运动行为，因此应该尽快实施。④强调对患者的心理干预和支持的重要性，以便他们能够积极参与到治疗中去。⑤当出现如意识模糊、严重的情绪波动或生命指征不稳等状况时，不宜继续执行该项治疗。

表 3-2　Brunnstrom 运动功能评定法

阶段	上肢	手	下肢
I	无任何运动	无任何运动	无任何运动
II	仅出现联合反应的模式	仅有极细微的屈曲	仅有极少的随意运动
III	可随意发起协同运动	可作钩状抓握，但不能伸指	在坐和站位上，有髋、膝、踝的协同性屈曲
IV	出现脱离协同运动的活动：①肩 0°，肘屈 90°，前臂可旋前旋后。②在肘伸直的情况下肩可前屈 90°。③手背可触及腰骶部	能侧捏及伸开拇指，手指有半随意的小范围的伸展	在坐位上，可屈膝 90° 以上，可使足后滑到椅子下方。在足跟不离地的情况下能背屈踝
V	出现相对独立于协同运动的活动：①肘伸直的肩可外展 90°。②在肘伸直，肩前屈 30° ~ 90° 的情况下，前臂可旋前旋后。③肘伸直、前臂中立位，臂可上举过头	可做球状和圆柱状抓握，手指可集团伸展，但不能单独伸展	健腿站，患腿可先屈膝后伸髋；在伸直膝的情况下，可背屈踝，可将踵放在向前迈一小步的位置上
VI	运动协调近于正常，手指指鼻无明显辨距不良，但速度比健侧慢（≤5秒）	所有抓握均能完成，但速度和准确性比健侧差	在站立位可使髋外展到超出抬起该侧骨盆所能达到的范围；在坐位上，在伸直膝的情况下可内外旋下肢，合并足的内外翻

二、物理因子疗法

利用电流、声音、光线、磁力、热量动力学的各种物理因素与当代科技相结合的物理因子疗法，其目的是通过引发身体特定部位的物理、化学及生物反应来实现多种效果，例如神经回馈效应、经脉影响、体液调节及组织适应等，最终以达成治愈的目标。亦可用于儿童疾病的治疗，比如低频电疗、中频电疗、高频电疗、超声波疗法、水疗等。

（一）低频电疗法

采用频率在1000Hz以下的脉冲电流对人体进行治疗以缓解疾病的方法。常见的低频电疗法包括经皮神经电刺激疗法、神经肌肉电刺激疗法、功能性电刺激疗法。

1. 治疗作用　该疗法可以刺激神经肌肉组织，促进当地血液循环，还有镇痛的效果，尤其适用于软组织损伤引起的疼痛。

2. 临床应用　对于医疗实践来说，经皮神经电刺激（transcutaneous electrical nerve stimulation，TENS）和功能性电刺激（functional electrical stimulation，FES）都有广泛的使用范围，如偏头痛、关节炎或其他类型的疼痛症状，也能够有效缓解因肌肉无力和萎缩引起的疼痛问题，或者是在手术后的恢复阶段使用以减少肌肉痉挛的情况发生。然而，也有一些限制条件，比如有出血风险的人士、患有癌症的人群或是体内含有金属植入物的患者等。

3. 护理要点　①在进行治疗前进行充分的教育，让患者了解治疗过程中应有的体验。②协助患者做好治疗部位的预备工作。③治疗中要经常询问患者的感觉。

（二）中频电疗法

医用中频电流的频率在1000～100 000Hz。临床上常见的中频电疗方法包括等幅正弦中频电疗法、干扰电疗法和正弦调制中频电流疗法等。

1. 等幅正弦中频电疗法　应用频率为1～20kHz的等幅正弦电流治疗疾病的方法，通常称为等幅中频电疗法，习惯称为"音频电"疗法。

（1）治疗作用：主要为消散硬结、软化瘢痕、松解粘连，也可改善局部组织血液循环，促进炎症吸收，镇痛等。

（2）临床应用：①可治疗各种软组织扭伤、关节疼痛、神经疼痛、瘢痕和注射后硬结等情况。②不适用于急性炎症、局部有金属异物、植入心脏起搏器、孕妇腹部以下等情况。

（3）护理要点：①禁止把高频手术仪器和中频电疗器材一同接入同一患者身上，因为这可能会导致电疗器的电极部分被灼伤，并且有损中频电疗器的功能。②绝对不允许在患者的胸前放置电疗器的电极，也不能让两个电极位于心脏的前后位置，这样会导致心脏出现心悸的风险增大。③如果在操作过程中感到任何的不适感，必须立刻终止治疗。

2. 干扰电治疗　通过两组电极将4000Hz和4000±100Hz的正弦交流电分别输入人体，交叉在电场线上形成干扰场，从而产生0～100Hz的低频调制中频电流。

（1）治疗效果：①促进周围血液流通。②缓解疼痛。③对运动神经和肌肉的影响。

（2）临床应用：适用于各类软组织受伤引发的疼痛症状（例如肩部关节炎）、神经病变和皮肤神经受压引起的痛感。此外，对于一些内部器官疾病也有很好的疗效，比如消化系统问题或慢性便秘等问题。然而，有几个需要注意的地方。如果存在急性的感染区域或深层血管阻塞的情况，就不能使用此疗法；同时，如果有心脏起搏器的患者也不能用这个方法治疗；另外，怀孕期间的女性也应避免在下腹部使用这种方式来缓解不适。最后，对那些患有癌症的人来说，也是禁止使用的。

（3）护理要点：同上。

（三）高频电疗法

医学上将频率超过100kHz的交流电称为高频电流，常见的包括短波疗法、超短波疗法、微波疗法。

1. **治疗作用**　①通过治疗可以缓解疼痛（神经性、痉挛性、张力性、缺血性、炎症性）。②具有消炎和消肿作用。③能够缓解痉挛症状。

2. **临床应用**　①适应证：通过使用中等或低剂量的高频电流，可以治疗各类特定或非特定的慢性疾病。②禁忌证：恶性肿瘤（中小剂量）、心脏起搏器装置、体内存在金属异物等。

3. **护理要点**　①注意维持环境的清洁，操作者不应沾湿手部。如果患者治疗区域有汗液，应立即擦干，并尽可能选择吸水性强的棉质衣物。②去除及避免局部金属物品，以免烫伤。③避免高频电场干扰。

三、手法治疗

手法治疗涵盖了西方的治疗技术和中国传统医学的治疗策略，这是一种通过运用手部力量来减轻病患痛苦的疗法。

（一）基本概念

现代康复治疗中的关节松动技术是基本技巧之一，它是医生在患者的关节活动允许范围内进行的一种手法操作。这种技术在临床上主要用于处理力学因素引起的关节功能问题。

（二）手法操作时关节的基本运动

关节松动技术主要采用关节的生理运动和相关运动作为基础操作方式。

1. **生理运动**　是关节在正常生理范围内完成的动作，比如关节的屈曲、伸展、内收、外展、旋转等。

2. **附带动作（accessory movement）**　是关节能在其容许范围内的运作方式。这种动作对于保持关节正常的运行状态至关重要，通常无法仅凭关节自身的动力实现，必须依赖他人的协助或健康的另一半的手臂才能够执行。

（三）治疗平面

一种想象出来的水平线被用于手法治疗中，它与骨骼表面平行且垂直于骨头的主轴。当执行任何分割或拉伸动作时，施加的力量可以是和这个治疗平面平行的或是垂直的。对于滑动的操作来说，力量必须始终与其治疗平面保持一致；至于滚动的处理方式，则需要根据其治疗平面来调整力的大小。

（四）手法等级

关节松动技术的主要特性在于对操作者施用的手法进行等级划分，这与传统医学中的方式治疗有所不同。这种等级划分具备一定的公正性，既可以记录治疗效果，也能被应用到临床研究中。

按照关节活动的可操作范围来进行分级，根据在执行手法时关节活动（松动）的程度大小，我们将关节松动技术划分为四个等级。

Ⅰ级：治疗者在关节活动允许的范围内，小规模、有节奏地进行关节的回转。

Ⅱ级：治疗师应该在关节的可活动范围内，以大范围、有规律地反复推动关节，但不触及关节活动的起始和结束位置。

Ⅲ级：在关节活动允许的范围内，治疗者大力且有规律地推动关节，每次都能触及关节活动的最终部位，同时也能察觉到关节周边软组织的紧绷感。

Ⅳ级：治疗者在关节运动的最后阶段，以较小的范围和有规律的方式来回移动关节，每次都能触及关节运动的最后阶段，并且可以感受到关节周围软组织的紧张。

（五）治疗作用

1. 当关节因为肿胀或疼痛而无法完全活动时，可以通过活动关节来促进关节液的流动，增加关节软骨和软骨盘无血管区的营养，从而减轻疼痛。

2. 动物实验和临床研究均表明，改善关节活动范围能够预防组织纤维增生，避免关节内的粘连，以及肌腱、韧带和关节囊的挛缩现象。

3. 提高本体反馈的感受器，它们分布在关节附近的韧带、肌腱和关节囊。由于直接活动了关节，这些部位被拉伸，导致了关节松动。

（六）临床应用

1. 适应证　因非神经性因素引起的关节功能障碍，如关节疼痛、肌肉紧张；导致进行性关节活动受限和功能性关节制动的情况。

2. 禁忌证　关节活动过度、外伤或疾病造成的关节肿胀（液体增加）、急性关节炎、恶性疾病及未愈合的骨折。

（七）执行步骤

（1）患者应该处在轻松且没有痛苦的状态下接受治疗，通常是躺着或者坐在那里，以便尽可能地展示需要处理的关节并让其保持放松状态，从而实现最大的关节移动度。

（2）治疗师应当接近要处理的关节，一只手臂负责稳定关节的一部分，而另外一只则用于推动其他部分。

（3）在开始治疗之前，预先检查计划治疗的关节，明确具体的位置，识别问题所在（比如疼痛与僵硬）及严重程度。然后，依据这些主要问题的优先级来挑选针对性强的治疗方法。

（4）基于关节的解剖学构造及治疗目标（例如减轻疼痛或提高关节的活动能力），可以选择水平方向或垂直方向进行治疗。

（5）对于疼痛的治疗，手法必须触及痛点，但是不能超越这个区域；而在应对僵硬的时候，手法应该超出僵硬的地方。

（6）常规治疗之后，大部分患者的症状会得到一定程度上的缓解。如果有轻微的疼痛感，这是正常的情况，通常会在4～6小时内消退。然而，假如这种现象持续到了第二日，甚至比第一天更糟糕，那么可能意味着使用的手法过于强烈了，因此我们需要降低力度或暂时停止治疗一天。若经过 3 ~ 5 轮的标准治疗仍然无法看到任何好转，甚至是病情恶化的话，就需要我们再次审视情况并对治疗策略做出相应的调整。

需要强调的是，关节松弛技术并不能改变疾病的病理过程，比如风湿性关节炎和损伤后的炎症反应。在这种情况下，关节松弛的主要作用是减轻疼痛，保持关节活动范围，减少因力学因素导致的活动限制。

（八）护理要点

（1）需要全面评估关节的健康状态，被动协助的活动可能导致原本的问题加重。

（2）对于超过常规活动的关节，不适合做关节松动术，这有助于预防它们过度移动和引起关节的不稳定。

（3）有肿胀或急性的炎症的关节不适于执行关节松动术，应该等到急性症状缓解后才开始行动。

（4）如果关节内部出现骨折并且还未痊愈，那么也暂时不能实行关节松动术。

（5）治疗循序渐进，在动作进行过程中和完成后给予患者适当鼓励。

 知识拓展 ●●●

经颅电刺激技术

经颅电刺激技术（transcranial electrical stimulation，TES）利用片状电极施加低强度经颅直流电刺激（transcranial direct current stimulation，TDCS，0.5 ~ 2.0mA）特定大脑区域，可改变神经元的静息电位和大脑皮质的兴奋性，并引起生理行为学改变，其中阳极刺激提高皮层神经元兴奋性，而阴极刺激降低兴奋性。TDCS 影响持续时间从几十分钟、几小时甚至几个月，这一效应与 TDCS 影响突触连接功能、改变突触可塑性有关，神经可塑性是经颅电刺激应用于人体运动和认知康复领域的理论基础。

第二节 作 业 治 疗

一、概述

（一）定义

作业治疗（occupational therapy，OT）是康复医学的重要组成部分，其在康复治疗专业中相对独立，目标是帮助有功能障碍的群体主动选择、参与、应用有目的性、有意义的活动，预防、恢复或减少与生活有关的功能障碍，帮助他们达到自己最好的状态，使他们在力所能及的范围内把躯体、心理和社会方面的适应能力及功能做到最好。

（二）作业治疗对象

作业治疗的对象是所有作业能力受限的人，主要以是否在某些功能存在障碍来判断。

（三）作业治疗分类

作业治疗根据分类的方式的不同，分为以下几类。

1. 按作业治疗的名称分类

（1）手工艺作业：就像平时说的做手工，很锻炼人的手艺和耐心。能很好地强化手部的精细运动能力。

（2）日常生活活动训练：教大家怎么在日常生活中更自如地活动，增强患者的生活自理能力，提高生活质量。

（3）文书类作业：包括写字、整理文件等项目，对大脑和手的协调很有好处。

（4）治疗性游戏作业：通过各种游戏来帮助恢复具体的功能，最能激发人的积极性。

（5）园艺作业：种花、修草，不但能放松身心，改善手部精细功能，还可以强化心肺能力。

（6）木工作业：做木工活儿，锻炼动手能力及肢体的协调能力。

（7）绘画作业：不仅改善手部功能，还能培养艺术感，改善认知，让人静下心来。

2. 按作业治疗的内容分类　分为日常生活活动训练；工艺治疗（包括各种手工活，比如编织、陶艺、木工等等）；文娱治疗；辅助器、矫形器制作及训练和假肢训练；就业前功能评定和功能性作业活动（评估被检测人员的身体功能，看看他们适合做什么样的工作，然后进行相应的训练，让他们能更好地适应工作环境）等。

3. 按作业治疗的目的和作用分类　分为用于减轻疼痛的作业，用于增强肌力的作业，用于改善关节活动能力的作业，用于增强身体协调能力的作业，用于增强肌肉耐力的作业等。

4. 作业治疗的功能分类

（1）功能性作业治疗：简称日常生活活动训练或ADL训练，要想让患者能够自如地回归社会生活自理是其中必不可少的一环。因此，ADL训练在康复医学中的重要性就显得格外突出，其内容一般可再分为基本日常生活活动和工具性生活活动两类。

（2）职业作业治疗：包括职业前评定、职业前训练及职业指导三个部分。

1）职业前评定：为了让身体障碍者（残疾人）可以更加顺利地回归社会，回到工作职位，可以对他们进行身体和精神方面的能力评价。职业前评定包括工作能力评定及身体功能评定。

2）职业前训练：包括庇护工场、辅助就业、职业技巧训练等。

3）职业指导：包括建立档案、洞察市场信息、提出就业建议、工作指导等。

（3）作业宣教和咨询：为患者及其家庭提供多样化的学习机会，协助他们纠正不良的健康习惯，并坚持这种积极的变化，从而达到与患者个体健康水平相匹配的预期康复目标。

在这个过程中，健康知识传授无疑是教育的核心内容。我们会通过专业讲解、示范演示、互动讨论等多种方式，让患者和家属全面了解疾病的成因、治疗方案及康复过程中的注意事项。

健康教育并非单向的灌输，而是一个双向互动的过程。教和学是贯穿始终的两个基本方面。我们会根据患者的实际情况和需求，灵活调整教学方法和内容，确保教育的针对性和实效性。

（4）环境干预：人的行为会受到环境的影响，同时，环境也会被人的行为所改变。作业治疗通过改造患者周围环境来达到代偿患者缺失功能的目的，并以此增强患者的生活自理能力，帮助患者更好地回归家庭、回归社会。

（5）辅助技术：包括矫形器（orthosis）配制和使用训练、辅助器（assistive device）配制和使用训练、假肢使用训练。

1）矫形器配制和使用训练：矫形器是用于人的各个肢体、身体躯干等部位，通过机械作用来起到预防、矫正畸形，治疗骨骼、关节、肌肉和神经疾病并代偿其原有功能的器械。

2）辅助器配制和使用训练：康复辅助器的选购、设计及后续改造和使用都需要作业治疗师加以指导，确保它能够对患者的康复产生良好的作用。

3）假肢使用训练：根据残疾者具体情况向康复工程师提出有关假肢处方的建议。对穿戴机械假手者帮助他们掌握假肢的协调动作，使其能够更自然、更灵活地运用假手，进行日常生活中的各种操作。对穿戴下肢假肢者进行负重与平衡训练，帮助他们逐步适应假肢的重量，掌握保持平衡的技巧，进行平地行走和上下台阶训练等，让患者在不同的地形和环境下都能够自如地行走。

（五）作业治疗在康复团队中的角色

康复依赖众多专业团队的合作，康复团队包括作业治疗、物理治疗、语言治疗、心理咨询、假肢矫形、社会工作、康复护理等。作业治疗是团队成员中的一分子。

二、作业治疗内容

（一）普通科作业治疗

1. 工作地点　普通医院（包括急诊、康复科、门诊等）、康复中心、社区医疗中心及日间训练中心。

2. 服务对象

（1）伤残所致功能障碍：包括骨折，关节损伤，截肢、断肢再植等。

（2）神经肌肉系统疾病：如脑卒中、震颤麻痹、脑瘫、截瘫、四肢瘫、老年性痴呆等。

（3）骨关节系统疾病：如风湿性关节炎、肩周炎等。

3. 工作内容

（1）促进机体功能的恢复：包括肌肉力量、肌张力、肌肉耐力、关节活动能力、认知觉、肢体柔顺性、协调性和灵敏性等。

（2）神经发育疗法：包括Bobath疗法、运动再学习法等，增进大脑能力的代偿与四肢能力的正常发展。

（3）促进残余功能最大限度地发挥：通过训练并安装假肢等，使残余功能最大限度地发挥；预防肌肉萎缩，肌肉的锻炼和强化有助于保持身体的平衡和稳定，进一步提高患者的行走和站立能力；减轻或预防畸形的发生，对于已经存在畸形的患者，适当的训练和矫形器的使用也可以帮助改善畸形状况，减轻疼痛和不适感；提高对疼痛的忍受力，通过逐渐适应和锻炼，患者的疼痛阈值会提高，对疼痛的敏感度会降低，从而在日常生活中更好地应对疼痛问题。

（4）改善精神状况：减轻残疾者或患者的心理负担，从而减轻患者的抑郁、恐惧、愤怒、依赖等心理异常情绪和继发的行为改变。

（二）社会心理作业治疗

1. **工作地点**　精神病专科医院（包括急诊、康复、疗养及门诊等部门）、康复中心、社区医疗中心及日间训练中心。

2. **服务对象**　各类精神疾病患者，例如精神分裂症、抑郁症、双相障碍、人格异常及其他心理障碍等。

3. **工作内容**

（1）改善患者心理社交状态：作业治疗是极富创意和个性化的治疗方法，它能够针对患者的不同情况，巧妙地将各种心理及社交技能或要求融入丰富多彩的活动中。

（2）利用行为疗法，降低不适当的社会行为出现的概率，引导患者做出适当的行为。

（3）提供工作训练，促进工作能力的恢复，利用就业前功能评测，可帮助确定较合适的工种，增加就业机会。

（三）发育性作业治疗

1. **工作地点**　普通医院儿科、儿童医院（包括康复、疗养及门诊等部门）、儿童康复中心、儿童福利院及早期教育或训练中心。

2. **服务对象**

（1）学习行为异常。

（2）智力（认知）障碍。

（3）儿童发展障碍，例如自闭症、多动障碍、专注力失调等。

（4）脑瘫。

3. **工作内容**

（1）发展感知运动、感觉统合、认知训练、Bobath疗法等功能训练，改善儿童及发展障碍人士缺损的功能。

（2）游戏及娱乐：在儿童的观念中游戏和工作的概念是统一的，游戏和娱乐行为可促使儿童应有的作业能力的恢复。

（3）提供引导式教育（conductive education），促进儿童及发展障碍人士学习能力得到正常发育。

三、常用作业治疗方法

（一）日常生活活动训练

1. **概念**　日常生活活动（activities of daily living，ADL）是作业活动范畴的一部分，是人们日常生活中不可或缺的活动，这些活动不仅是维持生存所必需的，更是我们适应周围环境、实现自我照顾和保持生活独立性的关键指标。这些日常活动，不仅反映了个人生活自理的能力，更是衡量我们生活质量和独立程度的重要标志。

2. **训练的意义**　提升患者日常生活活动能力一直是作业治疗的临床重点。功能障碍患者要重建生活能力就必须从最简单、最基本的日常生活活动开始。生活能力分为5个层次，包括身体基本功能、任务技能、作业技能、生活能力和生活角色。

（1）功能性作用：利用作业活动形式来帮助功能恢复及促使正常的运动姿势再次建立。如透过侧卧、提臀、穿鞋、吃饭训练等以训练抗痉挛活动模式及正常运动模式。

（2）适应性作用：使用作业活动的方式来练习如何同时使用患肢与健肢，趁机学习适应性的技巧及解决困难的手段，增强患者面对生活中各种挑战的信心。

3. 基础性日常生活活动训练

（1）穿/脱上衣（图3-3）：患者坐在有靠背的椅子或轮椅上，这样能提供必要的支撑和稳定性，平衡能力较好患者可以选择在床边进行训练，以便更好地模拟日常生活中的穿衣环境。无论在何处训练，治疗师在训练前都应分析与评定患者的动态坐位平衡能力和认知功能。

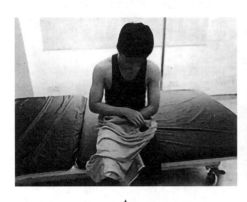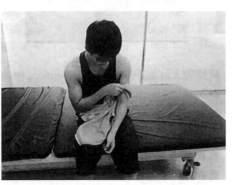

A　　　　　　　　　　B

图3-3　单侧上肢或躯体功能障碍穿套头衫

护理要点：对于功能稍差的患者，可以嘱咐家属选择易于穿脱的服装种类，例如当患者的上衣过紧时，可以挑选相对宽松的开襟衫或套头衫。用魔术贴或松紧带替代纽扣与绑绳，必要时可选用大的扣子或按扣，降低患者脱穿衣物的难度。穿衣时在患者的后背要留有足够的空隙，不然会使衣物后襟的穿脱变得困难。还可以告知家属可以让患者自主完成其力所能及的事。对于功能稍差的患者，可用穿衣钩和扣钩帮助患者穿衣服和系纽扣，也应该鼓励患者尽可能地尝试不使用这些辅助工具。在日常生活中，持续强化患者能力。但也要注意，患者完成穿脱衣物的动作时是否容易出现跌倒等问题。穿脱衣物时患者的上肢应尽量靠近躯干，当患者的坐位不稳定时，看护人员要给予支持。若发现相关问题，要及时告知家属注意保护。

（2）修饰：修饰在日常生活中扮演着至关重要的角色，其不仅关乎个人卫生，更是个人形象和自我照顾能力的体现，一般包括梳洗头发，洗脸和口腔卫生管理（刷牙、漱口）。鼓励脑卒中患者尽可能使用双手进行，即使他们只能用一只手或一边身体来完成。双手的协调使用不仅有助于提高动作的准确性和效率，还能促进患侧手的恢复和功能重建。当患侧手能够提供一定的帮助时，更应该积极地鼓励患者使用患侧，即使这样做带来的帮助微乎其微。

护理要点：对于存在单侧忽略等症状的患者，应注意提示患者忽略的侧面，提醒患者完成全部的修饰工作，对于难以完成某些动作的患者，可予以辅助器具帮助其完成活动，但不要依赖辅助器具。也可以通过改造环境降低患者修饰的难度，例如使用有标记按压的小牙膏，用小块便于手持的海绵取代笨重的毛巾。嘱咐家属患者修饰时会用到的全部工具都应放在患者容易触及的位置。工具的摆放位置应考虑到患者的身体状况和动作能力，确保他们能够轻松地取用和放回。此外，还应嘱咐家属定期检查和更换这些工具，保持其干净卫生，避免感染。

（3）进食：喂食不仅剥夺了患者主动进食的乐趣，还可能加剧他们的依赖性，对患者的康复和日常生活自理能力的提升都是不利的。因此，训练患者尽可能地独立进食，不仅有助于恢复他们的身体功能，还能提升他们的自信心和生活质量。

护理要点：最好有稳定的坐位，并且在头和颈有良好支持的体位下完成进食，同时注意观察患者进食时是否存在呛咳与误吸，对于存在进食误吸风险的患者，在与医生沟通可予以经口进食时，建议家属给予有一定黏性、便于下咽的糊状半流质饮食，以减少呛咳误吸风险。必要时嘱咐家属，根据患者的具体情况，为他们选择适合的餐具，如带有防滑手柄的叉子和勺子、装有吸盘的餐具固定器，或者轻便易握的餐具，以便他们能够更轻松地抓取和操作。对于卧床的患者，喝水时使用吸管或小水杯会比用大杯子更轻松。对于患者的进步和成就，我们要及时给予肯定和奖励，以增强他们的积极性和自信心。

（4）大小便管理：大小便管理是频率较高的日常生活活动，对于患者，想要排便时，可以通过使用便盆、坐厕椅、如厕转移来实现这项活动。

护理要点：对于长期卧床能自主控制大小便的患者，教导家属或患者尿壶及便盆的用法；对于需要长期导尿的患者，需使其学会自行清洁导尿的手法，便于其回归家庭。必要时，教会患者能够自主开启与关闭厕所的门。为了让患者开关门更简单，患者家里厕所的门可换成"折叠"型，或者可完全拆除。这样的设计方便患者开关，能够减少患者因操作不便而导致的摔倒或受伤风险。最好不要用那些带有很大弹力的门，因为这样的门在关闭时可能会突然弹回，给患者带来安全隐患。对于平衡能力稍差的患者，降低或拆除厕所的门槛是非常必要的。门槛的存在可能会成为患者行走的障碍，增加摔倒的风险。厕所内部应安装扶手为患者在站立、坐下或起身时提供支撑，防止因失去平衡而摔倒。卷纸应放在伸手易取到的地方，以免患者在转身拿厕纸时摔倒。

（5）洗澡：洗澡是一项有难度的日常生活活动，要求患者具备良好的坐位平衡能力，在浴室这个特殊环境中，湿滑的地面会大大降低稳定性，增加了跌倒和滑倒的风险。

护理要点：因浴室湿滑，护理时需要关注高危跌倒患者，避免跌倒事件发生。可以嘱咐看护人员使用带有防滑功能的洗澡椅或浴缸座椅增加坐位稳定性。在洗澡过程中，还需要嘱咐患者注意保持身体的平衡。让他们利用双手支撑身体，避免过度伸展或扭曲身体。避免突然的动作或转身，以减少跌倒的风险。

（6）转移活动：转移活动是ADL中一个极其重要的活动，是患者实现获得最大的功能独立这一目标的关键步骤。在患者病情稳定且不再进一步发展的情况下，甚至处于急性期，都可以建议尽早在床上开始功能训练并允许从床边坐起。早期的床上功能训练有助于患者恢复肌肉力量、提高关节灵活性，并为后续的康复训练打下基础。同时，床边坐起可以让患者逐渐适应从卧位到坐位的变化，为日后的站立和行走做好准备。

护理要点：长期卧床患者在进行体位变化时易发生直立性低血压，因此对于此类患者，在其可以开始坐位训练之前，嘱其家属逐步调高床头高度，渐渐增加坐位时间，使其适应体位变化，减少直立性低血压的发生概率。

4. 工具性日常活动能力训练

（1）烹饪：烹饪包括准备食材、常用工具和烹调。食材的准备包括清洗、切割、搅拌等；烹调包括操作煤气灶、电磁炉或电饭煲等电器，操作锅具，操作锅铲或汤瓢或勺子，开瓶盖等，常用辅助器具见图3-4。

护理要点：当患者使用尖锐器具、电器、明火时，注意患者与周围人员的安全，可选用形状类似的器具（如玩具剪刀）来完成功能活动。打扫地板通常会使用到扫帚、簸箕、垃圾桶、拖把或抹布。使用扫帚打扫地板通常包括以下步骤：①取出扫帚。②打扫地板。③取出簸箕。④扫进簸箕。⑤倒进垃圾桶等。当患者执行扫地活动时既要注意患者的平衡能力，与周围地面的大型障碍物，预防跌倒事件的发生；又要注意患者的心肺能力，及时让患者休息避免患者出现气喘，难以说话的状态。可以提供轻质的扫帚和簸箕，便于力量较弱的患者使用；或使用取物夹来夹取地板上的垃圾，便于单手操作者或弯腰困难者等。对于轮椅使用者，可以选用加长柄的拖把。对于双上肢无力或只能使用单侧肢体的患者，建议家属与患者使用免手动拧干的旋转桶拖把。

（2）使用电话：使用电话通常包括：①查找号码。②拿起电话。③拨号码键。④电话交谈。⑤挂断电话等。

（3）购物：传统的购物方式是到市场或集市或超市购物。步骤通常包括：①明确需要购买的物品。②前往市场或集市或超市。③挑选物品。④有的物品需要称重。⑤结账。⑥离开等。

网络购物越来越普及，若患者外出购物有困难，可以学习使用网络购物。对于记忆力较差的患者，可以事先将要买的物品列出清单，按清单将物品一一购买。

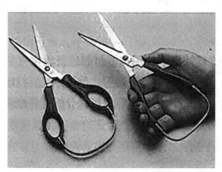
A. 带有C形弹片的剪刀

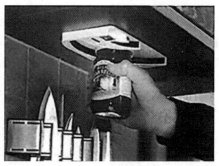
B. 固定式开罐器

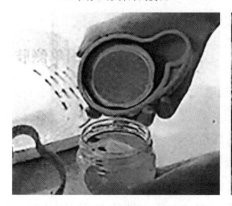
C. 使用防滑系数较高的材质拧开瓶盖

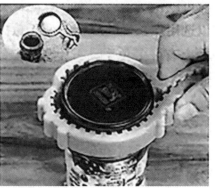
D. 齿轮设计的开瓶器

图3-4　常用辅助器具

（二）治疗性作业活动

1. 概述 治疗性作业活动（therapeutic activities）是通过仔细挑选的、具有针对性的作业活动，其目的是使患者的能力得到进一步地维持和改善、防止功能障碍或残疾的恶化、改善患者的生活质量。

2. 治疗作用 与日常生活类作业活动一样，工作类及文康体艺类作业活动也可用作促进功能恢复、学习作业技能、加强生活能力及促进生活质量。同一个作业活动，以不同设计、用不同的方式来进行，可产生不同的疗效。

3. 分类 治疗性作业活动包括生产性活动、手工艺活动、艺术活动、园艺活动、体育活动及娱乐活动。

（1）生产性活动：生产性活动可被理解为一些有直接或间接价值的活动，包含带薪或义务。生产性活动种类繁多，包括各行各业的活动。

（2）手工艺活动：我国的市间流传的手工艺制作种类多姿多彩，常见的包括手工编织、布匹织染、布料刺绣、剪纸、折纸、布艺、粘贴画、插花、雕刻等。

（3）艺术活动：音乐戏曲艺术、书法绘画艺术、舞蹈肢体艺术。

（4）园艺活动：园艺活动包括伺候花草、园艺设计、游园活动等。

（5）体育活动：体育活动主要包括健身类、竞技类和娱乐类体育。用体育活动进行治疗的方法称体育运动疗法，又称适应性体育或康复体育。

（6）娱乐活动：娱乐活动是作业治疗最为常用的活动之一。

（三）手及上肢功能康复

1. 手与上肢的整体性地位 人与生俱来都拥有双手去进行劳动和生产，手与人的生活作业息息相关。

2. 手与上肢的常见功能障碍与康复原则

（1）肌肉骨骼疾病方面：手与上肢肌肉骨骼损伤的康复原则及注意事项如下。①体位摆放，日常常见体位摆放有手的功能位、手的安全固定位置及手的休息位。②水肿控制，通过给予适当外界压力（如弹性压力衣）、回溯性按摩、冰敷、电刺激，减轻患者的疼痛。

护理要点：注意患者体位摆放时露出的指端是否红润，避免因为包扎过紧影响血液循环，从而导致压疮等不良后果。当患者处于损伤早期时其活动以被动活动为主。

（2）神经系统疾病方面：可以参照脑卒中康复干预的原则，指导其他神经系统疾病的康复进程。关于神经系统损伤的康复原则，总结起来主要有以下几项。①以国际功能、残疾和健康分类（ICF）为导向神经疾病的患者在活动和锻炼的过程中，目标的设立应建立在三个层面，即提高患者的躯干功能、增加患者的独立性、鼓励患者进行社会参与性活动。②团队合作，整体康复神经康复应该是一个系统性的完整过程。在整体康复的理念下应强调团队的合作。③基于循证实践的康复理念，在给患者进行康复治疗时，基于循证医学的理念。

注意事项：在训练过程中要注意患者的疲劳程度；治疗时体位应适当，要避免瘫痪部位受压及摩擦，预防压疮发生；治疗时注意监控患者的生命体征，确保生命体征平稳；强调患者的主观能动性等。

护理要点：从患者脑卒中早期开始进行良肢位摆放，及时翻身。对于肌张力高的患者，可建议患者家属定制矫形支具，以避免关节变形，同时也要注意支具的佩戴时间，避免因为佩戴支具长时间受压产生压疮。

3. 感觉功能评定　手和上肢除了可以完成各种动作，更是重要的感觉器官，可以为人体提供温度、质地、形状等诸多信息。

（1）目的：是了解感觉障碍存在与否、缺失的程度和恢复的情况，感觉功能评定的结果可为康复方案的制定和调整提供重要的参考。

（2）内容：手和上肢的感觉功能评定包括浅感觉评定、深感觉评定和复合感觉评定。

（3）量化感觉评定：随着各类定量感觉功能评定工具的应用，可以对手和上肢的感觉功能进行更客观、可信的评定。

1）Semmes-Weinstein单丝感觉检查器：该检查采用5种型号的尼龙单丝，单丝一端游离，另一端装在手持塑料圆棒的一端上，丝与棒成直角，能够比较量化地评定触觉功能。检查者需要寻找患者手和上肢各区域所能感知的最细单丝，从而精确画出皮肤敏感性丧失的部位和区域范围。

2）Weber两点辨别觉试验：是广泛使用的感觉检查试验之一，检查便用Disk-Criminator或是Boley量规，通过无规律地用一点或两点触丝轻触患者来检查手和上肢各区域所能辨别的最小距离，从而测试不同区域的神经末梢数量。

4. 运动功能评定

（1）肌肉力量评定

1）肌力手臂及手的肌力测量：可以用徒手肌力检查法和等速肌力测量法。

2）握力和捏力评定：手握力及指捏力是手部运动功能重要的指标。一般使用握力测量器来测量握力，使用捏力测量器来测量指捏力。

（2）关节活动度评定：手部关节活动度的测量用关节量角器，对于单个关节的问题，采用此方法可以较客观和更加量化地评定关节活动度。

（4）手操作功能评定：手的操作功能包括粗大和精细的运动，可以在标准环境下观察患者用电脑和用钥匙开门等动作，并在上述活动中观察钩状抓握、圆柱状抓握、三指捏等动作。临床中也可采用一些量表进行评定，常用的有Jebesn手功能评定、普波钉板测验、明尼苏达操作速度测验，9孔插板试验和Carroll手功评定等。

 知识拓展

康复机器人

康复机器人被认为是特殊环境下的"可穿戴设备"，具备助残行走、康复治疗、减轻劳动强度等功能。康复机器人是近年发展起来的高端康复医疗技术，是机器人技术与医疗技术结合的产物，帮助残疾患者重新恢复运动功能，带来回归社会的希望。康复机器人目前主要适用于脑卒中、脑部损伤、脊柱损伤、神经性损伤、肌肉损伤和骨科疾病等原因造成的上肢或下肢运动功能障碍，帮助患者对大脑运动神经进行重塑，恢复大脑对上肢运动的控制，从而提高患者日常生活能力。

第三节　言语与吞咽障碍治疗

一、言语治疗

（一）概述

言语治疗是通过多种手段对言语障碍的患者进行针对性的言语训练，改善患者的交流功能，或借助交流板、交流手册、手势语等交流替代设备，以促使患者获得或再获得语言和交流能力。

（二）适应证

言语训练适用于各种类型言语障碍的患者，除伴有严重意识障碍、智力障碍、重度痴呆或精神疾病的患者等。

（三）治疗目标

1. 近期目标　根据言语障碍（如失语症、构音障碍）的类型、严重程度制订训练计划，设定可能达到的水平和预后所需的时间。

2. 远期目标　根据评估结果，结合患者需求，必要时借助语言交流辅助设备，帮助患者最大限度获得交流能力。

（四）治疗处方

1. 言语训练内容　包括言语的听理解、口语表达、阅读理解和朗读、书写等训练，呼吸训练，构音器官的运动训练，言语交流辅助替代系统的应用训练等。

2. 言语训练方式　由于引起言语障碍的原因不同，导致患者言语障碍的类型、程度均各异，故言语训练原则上以一对一训练为主，集体训练为辅。可以利用各种手法帮助改善与言语产生相关的运动功能受限，或装配辅助器具补偿功能受限。

3. 言语训练强度　训练治疗次数可根据治疗师和患者人数而定，通常每周至少3～4次，具体根据患者身体情况安排，可每天1～2次训练，每次30～60分钟，在患者精神饱满状态时进行为佳。

4. 训练的对象　言语训练不仅针对患者本人，同时还需针对患者家属或照顾者进行指导。重症言语障碍患者/患儿，需对其家属或父母进行训练方法及如何沟通的指导，中度或轻度患者可直接对其本人指导，使他们能够充分配合治疗师训练。

5. 注意事项

（1）掌握好适应证，言语治疗训练愈早开始，效果愈好。通常在患者病情稳定、意识清楚、能耐受集中训练30分钟左右即可开始实施。

（2）训练要循序渐进，训练前需进行全面准确评估，结合患者问题和需求明确训练课题，制定训练程序，针对语言症状的各个方面设定相关的训练课题，结合训练内容及难易程度制定训练程序，逐步强化。

（3）重视患者的反应和配合度，训练过程中要正确使用强化与反馈，结合训练效果适度升级和降级，有异常反应时要及时调整，以确保理想的训练效果。鼓励患者主动参与，不断增强患者自信心，提高训练的欲望。

（4）重视家属的配合，要加强对家属指导，让家属及亲友理解语言障碍带来的影响，明白正确的对待方法。

（5）对重度言语障碍患者不能获得有效的交流语言时，可考虑使用交流图册、交流板等替代交流方式。

（五）失语症的治疗

失语症是由于各种原因导致大脑功能受损所引起的语言功能受损或丧失。可表现为听理解、口语表达、阅读、书写等多种语言模式不同程度受损，在成人及儿童均可发生。常见病因有脑血管病、脑外伤、脑肿瘤、感染等。由于病因不同失语症的临床表现不同，故训练前应做言语功能评估，再根据患者失语的类型及程度给予针对性的训练。常用对症训练方法有以下几种。

1. 听理解训练　以 Schuell 刺激法为基础，根据患者听理解障碍的严重程度制定训练课程，训练内容包括声音辨别、词句篇听理解、听语记忆广度扩展等。

2. 口语表达训练　包括言语表达技能训练、改善发音灵活度训练、命名训练、描述训练等。

3. 阅读理解和朗读训练　根据患者的功能水平，包括视觉匹配水平、单词水平、词组水平、语句及段落水平等，选择适当的训练内容阅。

4. 书写训练　根据患者书写能力选择不同的训练内容，如临摹、抄写、短语完形、回答问题、随意书写、语句完成等。

失语症患者发病后的 3～6 个月是言语功能恢复的高峰期，也是训练的关键时期。但对于发病后 2～3 年的失语症患者，坚持系统的强化训练，仍然会有不同程度的改善。

（六）构音障碍的治疗

构音障碍是由于构音器官先天性和后天性的结构异常，神经、肌肉功能障碍所致的发音障碍，以及虽不存在任何结构、神经、肌肉、听力障碍所致的言语障碍，可表现为完全不能说话、发声异常、构音异常、音调和音量异常和吐字不清等，但不包括失语症、儿童语言发育迟缓、听力障碍所致的发音异常。

构音障碍根据原因不同分为运动性构音障碍、器官结构异常所致的构音障碍及功能性构音障碍。治疗前须先行评估，异常处便是训练的出发点，通常先改善构音运动后再进行构音的训练。运动性构音障碍一般按呼吸、腭和腭咽区、舌、唇、下颌运动的治疗顺序逐个进行训练。如有多个部位的运动障碍，则要从有利于言语产生来选择几个部位同时开始。常用的训练方法有以下几种。

1. 放松训练　痉挛性构音障碍的患者通常有咽喉肌群紧张，同时肢体肌肉张力也增高，通过放松肢体的肌紧张可以使咽喉部肌群也相应地放松。训练顺序可由下而上进行，即从下肢、躯干、上肢再到头颈部。

2. 呼吸训练　呼吸气流的量和控制是正确发音的基础。训练内容包括体位调整、手法辅助训练、口鼻分离呼吸训练、主动控制呼气及增加呼吸气流训练等。

3. 构音运动训练　对有口唇运动障碍的患者，要进行构音器官如唇、舌的运动训练，也可应用本体感觉刺激技术改善构音器官的运动。

4. **发音训练**　①引导发音训练：原则为先发元音，再发辅音，进而辅音与元音结合，最后训练单词和句子。对伴有口颜面失用患者，可练习构音器官的自发运动引发自主运动训练来纠正；对言语失用的患者可采用模仿发音来纠正。②减慢言语速度训练：由于痉挛或运动的不协调，构音障碍患者多数音发成歪曲音或韵律失常，可利用节拍器控制言语速度，由慢渐快，可以明显增加言语清晰度。③音辨别训练：训练患者对音的分辨。可以口述或放录音，也可小组形式训练。

5. **克服鼻化音训练**　鼻音构音会明显降低音的清晰度，使人难以理解。可采用引导气流通过口腔的方法（吹蜡烛）或"推撑"疗法进行训练。

6. **克服费力音训练**　是由于声带过分内收导致，可用打呵欠的方式诱导发音或训练患者发"喝音"进行训练。

7. **韵律训练**　借助各种乐器让患者随音的变化训练音调和音量，也可借助节拍器训练来纠正患者发音节律。

8. **非言语交流方法的训练**　重度构音障碍的患者经过各种手段治疗仍难以进行言语交流的，可根据每个患者的具体情况和实际需要，选择设置替代言语交流的一些方法并予以训练。

二、吞咽障碍治疗

吞咽障碍可造成各种并发症，如肺炎、脱水、营养不良等，可直接或间接地影响患者的生活质量和远期预后。因此，应尽早对患者进行吞咽障碍干预和护理，改善患者吞咽功能，补充充足的营养和水分，增加机体抵抗力，避免或减少并发症。

1. **进食方式的选择**　管饲进食是意识不清和不能经口进食患者的营养、水分供给的优选途径，同时避免经口进食导致的误吸。管饲进食包括鼻胃管喂食、鼻肠管喂食、间歇置管喂食和胃造瘘管喂食等。4周内的管饲喂食建议采用鼻胃管或鼻肠管方法，4周以上的管饲喂食建议采用经皮内镜下胃造瘘术和经皮内镜下空肠造瘘术。管饲喂食者需同时进行康复吞咽训练。

2. **间接训练**　是对摄食-吞咽活动的各个器官进行功能训练，改善吞咽相关器官的运动及协调功能，预防失用性功能低下。该训练无需食物，安全性好，适用于各类吞咽困难患者。

（1）口唇运动：可以改善食物或水从口中漏出。可利用单音、单字进行训练，如嘱患者发"a""wu""yi"音，也可以指导练习吹蜡烛、吹口哨等。抿唇、微笑、张口、闭口等动作也能促进唇肌的运动，加强唇的力量。此外，还可用冰块轻轻叩击唇周围，做短暂的肌肉牵拉和抗阻运动、按摩等。

（2）颊肌运动：嘱患者轻张口后闭上，使双颊部充满气体、鼓起腮，随呼气轻轻吐出。也可作吸吮动作来收缩颊部肌肉。

（3）下颌运动：可促进咀嚼功能，嘱患者用磨牙咬住牙胶，用力往外拉，左右交替。用门牙咬住"下腭骨咬管"，牙齿左右移动咬管。

（4）喉头上提运动：嘱患者头前伸，使颌下肌伸展2～3秒，然后在颌下施加压力，嘱患者低头，抬高舌背，即舌向上吸抵硬腭。改善喉入口的闭合能力，扩大咽部的空间，增加食管上括约肌开放的被动牵张力。

（5）舌部运动：可以促进对食团的控制和向咽部输送的能力，嘱患者将舌头向前伸出，然后左、右运动摆向口角，再用舌尖舔下唇后转舔上唇。在患者口前放压舌板，患者用舌尖向前推压舌板，练习舌的力量。患者若不能自主伸舌，由护理人员用纱布或吸舌器轻轻包住舌头进行上下、左右运动。

（6）屏气-发声运动：患者坐在椅子上，双手支撑椅面做推压运动和屏气。此时胸廓固定、声门紧闭，然后，突然松手，声门大开、呼气发声。此运动不仅可以训练声门的关闭功能，防止食物进入气管，也有助于除去残留在咽部的食物。

（7）冰刺激训练：用头端呈球状的不锈钢棒蘸冰水或用冰棉棒刺激以咽腭弓为中心的部位，左、右相同部位交替刺激，然后嘱患者做空吞咽动作。冰刺激可以提高软腭和咽部的敏感度，改善吞咽过程中必需的神经肌肉活动，增强吞咽反射。

（8）呼吸道保护手法：①声门上吞咽法，也称自主气道保护法。先吸气后，在屏气时（此时声带和气管关闭）做吞咽动作，然后立即做咳嗽动作。也可在吸气后呼出少量气体，再做屏气和吞咽动作及吞咽后咳嗽。②超声门上吞咽法，吸气后屏气，再做加强屏气动作，吞咽后咳出咽部残留物。③门德尔松手法，让患者先进食少量食物，在吞咽的瞬间，用拇指和示指顺势将喉结上推并处于最高阶段，保持这种吞咽状2～3秒，完成吞咽，再放松呼气。此手法可帮助喉上抬，以帮助完成吞咽动作。

3. 直接摄食训练　是经过基础训练后，对意识状态清醒、全身状态稳定、能产生吞咽反射、少量吸入或误咽能通过随意咳嗽咳出的患者进行的摄食训练，包括进食环境、进食体位、食物入口位置、食物性质（质地、量、温度、味道等）、一口量等。

（1）进食环境：选择整洁、安静的环境，以利于患者进食时注意力集中。

（2）进食体位：选择既有代偿作用且又安全的体位。可取坐位或半卧位，头部前屈，偏瘫患者给予枕垫支撑，喂食者位于患者健侧，这样可使食物不易从口中漏出、有利于食团向舌根运送，还可以降低鼻腔反流及误吸的危险。要避免取仰卧位，因仰卧时颈部易呈后伸位，使引起与吞咽活动有关的颈椎前部肌肉紧张、喉上抬困难、气道相对较开放，容易发生误咽。临床实践中患者进食的体位应因人、因病情予以调整。

（3）食物入口位置：进食/喂食时将食物置于健侧舌后部或健侧颊部更有利于食物的吞咽。

（4）一口量：正常人最适于吞咽的一次入口量为20ml，进食训练时，一口量过少不利于引起吞咽启动，一口量过多不利于吞咽或增加食物残留，增加误吸风险。可先以少量试之（3～4ml），而后酌情增加到5ml、10ml。一般建议一口量：流质食物1～20ml，果冻状食物5～7ml，糊状食物3～5ml，肉团状食物2ml，具体是患者情况调整。

（5）进食速度：吞咽障碍患者进食速度较常人缓慢，每餐进食时间控制在45分钟左右为宜。进食时注意前一口吞咽完成后再进食下一口，避免两次食物重叠入口的现象。

（6）食物的形态选择：根据评估结果，本着先易后难的原则来选择食物。容易吞咽的食物特点如下。①柔软、密度及性状均一。②黏性适当、不易松散。③易于咀嚼，通过咽和食管时易变形。④不易在黏膜上滞留等。此外，食物选择时还应视患者的具体情况而定，结合其饮食习惯，兼顾食物的色、香、味、温度、营养等。

（7）培养良好的进食习惯：养成定时、定量、定速的饮食习惯。根据患者的个体需要，必要时分餐进食。根据患者的功能状况选择适合的餐具，如缺口杯、容量5～10ml且边缘钝厚匙柄较长的匙子、边缘倾斜的盘子等。必要时对餐具进行适宜改造。

（8）头部姿势：通过调整头部姿势改变吞咽时食物通过的路径，使吞咽变得安全。包括低头吞咽、转头吞咽、仰头吞咽等。

1）低头吞咽：下巴尽量与胸骨柄接触的姿势吞咽，缩小气管入口，使咽后壁后移，让食物尽量离开气管入口处。同时使会厌谷的空间扩大并让会厌向后移位，避免食物溢漏入喉前庭。适用于气道保护功能欠缺的患者

2）转头吞咽：让患者分别向左、右侧转头同时做吞咽，可清除梨状隐窝残留物。适用于单侧咽功能减弱的患者。

3）仰头吞咽：颈部后屈仰头，能使口咽的解剖位置变宽，会厌谷变狭窄。使食团易于进入口腔咽，会厌谷减少残留食物。适用于因口、舌功能缺损导致口腔期运送慢的患者。如配合点头吞咽（颈部尽量前屈），同时作用力吞咽动作，可帮助舌运动不足及会厌谷残留患者去除咽的残留食物。但不适用于气道保护功能欠缺或咽食管段功能障碍患者。

4）空吞咽与多次吞咽：每次进食吞咽后，反复做几次空吞咽，利用重力作用消除咽残留物。可每次进食吞咽后喝1～2ml的水，有利于刺激诱发吞咽反射。

4. 口腔卫生保持　口腔是呼吸和消化道的共同通道，口腔清洁和黏膜完整是重要的健康要素。特别是吞咽障碍患者，因吞咽、咳嗽反射障碍、食物残渣和唾液等的清理能力下降，更容易导致误吸。因此，在临床护理工作中，针对吞咽障碍患者，应根据疾病和治疗护理需求选择适宜的口腔护理方法、工具和频次，从而达到预防口腔和肺部感染及再次误吸等并发症。常见的口腔护理方法包括含漱法、口腔冲洗法、机械性擦洗法、刷牙法、负压冲洗式刷牙法、咀嚼法。

5. 心理护理　不同症状的吞咽障碍患者常表现出不同的心理问题。常见的吞咽障碍患者心理问题表现为焦虑、恐惧、悲观、自卑、依赖等。护理人员和家人应根据患者的具体问题，采取不同的心理护理干预措施。

（1）与患者建立良好关系：对其表达理解和同感，使患者感到自己是被理解和接纳的，从而建立良好的医患关系。纠正认知偏差，提供矫正方法。

（2）加强饮食护理，减轻焦虑情绪：根据患者吞咽障碍的程度，给予高蛋白、高维生素、高热量、低脂肪的软食、半流质或流质，同时为患者创造洁净的进食环境，给予充足的时间，并根据患者嗜好调整食物品种。

（3）加强护理沟通，减少患者恐惧心理：护理人员细心观察患者病情变化，了解其需求，及时反馈各项检查结果，激发患者治疗的信心，减轻恐惧。

（4）寻找支持系统，消除悲观心理：除医务人员外，家庭、社会对患者的预后有着重要影响作用，尤其是老年人、病程长等类型患者。

（5）重视家庭康复指导，削弱依赖心理：向家属说明恢复其自理能力训练的重要性，并有计划指导患者做力所能及的日常活动，使其尽早恢复日常生活。

6. 健康教育　根据吞咽障碍患者病情特点及照顾者对误吸的认知情况，制定健康教育方案，对患者或照顾者进行教育指导。

（1）误吸的预防教育：告知患者及家属误吸的危险性及主要表现，可能导致发生误吸的行为动作，进食及喂食需观察的事项。

1）对饮水有呛咳的患者：指导避免进食汤类流质，可将食物做成糊状。食团大小要适宜，进食速度不宜过快过急。进食后不能立刻平卧休息，需保持坐位或半卧位30分钟以上，避免胃内容物反流引起误吸。

2）咳嗽、咳痰多和气急的患者：进食前要鼓励患者充分咳嗽、咳痰，避免进食中咳嗽，进食后不能立刻做刺激咽喉部的动作，如刷牙、口腔护理等。进食时应将义齿戴上。

（2）误吸患者的紧急处理教育：患者居家发生误吸应立即拨打"120"急救电话，就近治疗。同时患者或家属开展现场急救。

（3）出院指导：在患者出院前加强对照顾者的居家吞咽障碍指导，使患者在家中仍可得到延续护理。

 知识拓展

食物流变特性分级与食物质地选择

一、食物流变特性分级

2013年国际吞咽障碍者膳食标准化委员会统一的饮食等级与标准化术语《食品流变特性分级标准》见表3-3。

表3-3　食物流变特性分级标准

食物	等级	标准
液体食物	0级（稀薄液体）	剩余液体＜1ml
	1级（微稠型液体）	1ml≤剩余液体＜4ml
	2级（中稠型液体）	4ml≤剩余液体＜8ml
液体/固体食物	3级（高稠型液体）	8ml≤剩余液体＜10ml
	4级（极稠型液体）	剩余液体10ml
固体食物	5级	细碎型固体
	6级	软质食品
	7级	常规食品

注：液体黏度的测量方法是10ml注射器内注入10ml待测液体，垂直向下，10秒后记录剩余液体量，根据剩余液体量来划分液体等级。3、4级是固液重合等级。

二、食物质地选择

不同类型吞咽障碍与食物质地的选择见表3-4。

表3-4　不同类型吞咽障碍与食物质地的选择

吞咽障碍情况	适宜食物质地	避免进食食物质地
舌运动受限	先半流质再流质	糊状食物
舌协调性不足	半流质	糊状食物
舌力量不足	流质	大量糊状食物
咽期吞咽延迟	半流质	流质
呼吸道闭合不全	糊状食物	流质
喉上抬不足/环咽肌功能紊乱	流质	浓稠和高黏性食物
咽壁收缩不足	流质	浓稠和高黏性食物
舌根部后缩不足	流质	高黏性食物

第四节 康 复 工 程

一、概述

（一）定义

作为一种跨足于医疗和科技领域的融合科学，康复工程（rehabilitation engineering，RE）是康复医学与工程技术的结合体。借助包括机械学、电子学及电脑科学的多种工程技能，其致力于防止、评价、强化、替换或是恢复身体机能受损的人的功能。这种技术正在朝着智能化的网络化趋势迈进，并已逐渐演变为支持老年人口和社会大众健康的新型交融领域。在康复医学体系内，康复工程的重要性无可取代，对那些无法自我修复的长期功能损伤患者来说，它是唯一的选择。这是一种能够充分挖掘这些患者的潜在能力，从而协助他们完成全方位康复的技术。

（二）目的与任务

1. **康复工程的目标** 是充分利用现代科技手段，解决人类因为意外事故、先天性缺陷、疾病、战争及身体衰老等原因导致的功能障碍，让功能受损者能够最大程度地恢复或补偿其原有的功能，达到最大限度的自我照顾，甚至回归社会。

2. **康复工程的任务** 利用所有先进科技与工程技术来探究“健康”与“疾病”之间“分野”，获取病患自身仍存在的功能操控数据，构建出“患者－设备－社区及物理环境体系”连接器，向患者提供所需器械和条件，让他们能够像正常人一样完成各种活动。

二、康复工程产品分类

康复工程产品是指能够协助功能障碍者恢复自主生活、学习、职业、重返社会及参与社会活动的技能，这些特殊产品的开发、设计、制造或改良都是由此完成的。

康复工程产品可以分为五大类。

1. **康复评估工具** ①运动能力测试设备：肌肉力量检测器、步态分析仪和平衡度测试机等。②心肺功效测定设备，包括心肺功能计算机和运动平板等。③电生理测验设备，如针刺肌电图仪、诱发电位仪和表面肌电图仪等。

2. **康复治疗与训练设备** ①各种物理因素（如电流、光线、磁场、热敷、超音波）来实施的治疗仪器。②用于增强肌肉力量和提高身体灵活度的运动工具。③可以保持或提升身体的稳定性和协调能力的产品。

3. **预防康复和健康保健工具** ①预防康复工具，包括跑步机、健身车、扭腰器等。②健康保健设备，包括按摩器、热敷袋、拔罐器、家用理疗设备等。

4. **一般需要手术植入患者体内才能发挥作用的康复工程产品** 内置式假体，如人工关节、人工耳蜗、植入式仿生眼、骨植入式假肢、植入式人工喉、种植牙等。

5. **辅助器具** 这个词是一种特定的用语，也被称为“辅具”，指的是那些能够防止、弥补、监控、缓解或者抵消伤害、行动限制及参与障碍的产品（无论是专门制造还是一般获取），这些产品可能包含器械、设备、工具、科技或软件等元素。这种类型的辅助用品种类繁多且命名复杂，为了实施规范化的管理，国际标准化机构（international standard organization，ISO）发布了关于辅助器具分类的标准，并且已经经过数次修改。

三、常用康复工程产品

（一）假肢

1. 定义　是通过应用科技工具与技巧来制造并安装于身体上以替代受损或者丧失的部分器官的产品，也被称为"义肢"。它们的主要目标是为了协助那些因为各种疾病、交通意外、职业伤害或是体育损伤导致肢体损失的人群重新找回生活上的独立性和工作的可能性。这些产品适用于患有各类疾病的截肢人群。

2. 假肢分类　首先是根据截肢位置进行分类，包括上肢和下肢；其次，我们可以依据其构造特征将其分为壳式和骨骼式两种类型；再者，我们也可以通过确定装配时间来区分短期使用与长期使用的假肢；此外，还可以从主要功能角度出发，划分工作用的和体育锻炼型的两类；最后，还可基于动力来源不同而区分为自有力量驱动的、外部力量驱动的及两者共同作用的三种形式。同时，我们也应注意到，对于假肢来说，还有一种方式就是以部件化的程度作为标准，从而进一步细分出组件式的和非组件式的两大类别。

3. 假肢的制作材料　主要用于制作假肢的材料包括金属、木头、皮革、弹性橡胶、织物和塑料等。

（1）常见的金属材质：如不锈钢及其衍生品（例如铝合金与钛合金）等。这些物质都具备优良的物理特性，比如强大的力学稳定度、坚固程度且抗磨损能力强劲，因此常被用作制造仿真器部件及其相关组装部分。然而，尽管使用了不锈钢制成的模拟器的尺寸相对较大且较为经济实惠，但是其质量却偏高；而采用铝合金或其他类似元素所构成的产品则相反地拥有更小的外形并且更加廉价，不过也相应增加了自身的体重量级；至于那些由纯净无瑕的钛合成出来的产品虽然能够保持较低的外观大小，同时保证优秀的力量表现力和持久的使用寿命，可是售价往往会比前两者要来得更为高端一些。

（2）木材：主要用于制作下肢接受腔、膝踝关节的连接件和假肢配件，其特点是重量轻，容易刻划。

（3）皮革：可以分为表面、内部和带状三种类型。传统的假肢，如腿部接受腔、大腿皮肤的颜色、腿部形态及假脚等都是用这些材料制作而成的。在现代假肢中，主要使用皮革来生产小腿假肢的大腿围边、环绕带子、腰吊带、软接受腔的衬垫等。

（4）弹性橡胶：它是由从某种特定的植物提取出的无固定形态的物质，经过添加如硫磺、过氧化物、催化剂等多种成分，并通过模塑与硫化的过程制成的天然橡胶产品，常被应用到制作仿真足及活动范围较大的踝关节部分。其优点为价格低廉且使用寿命长，然而缺点在于体积较大。至于合成橡胶，是处于橡胶和塑料之间的中间态材料，通常会被运用到生产人工腿部的弹性和关节铰链的部分，优势是在减轻质量的同时保证了耐磨损和抗拉伸的能力。

（5）织物：第一种是白色的尼龙条带，常被用作制作手臂假肢悬挂系统的材料；第二种则是常见的尼龙搭扣，常应用于假肢接收器悬浮系统中连接的部分；第三种就是由各种类型的纤维制成的纺织品，例如棉花、腈纶、涤纶和玻璃纤维等，这些纤维可以编制出类似袜子的形状，并用来生产假肢接收器的部件；第四种是具备弹力的纺织品，比如聚氨酯弹性纺织品，这类材质经常用来制作小型或大型假肢的可伸缩式悬挂设备；最后一种是作为假肢外部装饰用的外衣，这种服装往往选择的是较轻且颜色相近的尼龙丝袜子。如果在外部衣服的表面再涂上一层弹性的聚氨酯树脂，那么其防水的性能将会得到提升。

（6）塑料：常使用的材质包括以下几种。首先，是不含任何添加物的纯净度高的丙烯酸类物质；其次，就是我们常见的低成本的不饱和聚酯类型的人工骨骼原料；第三种是广泛应用于医疗器械领域的PVAlpha-Polymer，简称PA；最后一种则是由高分子量的高密度聚乙烯构成的一种新型人造器官基质——高密度聚乙烯聚合材料（HDPE Polymeric Material）。

（二）矫形器

1. 定义　矫形器是一种安装在人体四肢、躯干等部位的外部器具，旨在预防或矫正四肢、躯干的畸形，治疗骨关节和神经肌肉疾病，并弥补其功能损失。

2. 矫形器分类　按照安装位置，可以将矫形器分为上肢矫正器、下肢矫正器和脊柱矫正器三大类别。

（1）上肢矫形器：①肩肘腕手矫形器。②肘腕手矫形器。③腕手矫形器。④手矫形器。

（2）下肢矫形器：①髋膝踝足矫形器。②膝矫形器。③膝踝足矫形器。④踝足矫形器。⑤足矫形器。

（3）脊柱矫正器：①颈部矫正器。②胸部和腰部的矫正器。③腰部和骶部的矫正器。

3. 治疗作用

（1）能够快速为骨折提供优质的外部固定，以便进行辅助治疗和手术。这种外部固定方法能够迅速地将骨折稳定下来，有利于缓解疼痛、降低失血量，并且方便移动患者做必要的检查或者立即进行手术，以控制可能威胁患者生命的相关伤害。

（2）可在骨折复位固定时方便观察和处理伤口，不会造成干扰。在伤口感染得到控制后，可以考虑进行开放性自体松质移植治疗骨折缺损的患者。

（3）矫形器能够根据骨折愈合的情况进行灵活调整，用于外固定时具有可调性。

（4）当前的外固定技术对于骨折的扭转力具有灵敏性，可以依据骨折的种类在断端间轴施加压力或进行横向的固定，以保持受伤肢体的长度。

（5）可以在骨折发生前就进行上下关节的活动，这样能减少压力遮挡，有助于骨折的愈合。

4. 矫形器应用

（1）装配前的检查与评估：在医生的引领下，通过康复治疗小组对患者进行全面评估，依据评估结果和其他临床辅助检查数据，确定矫形器的治疗目标和策略。

（2）制定矫形器处方：矫形器处方是医生执行矫形器疗法的具体步骤，同时也为矫形师在制作过程中遵循医嘱提供了依据。为确保矫形器的医疗质量和治疗效果，我们需要根据整个治疗计划原则来决定矫形器的种类、材料、制造周期及制作要求等各项事宜。

（3）矫形器使用：在患者使用后，应对他们进行合适的恢复训练。治疗师需要引导患者正确地运用矫形器，通过矫形器的功能来帮助患者的肢体恢复健康，或者提升到更高的水平，避免长期佩戴矫形器带来的负面影响。

（三）轮椅

1. 定义　轮椅是一种配备有轮子并具有座位的设备，主要是为了方便那些因身体缺陷或行动不便的人们出行而设计的。作为一种常见的交通方式，同时也可以作为一个重要的移动支持装置，其核心目的是通过轮椅的使用来协助残障人士的康复过程，让他们可以完成一些日常生活的任务并且融入社交活动中去。这有助于提升他们的自主能力，拓宽他们的生活空间。如果正确地利用轮椅，不仅可以节省大量的能量，还能增强步行能力和降低家庭成员的支持需求，这对工作和生活质量都有积极的影响。

2. 分类

（1）按驱动方式：手动轮椅、电动轮椅。

（2）按轮椅结构：折叠式轮椅、固定式轮椅。

（3）按使用对象：成人轮椅、儿童轮椅、婴幼儿轮椅。

（4）按主要用途：标准型、半身瘫痪型、截肢型和竞赛型。

3. 轮椅应用　在选择适合的轮椅时，需要考虑多方面因素，包括但不限于使用者的残疾程度、功能障碍程度、年龄、健康状况、体形大小，以及生活方式、生活习惯、居住和工作环境、经济状况、轮椅资源等。

（四）助行器

1. 定义　辅助行走的器械，其作用为支撑体重、保持站立平衡、辅助行走，从而实现补偿和改善行走的能力。

2. 分类

（1）助行杖：直立手杖、减力手杖、四足手杖、三足手杖、腋拐、矫形拐、前臂拐等。

（2）助行装置：固定式、互动式、平行式、推进式、双轮助行架和三轮助行架等。

3. 助行器应用　选择助行器的时候，需要综合考虑其结构特性、使用者情况及所处环境等多方面因素。

（1）助行器的结构特点

1）稳定性：从最稳定到最不稳定的顺序为助行架、腋拐、前臂拐、手杖。

2）移动性：在助行器的运动性及保证左右双腿正常交替活动方面，其优先顺序是手杖→前臂拐→腋拐→助行架。

（2）使用者状况

1）对于身体状况不佳、平衡能力欠佳的使用者，选择助行架是更好的选择；而对于单侧承重能力较弱且手腕力量不足的人群，选择单侧腋拐或前臂拐是更合适的。

2）在疾病初期或手术后的早期阶段，使用助行架是一个不错的选择，这样可以帮助我们进行早期的站立和行走训练。随着疾病状况的改善和稳定性的提高，我们应该逐步转向腋下拐或前臂拐。

（3）使用环境

1）多脚拐杖、H型拐杖和助行架适用于平地。

2）对于平坦的地面，单足手杖、腋拐和前臂拐也是适用的。

3）助行架适用于较大空间。

4）单手扶手适用于狭窄的空间、上下车或走楼梯等场合。

5）适合长距离步行或户外活动的是手杖椅和助行车。

6）助行椅适合体弱者在室内进行活动。

 知识拓展

内置假体的前沿

内置假体指的是植入人体内部的医疗设备，用于替代损伤或失效的器官或组织。最新的研究集中在生物兼容材料和智能假体上。这些材料不仅能够促进组织的生长和愈合，还能减少身体的排斥反应。智能假体，如智能心脏瓣膜和电子眼假体，能够模拟自然器官的功能，甚至在某些情况下超越自然功能，其通过内置传感器和微型电子设备来监测患者的健康状况，并根据需要自动调整其功能。

第五节　中医康复治疗

一、概述

中医学最早使用"康复"一词可见于《黄帝内经》。在《尔雅》中解释为"康，安也"，"复，返也"，即康复为恢复平安或健康之意。自20世纪80年代，中医将历代医籍中的传统康复医学理论、技术和治疗方法进行总结归纳，并出现了中医康复学学科。

中医康复，是指以中医学理论为依据，以中医治疗方法为手段，对先天或后天各种因素造成的机体功能衰退或障碍进行恢复，以提升或改善病残者的生活质量。

二、适用人群

中医康复的基本理论以中医整体观念和辨证论治为指导，其基础包括精气学说、阴阳五行学说、藏香经络学说、病因病机学说等。中医康复治疗方法十分丰富，适用于各种需要康复治疗的人群，在帮助人们缓解疼痛、促进组织修复、提高身体功能、预防并发症等方面具有重要意义。在临床应用上主要包括以下四类人群。

1. 运动损伤患者　如肌肉拉伤、韧带损伤、腰椎间盘突出等患者。
2. 部分慢性病患者　如类风湿关节炎等患者。
3. 康复期患者　如脑卒中后遗症、脊髓损伤导致截瘫等患者。
4. 年老体弱者　机体器官功能衰退的老年人。

三、常用中医康复治疗技术

中医康复治疗技术是中医康复学的重要组成部分，主要包括针刺法、灸法、推拿法、拔罐法及传统运动疗法等。

（一）针刺法

针刺法，又称针法、刺法，是在中医基本理论指导下，利用金属制成的各种不同形状、型号的针具，采用手法，刺激人体腧穴的一种操作技术。针刺法具有疏通经络、扶正祛邪、调和阴阳的功效。临床上常用的针刺法包括毫针刺法、火针刺法、电针刺法、三棱针刺法、皮内针刺法、水针刺法等等。

1. 毫针刺法

（1）定义：毫针，又称微针、小针，因其针体微细，针尖锋利，常用于内、外、妇、儿等各科病症，尤其对痛症效果显著且迅速，是各种针刺法的基础。

（2）方法：临床上操作步骤包括进针、运针及出/起针三步。其中进针角度包括平刺、斜刺及直刺三种；运针时间为20～30分钟；出针后应检查针数，避免遗漏。

（3）注意事项：①患者在过于饥饿、疲劳、精神过度紧张时，不宜进行针刺。②皮肤有感染、溃疡、瘢痕或肿瘤的部位，不宜针刺。③患有出血性疾病，常有自发性出血或损伤后出血不止者，不宜针刺。④孕妇的少腹部、腰骶部、会阴部及针刺后会产生较强针感或对胎孕反应敏感的腧穴（如三阴交、合谷、风池、血海等）不宜针刺；妇女月经期非病情需要不宜针刺。⑤小儿囟门未闭合时，头顶部腧穴不宜针刺。⑥尿潴留患者在针刺小腹腧穴时，应注意针刺方向、角度及深度，避免误伤膀胱。

（4）紧急情况的处理及预防

1）晕针：指患者在针刺或留针过程中突然出现心悸、气短、面色苍白、出冷汗，甚至晕厥的现象。①处理方法：立即停止针刺，将针全部起出。将患者平卧，注意保暖。轻者仰卧片刻，饮用温开水后可恢复正常；重者可刺人中、素髎、内关、足三里等穴即可恢复；若仍不省人事则配合其他急救措施。②预防措施：晕针应注重预防。对于初次针刺或精神紧张、身体虚弱的患者，应做好沟通解释工作，采用舒适体位，选穴宜少，手法宜轻。若患者处于饥渴、疲劳状态时，应进食水及休息后再进行针刺。针刺过程中应观察患者状态，询问其感觉，一旦有晕针先兆，及时处理。

2）滞针：指在行针时或留针后，操作者感到针下涩滞，提插、捻转、出针均感到困难且患者感到痛剧的现象。①处理方法：患者精神紧张、局部肌肉过度收缩时，可进行精神抚慰，适当延长留针时间，或在滞针腧穴附近进行循按或扣弹针柄，甚至在附近再刺一针，以宣散气血，缓解肌肉紧张。如因单向捻转所致者，可反向将针捻回并用刮柄、弹柄法将缠绕的肌纤维回释，从而消除滞针。②预防措施：精神紧张者，应在针刺前做好解释工作。针刺时应避免单向捻转，注意与提插法配合。

3）弯针：指进针时或将针刺入腧穴后，针身在体内形成弯曲的现象。①处理方法，出现弯针后，不得再进行提插、捻转等手法。轻微弯曲的针，可将针慢慢起出；角度过大时，应顺着弯曲方向起出。如因患者改变体位所致，应使患者慢慢恢复至原来体位，局部肌肉放松后再缓缓起针，严禁强行起针，以免发生断针。②预防措施，进针手法熟练，避免过快过猛。针刺前患者体位舒适，留针过程中避免更换体位，针柄不得受外物撞击及压迫。

4）断针：又称折针，指针身折断在人体内的现象。①处理方法，嘱患者切勿更换体位，若有残端针身暴露于体外，可用手指或镊子将针起出；若断端与皮肤相平或稍凹陷于体内，可用左手拇指和示指垂直皮肤向下挤压针孔两旁，使断针暴露，右手持镊子将针取出；若断针完全深入皮下或肌肉深层时，应在X线下定位，实施手术将针取出。②预防措施，针刺前应仔细检查针具，避免过猛、过强行针。在行针或留针过程中，嘱患者不要随意更换体位。针刺时不得将针身全部刺入腧穴，如发生弯针应立即取出，对于滞针应及时处理，不得强行硬拔。

5）血肿：指针刺部位出现皮下出血而引起肿痛的现象。①处理方法，微量皮下出血或局部小块青紫一般无需处理。若肿痛较剧烈或青紫面积较大且影响活动功能时，可先冷敷止血再热敷或局部轻揉按，以促瘀血消散吸收。②预防措施，避开血管针刺，出针时立即用无菌棉球或棉签按压针孔。

2. 火针刺法

（1）定义：火针，又称燔针、焠针等，指使用烧红的针具，按一定刺法迅速刺入人体选定部位，达到祛除疾病的目的。

（2）主要功效：火针具有温经散寒、通经活络的功效，特别对虚寒痛肿等症有很好的治疗效果。

（3）分类：火针针体的粗细、长短是控制刺激量的主要手段，需根据不同病证辨证治疗，临床常分为平头火针、三头火针、三棱火针、单头火针等。火针刺法按针刺方法分类，可分为点刺法、密刺法、围刺法、散刺法和刺络法。按出针快慢分类可分为快针法和慢针法。

（4）注意事项：①施术时应注意安全使用火源，防止烧伤或火灾等事故发生。②针刺要避开动脉及神经干，勿损伤内脏和重要器官。③孕妇、产妇及婴幼儿慎用。④糖尿病患者、瘢痕体质或过敏体质者慎用。⑤精神过于紧张、饥饿、疲劳的患者不宜用。⑥施术后，操作者应向患者说明术后针刺部位的维护事项，如针孔24小时内应保持局部清洁，不宜沾水，忌用手抓，若非需要不宜用油、膏类药物涂抹；针孔局部若出现微红、灼热、轻度疼痛、瘙痒等症状属正常现象，可继续观察；如以上症状长时间未缓解，应及时告知医生并处理。

3. 电针刺法

（1）定义：指针刺获得针感后，在针柄上通以微量电流以加强刺激，利用针和电两种刺激结合，从而达到治疗目的的一种方法。电针仪见图3-5。

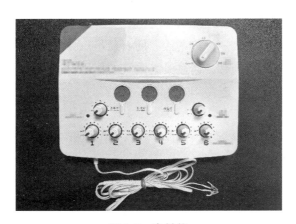

图3-5　电针仪

（2）适应证：临床上常用于神经症、脑卒中后遗症、神经损伤、反应性精神病等，以及某些疼痛病症的康复治疗。

（3）注意事项：①使用前应检查电针仪是否正常，以免漏电发生意外。②调节电流量时从小到大，电流强度以患者耐受为限。③心脏病患者忌电流回路通过心脏。

4. 三棱针刺法

（1）定义：三棱针，又称刺络、放血疗法等，古称峰针。三棱针刺法指通过三棱针刺络放血，达到通经活络、开窍泄热、消肿止痛目的的一种针刺方法。

（2）适应证：适用于痛症及实热证者，如急性腰扭伤、痹症等。

（3）注意事项：①使用一次性针具，注意无菌操作，避免感染。②针刺时手法宜轻，勿刺伤深部动脉。③体弱、贫血、孕妇及有出血倾向者禁用。

5. 皮内针刺法

（1）定义：皮内针刺法又称埋针、揿针，指将特定针具刺入皮内，做较长时间留针，作用于局部弱而长的持续刺激，达到调整经络脏腑功能、防治疾病的一种治疗方法。

（2）适应证：适用于慢性顽固性疾病和经常发作的疼痛性疾病，如头痛、肩痹、胃痛、高血压、哮喘等。

（3）注意事项：①埋针时严格遵循无菌操作原则。②关节附近和胸腹部不宜埋针。③埋针后，如患者感觉疼痛或妨碍肢体活动时，应将针取出，选穴重埋。④埋针期间，针孔处保持清洁、干燥，埋针时间勿过长，以防感染。

6. 水针刺法

（1）定义：水针刺法又称穴位注射，是将中西药物或组织液等液体注入穴位或部位以防治疾病的一种方法。可将药物、穴位、针刺三种功效结合一体，发挥综合作用，提高对疾病的疗效。

（2）适应证：适用于体表各部位的疼痛，某些炎症和感染及其他原因引起的功能障碍，如急性腰扭伤、胃痛等疾病。

（3）注意事项：①严格无菌操作。②注意药物的性能、药理作用、不良反应、剂量、有效期、配伍禁忌、过敏反应等。③药液不可注入血管、关节腔、脊髓腔、胸腔内，以免造成不良后果。④防止晕针、弯针、滞针等情况的发生。

（二）灸法

灸法是我国古代治病三法之一，与汤液、砭石鼎足三分，是中医学的坚实基础。灸法指借灸火的热力给人体以温热性刺激，通过经络腧穴的作用，达到温经通络、活血行气、散寒祛湿等目的的一种治疗方法，广泛应用于内、外、妇、儿、五官、皮肤等各科疾病。施灸的原料有很多，但多以艾为主。

1. 常用灸法   根据灸法是否需要借助火的热力作用可分为火热灸法和非火热灸法（图3-6）。由于艾灸火力温和，温热感能渗透到组织深部，对虚寒证疗效较好。

（1）艾条灸法：是将艾条点燃后在施灸部位进行熏灸的方法。艾条（图3-7）可分为普通艾条和加药艾条两种。

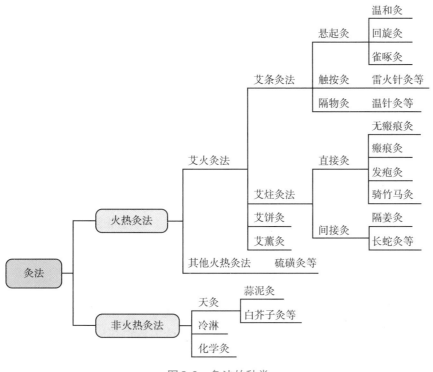

图3-6 灸法的种类

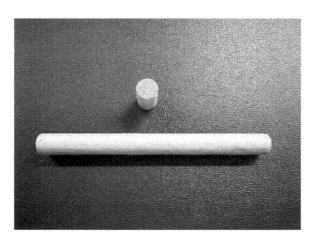

图3-7 艾条

1）悬起灸：是将点燃的艾条悬于施灸部位之上的一种灸法。一般灸火距皮肤约3cm，灸5～10分钟，可使皮肤有温热感的同时又不至于烧伤皮肤，其操作方法包括温和灸、回旋灸和雀啄灸三种。

2）触按灸：是将加药艾条点燃后，在穴位上垫上布或纸，趁热按到穴位上，使热气透达深部的一种灸法。

3）隔物灸：是将艾条点燃后在所灸部位上面悬起，于施灸穴位上覆盖某种物品而施灸的一种方法。常用的有胡桃壳灸和温针灸。

（2）艾炷灸法：用艾绒制成的圆锥形小体，称为艾炷。将艾炷直接或间接置于穴位施灸的方法，称为艾炷灸法。每燃烧1枚艾炷，即为1壮。临床根据疾病的性质、病情的轻重和体质的强弱决定施灸的壮数。其操作方式分为直接灸和间接灸两类。

2. 禁忌证

（1）从病情方面：阴虚阳亢及邪热内炽者不宜或慎用灸法，如咯血吐血、中风闭证、高热神昏、抽风或极度衰竭呈恶病质状态之人。

（2）从部位方面：面部穴位、重要脏器部位、大血管处、乳头等处不宜直接灸，关节活动处不宜瘢痕灸，孕妇少腹部及腰骶部不宜施灸。

3. 注意事项

（1）施灸顺序，临床上一般先上后下，先阳后阴，先腰背后胸腹，先头身后四肢，壮数先少后多，艾炷先小后大。

（2）艾灸时应防止艾灰脱落，烧伤皮肤或点燃衣物。

（3）灸后局部出现微红灼热属正常现象，无须处理，如局部出现水疱，小水疱可自然吸收，大水疱可消毒后用注射器抽出水疱内液体，并以消毒纱布覆盖，防止感染。

（三）推拿法

推拿法，又称穴位按摩法，古称按摩、按跷、乔摩等，是在中医基础理论和现代解剖学指导下，应用推拿手法或借助一定的器具，刺激患者体表特定部位或穴位，以防治疾病和强身健体的一种外治方法。推拿法具有疏通经络、行气活血、理筋整复、滑利关节、调整脏腑功能、增强抗病能力等作用，在临床上常用于内、外、妇、儿、骨伤等各科病症。其治疗原则为：整体观念，辨证施术；标本同治，缓急兼顾；以动为主，动静结合。

1. 基本手法

（1）摆动类手法：包括揉法、㨰法。

（2）摩擦类手法：包括摩法、擦法、抹法、搓法和推法。

（3）挤压类手法：包括按法、捏法、拿法。

（4）振动类手法：包括抖法、振法。

（5）叩击类手法：包括拍法、击法。

（6）运动关节类手法：包括摇法、屈伸法、拔伸法、扳法。

（7）小儿推拿手法：小儿推拿康复中常用的基本手法有"小儿推拿八法"，即按、摩、掐、揉、推、运、搓、摇，以及捏法、拿法、捻法、擦法、抖法、振法、捣法、刮法等，与成人推拿手法不同的是，需根据患儿的情况对手法的刺激强度、节律、频率等进行调整。

2. 禁忌证

（1）各种急性传染性、感染性疾病，恶性肿瘤，诊断不明确的急性脊椎损伤或伴有脊髓损伤症状的患者，结核病及化脓性疾病所引起的运动器官病证禁用。

（2）有血液病或出血倾向的患者应慎用手法。脑出血患者，应在出血后2周再进行手法治疗。

（3）手法部位有皮肤破损、皮肤病等，患处暂不行手法治疗，月经期、妊娠期妇女的腹部及腰骶部不宜使用推拿手法。

（4）严重心、脑、肺、肾等器质性疾患，禁止单独使用推拿手法。

（5）剧烈运动后、饥饿及极度劳累时，体质极度虚弱的患者，不宜立即做手法治疗。

3. 注意事项

（1）推拿顺序：推拿肢体时，应由远端开始，逐渐向近端移动；推拿躯干部位，一般由症状部位的外周开始，逐渐移向患处。

（2）推拿强度：应从轻缓柔和开始，逐渐增加力度，持续一段时间后再减轻力度。

（四）拔罐法

古称吸桶法、角法，是一种以罐为工具，借助热力排出其中空气形成负压，使罐吸附于施术部位，造成局部充血或瘀血现象，以治疗疾病的一种方法。拔罐法具有温经通络、除湿散寒、消肿止痛、拔毒排脓等作用，多用于疼痛性疾患及风湿痹痛等病证，如颈椎病、肩周炎、急性腰扭伤、类风湿性关节炎等。

1. 罐体种类及常用拔罐法

（1）罐体种类：临床上罐体材料有很多种，除传统的玻璃罐外，还包括竹罐、陶罐、塑料抽气罐、多功能罐等。其中多功能罐是一种现代新型罐具，即在传统罐体基础上加以辅料，如艾灸、刺血器、电热元件，从而形成灸罐、刺血罐及电热罐。

（2）拔罐法：包括单罐法、多罐法、留罐法、闪罐法、走罐法、刺络拔罐法、药罐法等，常根据病情需要及病变部位选用。

2. 禁忌证

（1）病症禁忌：急重症、慢性全身虚弱性疾病、接触性传染病、出血性疾病者，严重心脏疾患、急性外伤骨折、严重水肿者，精神疾患无法配合者。

（2）部位禁忌：皮肤过敏、传染性皮肤病、皮肤破溃或肿瘤，孕妇腹部及腰骶部，心尖区、体表大动脉搏动处及静脉曲张处。

3. 注意事项

（1）冬季拔罐要注意保暖。

（2）拔罐前应检查罐口周围是否光滑，罐体有无裂痕，根据部位不同，选择罐口大小。

（3）拔罐时动作要快、稳、准，起罐时切勿强拉，用火罐时应注意勿造成灼伤或烫伤。

（五）传统运动疗法

传统运动疗法，又称传统体育疗法，指通过练意、练息、练形，运用肢体运动、呼吸、意念等手段，以调养精、气、神，进而促使身心康复的方法。

传统运动疗法的思想源自中国古代的"导引"，在中医理论的基础上，我国形成了以传统体育为运动形式，把养生保健和治疗疾病融合到一起的传统运动疗法。主要传统体育项目疗法包括八段锦（图3-8）、五禽戏、易筋经、六字诀和太极拳、少林内功等，也是我国古代体育的宝贵遗产。

传统运动疗法是一种基于中国传统文化的独特治疗方法，它以运动为主要手段，旨在改善身体、心理和精神方面的障碍，通过内心及身体的锻炼，有目的地自我调节，从而达到防病治病、增强体质、延缓衰老的目的，在预防医学、康复医学等领域中发挥着重要作用，如对中风后偏瘫患者，通过特定的传统运动疗法训练可以改善肢体功能，促进神经再生和重塑，提高患者生活质量。

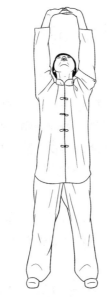

第一式　两手托天理三焦

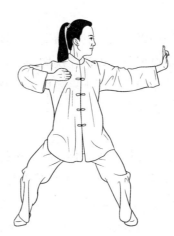

第二式　左右弯弓似射雕

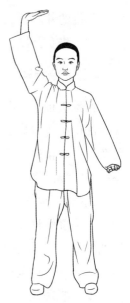

第三式　调理脾胃须单举

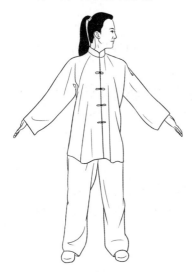

第四式　五劳七伤往后瞧

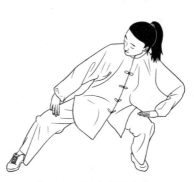

第五式　摇头摆尾去心火

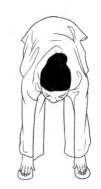

第六式　两手攀足固肾腰

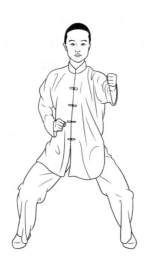

第七式　攒拳怒目增气力

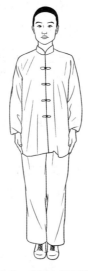

第八式　背后七颠百病消

图3-8　八段锦

知识拓展

国之瑰宝——中医康复

习近平总书记指出:"中医药学包含着中华民族几千年的健康养生理念及其实践经验,是中华文明的一个瑰宝,凝聚着中国人民和中华民族的博大智慧。"中医康复学的思维和理论始终贯穿于中医药学的发展过程中,其基本理论体系源于《黄帝内经》。近年来,我国学者不断溯源探究,将中医外治方法广泛应用于临床,除本节介绍的中医治疗技术外,还有耳穴疗法、穴位贴敷、中药封包、中药熏洗、热熨疗法、刮痧法等,均有很好的疗效。

本章小结

思考题

1. 常用的运动治疗有哪些?运动治疗的作用有哪些?

2. 关节活动技术的护理要点是什么?

3. 矫形器的分类及使用目的是什么?

更多练习

(陈海丽 刘一苇 尚婧彤)

第四章 常用康复护理技术

教学课件

学习目标

1. 素质目标

（1）培养具备良好职业道德、保护患者隐私的人文精神。

（2）具备团队合作精神和良好沟通能力，培养多学科团队协作的意识。

2. 知识目标

（1）掌握：常见体位设置及体位转移的方法，肌力与关节活动度训练的方法和原则，常用呼吸训练及排痰技术的目的、适应证、禁忌证和方法，神经源性膀胱、神经源性肠道康复护理操作技术。

（2）熟悉：吞咽障碍护理技术、日常生活活动指导技术，关注残疾者常见的心理问题。

3. 能力目标

（1）能针对患者具体病情进行正确的体位设置及体位转移。

（2）能对患者进行增强肌力、耐力及关节活动度的训练。

（3）能对呼吸功能障碍患者实施康复呼吸训练及体位排痰技术。

（4）能对神经源性膀胱和神经源性直肠患者进行合理的护理管理。

（5）能对吞咽障碍患者进行治疗性的经口进食技术。

（6）能结合患者的功能和心理问题，进行日常生活能力训练。运用正确的心理护理方法，改善患者心理状态。

案例

【案例导入】

患者，男，65岁。因冠心病急性心肌梗死入院，患者有高血压、高血脂等基础疾病。入院时患者表现为胸痛、气促、恶心、呕吐等症状，心电图显示ST段抬高。经过急诊抢救和介入治疗后，患者病情稳定，但需要密切监测和护理。

【请思考】

　　如何根据患者情况进行体位设置？

【案例分析】

第一节　体位设置技术

一、概述

　　体位设置是根据患者的疾病情况和治疗需要，通过调整患者的体位，以提高患者的舒适度、促进康复、预防并发症的发生。正确的体位设置可以有效减轻患者的不适感，减少压力损伤和呼吸困难的发生，有助于提高患者的生活质量和治疗效果。

　　常见的体位设置包括卧床位、半坐位、侧卧位、俯卧位等，根据患者的病情和特点选择合适的体位。在进行体位设置时，需要注意患者的皮肤完整性、呼吸情况、循环状态等，定时翻身、换位，避免长时间固定在同一位置，及时观察患者的反应，预防并发症的发生。

　　体位设置是护理工作中至关重要的一环，正确的体位设置可以提高患者的舒适度，促进康复，预防并发症，为患者提供更为全面和专业的护理服务。

　　体位设置的目的有以下几点。

　　1. 保持患者的舒适度　通过调整体位，使患者感到舒适，减轻疼痛和不适感。

　　2. 预防压力性损伤　定时翻身，调整体位，减少患者长时间固定在同一位置，预防压力性损伤的发生。

　　3. 促进肺通气　采取适当的体位可以改善患者的肺通气情况，减轻呼吸困难。

　　4. 促进血液循环　通过调整体位，可以改善患者的血液循环，减少水肿和静脉淤血。

　　5. 便于治疗和护理　适当的体位设置可以使医护人员更便于进行治疗和护理，提高工作效率。

二、基本原则

　　体位设置的基本原则是个体化、舒适性、安全性、预防并发症、促进通气、促进循环和定时观察。护理人员在进行体位设置时应遵循这些原则，确保为患者提供安全、舒适和有效的护理服务。

　　1. 个体化原则　根据患者的病情、年龄、生理和心理特点等个体差异，选择适合患者的体位设置方案。不同患者可能需要不同的体位来达到最佳的护理效果。

　　2. 舒适性原则　体位设置应使患者感到舒适，减轻疼痛和不适感。避免过度扭曲患者的关节或造成肌肉疲劳，确保患者在体位设置中能够自如地呼吸和活动。

3. 安全性原则　体位设置应确保患者的安全，避免患者摔倒或滑落。在调整体位时要注意稳定患者的身体，避免意外发生。

4. 预防并发症原则　体位设置应有助于预防并发症的发生，如压力性损伤、肺部感染等。定时翻身、换位，减少长时间固定在同一位置，避免压力性损伤。

5. 促进通气原则　适当的体位设置可以改善患者的通气情况，促进气体交换，减轻呼吸困难。

6. 促进循环原则　通过调整体位，可以改善患者的血液循环，减少水肿和静脉淤血，有助于维持患者的循环稳定。

三、操作程序

体位设置是护理工作中非常重要的一项技能，护理人员在进行体位设置时应严格按照操作程序进行，确保护理服务的专业性。以下是体位设置的基本操作程序。

1. 准备工作　确认医嘱或护理计划中的体位要求。与患者沟通，解释体位设置的目的和过程，获得患者的配合。收集必要的护理器材，如护理垫、枕头、护理带等。

2. 保持隐私　在进行体位设置前，确保患者的隐私权得到尊重，拉上帘子或关上门。

3. 协助患者移动　根据医嘱或护理计划，协助患者从一个体位移动到另一个体位，如从卧床位到半坐位、侧卧位等。在移动患者时要注意动作轻柔、稳定，避免造成不良反应。

4. 调整姿势　根据患者的病情和需要，调整患者的头部、肢体等姿势，确保患者的舒适度和安全性。使用合适的护理器材，如枕头、护理垫等，支撑患者的身体，避免压力损伤。

5. 定时翻身　对于长时间卧床的患者，定时帮助患者翻身，保持皮肤的完整性，预防压力性损伤的发生。翻身时保护患者，避免跌倒、坠床等。

6. 观察反应　在进行体位设置后，定时观察患者的反应，包括呼吸、心率、皮肤颜色等指标，及时发现异常情况并报告医护人员。

7. 记录　记录体位设置的时间、体位、患者的反应等相关信息，确保护理记录的完整和准确。

8. 结束工作　结束体位设置后，确保患者的舒适度和安全性，清理工作场所，将护理器材归位。

四、操作要点

1. 动作轻柔　在协助患者移动或调整体位时，动作应轻柔、稳定，避免造成患者的不适或伤害。

2. 支撑关节　在调整体位时，要注意支撑患者的关节，避免关节扭曲或造成肌肉疲劳。

3. 避免压力性损伤　使用合适的护理器材，如护理垫、枕头等，避免患者长时间固定在同一位置，预防压力性损伤的发生。

4. 安全措施　在进行体位设置时，确保患者安全，避免其摔倒或滑落。

5. 专业技能　护理人员应具备专业的体位设置技能，根据患者的病情和特点选择合适的体位，并确保操作规范、准确。

五、不同体位的适用情况

学习各种体位设置的适用情况，如卧床位、半坐位、侧卧位等，以及在不同病情下的应用。了解每种体位的优缺点，以及对患者的影响。

1. 仰卧位（supine position） 适用于休息和睡眠，以及进行腹部检查和手术时。①优点：有助于保持脊柱的自然曲线，减少背部压力。②注意事项：长时间保持仰卧位可能导致背部和骶部压力性损伤。

2. 俯卧位（prone position） 适用于改善某些呼吸衰竭患者的氧合，如COVID-19重症患者，也用于背部手术。①优点：有助于减少肺部的压迫，改善氧合。②注意事项：需要密切监测患者的呼吸和循环状况，避免面部和眼部压伤。

3. 左侧卧位（left lateral position） 适用于孕妇以减少下腔静脉压迫，改善胎儿血液循环；也用于胃排空延迟患者。①优点：有助于减少心脏负担，促进血液循环。②注意事项，长时间保持同一侧卧位可能导致肩部和髋部压力性损伤。

4. 右侧卧位（right lateral position） 适用于饭后促进胃排空，尤其是胃潴留患者。①优点：有助于胃内容物通过胃肠道。②注意事项：与左侧卧位相似，长时间保持可能导致压力性损伤。

5. Fowler位（semi-Fowler's position和high-Fowler's position） 适用于心脏病患者、呼吸困难患者及需要促进肠胃排空的患者。①优点：有助于改善呼吸，减少腹部对膈肌的压迫。②注意事项：需要适当调整角度，以避免滑落或腿部压迫。

6. Trendelenburg位 即头低脚高位，适用于低血压和休克患者，以促进血液返回心脏。①优点：有助于改善脑部和心脏的血液供应。②注意事项：长时间保持可能导致呼吸困难和颅内压增加。

7. 反Trendelenburg位 即头高脚低位，适用于胃食管反流病患者和需要降低腹部压力的患者。①优点：减少胃酸反流，减轻腹部压力。②注意事项：需要确保患者稳定，避免下滑。

 知识拓展 ● ●

体位设置新技术

1. 智能体位监测技术 利用传感器和监测设备实时监测患者的体位，提醒护理人员及时调整体位，预防压力性损伤和其他并发症的发生。

2. 虚拟现实技术 通过虚拟现实技术模拟不同体位设置的效果，培训护理人员正确的体位操作技能，提高操作准确性和效率。

第二节　体位转移技术

一、概述

体位转移技术是护理中常见的基本护理技能之一，旨在帮助卧床患者调整体位，减少长时间压迫同一部位而导致的压力性损伤和其他并发症的发生。体位转移技术有助于维持患者的舒适感、促进血液循环、预防肌肉僵硬，并提高患者的生活质量。

体位转移技术需要护理人员具备细心、耐心和专业的操作技能，确保患者在转移过程中的安全和舒适。通过正确的体位转移技术，可以有效预防并发症的发生，提高护理质量，促进患者的康复和健康。

二、基本原则

体位转移技术的基本原则包括以下几点。

1. 安全原则　确保体位转移过程中患者和护理人员的安全。在进行体位转移前，要评估患者的体位需求和身体状况，选择合适的转移方法和器材，避免造成意外伤害。

2. 舒适原则　保持患者在体位转移过程中的舒适感。协助患者调整体位时要细心温和，避免造成不必要的疼痛或不适，确保患者在转移过程中感到舒适。

3. 稳定原则　在体位转移过程中保持稳定。操作时要注意动作轻柔平稳，避免突然移动或摇晃患者，以防止患者摔倒或造成其他伤害。

4. 预防原则　预防并发症的发生。定期进行体位转移，避免长时间压迫同一部位，预防压疮的发生。定期观察患者的皮肤情况，及时发现并处理皮肤问题。

5. 沟通原则　与患者进行有效沟通。在进行体位转移前，与患者沟通操作步骤，征得患者的同意，了解患者的需求和感受，保持良好的沟通和信任关系。

6. 专业原则　具备专业的知识和技能。护理人员应具备正确的体位转移技术知识和操作技能，能够根据患者的病情和特点制定合适的体位转移方案，提供高质量的护理服务。

三、操作程序

体位转移技术的操作程序通常包括以下步骤。

1. 准备工作　检查患者的体位需求和身体状况；准备所需的护理器材，如护理垫、护理带等；与患者沟通，告知操作步骤并征得患者及家属的同意。

2. 协助患者移动　协助患者调整体位，保持关节的自然弯曲，避免压迫和损伤皮肤；使用护理器材，如护理垫，确保患者在转移过程中不受摩擦和压力。

3. 转移过程　根据体位转移方案，逐步移动患者的身体，保持患者的舒适感。

4. 定期观察　转移完成后，定期观察患者的皮肤情况，及时发现并处理皮肤损伤或压力性损伤的迹象。

5. 记录　记录体位转移的时间、方式、患者的反应和皮肤情况等重要信息；记录患者的体位需求和响应，为下一次体位转移提供参考。

四、操作要点

体位转移技术的操作要点包括以下几个方面。

1. 评估患者的体位需求　在进行体位转移之前，要对患者的体位需求进行评估，了解患者的身体状况、病情和舒适度，确定合适的体位转移方案。

2. 选择合适的转移方法　根据患者的体位需求和身体状况，选择合适的转移方法，如侧卧、仰卧、俯卧等，确保患者在转移过程中不受伤害。

3. 准备好必要的护理器材　在进行体位转移前，要准备好所需的护理器材，如护理垫、护理带、滑梯等，以确保操作的顺利进行。

4. 动作轻柔平稳　在协助患者移动时，要保持动作轻柔平稳，避免突然移动或摇晃患者，确保稳定，避免造成不必要的疼痛或不适。

5. 注意保护患者的皮肤　在转移过程中要注意保护患者的皮肤，避免摩擦和压力，特别是在压力部位，如骨刺突出处、骨骼突出部位等，要加强保护。

五、其他转移方法

了解和学习多种体位转移方法，如侧卧、仰卧、俯卧、半坐位等，以满足不同患者的体位需求，并能根据患者的具体情况选择合适的转移方法。

1. 侧卧转移　①适用情况：适用于需要定期翻身的卧床患者，以预防压力性损伤。②步骤：患者先侧卧在床上，护理人员站在患者侧面。护理人员将患者的下肢弯曲，然后患者用手支撑自己，护理人员用双手支撑患者的背部和臀部，轻轻将患者转移到另一侧。

2. 仰卧转移　①适用情况：适用于需要从床上转移到轮椅或其他座位的患者。②步骤：患者仰卧在床上，护理人员站在床边。护理人员将患者的下肢弯曲，然后患者用手支撑自己，护理人员用双手支撑患者的背部和臀部，轻轻将患者转移到另一侧。

3. 俯卧转移　①适用情况：适用于需要进行背部检查或手术的患者。②步骤：患者俯卧在床上或治疗床，护理人员站在患者侧面。护理人员将患者的下肢弯曲，然后患者用手支撑自己，护理人员用双手支撑患者的背部和臀部，轻轻将患者转移到另一侧。

4. 半坐位转移　①适用情况：适用于需要帮助患者坐起或从座位转移到其他位置的情况。②步骤：患者半坐在床上或座椅上，护理人员站在患者侧面。护理人员将患者的下肢弯曲，然后患者用手支撑自己，护理人员用双手支撑患者的背部和臀部，轻轻将患者转移到另一侧。

5. 特殊患者的体位转移　学习如何进行特殊患者的体位转移，如婴儿、儿童、老年人、残疾人等，针对这些特殊群体的特点和需求，制定相应的转移方案和操作技巧。

知识拓展

体位转移技术新项目

在体位转移技术领域，一些护理创新项目不断涌现。①智能化体位转移辅助设备：开发智能化的体位转移辅助设备，可以通过传感器和自动控制系统帮助护理人员更轻松地进行体位转移，提高工作效率和减少护理人员的劳动强度。②虚拟现实技术在体位转移培训中的应用：利用虚拟现实技术，开发体位转移培训模拟系统，让护理人员通过虚拟场景进行体位转移操作练习，提高操作技能和安全意识。③护理机器人在体位转移中的应用：研发具有体位转移功能的护理机器人，可以在护理人员的指导下帮助患者完成体位转移，减轻护理人员的工作负担，提高工作效率。

第三节　增强肌力与耐力训练技术

一、概述

增强肌力与耐力训练技术是一系列旨在提升肌肉力量、耐力和整体体能的运动和训练方法。肌力是肌肉在一次最大努力中能产生的力量，而耐力是肌肉在长时间或多次重复动作中维持活动能力的能力。这两种能力对于日常活动、体育表现和长期健康都至关重要。

1. 增强肌力的训练技术

（1）重量训练：通过使用自由重量（如哑铃、杠铃）或器械来进行的训练，目的是增加肌肉的大小和力量。

（2）等速训练：肌肉在保持不变长度的情况下产生力量的训练，如等速训练器械。

（3）爆发力训练：通过快速而强烈的动作来提高肌肉的爆发力，例如跳跃训练和短距离冲刺。

2. 增强耐力的训练技术

（1）有氧运动：如跑步、游泳、骑自行车等，这些活动能够提高心肺功能，增强肌肉的耐力。

（2）循环训练：结合有氧和无氧运动的训练，通过短时间高强度的运动与低强度恢复期交替进行，提高肌肉耐力和心肺功能。

（3）间歇训练：一种高强度训练，通过在高强度运动和低强度恢复期之间交替，提高肌肉耐力和爆发力。

增强肌力与耐力训练技术的正确实施，可以有效提高个人的体能表现，改善健康状况，提高生活质量。重要的是，在开始任何新的训练计划之前，尤其是对于有特定健康问题的人来说，应该咨询医生或专业的健身教练。

二、基本原则

1. 逐渐增加原则（progressive overload） 要提高肌力和耐力，必须使肌肉承受比平时更大的负荷。这可以通过增加重量、增加重复次数、增加训练频率或减少休息时间来实现。随着肌肉适应，负荷应逐步增加以持续促进进步。

2. 特异性原则（specificity） 训练应针对特定的肌肉群、能力或运动表现进行设计。例如，要提高跑步耐力，应进行跑步或类似的有氧运动训练；要增强特定肌肉群的力量，应选择针对该肌肉群的练习。

3. 可逆性原则（reversibility） 不使用则退化。如果停止训练，所获得的肌力和耐力会逐渐减少。因此，维持定期的训练计划对于保持体能水平至关重要。

4. 个体差异原则（individual differences） 每个人对训练的反应都是独特的，这取决于遗传、年龄、性别、训练水平和其他因素。训练计划应该个性化，以满足个体的需求和目标。

5. 全面性原则（variety） 通过变化训练程序（包括练习类型、训练强度和训练方式）来避免乏味和超过训练平台期。这有助于保持动力和进步。

6. 恢复原则（recovery） 肌肉需要时间来恢复和适应训练带来的压力。确保在高强度训练之间有足够的恢复时间对预防过度训练和受伤至关重要。

7. 安全原则（safety） 避免受伤是任何训练计划的首要考虑。应该采取适当的预防措施，比如进行热身和拉伸，使用正确的技术，以及在专业指导下进行训练。

将这些原则应用于训练计划中，可以帮助个体有效地增强肌力和耐力，同时保持训练的乐趣和动力，最终达到更高的体能水平和改善整体健康状况。

三、操作程序

以下是一个基本的操作程序，适用于大多数增强肌力与耐力的训练计划。

1. 目标设定和评估 ①设定明确的目标：确定你想通过训练实现的具体目标，例如增加肌肉力量、提高耐力或改善体型。②初始评估：在开始训练前进行身体评估，包括肌力测试、耐力测试和可能的健康检查，以确定当前的体能水平和健康状况。

2. 计划设计 ①选择适当的训练类型：根据目标选择重量训练、有氧运动、循环训练或其他适合的训练方式。②制订训练计划：设计一个包含具体练习、重复次数、组数、休息时间和训练频率的计划。确保计划遵循逐渐增加原则和特异性原则。

3. 热身 开始任何训练之前，进行5～10分钟的热身活动，如轻松跑步、跳绳或动态拉伸，以预热身体和减少受伤风险。

4. 训练执行 ①执行训练计划：按照计划进行训练，注意练习的正确技术和姿势，以最大化效果并避免受伤。②调整训练强度：根据个人感受和进展适时调整重量、速度、持续时间等，确保训练始终具有挑战性。

5. 冷敷和恢复 ①进行冷敷：训练后进行5～10分钟的冷却活动，如轻松步行或拉伸，以帮助肌肉恢复。②恢复策略：确保充分休息和恢复，包括充足的睡眠和适当的营养补给。

6. 进度监测和调整 ①定期评估：定期重新评估你的进展，包括肌力、耐力和其他相关指标。②调整训练计划：根据评估结果和个人感受调整训练计划，以确保持续进步并避免训练平台期。

7. 安全和预防　①注意安全：始终关注安全措施，使用适当的设备，遵循正确的训练技术。②预防过度训练：注意身体的信号，避免过度训练，确保有足够的恢复时间。

通过遵循这个操作程序，你可以有效地增强肌力与耐力，同时最大限度地减少受伤的风险。记住，持之以恒和耐心是达到目标的关键。

四、操作要点

1. 技术正确性　①重视技术：正确的训练技术是预防受伤和提高训练效果的关键。在执行任何练习时，确保动作准确，避免使用错误的姿势或过度用力。②专业指导：对于初学者或尝试新练习的人来说，寻求专业教练的指导可以帮助学习正确的技术。

2. 进度适宜　①逐渐增加负荷：根据逐渐增加原则，逐步增加训练的强度、重量或持续时间。突然大幅度增加负荷可能会导致受伤。②个性化训练：根据个人的体能水平、健康状况和训练目标调整训练计划，避免"一刀切"的训练方法。

3. 充分热身和冷敷　①热身：通过热身活动提高身体温度和血液循环，为主要训练做好准备，减少受伤风险。②冷敷：训练后进行冷却活动，如轻松的有氧运动和拉伸，有助于肌肉恢复和减少肌肉酸痛。

4. 综合性训练　①平衡发展：确保训练计划涵盖所有主要肌肉群，避免只专注于某个部位，以促进全身均衡发展。②多样化训练：通过变化训练方式、练习和器械，增加训练的多样性，避免乏味和适应性停滞。

5. 注意恢复　①充足休息：确保在训练日之间有充分的恢复时间，避免过度训练，允许身体修复和增强。②营养和水分：训练期间和之后补充适当的营养和水分，以支持恢复过程和提高训练效果。

6. 监测进展　记录和评估，定期记录训练数据和身体反应，评估训练效果，根据需要调整训练计划。

7. 安全第一　避免风险，遵守安全准则，使用正确的设备，避免在疲劳或身体不适时强行训练。

遵循这些操作要点，可以帮助你更安全、更有效地进行肌力与耐力训练，从而达到最佳的训练效果。

五、其他增强肌力与耐力训练技术

增强肌力与耐力的训练不仅局限于传统的重量训练和有氧运动，为了全面提高身体的性能和适应性，可以将以下拓展训练知识和技术融入你的训练计划中，可以帮助患者从多个角度提高身体的肌力和耐力，同时保持训练的趣味性和多样性。

1. 功能性训练　功能性训练强调模拟日常生活或特定运动中的动作，目的是提高身体的运动效率和性能。这种类型的训练通常包括多关节和多平面的练习，有助于提高肌肉协调性、平衡能力和核心稳定性。

2. 高强度间歇训练　高强度间歇训练（high-intensity interval training，HIIT）是一种通过短时间的高强度爆发性运动和之后的低强度恢复期交替进行的训练方式。这种训练方法被证明可以在较短的时间内有效提高心肺耐力和促进脂肪燃烧，同时也能增强肌肉力量。

3. 循环训练　循环训练是一种结构化的训练方法，将多个练习组合成一个循环进行，每个练习之间休息时间很短。这种训练方式可以同时提高肌肉力量和心肺耐力，提供全身性的锻炼效果。

4. 动态拉伸和柔韧性训练　虽然经常被忽视，但拉伸和柔韧性训练对于提高运动表现和预防受伤至关重要。动态拉伸作为热身的一部分，可以提高肌肉和关节的灵活性，而静态拉伸则适合作为冷却的一部分，帮助肌肉恢复。

5. 体重训练　体重训练（自重训练）是一种使用自身体重作为阻力的训练方式，如俯卧撑、引体向上、深蹲等。这种训练方式灵活便捷，适合任何级别的训练者，并且可以有效增强肌力和耐力。

6. 力量与速度训练　结合力量和速度训练可以显著提高爆发力和运动表现。例如，通过举重、球类运动训练和短距离冲刺等方式训练，可以提高肌肉的反应速度和力量输出。

7. 心理训练　心理因素对于提高运动表现同样重要。设定目标、积极心态、压力管理和集中注意力的技巧可以帮助提高训练效果和比赛表现。

8. 营养与恢复策略　优化营养摄入，确保蛋白质、碳水化合物、脂肪及维生素和矿物质的平衡摄入，对于支持训练和恢复至关重要。此外，充足的睡眠和积极的恢复方法（如按摩、冷热疗法）也对提高训练效果和促进身体恢复有显著帮助。

 知识拓展

增强肌力与耐力训练新技术

1. 电动肌力训练装置　利用电动装置辅助进行肌力训练，可以提高训练效率和安全性。

2. 生物反馈技术　通过生物反馈技术，监测肌肉活动水平，帮助患者调整训练姿势和力量，提高训练效果。

3. 智能运动追踪器　使用智能设备追踪运动数据，包括肌力和耐力指标，为个性化训练提供数据支持。

第四节　关节活动度训练技术

一、概述

（一）定义

关节活动度（range of motion，ROM）是指一个关节从起始端至终末端的运动范围（即运动弧），常以度数表示。关节活动度分为主动活动度（active range of motion，AROM）和被动活动度（passive range of motion，PROM）。

因各种原因导致肢体活动减少或制动所致的失用，或关节内外的创伤、炎症和手术，以及肌肉、肌腱挛缩引起的关节内外粘连，均可引起关节活动度障碍。当发现关节活动度障碍后，应尽早开展关节活动度训练。关节活动度训练是指利用各种方法来维持和改善关节活动度障碍的运动治疗技术，通过被动运动、主动-辅助运动、主动运动、持续性被动运动等关节活动、用力收缩完成关节活动的训练。本节主要讲述PROM训练。

（二）目的

PROM训练的目的是改善和恢复肌肉功能、关节功能及神经协调功能，同时增强肢体的本体感觉。通过刺激屈伸反射，放松痉挛肌肉，以及拉伸、牵张、解除挛缩或粘连的肌腱和韧带来维持或恢复关节的活动范围。

二、基本原则

1. 反复、逐步原则　为避免在训练过程中发生疼痛或新的软组织损伤，关节活动度训练应循序渐进，从单关节开始，逐渐过渡到多关节的运动。不仅要进行单方向的运动，还应进行多方向的被动活动。每一动作重复10～30次，每日2～3次。

2. 安全原则　患者采取舒适、放松体位，保持肢体松弛；运动动作缓慢、柔和、平稳且有节律，避免冲击性运动和暴力；固定肢体近端，托住肢体远端，避免替代运动；操作时要在无痛范围内进行，然后逐渐增加活动的范围，以免造成伤害；对于存在感觉功能障碍的患者，训练时需注意力度把握。

3. 顺序原则　根据病情确定运动顺序，可以由近端向远端进行（如从肩到肘，从髋到膝），有利于瘫痪肌肉的恢复；也可由远端向近端进行（比如从手到肘，从足到膝），有助于促进肢体血液和淋巴的循环。

4. 综合治疗原则　可配合药物和物理治疗等镇痛或热疗措施，以增加疗效。

5. 最大程度的关节活动度原则　关节活动度训练应达到功能活动所要求的最大程度的关节活动度。

三、适应证与禁忌证

（一）适应证

适用于主动运动受限制的患者；肌力3级以下、长期卧床患者。

（1）引起关节挛缩僵硬致关节活动受限的疾病，如骨折或关节脱位复位固定后、断肢再植，肌腱断裂修补术后、关节炎患者。

（2）肢体瘫痪、昏迷或自主活动能力受限的患者。

（二）禁忌证

（1）肌肉、肌腱、韧带、关节囊或皮肤手术后初期。

（2）骨折未稳定或骨折愈合不良。

（3）急性关节炎或感染。

（4）深静脉血栓。

（5）心血管疾病不稳定期。

四、关节活动度康复训练技术

（一）评估观察

（1）了解患者一般情况及合作程度。

（2）评估意识状态、肌力、肌张力、肢体活动、关节活动及疼痛情况。

（二）训练准备

1. 训练人员准备　治疗者在康复评定的基础上决定训练形式。

2. 患者及环境准备　患者处于舒适并利于进行操作的体位，必要时除去治疗区域影响活动的衣服、敷料及夹板等固定物。

（三）操作步骤

1. 肩关节

（1）屈曲、伸展：治疗者一手握住患者的腕关节，使其呈背伸位，拇指向外展，手指伸展，手掌向上。另一手扶持患者的肘关节，将患者的手臂向上慢慢抬起，并逐渐向床头移动，至有"紧"的感觉或患者主诉疼痛时，稍加维持这个位置，让关节感受到适度的拉伸，然后以相反的方向将手臂缓慢地放回患者身旁。急性期患者，屈曲仅完成正常活动的50%即可，随着上肢功能的恢复，逐渐扩大关节的活动范围（图4-1）。

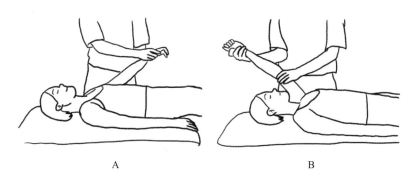

A　　　　　　　　　　B

图4-1　肩屈曲

（2）内收、外展：治疗者一手固定患者的腕关节，使其背伸，拇指外展，手指伸展，另一手扶持患者的肩胛骨下角（又称肩胛骨下缘），同时向上旋转肩胛骨。急性期患者，仅完成正常活动的50%即可。

（3）内旋、外旋：患者取仰卧位，肩关节外展80°，肘关节屈曲90°，并保持此姿势，治疗者一手固定患者的肘关节，另一手握持腕关节，以肘关节为轴，前臂向前或向后运动，在运动过程中，治疗者应逐渐增加前臂的运动幅度，完成肩关节的内旋或外旋训练。急性期患者仅完成正常活动的50%即可（图4-2）。

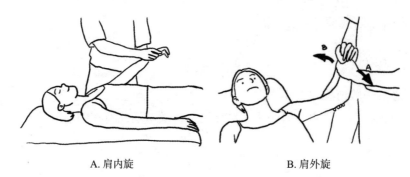

A. 肩内旋　　　　　　　　B. 肩外旋

图4-2　肩关节内旋、外旋

2. 肘关节、前臂

（1）屈曲、伸展：治疗者一手握持患者的腕关节上方，另一手固定肱骨远端，手握持腕关节向上提拉，同时另一手固定肱骨，使前臂向内旋转，在屈曲过程中，肘关节的屈曲角度可达到135°。完成屈曲后，治疗者引导患者完成肘关节的伸展和前臂的旋前，在伸展过程中，肘关节的伸展角度可达到-5°～0°（图4-3）。

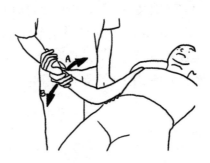

图4-3　肘屈曲、伸展

（2）旋前、旋后：治疗者一手握持患侧的腕关节，使其背伸（掌心向下），另一手固定肱骨远端，将肘关节屈曲至90°，并固定在体侧，以防止肩关节产生内收、外展或屈曲、伸展的代偿运动。从掌心向下与地面平行的位置开始，逐渐旋转前臂，使掌心朝上，直到与地面平行的位置（180°旋转），再做返回方向的旋转（图4-4）。

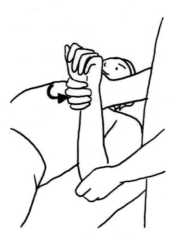

图4-4　前臂旋前、旋后

3. 腕关节　治疗者一手固定患者前臂，另一手四指握住患者的掌面，拇指位于手背侧，通过手的位置和指压，进行腕关节背伸运动。将手腕向背部方向移动，直至达到约70°的背伸角度，背伸时同时进行掌屈运动，将手指尽量向手掌方向弯曲，使手腕达到90°的掌屈角度。完成腕关节背伸和掌屈后，可以继续进行桡偏和尺偏的被动运动，通过适当的手的位置和力量，使手腕向桡侧或尺侧倾斜，分别达到约25°的桡偏和55°的尺偏角度（图4-5）。

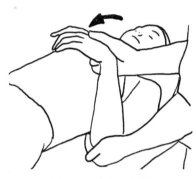

图4-5　腕关节屈曲

4. 手指关节　进行手指关节活动时，可以四指同时训练，也可以单个手指训练。治疗者一手在患手的尺侧固定，另一手四指放置于患手的背侧，拇指在患手掌侧使掌指关节完成屈曲90°，伸展30°～45°的运动。

5. 髋关节、膝关节

（1）屈曲、伸展：患者仰卧位，治疗者一手托住患者的膝关节后方，另一手托住患者的足跟，然后将患者的髋关节逐渐屈曲，同时完成膝关节的伸展，最后完成髋关节的伸展（图4-6）。

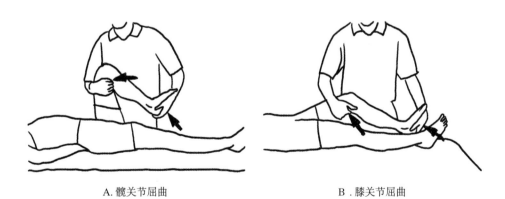

A.髋关节屈曲　　　　　　　　　　　　B.膝关节屈曲

图4-6　髋关节、膝关节屈曲

（2）内旋、外旋：患者取仰卧位，下肢伸展，治疗者一手固定患者膝关节上方，另一手固定踝关节上方，通过手的固定，将患者的下肢进行外旋或内旋，足尖向外侧为髋关节外旋，足尖向内侧为髋关节内旋，由此完成下肢轴位的旋转。也可让髋关节呈屈曲位，治疗者一手握持小腿近端，另一只手固定足跟，以髋关节为轴，向内或外侧摆动小腿，完成髋关节的外旋或内旋运动（图4-7）。

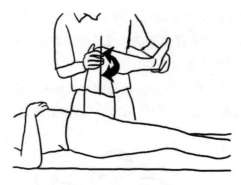

图4-7　髋关节内旋、外旋

（3）髋关节的外展、内收：治疗者一手固定患者的膝关节下方，另一手托住足跟，通过手的固定和托举，施加适当力量，对患者的下肢进行外展、内收运动，在进行运动时，要确保患者的髋关节和膝关节保持伸直中立位（图4-8）。

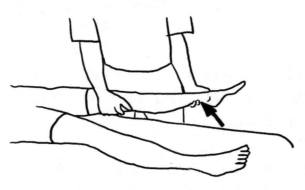

图4-8　髋关节外展

6. 踝关节

（1）背屈、跖屈：患者取仰卧位，下肢伸展。进行背屈（图4-9）时，治疗者一手固定踝关节上方，另一手固定足跟，在牵拉跟腱的同时，利用治疗者的前臂屈侧推压足底。跖屈时，治疗者将原先固定踝关节上方的手移动到足背，然后一手用于下压足背，另一手则将足跟上提。

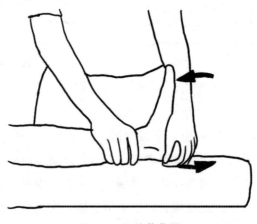

图4-9　踝关节背屈

（2）内翻、外翻：患者仰卧位，下肢伸展。治疗者一手固定踝关节，另一手进行内、外翻运动。

（四）注意事项

（1）训练前向患者做好健康宣教，告知治疗、训练的目的，以取得患者的配合。

（2）患者应在舒适的体位下进行，并尽量放松，必要时脱去妨碍治疗的衣物或固定物。

（3）训练时应遵循循序渐进的原则，观察患者的反应。

（4）训练应在无痛或轻微疼痛、患者能忍受的范围内进行训练，避免使用暴力，以免发生组织损伤。如感觉功能障碍者需进行关节活动度训练时，应在有经验的专业人员指导下进行。

（5）同一肢体数个关节均需关节活动度训练时，可依次从远端向近端的顺序逐个关节或数个关节一起进行训练。

（6）训练后监测患者生命体征、活动部分的皮温和颜色改变，以及关节活动度、疼痛或运动质量的改变。评定治疗反应，必要时修改治疗方案。

 知识拓展

康复机器人

康复机器人是利用智能化、自动化技术和器械辅助患者进行康复治疗、护理和日常生活的高科技产品，分为治疗型康复机器人、外骨骼康复机器人、操作型康复机器人及辅助型康复机器人。如今，康复机器人在康复护理、康复治疗和假肢等领域得到了广泛应用。这些机器人设备能够显著减轻治疗师的工作负担，并促进患者的主动参与。机器人辅助设备通过精确的驱动力矩控制系统，能够为患者提供更准确的力量和运动支持。同时，通过记录和分析数据，机器人设备能够提供客观的评估，并支持治疗师根据数据调整治疗方案。这有助于提高患者的康复效果和治疗结果。

第五节　呼吸功能训练技术

一、概述

（一）定义

呼吸功能训练是通过呼吸方式、呼吸肌训练等改善肺功能的方法。适用于身体训练不足以产生足够通气负荷、有明显呼吸肌无力症状、因并发症等因素导致身体无法进行活动的患者。

（二）适应证

1. **阻塞性肺疾病**　慢性阻塞性肺疾病、哮喘、支气管扩张、肺泡纤维化等。
2. **限制性肺疾病**　肺结节病、脊柱侧凸、硅沉着病、脊髓灰质炎后综合征等。

3. 其他　肺癌、原发性肺动脉高压、胸腹部手术、肺移植、肥胖相关的呼吸障碍及其他导致患者长期卧床而影响呼吸功能的疾病。

（三）禁忌证

1. 病情不稳定、感染未控制者。
2. 严重认知功能障碍，不能进行有效沟通者。
3. 不稳定心绞痛及近期心梗等严重心肺疾患者。
4. 呼吸衰竭者。

二、基本原则

（一）训练方案适度性

1. 了解患者体力、耐受程度及体位等，制定个性化方案，包括训练频率、强度、量、进度等。
2. 锻炼时要防止运动过分集中于某一个部位；应注重与全身运动相结合，全面锻炼。

（二）训练过程安全性

1. 严格掌握适应证和禁忌证。
2. 训练期间注意观察患者反应，有任何不适应立即停止并处理。
3. 训练时可适当给氧，需避免过度换气综合征或呼吸困难。

（三）训练时间持续性

呼吸肌训练需持续一定时间才能获得显著疗效，但训练停止后效应将逐渐消退，因此，呼吸肌训练需要长期、系统、持续练习，达到治疗效果。

（四）训练方法渐进性

1. 所采用的运动强度和量应由小到大，动作和内容由易到难。
2. 随着患者病情好转，在可接受范围内应不断增加负荷和难度，对患者提出更高要求，增强其适应能力，使功能得到更大程度的改善。

三、操作程序

（一）评估

1. 全身情况　评估患者病情、意识、心理等状态；配合程度、自理能力及肢体活动能力、坐位或站位平衡、进餐时间、管道、胸片结果、膀胱充盈度等；全身有无伤口、骨折、管道、牵引等；影像学检查有无肺不张、胸腔积液、胸腹部肿瘤。

2. 局部情况　评估患者基础肺活量、膈肌肌力、呼吸频率、呼吸模式、咳嗽能力；有无气管切开、呼吸困难、腹肌痉挛、胸廓束带感等；是否借助氧源。

（二）准备

1. 环境准备 环境安静、明亮、清洁、温湿度适宜，空气清新，适合操作。

2. 用物准备 布条/纸片、纸巾若干、1～2kg沙袋、呼吸训练器、血氧饱和度监测仪、急救设备、呼吸功能训练记录单。必要时备弯盘、软枕。

3. 患者准备 患者了解操作目的、过程、注意事项及配合要点。

4. 操作者准备 着装整洁，洗手，戴口罩。

（三）实施

1. 放松训练

（1）体位指导：患者取舒适、放松姿势，如卧位、坐位或站立体位，放松全身肌肉。取坐位时，上半身尽量放松，身体前倾，双手放膝盖上。

（2）方法：指导患者正常呼吸，必要时可播放轻音乐、静气功练习或借助肌电反馈松弛法进行前额和肩带肌肉的放松，以帮助患者放松。

2. 缩唇呼吸训练（吹笛式呼吸） 指导患者取端坐位，上半身尽量放松，身体稍前倾；佩戴血氧饱和度监测仪；将布条/纸片放置于距口唇15～20cm处，指导患者经鼻深吸气、经口呼气，呼气时将嘴唇缩成"O"形或吹口哨状，深吸慢呼，每次呼气持续4～6秒，吸呼时间比为1∶（1.5～2.0），以布条/纸片被徐徐吹动为宜，每次15～30分钟，3～4次/日。

3. 腹式呼吸训练（膈肌呼吸训练）

（1）体位指导：患者卧位或坐位（前倾依靠位），也可取前倾站位，即自由站立、两手互握置于身后并稍向下拉以固定肩带，同时身体稍前倾以放松腹肌，或身体稍前倾两手支撑在桌面。

（2）具体方法：指导患者正常呼吸，尽量放松身体。检查患者的呼吸模式，查看是否借助辅助吸气肌（肩部及颈部肌群），指导患者做肩部画圈运动及耸肩运动。嘱患者放松肩部及上胸部肌肉，然后经鼻深吸气，同时腹部向上隆起，使膈肌尽量下移，吸气至不能再吸时稍屏息2～3秒，根据患者耐受度可适当延长至5～10秒。缩唇时缓慢呼气，腹部尽量回收，缓慢呼气持续4～6秒，吸呼比为1∶（1.5～2.0），8～10次/分，持续3～5分钟，每天数次，熟练后增加训练次数。重复上述动作3～4次后休息，避免患者过度通气。若患者吸气时使用膈肌呼吸有困难，可指导患者用鼻进行几次"嗅"的动作以激活膈肌的活动。对于呼吸肌无力患者，护士可将两手置于腹直肌上，肋弓下缘，在呼气时加压以缩小胸廓，促进气体排出。

（3）宣教：向患者及家属宣教腹式呼吸训练或膈肌呼吸训练技术相关知识。如教患者如何自我监测：将患者的手置于上腹部，感受上腹部的活动，当吸气时，患者的手应有轻微上升，呼气时下降。当患者已学会应用膈肌呼吸模式进行控制性呼吸时，需持续保持肩部放松，在各种姿势下（坐位、站位）及活动中（步行、上楼梯）练习膈肌呼吸。

4. 呼吸肌训练

（1）体位指导：患者可采取坐位、站位或仰卧位。仰卧位时，头稍抬高。佩戴血氧饱和度监测仪。听诊患者肺部情况。

（2）横膈肌阻力训练（沙袋加压训练法）：根据评估结果选择重量适当的沙袋放于患者

上腹部，指导其经鼻吸气，经口呼气，呼气时将口唇缩成"O"形，深吸慢呼，吸呼比1：（1.5～2.0），5～10次/分，持续3～5分钟，3～4次/日。患者耐受后可逐步增加沙袋重量及训练次数。

（3）激励式呼吸训练器（低阻力训练法）：选择合适呼吸阻力训练器，讲解其结构及作用并连接装置。根据患者接受程度，首选管径较粗的进行训练。吸气训练时，指导患者在呼气末立即将呼吸器放入口中，经呼吸器做最大吸气，并持续几秒；呼气训练时，指导患者在吸气末立即做呼气动作，呼至不能再呼时将呼吸器移开并缓慢用鼻吸气，开始每次训练3～5分钟，3～5次/日，训练时间可逐渐增加至每次20～30分钟。

（4）诱发呼吸训练：患者处于放松舒适姿势，做4次缓慢、轻松的呼吸，在第4次呼吸时做最大呼气，然后将呼吸器放入患者口中，经由呼吸器做最大吸气并且持续吸气数秒钟，每天重复数次，每次练习5～10组。

（5）宣教：向患者及家属宣教呼吸肌训练技术相关知识。注意避免任何形式的吸气肌长时间阻力训练，若患者在吸气时动用辅助呼吸肌，则说明吸气肌出现疲劳。

5. 局部呼吸运动训练

（1）体位指导：患者进行单侧或双侧肋骨扩张训练时取坐位或屈膝仰卧位；后侧底部扩张训练时取坐位，胸前垫枕，身体前倾，髋关节屈曲。根据局部呼吸运动时强调的肺部区域的不同，护士双手置于患者身上的部位也有所不同（表4-1）。

表4-1　局部呼吸运动时护士手部放置部位

护士手部位置	所强调的肺部区域
锁骨下区域	上叶
前胸中间	右中叶和舌叶
下肋骨前方	下叶基底前侧
下肋骨外侧区	下叶基底外侧
下胸后方	下叶基底后侧
后胸中间（当肩胛骨外展）	下叶上节

（2）单侧或双侧肋骨扩张：护士双手置于患者下肋骨侧方，指导其呼气，同时感到肋骨向下向内移动，护士置于其肋骨上的手掌向下施压，在吸气前快速向下向内牵张胸廓，从而诱发肋间外肌收缩。患者吸气时，抵抗护士双手阻力，以扩张下肋区域，阻力宜轻微。当患者再次呼气时，护士手轻柔地向下向内挤压胸腔来协助。指导患者独立使用此方法时，患者可在指示下自己用双手、毛巾或布带，达到自我锻炼。

（3）后侧底部扩张：护士双手置于下肋后侧，按照上述"侧边肋骨扩张"方法进行。此方法适用于分泌物堆积在肺下叶后侧部分的患者。

6. 预防及解除呼吸困难

（1）体位指导：患者取坐位，上半身尽量放松，身体前倾，双手放于膝盖。

（2）具体方法：遵医嘱使用支气管扩张药，让患者缩唇式或吹笛式呼吸，同时降低呼气速率，避免用力呼气，强调患者的呼气缓慢、放松。每次吹笛式呼吸后，以腹式吸气，不要使用辅助吸气肌。让患者保持此姿势，并尽可能放松地继续吸气。

四、操作要点

（一）训练前

1. 训练前讲解呼吸功能训练的意义、目的等，取得患者及家属理解与配合。做好准备工作，如环境准备，避免在寒冷、嘈杂等环境中训练。

2. 做好个人卫生，管理大、小便。

（二）训练中

1. 训练期间应观察患者有无疲劳、乏力、头晕、发绀、出虚汗等不耐受体征。病情变化时应及时调整训练方案，避免憋气和过分减慢呼吸频率，以免诱发呼吸性酸中毒和呼吸衰竭。

2. 掌握操作要领，如缩唇呼吸时，全身放松，由鼻吸气，然后缩唇缓慢完全地呼气。每次练习腹式呼吸次数不宜过多，即练习2～3次，休息片刻后再练习。各种训练每次在5～10分钟，以避免疲劳。

3. 增强患者信心，指导缩唇呼吸和腹式呼吸锻炼联合应用，可改善呼吸困难。训练时适当给氧，可边吸氧边活动，以增强活动信心。

4. 腹式呼吸训练放松呼气时必须被动，避免腹肌收缩，将双手置于患者腹肌上，以判断腹肌有无收缩。

（三）训练后

患者呼吸功能训练结束后无不适症状为宜，且评价训练效果，及时调整治疗方案。

 知识拓展

蝴蝶样呼吸技术

　　减慢呼吸频率的技巧多是通过增加潮气量达到改善整个呼吸方式，从而减慢呼吸频率，适用于合并焦虑的支气管哮喘、胸部手术术后等患者，包括胸廓松动技巧、反向旋转、蝴蝶样呼吸技术等。其中，蝴蝶样呼吸技术具体方法是：患者具备较好的运动控制能力，取独立端坐位，双手抱头，十指交叉，呈蝴蝶状，根据患者的平衡能力，护士可站立在患者后方或前方，双手握住患者双侧肘关节。当患者吸气时，护士引导患者躯干向后伸张、双上肢外展；呼气时，躯干向前屈由曲、双上肢内收，同时给予患者听觉暗示，引导患者逐渐减慢呼吸频率，以进一步强化肋间肌和腹部肌群的易化诱导。

第六节　排痰技术

一、概述

（一）定义

排痰技术又称为气道分泌物去除技术，可以促进呼吸道分泌物的排出、维持呼吸道通畅、减少反复感染，从而有效改善患者肺通气功能和气体交换功能。临床常用排痰技术包括有效咳嗽训练、辅助咳嗽技术、体位引流、吸痰法等。

（二）目的

1. 改善颈脊髓损伤及胸6节段以上脊髓损伤患者的呼吸功能。
2. 促进呼吸肌力量恢复，增加有效肺活量，促进排痰。
3. 预防肺部感染、肺不张，降低气管切开率。

（三）适应证

1. 身体虚弱、高度疲劳、麻痹或术后不能咳出肺内分泌物者。
2. 慢性气道阻塞、急性呼吸道感染及急性肺脓肿者。
3. 长期不能清除肺内分泌物，如支气管扩张、囊性纤维化者。

（四）禁忌证

1. 年迈及身体极度虚弱、无法耐受所需体位、无力排出分泌物者。
2. 肋骨骨折、凝血障碍者。
3. 胸廓损伤、脊柱损伤或不稳、咯血、严重骨质疏松、急性心肌梗死者。
4. 颅内高压、严重高血压疾病、低血压、肺水肿、病情不稳定者。
5. 胸部剧烈疼痛、肿瘤部位、肺栓塞者。

二、基本原则

1. **训练合理原则**　根据患者体型、耐受程度、咳嗽等情况合理选择排痰方式及体位。体位引流时根据肺段位置的不同转动身体角度，如肺上叶引流可取坐位或半卧位，中下叶引流时取头低足高位。

2. **训练安全原则**　①合理应用防护栏，保证患者安全。②严格掌握适应证及禁忌证。③排痰期间随时询问患者感受，观察其反应，如有异常及时停止操作，并报告医生，及时处理。

3. **心理护理原则**　护士需要重视患者心理护理，增强其治疗信心。

4. **预防并发症原则**　护士应具备预测危险性能力，掌握必备的抢救方法，及时处理紧急情况。

三、操作程序

（一）评估

1. **全身情况**　评估患者病情、意识状态、配合程度、心理状态；自理能力及肢体活动能力、坐位或站位平衡、进餐时间及方式、管道、胸片结果、膀胱充盈度等；全身有无伤口、骨折、管道、牵引等。影像学检查有无肺不张、胸腔积液、胸腹部肿瘤。

2. **局部情况**　评估患者咳嗽能力、是否借助氧源。使用叩诊、听诊或根据影像结果等方法判断引流、叩背的位置。

（二）准备

1. **环境准备**　环境宽敞、明亮、清洁，温湿度适宜，空气清新，适合操作。
2. **用物准备**　枕头、纸巾、听诊器、血氧饱和度监测仪、弯盘、吸痰装置等。
3. **患者准备**　了解操作目的、过程、注意事项及配合要点。
4. **操作者准备**　着装整洁，洗手，戴口罩。

（三）实施

1. **主动呼吸循环技术**　主动呼吸循环技术（active cycle of breathing techniques，ACBT）一周期分为三个部分：呼吸控制（breathing control，BC）、胸廓扩张运动（thoracic expansion exercise，TEE）和用力呼吸技术（forced expiration technique，FET）。

（1）呼吸控制：患者按照自身的速度和深度进行潮式呼吸，鼓励其放松胸部和肩部，尽可能利用下胸部及膈肌呼吸模式来完成呼吸。以此呼吸方式持续维持，直到患者开始进行胸廓扩张运动或用力呼气技术中的呵气动作。

（2）胸廓扩张运动：一般连续做3～4次深吸气，强调深吸气后屏气3～5秒或用鼻吸气，然后完成被动呼气动作。也可在患者呼气时，在治疗区域给予叩击或振动/摇动，以协助松动分泌物。

（3）用力呼气技术：患者先做1～2次中等量哈气，接着进行呼吸控制，再进行1次高容量哈气，以清除近端气道较大分泌物。持续此循环直到患者在连续2次循环中，中等吸气量的哈气干燥且没有痰液。

2. **咳嗽训练**

（1）训练时机：起床后、睡前或餐前30分钟进行。

（2）体位指导：患者取坐位，两腿上置软枕，顶住腹部（促进膈肌上升），咳嗽时，身体前倾，头颈屈曲位；也可取侧卧深屈膝位，增加腹压，利于排痰。

（3）有效咳嗽训练方法：评估患者能否进行自发性或反射性的咳嗽。指导患者膈肌呼吸，强调深吸气。护士示范双重咳嗽及腹肌收缩。让患者双手置于腹部，且在呼气时做3次哈气，感觉腹肌收缩。患者练习发"K"音以感觉声带绷紧、声门关闭及腹肌收缩。当患者将这些动作结合时，指导其做深而放松的吸气，接着做急剧的双重咳嗽。单独呼吸时的第2个咳嗽比较有效。

（4）辅助咳嗽技术训练方法：①护士协助法。协助腹部肌肉无力、无法引起有效咳嗽的患者仰卧于硬板床或坐在靠背椅上，面对护士；护士双手置于患者肋骨下角处，嘱患者深吸气，并尽量屏住呼吸，当其准备咳嗽时，护士双手向上向里用力推，帮助患者快速呼气，引起咳嗽。②患者自我操作法。患者手臂交叉放置在腹部或手指交叉置于剑突下方，深吸气后，双手将腹部向内、向上推，且在想咳嗽时身体前倾。

3. **体位引流及叩击、振动**

（1）训练时机：可在清晨清醒后、餐前1小时、餐后1～2小时进行。

（2）确定引流部位：采用触诊、叩诊、听诊等方法判断患者肺部引流部位。

（3）体位指导：嘱患者放松，根据病变部位摆放合适的体位引流姿势（表4-2、图4-10）。

表4-2　体位引流姿势

引流肺段区域	体位	叩击部位
上叶尖段前部	后靠坐位	锁骨下
上叶尖段后部	伏案坐位	肩胛骨
上叶前段	仰卧位，膝下垫枕	两侧乳头或乳房上
左上叶后段	右侧卧位，头和上躯干（床头抬高）30°～45°，1/4俯卧	左侧肩胛骨区域
右上叶后段	1/4俯卧	右侧肩胛骨区域
左肺舌叶	右侧3/4仰卧，利用枕头支持，床尾抬高15°～30°，即头低足高位	左侧乳房下方
右中叶	左侧3/4仰卧，利用枕头支持，床尾抬高15°～30°，即头低足高位	右侧乳房下方
下叶前底段	仰卧，膝下垫枕，床尾抬高30°～45°，即头低足高位	两侧肋骨下部
下叶后底段	俯卧，垫枕于腹部下方，床尾抬高30°～45°，即头低足高位	两侧肋骨下部
左下叶外侧底段	右侧卧位，床尾抬高30°～45°，即头低足高位	左侧肋骨下部的外侧
右下叶外侧底段	左侧卧位，床尾抬高30°～45°，即头低足高位	右侧肋骨下部的外侧
左、右下叶上段	俯卧，垫枕于腹部下方，使背部平直	两侧肩胛骨下缘

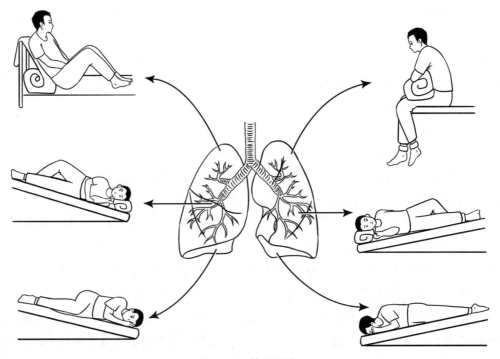

图4-10　体位引流

（4）叩击：护士将五指并拢，掌心空虚，呈杯状，于患者呼气时在肺段特定胸壁部位进行有节律的快速叩击（80～100次/分），每一部位叩击2～5分，观察患者反应。

（5）振动：护士将双手直接放于患者胸壁皮肤上并压紧，当患者呼气时给予快速、细小的压力振动，每次0.5～1.0分钟，每一部位振动5～7次。

（6）高频胸壁振荡：患者宜采取直立坐位或卧位，调整可充气背心使其紧贴患者胸壁，使空气传送至背心内并产生一定的压力。将气体脉冲发生器与背心连接，以提供间歇正压气流，使背心迅速扩张，压迫胸壁，引起气道内气流的瞬间增加（因此称为"振荡"）。通常以5～20Hz频率压迫胸壁。在每个频率的规定时长治疗后，指导患者呵气或咳嗽来清除已松动的分泌物。

4. 其他排痰法　包括吸痰法、吸入/呼出辅助咳嗽、阻抗性吸气策略、体力活动等。

四、操作要点

（一）主动循环呼吸技术操作要点

1. 每一主动循环呼吸中，完成3次左右的扩张运动后需暂停几秒再进行呼吸控制，避免多而深的呼吸引起通气过度，导致患者疲劳。

2. 呵气过程需要用力，但非剧烈动作。1～2次用力呵气后需暂停并进行呼吸控制，防止气流阻塞的加重。

（二）咳嗽训练操作要点

1. 吸气后要短暂闭气，使气体在肺内得到最大的分布，同时气管至肺泡的驱动压尽可能持久。

2. 避免阵发性咳嗽，如有脑血管破裂、栓塞等病史者应避免用力咳嗽。如出现发绀、出汗等异常情况，应立即停止操作，告知医生，及时处理。

（三）体位引流及叩击、振动操作要点

1. 引流过程中结合叩击及震颤，同时引导患者有效咳嗽。持续鼻饲患者操作前30分钟应停止鼻饲。

2. 让患者轻松呼吸，避免过度换气或呼吸急促。引流顺序遵循先上叶，后下叶原则；若有两个及以上炎症部位，则先引流痰液较多的部位。

3. 注意观察患者生命体征等，防止直立性低血压的发生。引流5～10分钟仍未咳出痰液时，告知患者及家属未咳出痰液未必无效，也可进行下一个体位姿势，引流总时间不超过30～45分钟。

4. 叩击排痰时遵循从下至上、从外至内、力度适宜原则，避免在骨突部位或乳房区域敲打。

5. 高频振荡时，取得患者及家属理解与配合。压力控制设置应根据患者的舒适度进行调整，选择其接受的最高压力。

6. 终止体位引流指征

（1）胸部X线片示肺纹理清楚。

（2）患者体温正常，并维持24～48小时。

（3）肺部听诊呼吸音正常或基本正常。

 知识拓展　　　　　　　　　　　　　　　　　　　　　　●●●

分泌物量与黏稠程度的变化

不同疾病痰液量有一定差异，国内常用如下方法衡量：轻度为＜10ml/d，中度为10～150ml/d，重度为＞150ml/d。痰液黏稠度分度常规分为3度：1度为痰液如米汤或泡沫样，吸痰管内壁上无痰液滞留；2度为痰的外观较黏稠，吸痰后有少量痰液在内壁滞留，但容易被水冲净；3度为痰的外观明显黏稠，吸痰管内壁上常滞留大量痰液且不易被水冲净。

第七节　神经源性膀胱护理技术

一、概述

神经源性膀胱康复护理技术是改善膀胱功能、降低上尿路损害风险、预防并发症、保持会阴部清洁干燥、提高患者生活质量、实现治疗和康复目标的重要手段之一。神经源性膀胱康复护理技术主要包括间歇导尿技术、留置导尿术、膀胱功能训练等。其中，间歇导尿技术又包括无菌间歇导尿技术、清洁间歇导尿技术和部分无菌间歇导尿术。

二、基本原则

1. **早干预、早治疗原则**　神经源性膀胱患者尽早诊断、及时干预，预防或减少并发症的发生。

2. **重视评估结果原则**　根据评估结果，针对不同类型的神经源性膀胱建立护理管理计划。如逼尿肌过度活跃、低顺应性膀胱者，护理管理原则是降低膀胱内压、预防并发症、保护上尿路，减少尿失禁对日常生活的影响；逼尿肌活动不足者，护理管理原则是减少残余尿量、预防充溢性尿失禁及其他并发症，提高患者生活质量。

3. **重视团队及多学科合作原则**　神经源性膀胱的护理管理包括排尿方式的选择、辅助器具的选择与使用、膀胱功能训练等，必要时配合药物、手术治疗等。这需要团队及多学科的共同参与。

4. **终生随访原则**　神经源性膀胱上尿路、下尿路均可随着自然病程延长而变化，尤其是脊髓损伤者。因此，定期随访，让患者及家属主动参与膀胱管理，可达到减少或预防并发症，提高生活质量的目的。出院患者建议尿常规每2个月1次，泌尿系超声及残余尿量测定每6个月1次，肾功能及尿流动力学检查每年1次。如有异常情况，需及时就诊。

三、操作程序

（一）清洁间歇导尿

1. 适应证

（1）神经系统功能障碍：如脊髓损伤、多发性硬化、脊柱肿瘤等导致的排尿问题。

（2）非神经源性膀胱功能障碍：如前列腺增生、产后尿潴留等导致的排尿问题。

（3）其他：膀胱内梗阻致排尿不完全、获取尿液标本、精准测量尿量、尿动力学监测等。

2. 禁忌证

（1）神志不清或无法配合治疗者。

（2）尿道生理解剖异常者，如尿道狭窄、膀胱颈梗阻、膀胱颈梗阻等。

（3）阴茎异常勃起者。

（4）可疑的完全或部分尿道损伤、尿道肿瘤者。

（5）膀胱容量＜200ml、膀胱内感染者。

（6）严重尿失禁者。

（7）每天摄入大量液体无法控制者、经过治疗仍有膀胱自主神经异常反射者。

（8）下列情况慎用：前列腺、尿道术后，装有尿道支架或人工假体等。

3. 评估

（1）全身情况：评估患者病情、性别、意识状态、自理能力及肢体活动能力、坐位平衡、配合程度、管道、心理状态等。

（2）局部情况：评估患者会阴部皮肤及清洁程度、膀胱充盈度、饮水及排尿情况、残余尿量等。

4. 准备

（1）环境准备：环境宽敞明亮、清洁、温湿度适宜；酌情关闭门窗、拉床帘或围帘，保护患者隐私。

（2）用物准备：一次性导尿管＋润滑剂/一次性亲水涂层导尿管（成人：12～14Ch型号；儿童根据年龄选择，一般5～8Ch型号）/简易导尿包、消毒湿巾、清洁手套、量杯、尿垫、治疗车、屏风、排尿日记，必要时备大浴巾。需选择适宜型号和材料的导尿管。

（3）患者准备：了解操作目的、过程、注意事项及配合要点；清洁会阴部皮肤。

（4）操作者准备：着装整洁，洗手，戴口罩。

5. 实施

（1）体位指导：协助患者取舒适半卧位或坐位，脱下对侧裤腿盖在近侧腿上，对侧腿盖被或大浴巾，将两腿分开，充分暴露会阴部位。

（2）垫巾：将一次性治疗巾单放于患者臀下，集尿器或量杯置于患者两腿之间。

（3）润滑导管：洗手，戴手套，将导尿管充分润滑并处于备用状态。

（4）清洁皮肤：充分清洁会阴部，暴露尿道口，湿纸巾擦拭。①男性擦拭顺序：尿道口→龟头→冠状沟、尿道口→会阴部。②女性擦拭顺序：尿道口→对侧小阴唇→近侧小阴唇、尿道口→会阴部。

（5）插管：再次洗手，戴手套，采用零接触式方法将导尿管插入尿道。①男性患者插管：插管时一手握住阴茎，使其与腹部呈60°，一手缓慢插入尿管至18～20cm，见尿液流出后再插入2～3cm，确保尿管完全进入膀胱。②女性患者插管：女性患者每次插入2～3cm，直到尿液流出再插入1～2cm，确保尿管完全进入膀胱。

（6）拔管：当尿液停止流出时，可将尿管拔出1～2cm，观察是否仍有尿液流出，确保充分排空膀胱。然后将导尿管水平或向上缓慢拔出并丢弃，擦拭尿道口。

（7）观察：操作期间询问患者感受，观察尿液颜色、形状、量。

（8）宣教：向患者及家属宣教清洁间歇导尿时间及频次等相关知识。

（9）整理：协助患者取舒适体位，整理床单位及用物，洗手、填写饮水及排尿日记记录表（表4-3）。

表4-3　饮水及排尿日记记录表

日期	时间	液体摄入量		排尿情况		漏尿情况		膀胱感觉	备注
		种类	量/ml	自排	导尿	次数	量/ml		

注：导尿开始前3天记录患者日常饮水时间、量，找出饮水和排尿的规律，制订个体化的饮水计划。一般平均饮水100～125ml/h为宜，以防短时间内饮水过多导致膀胱过度、过快充盈。每天饮水量控制在1500～2000ml，睡前3小时避免饮水。避免饮用茶、咖啡、含酒精饮品、糖水等利尿性饮料，同时尽量避免摄入刺激性、酸辣食物。

（二）留置导尿术

留置导尿术是用无菌技术经尿道将导尿管插入膀胱并长时间留置以引流尿液的方法，也是神经源性膀胱患者促使尿液排空的方法之一。留置导尿术适用于脊髓损伤急性期者、无法配合或拒绝实施间歇导尿者、尿道损伤或狭窄者、膀胱逼尿肌过度活动、膀胱低顺应性者等。操作程序包括评估患者、操作前准备工作、实施、宣教及评价等。留置尿管期间需保持管道的密闭性，无膀胱感染时不需常规冲洗；不建议长期夹闭尿管，避免膀胱压力增高，尿液反流。

（三）膀胱功能训练

1. 适应证

（1）上运动神经元损伤综合征患者合并膀胱控制障碍：包括脊髓损伤、脑卒中、脑外伤等。

（2）患者主动配合：手功能良好且能够独立完成，或由陪护协助完成。

2. 禁忌证

（1）神志不清，无法配合治疗者。

（2）膀胱或尿路严重感染者。

（3）严重前列腺肥大或肿瘤者。

3. 评估

（1）全身情况：评估患者病情、生命体征、意识状态、心理状态、生活自理能力、配合程度、手术史、既往史等。

（2）局部情况：评估患者排尿活动、膀胱功能和分型等。

4. 准备

（1）环境准备：环境宽敞明亮、清洁、温湿度适宜；酌情关闭门窗、拉床帘或围帘，保护患者隐私。

（2）用物准备：开塞露、温水、毛巾、治疗巾等。

（3）患者准备：了解膀胱功能训练的目的、过程、注意事项及配合要点。

（4）操作者准备：着装整洁，洗手，戴口罩。

5. 实施

（1）体位指导：协助患者取坐位、半坐卧位或仰卧位。

（2）排尿习惯训练：在规定间隔时间内排尿，养成定时排尿的习惯。训练应在特定时间进行，如餐前30分钟、晨起或睡前，鼓励患者入厕排尿。排尿间隔时间的选择如下。①若患者24小时内尿失禁大于2次，将排尿间隔时间减少半小时。②若患者24小时内尿失禁小于2次，保持排尿间隔时间不变。③若患者48小时内未出现尿失禁，将排尿间隔时间增加半小时，直至达到4小时排尿一次的理想状态。

（3）意念排尿训练：每次放尿前或间歇性导尿前5分钟，指导患者全身放松，听流水声，试图自己排尿，然后由陪同人员接尿或放尿。想象过程中，强调患者利用全部感觉。

（4）诱导排尿训练：①利用条件反射诱导排尿。协助患者到洗手间，坐在坐厕上，打开水龙头让患者听流水声；对卧床患者，放置便器，用温热毛巾外敷膀胱区或用温水冲洗会阴，边冲洗边轻轻按摩患者膀胱膨隆处。②开塞露塞肛诱导排尿：采用开塞露塞肛，促使逼尿肌收缩，内括约肌松弛而导致排尿。

（5）扳机点排尿训练（反射性排尿训练）：通过手腕的力量叩击耻骨上区/大腿上1/3内侧，50～100次/分，每次叩击100～500次，或牵拉阴毛、挤压阴蒂/阴茎或用手刺激肛门诱发膀胱反射性收缩，产生排尿。

（6）盆底肌肉锻炼方法：①患者在不收缩下肢、腹部及臀部肌肉的情况下自主收缩盆底肌肉（会阴及肛门括约肌），每次收缩维持5～10秒，重复10～20次，每日3组。②患者也可以在排尿中途有意识地收缩盆底肌肉，使尿流中断，如此反复排尿、止尿，重复多次，使盆底肌得到锻炼。③患者做呼吸训练时，嘱患者吸气时收缩肛门，维持5～10秒，呼气时放松。④患者在桥式运动下收缩肛门，用引导式语言帮助患者维持收缩肛门的动作，5～10秒。⑤患者坐于椅上，由后向前缓慢将肛门、阴道、尿道等盆底肌收缩上提，感觉想阻止肛门排气，从1数到10，然后缓慢放松。

四、操作要点

（一）清洁间歇导尿

1. 进行间歇导尿前1～2天教会患者正确执行饮水计划，每天摄入液体量不低于1500ml，保证每天尿量在1500ml以上。避免摄入咖啡、茶等利尿饮品。

2. 膀胱容量应足够、膀胱内压应低于40cmH$_2$O及尿道有足够的阻力是间歇导尿的前提条件。

3. 插管困难时应暂停5～10秒，并把导尿管拔出3cm，嘱患者深吸气放松后，再缓慢插入。女性患者在导尿前应将阴道填塞物除去。

4. 拔除导尿管时若遇到阻力，应等待5～10分钟后，再拔出导尿管。

5. 操作过程中宜动作轻柔，切忌用力过快、过猛，导致尿道黏膜损伤。

6. 保持会阴部清洁，及时清洗会阴部分泌物；每次导尿前正确洗手。

7. 教会患者观察并发症，如遇插管困难或出现血尿等异常情况时，及时报告处理。

8. 间歇导尿时机和频率

（1）间歇导尿时机：间歇导尿宜在患者疾病基本稳定后、无大量输液（小于500ml/d）、饮水规律、无尿路感染的情况下开始，一般受伤后早期开始（8～35天）。

（2）导尿间隔时间：根据尿流动力学结果，结合临床表现、残余尿量等进行综合评估后，制订个性化导尿间隔时间计划。每次导尿量以不超过患者的膀胱最大安全容量为宜，一般每日导尿次数不超过6次，随着残余尿量的减少可逐步延长导尿间隔时间。两次导尿之间能自行排尿200ml以上，残余尿量200ml以下时，每8小时导尿一次；当残余尿量＜100ml或为膀胱容量的20%以下时，可停止间歇导尿。

（二）留置导尿术

（1）严格执行查对制度和无菌技术操作原则。

（2）在操作过程中采取舒适体位，注意保护患者的隐私，防止患者着凉。

（3）对膀胱过度膨胀且极度虚弱的患者，第一次放尿不得超过1000ml，避免虚脱、血尿的发生。

（4）女性患者插入尿管时，找准尿道口，避免误入阴道。若误入阴道，应更换无菌导尿管，重新插管。

（5）导尿结束后，撤下孔巾，擦净外阴，对于男性患者注意将包皮复位，避免龟头水肿等。

（6）集尿袋妥善固定，低于膀胱水平，防止尿液逆流。管道长度适中，避免牵拉导管后，造成出血、导管脱出等现象。

（7）及时更换尿管及集尿袋，避免导管相关感染风险。

（三）膀胱功能训练

1. 排尿习惯训练　确立排尿间隔时间；逐步做到均匀饮水，避免短时间内大量饮水，防止膀胱过度充盈；保持在预定时间排尿习惯，避免患者如厕时间超过5分钟。

2. 反射性排尿训练

（1）训练前必须做好初步的评估，判断是否可以进行训练，确保膀胱内压力在安全范围（膀胱内压力＜40cmH$_2$O）。如出现自主神经异常反射，则停用该方法。

（2）任何患者在进行扳机点排尿前必须进行严格的泌尿系统检查，包括尿流动力学检查，以确定膀胱的功能现状，以及上尿路是否安全，同时应密切随访，了解膀胱的排空功能，了解并发症的出现。

3. 盆底肌训练　告知患者及家属盆底肌训练的目的，消除患者紧张和焦虑，提高其配合积极性。

知识拓展　　　● ● ●

神经源性膀胱针灸腧穴

　　神经源性膀胱可归属于中医"淋证、癃闭、遗间溺、小便不禁"等范畴,针灸可作为改善其方法之一,现代研究也证实针灸对膀胱功能有着一定的调节作用。常用腧穴:中髎、三阴交、水道、会阳、气海、关元、中极等。如:中髎属足太阳膀胱经,位于骶区正对第3骶后孔,刺激中髎穴,可刺激骶3神经。神经源性膀胱的针灸治疗总的取穴原则是辨证与辨病相结合,脏腑辨证和经络辨证相结合,并参考现代解剖学理论取穴。不同的取穴和手法会影响针刺治疗效果。

第八节　神经源性肠道护理技术

一、概述

　　神经源性肠道是支配肠道的神经组织失去支配或由神经因子诱发或神经调控障碍导致直肠排便功能障碍,主要表现为独立排便障碍、大便失禁、腹泻、便秘等问题,对患者的健康及生活造成诸多影响。神经源性肠道护理技术主要目的是帮助患者建立排便规律,消除或减少由于失禁造成的痛苦,预防相关并发症,降低对药物的依赖性,帮助患者建立正常的排便机制,从而提高患者的生活质量。

二、基本原则

　　1. 系统评估　在系统评估的基础上,制订神经源性肠道护理管理计划,同时定期进行评估和调整。

　　2. 制订个体化计划　制订神经源性肠道护理管理计划时,应考虑患者的神经源性肠道类型、患病前生活习惯及排便习惯。反射性肠道患者主要表现为便秘,护理管理原则是建立规律的排便习惯,预防或减少由便秘引起的并发症,如自主神经反射异常、肛裂、痔疮等。弛缓性肠道患者的排便中枢被破坏,因此患者无法依靠肠蠕动实现主动排便,通常以人工排便为主。

　　3. 早期干预　因排便规律需要较长时间才能建立,神经源性肠道的护理管理应在疾病的急性期启动。

　　4. 多学科协作　神经源性肠道的护理管理需要多学科专业人士共同参与,包括医师、护士、治疗师、营养师等。

　　5. 长期随访　由于神经源性肠道患者的饮食、肠道功能、家庭工作环境、照顾者等均可随着时间和年龄而变化,因此,应对此类患者进行长期随访,至少每年1次。

三、操作程序

（一）评估

1. **全身情况**　评估患者病情、意识状态、自理能力及肢体活动、坐位平衡、配合程度、管道、心理状态、饮食习惯、生活习惯及排便类型等；有无影响排便的因素；有无心肌梗死、动脉瘤等疾病。

2. **局部情况**　评估患者腹部、肛门部有无伤口、肿瘤、痔疮等。

（二）准备

1. **环境准备**　环境宽敞明亮、清洁、温湿度适宜，保护患者隐私。

2. **用物准备**　开塞露、手套、润滑油、卫生纸、治疗巾、便盆、排便日记或根据训练计划准备用物。

3. **患者准备**　了解操作目的、过程、注意事项及配合要点。

4. **操作者准备**　着装整洁，洗手，戴口罩。

（三）实施

1. **体位指导**　协助患者取坐位、半坐卧位或左侧卧位。盆底肌训练时取仰卧位或坐位。

2. **饮食管理**　①便秘患者：摄入充足液体量（1500～2000ml/d）和纤维素食物（30g/d，可溶和不可溶），减少高脂肪、高蛋白食物的大量摄入。②失禁患者：严重腹泻者予以渐进式饮食治疗（禁食→流质→半流质→普通饮食）；症状轻者予以高热量、高蛋白、易消化低渣饮食，限制油炸刺激食物。③腹泻患者：饮食管理与失禁患者饮食管理基本一致，腹泻次数较多时，可给予低脂少渣、高热量、高蛋白饮食，戒烟酒，忌辛辣，暂不吃或少吃蔬菜、水果。注意补充维生素。

3. **模拟排便训练**　患者取坐位或斜坡卧位，嘱患者深吸气，用力做排便动作。

4. **增加腹部压力**　通过使用仍有神经支配的腹部肌肉来增加腹部压力，即将上半身向前弯曲，将胳膊或腿压入腹部，收拢膝盖，使用腹部绷带或咳嗽来增加腹压，促进排便。

5. **腹部按摩**　在餐后30分钟或排便前15分钟进行，护士或照护者双手交叠，用手指指腹从右下腹到左下腹，进行环形按摩、推、揉腹部。

6. **肛门和会阴敲击**　即通过施加外部刺激进行反射性排便来刺激排便。

7. **手指直肠刺激**　在餐后30分钟实施，护士的示指或中指带指套，涂润滑油，缓缓插入直肠做环形滑动，持续15～20秒，直到感到肠壁放松、排气、有粪便流出。以上手指直肠刺激可每5～10分钟重复进行，直到粪便排出。适用于反射性肠道患者。

8. **直肠清扫**　由护士或照护者实施，操作者的示指或中指带指套，涂润滑油，缓慢插入肛门，由外向内清除直肠内粪团。

9. **盆底肌功能训练**　指导患者仰卧位或坐位，双膝屈曲稍分开，轻抬臀部，进行缩肛、提肛10～20次，每日练习4～6次，促进盆底肌功能恢复。

10. **腹肌训练**　指导患者进行仰卧直腿抬高训练、仰卧起坐等。

11. **药物使用**　指导患者放松身体，护士将开塞露前端打开后轻插入肛门，再将药液全部挤入直肠内，嘱患者保留5～10分钟后排便。

12. 肛门冲洗 通过直肠导管（气囊或锥形导尿管）引入单独确定的水量，触发排尿反射和直肠-肛门抑制反射。

四、操作要点

1. 心理护理

（1）训练过程中指导患者和家属配合，增强其康复信心，减轻患者由于排便障碍带来的精神紧张和心理压力。

（2）治疗效果不佳时，鼓励患者坚持训练，以建立良好的排便习惯。

2. 反射性肠道和弛缓性肠道的管理

（1）直肠排空技术的使用需根据患者的病情和具体情况，遵循专业指导下正确进行。

（2）触发反射性排便的技术仅对上部病变类型有用，而直接排便对两种类型的病变均有用。

3. 纤维素的摄入 纤维素摄入量应根据患者的耐受程度进行调整，过多或过少的纤维素摄入均不利于患者排便。

4. 预防并发症

（1）在实施神经源性肠道护理期间，应密切监测相关并发症。

（2）腹泻患者，需保护肛周皮肤，避免发生皮肤损伤。

（3）实施经肛门灌洗时应密切监测肠穿孔、出血、结肠炎、电解质紊乱等并发症，脊髓损伤患者还需监测自主神经反射异常的发生。

 知识拓展

结肠运输试验

结肠运输试验又称结肠传输试验，是一种动力学检查方法。其利用不透X线的标记物在结肠各段的分布情况，计算标记物残留率与结肠传输时间，是一种简易、可靠、安全的检测手段。根据结肠传输状态的不同，可以将功能性便秘分为正常传输型便秘、慢传输型便秘及出口梗阻型（排便障碍型）便秘。目前多以72小时结肠内标记物残余率＞20％作为判断结肠传输功能异常的标准。

第九节 吞咽障碍护理技术

一、概述

吞咽障碍（swallowing disorder）指吞咽困难，是吞咽食物或液体在正常管腔中通过受阻而引起的一种主观感觉，表现为难以吮吸、吞咽、饮水、咀嚼、进食、控制唾液、服药或保护呼吸道。广泛的吞咽障碍概念包含认知、精神心理等方面引起的行为异常导致的吞咽和进食问题，即摄食吞咽障碍。吞咽障碍可造成误吸、肺炎、营养不良等并发症，以及由此导致的患者心理与社会交往障碍，严重影响疾病预后，甚至危及生命。尽早进行吞咽障碍指导训练，可改善患者吞咽功能及营养状态，预防和/或减少并发症的发生，提升患者整体功能的恢复，适用于脑卒中、颅脑外伤、帕金森病等神经系统疾病导致的吞咽困难患者。

二、基本原则

1. **重视吞咽功能评定** 对于有吞咽功能障碍风险的患者应重视初步筛查、动态观察及评定，提高患者防患意识。

2. **制订个体化训练计划** 制订科学、合理的吞咽功能训练计划；进食时保证环境安静，患者注意力集中，必要时观察血氧饱和度等情况，避免误吸的发生。

3. **尽早训练** 吞咽训练宜尽早进行，常在患病后3～5天、神志转为清醒、生命体征平稳后开始。

4. **宣教** 吞咽障碍的康复护理是强化正确反应的主动训练，照顾者的教育与配合对患者的康复效果非常重要。鼓励患者进食，建立正确反应的欲望；掌握训练方法，鼓励患者进行自我训练和家庭训练，循序渐进、持之以恒。

5. **重视口腔护理** 在进食或摄食训练前后应认真清洁口腔，保持口腔卫生。

6. **心理护理** 重视患者心理护理，增强治疗信心。

7. **预防并发症** 详细了解患者的病史，预测危险性；掌握必备的抢救方法，防止误吸、窒息等情况。

三、操作程序

（一）评估

1. **全身情况** 评估患者病情、意识状态、营养、自理能力及肢体活动、坐位平衡、配合程度、管道、心理状态等。

2. **局部情况** 评估患者口腔功能及卫生情况、吞咽功能、食管功能和胃肠功能等。

（二）准备

1. **环境准备** 环境安静、明亮、清洁、温湿度适宜，适合操作。

2. **用物准备** 直接训练者可根据病情选择合适食物（温度：38～40℃，200～500ml）、长柄勺、广口平底碗、杯子、吸管、温水、手电筒、餐巾纸、治疗巾、垃圾袋。经口间歇管饲者可准备一次性薄膜手套、胃管、注食器、流质食物（温度：38～40℃，200～500ml）、温水、餐巾纸、固定胶布。必要时备血氧饱和度监测仪、压舌板、小枕、吸痰装置。

3. **患者准备** 了解操作目的、过程、注意事项及配合要点。

4. **操作者准备** 着装整洁，洗手，戴口罩。

（三）实施

1. **经口进食管理技术**

（1）体位指导：协助患者取坐位或半坐卧位，偏瘫者在患侧肩垫小枕。戴血氧饱和度监测仪，垫治疗巾。

（2）检查口腔清洁度：用手电筒查看口腔黏膜完整性及卫生情况，必要时予以口腔护理，清除口腔分泌物；有活动义齿者须佩戴齐全再进食。

（3）选择食物种类及适宜餐具：①吞咽障碍患者食物选择原则是密度均匀、黏性适当、不易松散、易变形及利于通过口腔和咽部，兼顾色香味、温度等。优选糊状饮食，必要时添加食物增稠剂。②餐具选择匙面小而浅，不易粘连食物，柄长、粗、边缘钝的匙勺；选择广口平底或边缘倾斜的碗，碗底加用防滑垫。

（4）食物放置的位置：指导患者进食，喂食者位于健侧。食物放在健侧舌后部或健侧颊部，利于食物的吞咽。

（5）一口量及进食速度：①确认患者一口量。先以 3～4ml 试验，然后酌情增加，正常情况下约为 20ml。②调整合适进食速度。③指导患者有意识地进行摄食、吞咽、咀嚼等动作。

（6）代偿性训练：根据患者进食情况及不同吞咽障碍时期的吞咽特点，可采用代偿性方法，如侧方吞咽、空吞咽与交替吞咽、低头吞咽、点头样吞咽、用力吞咽，可减少或避免食物残留，促进吞咽功能恢复。

（7）观察生命体征：观察患者声音、呼吸音、心率、血氧饱和度、呛咳、口腔食物残留情况等。

（8）宣教：宣教经口进食管理技术相关知识。

（9）整理：操作结束后询问患者感受，协助其取合适体位；整理用物，洗手、记录。

2. 间歇经口管饲技术

（1）体位指导：协助患者取坐位或半坐卧位，偏瘫者在患侧肩垫小枕。戴血氧饱和度监测仪，垫治疗巾。直立性低血压者酌情调整体位角度。

（2）润滑导管：检查导管有效期，判断其是否完好无破损，润滑导管并处于备用状态。

（3）置管：将导管经口插入至食管，深度为 18～23cm，动作宜轻柔，观察患者反应。插至咽喉部（10～15cm）时指导患者吞咽，听指令配合；插管过程中注意观察生命体征及患者反应。

（4）确认位置：确认导管插入食管，将导管末端置于盛水的治疗碗中，无连续气泡溢出；嘱患者发"yi"音，声音清晰代表导管未入气管。

（5）固定：将导管妥善固定。

（6）注食：在导管开口端注入少量温水（10～20ml）并观察患者有无呛咳；缓慢管饲食物或药液，指导患者吞咽；管饲完毕后再次注入少量温水。

（7）拔除导管：缓慢拔出导管，维持进食体位 30 分钟以上。

（8）宣教：告知患者及家属间歇经口管饲的注意事项，鼓励患者，配合训练。

（9）整理：协助患者取合适体位，整理床单位及用物，洗手、记录。必要时行口腔护理。

3. 间接训练   包括口唇运动、颊肌运动、喉部运动、舌部运动、屏气−发声运动、冰刺激、呼吸道保护手法（声门上吞咽法、门德尔松氏手法）等。

4. 电刺激治疗   包括神经肌肉低频电刺激和肌电反馈技术。

5. 球囊导管扩张术   此技术用于脑卒中、放射性脑病等脑损伤所致环咽肌痉挛（失弛缓症）者。

四、操作要点

（一）操作前

1. 重视评估，如出现呼吸窘迫综合征、意识不清、有出血倾向、不能配合、食管病变等患者，不适合进行直接训练和经口间歇管饲训练。

2. 操作前向患者及家属积极沟通、解释，取得其理解与配合。

3. 进食环境安静，患者放松、注意力集中。

（二）操作中

1. 操作过程中注意观察生命体征。

2. 有食物残留时选择适合的代偿训练方法。

3. 经口间歇管饲误入气管时，应立即拔出，待稍作休息后再插管，避免重复插管导致喉头水肿。

4. 未经医务人员允许及培训，禁止患者或家属自行管饲注食；每次注食前均需确定导管在食管内才能注食，以免发生误吸、窒息。

5. 进食速度不宜过快，避免两次食物重叠入口的现象。

6. 进食后必须保持半坐卧位30分钟以上，以防食物反流引起误吸。

7. 操作过程中发现患者烦躁不安、呛咳、面色口唇发绀等异常情况，应立即终止操作，及时报告医生。

8. 注重口腔护理，仔细检查口腔黏膜的变化等，预防或减少肺部感染、咽痛等不良反应。

（三）操作后

1. 未发生相关并发症，或并发症发生后能得到及时治疗与处理。

2. 患者掌握相关健康知识。

3. 态度和蔼，人文关怀，保护隐私。

4. 操作熟练，物品放置妥当。

 知识拓展

吞咽障碍食品策略

选择吞咽障碍食品的策略：①降低固体食品的咀嚼难度，使吞咽障碍患者可以经少量咀嚼或无需咀嚼即可将食物吞咽。②减缓流体食品的流动速度，使得吞咽障碍患者有足够的时间协调吞咽肌群的收缩和舒张，及时封闭呼吸通道和打开食物通道以免误咽或误吸。③通过改变固体食品的质构或调整液体食品的黏度以利患者的膳食安全，保证充分地摄取食物和水分，进而避免吸入性肺炎及营养不良风险的出现。④降低或减少各种感染的发生。

第十节　日常生活活动能力训练技术

一、概述

日常生活活动（activities of daily living，ADL）是人们为了维持生存及适应生存环境而必须每天反复进行的、最基本的、最具有共同性的活动，即衣食住行及个人卫生等基本动作和技巧，可分为基础性日常生活活动和工具性日常生活活动。日常生活活动能力训练可改善患者穿衣、进食、移动等日常能力，适用于因发育障碍、疾病或创伤等导致躯体残疾、残障、残损者，但严重认知障碍或疾病不稳定者禁用。

二、基本原则

1. **针对性**　根据患者的生活习惯、活动表现及日常生活活动能力评定结果等，制订个体化康复训练计划，并根据患者情况及时调整训练方案。

2. **渐进性**　训练强度由小到大，时间由短到长，动作的复杂性由易到难，突出重点。适时给予鼓励，增强患者自信心。

3. **持久性**　训练时间越长，动作的熟练程度越高，效果越好，因此训练须持之以恒。

4. **综合性**　在训练中，除加强局部功能训练外，也需重视全身功能状况的改善。指导和督促患者将训练运用于日常生活中。

5. **安全性**　日常生活活动能力训练时以患者安全为前提，训练中密切观察患者病情变化，避免因训练方法不当造成损伤或病情加重。

6. **患者及家属参与性**　训练步骤尽量让患者独自完成，必要时护士给予帮助；鼓励家庭成员参与训练，教会家庭成员用适当方式协助患者自理生活。

三、操作程序

（一）评估

1. **全身情况**　评估患者病情、意识状态、营养、皮肤、自理能力及肢体活动、坐位及站位平衡与协调性、配合程度、心理认知水平、耐受程度等。

2. **局部情况**　评估患者有无骨折、伤口、管道等。

（二）准备

1. **环境准备**　环境宽敞明亮、清洁、温湿度适宜，适合操作。必要时拉床帘保护患者隐私。

2. **用物准备**　适合的衣裤鞋袜、脸盆、小毛巾、梳子、牙刷、牙膏、餐具，必要时备吸管、小枕、治疗巾。

3. **患者准备**　了解操作目的、过程、注意事项及配合要点。

4. **操作者准备**　着装整洁，修剪指甲，洗手，戴口罩。

（三）实施（以偏瘫患者为例）

1．穿脱衣裤、鞋袜训练

（1）训练条件：①患者能保持坐位平衡及站位平衡。②患者健侧具备基本活动能力，有一定协调性和准确性。

（2）体位指导：患者取坐位，确认患者坐位平衡能力。

（3）穿、脱开襟上衣：①患者穿开襟上衣时，将开襟上衣内面朝上，衣领朝前，患侧衣袖垂放于两腿之间；遵循先穿患侧后穿健侧原则，患者健手采用Bobath式握手带动患手穿入患侧衣袖，并将患侧衣袖拉至肩峰，利用健手拉住衣领，将衣服拉至健侧，再将健手穿入衣袖内，整理衣服并系好衣扣。②脱衣时，顺序与穿衣相反，健手解开衣服扣子，将患侧衣袖先脱至肩峰下，再脱健侧衣袖，然后用健手脱下患侧衣袖。

（4）穿、脱套头上衣：①穿套头上衣时，健手利用Bobath式握手带动患手穿入患侧衣袖，并拉到肘部以上，再穿健侧衣袖，最后套头、整理。②脱衣时，先将衣服上卷至胸部以上，再用健手越过肩部拉起衣服，从背部将头脱出，脱健手后再脱患侧。

（5）穿脱裤子、鞋袜：①穿裤子、鞋袜时，按先穿患侧、后穿健侧的顺序进行。患者可将患腿屈髋、屈膝放于健腿上，套上裤腿后尽可能拉至膝关节以上，然后用健手为患足穿袜子和鞋（必要时利用穿袜辅助器），放下患腿，全脚掌着地，健腿穿入裤腿后拉至膝以上，再穿入鞋袜，抬臀或站起向上拉至腰部，整理系紧。②脱裤子、鞋袜时，顺序与穿裤子、鞋袜顺序相反，即先脱健侧，再脱患侧。

（6）宣教：向患者及家属宣教穿脱衣裤、鞋袜训练技术相关知识。

（7）整理：操作结束后询问患者感受，协助其取舒适体位；整理用物，洗手，记录。

2．个人卫生训练

（1）训练条件：①患者体温、脉搏、血压等生命体征稳定。②患者能保持坐位平衡30分钟以上，有一定的转移的能力。③健侧肢体肌力良好，可独立进行修饰、洗浴。

（2）体位指导：患者取坐位或站立位，确认患者坐位或站位平衡能力。

（3）梳头训练：患者4指并拢，大拇指分开，健手将梳子固定于患手（根据患手功能情况选择辅助器具），用健侧手臂带动患侧手臂上举，完成梳头。

（4）洗手、洗脸训练：①洗手。患者用健手打开水龙头，调节水温，患手贴在水池边伸开放置或将毛巾固定于水池边缘，健手及前臂在患手或毛巾上搓洗。②洗脸：患者用健手打开水龙头，调节水温，洗脸。③拧毛巾。拧毛巾时，可将毛巾套入水龙头上，用健手将毛巾合拢，向一个方向旋转拧干。

（5）刷牙训练：借助身体将牙膏固定（如用膝夹住），用健手将盖拧开，刷牙用健手完成，也可用辅助器具协助进行，如将牙刷插入环套内使用。

（6）剪指甲训练：将指甲剪固定，伸入健手指甲于剪刀口内，用患手掌下压指甲剪柄即可剪去指甲。双手力量均差者可用下颌操作指甲刀。

3．进食障碍训练

（1）训练条件：①患者意识清醒，病情平稳。②能够保持体位的稳定性。③能产生吞咽反射、咳嗽反射。

（2）进食体位：进食体位根据患者不同病情而定。可采取坐位或半卧位，身体尽量靠近餐桌，颈稍前屈，患侧上肢放于餐桌上，卧床患者取健侧卧位。必要时肩部垫小枕、治疗巾。

（3）摆放食物及餐具：将食物及带有防护垫的餐具放在便于使用的位置。偏瘫患者将食物放于健侧。

（4）进餐：偏瘫者用健手持筷（勺）将食物送入口中，咀嚼并吞咽食物。①若为训练患者双手功能转换，可用健手将食物放入患手中，再由患手将食物放入口中，必要时健手托住患侧前臂近肘关节处，协助将食物送入口中。②当患手恢复一定主动运动时，可用患手进食。

（5）饮水：偏瘫者患手持杯，健手协助患手保持稳定，倒少许温水于口腔，然后咽下，必要时可用吸管饮水。

（6）整理：操作结束后宣教相关知识并询问患者感受，协助其取舒适体位；整理用物，洗手，记录。

4. 偏瘫者移动训练

（1）训练条件：患者能保持身体平衡。

（2）方法：健侧上肢与下肢相互配合驱动轮椅前进并保持方向；转移的方法可采用辅助下支点转移和独立支点转移。

四、操作要点

1. 训练前做好各项准备

（1）帮助患者做好大小便管理，有导管者妥善固定，防止脱落等。

（2）有吞咽障碍者先进行吞咽动作训练，再进行进食训练。

2. 训练物品选择适当　为患者选用适当的辅助器具，必要时对辅助器具和训练环境进行改造和调整，以达到最佳效果。如偏瘫患者衣物应宽松、柔软、有弹性和防潮性，穿着舒适；衣服上的纽扣换成尼龙搭扣或大按扣；裤带选用松紧带。

3. 训练合理性

（1）鼓励偏瘫患者利用患侧主动穿脱衣裤鞋袜。

（2）穿衣裤时遵循先穿患侧后穿健侧原则；脱衣裤时先健侧后患侧原则。

（3）可将日常生活活动的动作分解为若干个细小动作，反复练习。

4. 预防不良事件发生

（1）训练时应提供充足的时间和必要的指导，根据患者实际活动能力，调整康复训练计划。

（2）床上翻身及转移体位时，确保足够空间，动作不宜过快，注意安全。

（3）患者进餐时注意力集中，处于放松状态，避免呛咳等。

（4）清洗训练时注意水温，避免烫伤；站立时防止直立性低血压的发生。

（5）训练后要注意观察患者精神状态及身体情况，如有任何不适，应及时处理。

5. 心理护理　训练中应给予患者鼓励，增强其信心，训练全过程都应实施心理护理。

知识拓展

下肢康复机器人

下肢康复机器人机械腿的膝关节处设有关节角度传感器、力传感器及力矩传感器等位置和力量传感器，可检测由患者下肢肌肉活动产生的生物电信号，并根据患者的预期运动意图精准地提供安全、长期、高强度的交互式下肢运动辅助。可为全膝关节置换术患者提供包括肌力训练、站立训练、转移训练、平衡训练、迈步训练及步行训练在内的一系列综合训练，可显著增强患者下肢肌肉力量，降低肌张力，提高平衡能力及协调能力，有助于辅助全膝关节置换术患者完成起立、直立行走、坐下及上下楼梯等日常动作，从而提高全膝关节置换术患者日常活动能力。

第十一节　心理康复护理技术

一、概述

心理护理是运用心理学的理论和技术，以良好的人际关系为基础，改变患者不良的心理状态和行为，促进患者的身心康复。康复护理的对象主要是残疾者和慢性病患者。健康和疾病（精神和躯体）是一个连续谱的两极，可以在生物、心理和社会因素作用下发生相互转化。所以，心理护理应贯穿康复活动的全过程。

（一）残疾者常见心理反应

残疾者心理反应是个体在遇到突发事件或面临重大的挫折和困难时，既不能回避又无法用自己的资源和应激方式来解决时，所出现的心理反应，主要可表现为焦虑、抑郁、自卑、孤独、依赖、退化心理等。残疾者的心理反应是影响康复进程的重要因素，护理人员应提供心理援助，帮助患者顺利度过心理危机。

1. **焦虑心理**　表现为无明确客观原因的紧张担心、心烦意乱、失眠、无助感和全身不适等。不仅会增加生理和心理上的痛苦，而且会对康复进程产生不利的影响。

2. **抑郁心理**　多数患者会产生轻重不同的抑郁情绪。轻者表现为情绪低落、丧失生活乐趣、食欲减退和体重减轻等，严重的抑郁会导致绝望。

3. **自卑心理**　指个体对于自我品质、自我能力的评价或自我信念处于消极状态；表现为敏感多疑，过分的自我意识或心理失衡，往往避免参加社会活动，甚至自我隔离封闭。

4. **孤独心理**　残疾造成身体行动的不便，以及残疾者的自卑心理等，导致与社会接触减少，接受外界信息减少，容易产生孤独心理。

5. **依赖心理**　变得被动、依赖、顺从、情感脆弱，甚至与心态幼稚，爱与归属感增强，希望得到更多人的关心和温暖，否则会感到孤独、自怜。

6. **退化心理**　如已养成良好生活习惯的儿童，表现出尿床、吸吮拇指、好哭、极端依赖等婴幼儿时期的行为；成人表现为以自我为中心、需求增多、不合作等。退化心理是患者的心理防御反应，此时患者需要更多的关心和支持。

（二）影响残疾者心理反应的主要因素

个体的负性情绪、消极的认知或思维方式，不良的人格和生活方式是心身疾病、慢性病的重要致病因素。在社会因素方面，过度的经济与工作压力、人际关系冲突、家庭关系不和谐、不良的饮食习惯及剧烈的社会动荡等都可能是致病的重要原因。

1. 个体因素

（1）生物因素：伤残患者的心理状态受年龄、疾病类型和躯体残疾程度的影响。

（2）心理因素：与患者的个性心理特征有关。

2. 家庭因素　家庭成员作为患者最亲近的人，给予患者心理、经济上的支持及日常生活的照料，对患者的心理康复起着非常重要的作用。

3. 社会因素　社会精神文明、完善的社会支持和保障系统利于残疾患者心理康复，早日回归社会；康复护理人员良好的道德品质，诊疗过程中和蔼可亲的态度、准确规范的语言及高超的治疗技术，都会对患者的心理康复起到积极的作用。

二、心理护理原则

心理护理是一项专业性很强的技术，其有效发挥受到很多因素的影响和制约。因此，实施心理护理必须严格遵循基本原则，否则将很难收到预期的效果。

1. 信赖性原则　在心理护理过程中，要求康复护士要让患者了解心理治疗的程序、方法、要求、费用、阶段性或长期可能产生的正面影响与负面影响，充分尊重患者的选择。

2. 整体性原则　是指在心理护理过程中，要有整体观念。针对患者心理的各个方面，综合运用各种护理技术和方法，满足不同层面的心理需求。必要时配合临床医师，适当使用药物，这都是整体原则的体现。

3. 发展性原则　在心理护理过程中，要以发展的观念看待患者的问题，分析问题、解决问题、效果预测都要有发展观。能够观察到患者细微的变化，防患于未然，使治疗进程向着好的方向发展。

4. 个性化原则　在心理护理过程中，既要注意患者与同类问题的人的共同表现和一般规律，又不能忽视每个患者自身的具体情况，不能千篇一律地处理问题。

5. 中立性原则　在心理护理过程中，保持中立的态度和立场，不把个人的观点强加于患者。只有这样，才能对患者的情况进行客观分析，对其问题有正确的了解并有可能提出适宜的处理方法。

6. 保密性原则　要尊重患者的权利和隐私。这些隐私可能涉及个人在社会中的名誉和前途，或牵扯到其他人的矛盾和冲突，若得不到保护和尊重，会造成恶劣影响。

三、心理护理技术

心理护理技术是为了实现心理护理目标而使用的具体方法和程序。下面介绍几种基本的护理技术。

1. 倾听技术　倾听（attending）是借助言语或非言语的方法和手段，使患者能详细叙述其所遇到的问题，充分反映其所体验的情感，完全表达其所持有的观念，以便对其有充分的、全面了解和准确把握的过程。倾听是心理治疗的第一步，它不仅是了解情况的必要途径，也是建立良好的护患关系和给予患者提供帮助的手段。

2. 鼓励技术　鼓励（encouragement）是通过言语或非言语等方式对患者进行鼓励，促使其进行自我探索和改变的技术。其作用是表达对患者的接纳，对所叙述的事情感兴趣，希望按此内容继续谈下去。所用的技巧就是直接地重复患者的话或说出一些肯定、赞许的话和点头微笑，强化患者叙述的内容。

3. 内容反应技术　也称释义（paraphrase）或称说明，是指把患者的言语与非言语的思想内容加以概括、综合与整理后，再用自己的言语反馈给患者。患者有机会再次剖析自己的困扰，重新组合那些零散的事件和关系，深化谈话的内容。

4. 情感反应技术　情感反应（reflection of feeling）是把患者用言语与非言语行为中包含的情绪、情感，加以概括、综合与整理后，再用自己的言语反馈给患者，以加强对患者情绪、情感的理解，促进沟通。其与内容反应很接近，不同的是内容反应着重于患者言谈内容的反馈，而情感反应则着重于对患者情感的反馈。关键在于要真正进入患者的内心世界，与他的情感产生共鸣。

5. 解释技术　解释（interpretation）即依据一种或几种理论、某些方面的科学知识或个人经验对患者的问题、困扰、疑虑作出说明，从而使患者从一个新的、更全面的角度来审视自己和自己的问题并借助新的观念和思想加深对自身的行为、思想和情感的了解，产生领悟，促进改变。

6. 非言语性技巧　心理护理除了言语表达以外，还有非言语交流。非言语交流包括面部表情、目光接触、言语表情、躯体语言等。

四、心理康复护理的方法

心理康复技术有不同流派和方法，如精神分析方法、认知行为疗法、以人为中心疗法、现实治疗、家庭治疗等，一般采用其中的一种或几种给患者进行心理康复治疗。不管是哪种治疗方法，都需要心理工作者进行专业的理论学习及多时数的临床实践，才能更好地实施。

（一）心理支持疗法

心理支持疗法是通过护患沟通了解患者的心理问题，运用心理护理技术帮助消除患者不良的心理反应，提高心理承受能力，激发患者积极的心理状态，有利于疾病的治疗和康复。具体的方法包括保证、解释、指导、鼓励和宣泄等。

（二）行为疗法

1. 阳性强化法　是指以阳性强化为主，及时奖励正常行为，漠视或淡化异常行为，这种方法就称为阳性强化法，目的就是通过表扬和奖励患者的某种行为，促进和巩固患者良好的遵医行为。常用于：①矫正儿童多动、沉默、孤独、学习困难等行为问题，缓解其焦虑情绪。②矫正成年人的不良行为。

2. 放松训练技术　渐进性肌肉放松训练是指将机体的紧张状态松弛下来的训练方法。

通过调节大脑皮质和内脏器官的功能，让患者处于放松、休息状态；使肌肉得到放松，也消除紧张，缓解疲劳、疼痛、镇静、催眠；使整个机体活动水平降低，从而达到心理上的松弛，使机体的内环境保持平衡与稳定。其可以在任何体位上进行。常用于以下情况。①治疗焦虑症、恐惧症。②对各系统的身心疾病，以及一些慢性疾病的治疗。

本章小结

思考题

1. 在进行吞咽障碍康复护理技术时，应遵循哪些基本原则？

2. 简述腹式呼吸训练具体方法。

更多练习

（赵　丹　王　洁　彭　敏　邢艳芳）

第五章　神经系统疾病的康复护理

教学课件

学习目标

1. 素质目标

（1）培养发现问题、分析问题、解决问题的临床思维。

（2）培养尊重患者、保护患者隐私的人文精神。

（3）树立专业、敬业、爱业的护理学价值观，培养多学科团队协作的意识。

2. 知识目标

（1）掌握：脑卒中、脑性瘫痪患者的功能障碍问题及康复护理措施，周围神经损伤、脊髓损伤、帕金森病、阿尔茨海默病患者的主要功能障碍及康复护理措施。

（2）熟悉：脑卒中、脊髓损伤、周围神经损伤、阿尔茨海默病等疾病的概念、病因及流行病学特点。

3. 能力目标

能准确对脑卒中、脑性瘫痪、周围神经损伤、脊髓损伤、帕金森病及阿尔茨海默病患者进行准确康复评定，遵循康复护理原则制订康复护理计划和实施康复护理措施，并进行康复护理指导。

案例

【案例导入】

患者，女，77岁。于2022年7月24日16时出现左侧肢体无力，步态不稳，无头晕，视物旋转、恶心、呕吐、饮水呛咳、吞咽困难、构音障碍，持续约30分钟自行缓解。下午6时再次出现左侧肢体无力，步态不稳，持物不稳，症状持续不缓解，为求诊治就诊于我院急诊。

【请思考】

1. 应对该患者进行哪些评定?

2. 如何进行康复护理?

【案例分析】

第一节 脑卒中的康复护理

一、概述

脑卒中（stroke），又称中风，是一种急性脑血管疾病，是突然发生的由于各种原因引起的脑血液供应障碍所致的持续性神经功能缺损综合征，症状持续时间超过24小时。脑卒中具有发病率高、复发率高、致残率高和死亡率高的特点，是威胁我国国民健康的主要慢性非传染性疾病之一。

（一）病因

依据解剖结构和发病机制，将脑卒中病因归为以下几类。

1. 血管壁病变　高血压性动脉硬化和动脉粥样硬化（最常见）、动脉炎（风湿、结核、梅毒等所致）、先天性血管病（动脉瘤、动静脉畸形）、血管外伤（外伤、颅脑手术、穿刺）等。

2. 血液流变学及血液成分异常　高脂血症、高糖血症、高蛋白血症、白血病、红细胞增多症等所致血液黏滞度增高；血小板减少性紫癜、血友病、DIC所致的凝血功能异常。

3. 心脏病和血流动力学异常　高血压、低血压或血压的急骤波动，心脏功能障碍，传导阻滞，风湿性心脏瓣膜病，心律失常（如房颤）等。

4. 其他　颈椎疾病、肿瘤压迫邻近的大血管、颅外栓子（空气、脂肪、癌细胞、细菌栓子等）进入颅内。

（二）分类

脑卒中通常分为出血性脑卒中（脑出血、蛛网膜下腔出血）和缺血性脑卒中（短暂性脑缺血发作、脑血栓形成、脑栓塞）两大类。

1. 出血性脑卒中　占脑血管疾病的20%～30%，多由长期高血压、先天性脑血管畸形等原因所致。由于血管破裂、血液溢出，压迫脑组织、血液循环受阻，患者常表现为颅内压增高、神志不清等症状。

2. 缺血性脑卒中　临床较为多见，占全部脑血管疾病患者的70%～80%，是由于脑动脉硬化等原因，使脑动脉管腔狭窄、血流减少或完全阻塞，脑部血液循环障碍，脑组织受损而发生的一系列症状。

二、主要功能障碍

1. **运动功能障碍**　脑卒中后的运动功能障碍发生率为70%，是脑卒中最常见的功能障碍，是以运动模式改变为主的运动控制能力降低的功能障碍。运动功能障碍多表现为一侧肢体不同程度的瘫痪后无力，即偏瘫。脑卒中患者运动功能的恢复一般经过软瘫期、痉挛期、恢复期。

2. **感觉功能障碍**　感觉功能障碍多表现为深感觉（本体觉）、浅感觉（痛觉、温度觉、触觉）及复合感觉减退或丧失，也可以出现感觉过敏或异常感觉。感觉障碍可以通过评定进行判断。

3. **认知功能障碍**　一般脑卒中患者可遗留多种形式的认知障碍：意识障碍、智能减退、记忆障碍、失认症及失用症。认知功能损害的程度不仅对脑卒中患者的预后有明显影响，而且还影响患者康复的过程。

4. **言语功能障碍**　脑卒中患者有失语症、构音障碍和言语失用症的表现。

5. **吞咽功能障碍**　患者由于运动功能障碍，使口腔周围肌群协调能力、摄食和吞咽运动控制失调。脑卒中患者应常规进行吞咽功能筛查，建议由临床医师、康复护士或语言治疗师对其尽早完成标准的吞咽功能临床床旁评价。

6. **日常生活活动能力障碍**　患者由于运动功能、认知功能、感觉功能、言语功能等多种功能障碍并存，常导致日常生活活动能力障碍，即衣、食、住、行、个人卫生以及家具独立、工作独立障碍。

7. **社会活动参与障碍**　运动功能障碍及心理问题导致患者人际交往减少或回避。

8. **神经源性膀胱**　神经源性膀胱（neurogenic bladder，NB）是脑卒中的后遗症之一。脑卒中后神经源性膀胱（post-stroke neurogenic bladder，PSNB）是脑卒中后非意识障碍人群中，出现尿潴留或膀胱排空困难症状，表现为尿频、尿急、尿失禁和尿潴留，影响脑卒中患者的日常生活和社会活动。PSNB发病率为37%～58%，因排尿功能障碍，容易出现尿路感染、失禁性皮炎、尿道狭窄、尿路损伤、肾衰竭等并发症，甚至会反复出现病耻感、焦虑、抑郁等心理问题，危害脑卒中患者的生活质量。

9. **神经源性肠道功能障碍**　神经源性肠道功能障碍（neurogenic bowel dysfunction，NBD）是支配肠道的神经受损，影响排便反射，出现便秘、大便失禁或腹泻等肠道功能障碍。NBD持续时间长，自我管理困难，容易引发焦虑，降低生活质量。神经功能紊乱影响排便反射形成、长期卧床及排便习惯改变致肠蠕动减弱，是脑卒中患者发生便秘最常见的原因。脑卒中后便秘的高发生率增加了患者痛苦，且用力排便可致血压及颅内压增高，导致已有症状加重，诱发再出血，因此，应每日评估患者排便情况。

三、康复护理原则及目标

（一）康复护理原则

选择早期合理康复护理时机，制订动态康复护理计划；提供个性化的护理措施，进行动态阶段化护理措施评价。

（二）康复护理目标

1. 近期目标　①患者逐渐适应自身角色，采取有效沟通方式表达需求和情感。②提供舒适环境，选取恰当的进食方法，维持充足营养供给，满足基本生活需要。③积极配合肢体功能和语言功能训练，有效预防压力性损伤、肺部感染、尿路感染、深静脉血栓等并发症。

2. 远期目标　①最大限度促进脑卒中患者功能障碍的恢复，预防并发症和失用综合征的发生。②增强残余功能、协助患者接受并适应残疾后的生活，并最大可能地增强日常生活活动能力，帮助患者回归正常家庭和社会。③重视二级预防和慢性疾病管理，防止脑卒中复发。

四、康复护理措施

（一）运动功能障碍的康复护理

1. 软瘫期　是指发病开始1～3周内（脑出血2～3周，脑梗死1周左右），此期患者意识清楚或有轻度障碍，生命体征平稳，但患肢肌力、肌张力均很低，腱反射减弱。康复护理应及早介入，一般在患者生命体征稳定、神经学症状不再发展后的48小时内开始康复治疗。

（1）良肢位的摆放：又称"抗痉挛体位"，主要为防止或对抗痉挛姿势的出现、保护肩关节、早期诱发分离运动而设计的一种治疗体位。偏瘫患者典型的痉挛姿势表现为上肢肩关节下沉后缩、肘关节屈曲、前臂旋前、腕关节掌屈、手指屈曲，下肢外旋、髋膝关节伸直、足下垂内翻。早期抗痉挛体位的摆放有助于预防或减轻上述痉挛姿势的出现和加重。为增加偏瘫侧的本体感觉刺激，多主张采用患侧卧位。三种体位的具体摆放如下。

1）仰卧位：头部垫薄枕，患侧肩胛和上下肢垫一长枕，上臂旋后，肘与腕伸直，掌心向上，手指伸展位，整个上肢平放于枕上；患侧髋下、臀部、大腿外侧放垫枕，防止下肢外展、外旋；膝下稍垫起，保持伸展微屈。

2）健侧卧位：健侧在上，患侧在下，头部垫枕，患侧上肢伸展放置于枕上，患侧肩胛骨向前向外伸，前臂旋前，手指伸展，掌心向下；患侧下肢取轻度屈曲位，放于长枕上，患侧踝关节不能内翻悬挂于枕头边缘，防止足内翻下垂。

3）患侧卧位：患侧在下，健侧在上，头部垫枕，背后垫枕，使躯干侧卧，患臂外展前伸旋后，患肩向前伸展，避免受压和后缩；前臂旋后，肘与腕伸直，掌心向上；患侧下肢轻度屈曲位放于床上，健腿屈髋屈膝向前放于长枕上，健侧上肢放松，放在胸前的枕上或躯干上。

（2）肢体被动运动：可预防关节活动受限、促进肢体血液循环、增强感觉输入。对患肢所有关节均做全范围的关节被动运动，一般从近端关节到远端关节循序渐进。重点进行肩关节外旋、外展和屈曲，肘关节伸展，腕和手指伸展，髋关节外展和屈伸，膝关节屈伸，足背屈和外翻。每个关节各方面运动3～5次，每日训练2～3次，直至恢复主动运动。

（3）主动运动：鼓励患者利用健侧帮助患侧进行活动，重点促进肩胛带和骨盆带的功能恢复。

1）Bobath握手：双手手指叉握，患手拇指置于健手拇指之上，用健侧上肢带动患侧上肢做患肢的被动运动，使双侧肘关节伸展，肩关节前屈并上举。Bobath握手可防止或减轻患肢失用性肌萎缩，维持肩、肘关节活动度和抑制上肢痉挛。

2）体位转换：为预防压力性损伤和肺部感染，促进患者躯干功能恢复，提高生活自理能力，应尽早教会患者翻身坐起等体位转换动作。①主动向患侧翻身训练时，患者 Bobath 握手，头转向患侧，健侧上肢前伸，摆至患侧；健侧下肢屈曲，屈髋屈膝摆至患侧，或足蹬踏床面，促使躯体旋转向患侧。②主动向健侧翻身训练时，患者 Bobath 握手，肩胛带前伸，肩屈曲90°、肘伸直，头转向健侧；由健侧上肢、躯干带动患侧上肢及躯干翻向健侧，同时健侧踝背屈，勾住患侧小腿，在健侧下肢的带动下，使骨盆和患侧下肢转向健侧。

3）桥式运动：翻身训练时，应加强伸髋屈膝的训练，可有效防止立位时因髋关节不能充分伸展而出现的臀部后突所致的偏瘫步态。

双侧桥式运动时，患者取仰卧位，上肢置于体侧，双腿屈曲，足踏床，将臀部主动抬起，并保持骨盆呈水平位，维持片刻后缓慢放下。如患者完成较容易，可使其仅患腿屈曲，足踏床抬臀，做单侧桥式运动。

4）坐起训练：从患侧坐起时，患者用健腿将患腿抬至床边，膝稍屈曲，健侧上肢横过胸前置于床面上支撑，同时旋转并抬起躯干，完成床边坐位；从健侧坐起时，先向健侧翻身，健侧上肢屈曲，双腿远端垂于床边，头向患侧上方侧屈，健侧上肢支撑缓慢坐起。

2. 痉挛期　一般在软瘫期2～3周开始，肢体开始出现痉挛并逐渐加重，此期一般持续3个月左右。此期的康复目标是拮抗痉挛模式、控制异常的运动模式，促进分离运动的出现。

（1）卧位抗痉挛训练：采用 Bobath 握手上举上肢，使患者肩胛骨向前，患肘伸直；亦可双腿屈曲，Bobath 握手抱住双膝，头抬起，前后摆动使下肢更加屈曲；桥式运动也有利于抑制下肢伸肌痉挛。

（2）被动活动肩关节和肩胛带：患者仰卧，Bobath 握手，用健手带动患手上举，伸直和加压患臂，以帮助上肢运动功能的恢复，预防肩痛和肩关节挛缩。

（3）下肢控制能力训练：可为行走训练作准备。

1）屈髋屈膝训练：患者仰卧，上肢置于体侧或 Bobath 握手举至头顶。护士一手将患足保持在足屈位、足底支撑床面；另一手扶持患侧膝关节，维持髋关节内收，患足不离开床面而移向头端，完成髋、膝关节屈曲，再缓慢伸直下肢，反复练习。

2）踝背屈训练：患者仰卧，双腿屈曲，双足踏于床面。护士将一手拇指和示指分开，夹住患侧踝关节的前上方，用力向下按压，使足底支撑于床面；另一手使足背屈外翻。如被动踝背屈抵抗消失，则患者主动保持该体位，并主动背屈踝关节。

3. 恢复期　因恢复期早期患侧肢体和躯干肌力尚弱，没有足够的平衡能力，故应先进行平衡训练，再进行肢体的精细运动和协调运动训练，帮助患者恢复日常生活自理能力。

（1）平衡训练：包括坐位平衡训练和站立位平衡训练，先进行静态平衡训练，再进行动态平衡训练，尤其是左右和前后的动态平衡训练。

1）坐位平衡训练：训练静态坐位平衡时，患者取无支撑下床边或座椅上静坐位，髋、膝和踝关节均屈曲90°，足踏地或支持台，双足分开约一脚宽，双手置于膝上。护士协助患者调整躯干和头至中间位，如感到双手已不再用力时松手，嘱患者保持该体位数秒。训练自动动态平衡时，患者身体缓慢倒向一侧，再调整身体至原位，必要时给予帮助。如受到外力推拉仍能保持平衡，说明已达到他动态坐位平衡，此后坐位训练主要为耐力训练。

2）立位平衡训练：为行走训练做准备。训练静态立位平衡时，患者上肢垂于体侧，保持立位。如能独立保持静态站立，可嘱患者重心逐步移向患侧，训练患腿的持重能力，同时患者双手交叉上肢（或仅用健侧上肢）伸向各个方向，并伴随躯干的相应摆动，训练自动动态立位平衡。如受到外力推拉仍能保持平衡，说明已达到他动动态立位平衡。

（2）患侧下肢单腿站立训练：当患侧下肢负重能力提高后，便可开始进行训练。患者取立位，身体重心移向患侧，健足悬空，健手可握固定扶手起保护作用。为避免患侧膝关节过伸，可用手帮助膝关节保持屈曲15°左右。

（3）步行训练：一般需在患者达到自动动态平衡、患腿能单腿站立且具有一定分离运动能力后才可开始进行训练，避免强化异常步态。

1）步行前准备：先练习扶持站立位，再进行患腿前后摆动、踏步、屈膝、伸髋等活动，以及患腿负重下健腿前后迈步、双腿交替前后迈步等训练。

2）扶持步行：护士站于患者患侧，一手握住患手，掌心向前；另一手从患者腋下穿出置于胸前，手背靠在胸前处与患者一起缓慢向前步行。训练时，护士重心移动应与患者一致，视患者步行能力的提高逐渐减少扶持辅助量。

3）改善步态训练：步行训练早期常有膝过伸和膝塌陷现象，应进行针对性的膝控制训练。如出现划圈步态，应加强膝屈曲和踝背屈训练。

4）复杂步态训练：如高腿、走直线、圈转换方向、各种速度和节律的步行及步行耐力训练，增加下肢力量（如上斜坡），训练步行稳定性（如在窄步道上步行）和协调性（如踏固定自行车）。

5）上下楼梯训练：遵循"健腿先上、患腿先下"的原则。

（4）上肢控制能力训练

1）前臂的旋前、旋后训练：患者坐于桌前，用患手翻动桌上的扑克牌，亦可在任何体位让患者转动手中物体。

2）肘的控制训练：患者上抬肩部，尽量使肘伸直，再缓慢屈肘，并让患手触摸自己的前额、口、对侧耳朵和肩。

3）腕指伸展训练：双手交叉，手掌朝前，手背朝胸。肘伸直，举手过头，掌面向上，返回胸前，再向左、右方向伸肘。

4）改善手功能训练：通过练习指对指运动、打字、拧螺丝、搭积木、拾小钢珠及进行与日常生活相关的训练，提高患者手的精细动作。

（二）认知功能障碍的康复护理

认知功能训练过程遵循由简到难、由少到多、反复进行、多种感觉输入的原则。选择患者注意力集中时进行，记忆训练时间不宜过长，多给予正面鼓励，切忌简单粗暴的批评。常见的认知功能训练方法包括注意力与集中能力缩短训练、记忆力损伤训练、空间障碍训练、判断力损伤训练、视觉缺陷训练、顺序排列困难训练、失认症训练等。

1. 注意力训练

（1）猜测游戏：取一玻璃球和两个透明玻璃杯，护士在患者注视下将一杯子扣在玻璃球上，让患者指出有球的杯子，反复进行无误后，改用不透明杯子重复上述过程。

（2）删除游戏：在纸上写几个大写的汉语拼音字母如A、O、E、Y、W、U，让患者指出指定字母如Y，成功后改变字母顺序再删除规定字母。也可增加游戏难度，将字母字号变小、增加字母行数等再进行删除。

（3）时间感觉：患者按口令启动秒表，并于10秒停止。然后患者不看表，启动秒表后10秒停止，并将时间逐渐延长，至2分钟停止。

2. 记忆力训练　记忆由短期记忆和长期记忆组成。短期记忆是指保持信息1分钟至1小时的能力；长期记忆是保持信息数小时或更长时间的能力。常用的训练方法有：

（1）鼓励患者使用记忆助具，如卡片、杂志、书籍或录音带，反复朗诵需记住的信息。

（2）使用钟表、日历、电视或收音机等提醒物。

（3）设计安排好日常活动表，将时间和日常安排贴在醒目之处。

（4）提供新的信息，用不断重复的方式增强记忆。

（5）为过后回忆（复习）而记录或写下新的信息。

（6）PQRST训练：给患者一篇文章，篇幅由短到长，内容由易到难，P（preview）为浏览要记住的内容、Q（question）为向自己提问与内容有关的问题、R（read）为回答问题而仔细阅读、S（state）为反复陈述阅读过的资料、T（test）为通过回答问题检验自己的记忆。

（7）手指操，温柔敲打按摩穴位，每组动作敲打穴位36次，每天早晚各一组；双手搓热敷眼时，需转动眼球。

3. 思维能力训练　颅脑损伤后因上述一个或几个功能障碍，使患者在日常生活中解决问题的能力下降，影响生活质量。在思维能力训练中，应加强患者缺损功能的专项练习，重视整体思维。简单的推理和解决问题能力的训练方法有指出报纸中的消息、排列数字、物品分类练习等。

（三）言语功能障碍的康复护理

发生言语功能障碍的脑卒中患者，护士仍需与其进行语言或非语言交流，通过交谈和观察，全面评估患者言语功能障碍程度，同时加强疏导，增强患者言语训练的信心。

1. 失语症的康复护理　首先对患者进行听理解训练和呼吸训练，逐步进行语言表达训练和书写训练，常用的训练方法包括Schuell刺激法、阻断去除法、程序介绍法、功能重组法等。

2. 构音障碍的康复护理　首先对患者进行松弛训练和呼吸训练，逐步进行发音训练、发音器官运动训练和语音训练等。根据患者日常生活和工作选择训练内容，同时注意合适的训练环境、训练时间，考虑患者的注意力和兴趣。

（四）吞咽功能障碍的康复护理

吞咽功能训练应尽早进行，常在患病后3～5天、神志清醒、生命体征平稳后开始，分为基础训练及摄食训练。

1. 基础训练　是针对与吞咽活动有关的气管进行的功能训练，适用于中重度摄食、吞咽障碍患者。

（1）口腔周围肌肉的运动训练

1）唇运动：包括闭唇、噘嘴和唇角上抬。患者紧闭唇，护士将示指与中指分别压于上下唇，用力分开双唇，促进闭唇力量；患者用力噘嘴，护士用示指置于唇角向外拉，给予阻力；患者微笑，护士将中指置于口角，抵抗唇角上抬。为促进唇角上抬，可用冰块沿口角向面颊进行快速轻擦。

2）颌运动：包括张颌和闭颌。患者张嘴时，护士手置于患者下颌下，向上推，抵抗下颌的向下力量；闭颌时，患者用力咬合，护士向下拉下颌，施加反向力。

3）舌运动：包括伸出、侧伸、舌尖舌根抬高。患者尽可能地向外伸舌，护士用压舌板或勺子在舌中部快速向内压，给予阻力；患者舌侧伸或在口内将两侧面颊顶起，护士用压舌板给予阻力；舌尖做顺时针或逆时针清扫牙齿动作；为有助于舌根部抬高，患者可发"k"音。

（2）屏气吞咽：丧失呕吐反射、咳嗽反射、声带麻痹易造成吸入性肺炎。为防止误咽，可改善进食步骤，进行声门上吞咽，用鼻深吸一口气后完全屏住呼吸，做吞咽动作，吞咽后立即咳嗽。

（3）咽部冷刺激与空吞咽训练：寒冷刺激能有效强化吞咽反射，反复训练可使之易诱发且吞咽有力。训练时，用冰冻棉棒轻刺激软腭、舌根及咽后壁，嘱患者做空吞咽动作，3次/日，每次10分钟。

（4）门德尔松手法：主要用于提升咽喉部，以利于吞咽。患者做空吞咽并保持喉部上抬的位置，吞咽时用舌抵住硬腭，屏住呼吸，保持数秒，同时用示指置于甲状软骨上方、中指置于环状软骨上感受喉部上抬。如喉部上抬无力，可按摩颈部、轻捏上推喉部固定，以促进吞咽。

2. 摄食训练　是实际进食的训练，适用于意识清醒、病情稳定、能产生吞咽反射、少量误咽能通过随意咳嗽咳出的患者。

（1）体位：以端坐位为最佳。如患者病情许可，进食时取端坐位，头部向前，颈部弯曲，全身放松。亦可取30°半坐卧位，头前屈，偏瘫侧肩以枕垫起，头偏向健侧。该体位利于食物运送到舌根，不易从口中漏出，可减少向鼻腔逆流及误咽的危险。护士可位于患者健侧，将食物送入口腔健侧。

（2）饮食指导

1）进食途径：根据洼田饮水试验结果选择进食方式。洼田饮水试验1～2级，选择经口进食；洼田饮水试验3～4级，但吞糊试验通过，选择糊状食物；吞糊试验失败或洼田饮水试验5级，选择鼻饲流食。

2）食物的种类：根据患者吞咽障碍的程度，选择易消化、密度均匀、黏度适当、不宜松散、通过咽部易变形不易残留的食物，如糊状、浓流质、冻块状或粥状食物，不仅保证水分的摄入，满足营养需求，而且糊状食物能刺激口腔内触、压觉，使食物更易于吞咽，防止误吸发生。

3）鼻饲饮食指导：首先确定管在胃内；每2小时鼻饲一次，每次量不超过200ml，每日流质总量不超过1500ml；鼻饲时抬高床头超过30°～35°，鼻饲后30分钟内维持原体位，不应搬动或翻动患者。

（五）日常生活活动能力障碍的康复护理

患者病情稳定后，即有意识地训练日常生活活动能力，以提高患者生活质量。训练内容包括进食、穿脱衣物、个人卫生指导、乘轮椅如厕、步行等。为让患者更有效地进行日常生活活动能力训练，护士应指导其选用合适的装置，如便于进食的特殊器具、便于穿脱的衣裤和鞋子、改装的牙刷、合适的轮椅等。

五、康复护理指导

（一）康复护理指导原则

鼓励患者主动参与康复训练，积极配合治疗原发疾病，改善患者生活方式，保持情绪稳定，训练日常生活活动能力，争取获得有效的社会支持系统，早日回归家庭、社会。

（二）康复护理指导方法

1. 计划性指导　经全面康复评定，为患者制订个性化的可行性强的康复护理计划。通过健康教育手册、健康教育处方、座谈会的方式，为患者及家属讲解疾病相关知识和康复训练方法。

2. 示范性指导　护士逐步教会患者及家属良肢位摆放、被动运动和主动运动方法、平衡能力训练技巧、日常生活活动能力训练方法，促使患者自觉建立健康行为模式。

3. 随机指导　康复护理指导可贯穿于常规护理操作中，如静脉输液、晨晚间护理、巡视病房、发放口服药时，随时评估患者健康需求，并针对健康问题讲解康复要点。

4. 交谈答疑式指导　通过与患者及家属沟通，耐心询问其在治疗过程中有无疑惑，并积极、准确回答相关问题；为患者及家属讲解迫切所需的相关知识，使其积极主动地参与康复护理。

 知识拓展

脑卒中后抑郁中医结合诊疗方法

脑卒中后抑郁（poststroke depression，PSD）是脑卒中后患者常见的情感障碍，发生于脑卒中后，表现除脑卒中症状以外，核心症状表现为以情绪低落、兴趣缺失、淡漠、反应迟钝、疲劳等为主要特征的情感障碍综合征，常伴有躯体症状。流行病学调查显示，脑卒中后抑郁发生率为33%～50%；针灸疗法作为中医的经典特色疗法，在脑卒中后并发抑郁的临床治疗上取得了良好的效果，且具有不良反应和患者治疗依从性好等优点，在改善抑郁症状，睡眠障碍等方面均有良好疗效，同时针灸也是脑卒中后肢体偏瘫的治疗方法。

第二节　脑性瘫痪的康复护理

一、概述

脑性瘫痪（cerebral palsy）简称脑瘫，是一组持续存在的中枢性运动和姿势发育障碍、活动受限综合征，是由于发育中的胎儿或婴幼儿脑部非进行性脑损伤所致。脑瘫的运动障碍常伴有感知觉、认知、交流和行为障碍，以及癫痫和继发性肌肉、骨骼问题。国内外报道目前患病率为1.4‰～3.2‰。我国1～6岁脑瘫患病率为2.46‰。

（一）病因

脑瘫的发生主要与出生前（如妊娠期感染、先兆流产、母体用药等因素）、围产期（早产、产时窒息和新生儿颅内出血等因素）及出生后三个脑发育关键阶段发生的脑损伤有关，如宫内感染、早产、低出生体重、窒息、缺氧缺血性脑病、胆红素脑病、外伤等。

（二）分型

根据脑瘫运动功能障碍表现不同，分为以下类型。

1. 痉挛型四肢瘫　痉挛型四肢瘫（spastic quadriplegia）损伤部位主要在锥体系，主要特征是牵张反射亢进。表现为四肢肌张力增高，上肢背伸、内收、内旋，拇指内收，下肢内收、内旋、交叉，出现膝关节屈曲、剪刀步、尖足等，躯干前屈，有明显的姿势运动不对称。

2. 痉挛型双瘫　痉挛型双瘫（spastic diplegia）症状与痉挛型四肢瘫相似，主要表现为双下肢痉挛及功能障碍重于双上肢。多呈现上肢屈曲模式、下肢伸展模式。

3. 痉挛型偏瘫　痉挛型偏瘫（spastic hemiplegia）症状与痉挛型四肢瘫相似，但主要表现在一侧肢体。

4. 不随意运动型　不随意运动型（dyskinetic）损伤部位主要在锥体外系，其特征是非对称性姿势模式。表现为全身难以自我控制的不随意运动，尤其在进行某种动作时，常夹杂许多多余动作，如四肢、头部不停晃动，表情奇特，挤眉弄眼等，还有构音与发音障碍、流涎，摄食困难等。该型肌张力可高可低，静止时肌张力低下，随意运动时增高，也可随年龄改变，婴儿期多见肌张力低下。

5. 共济失调型　共济失调型（ataxia）损伤部位主要在小脑，表现为平衡障碍，如步态不稳，动作笨拙不协调，有意向性震颤及眼球震颤等，肌张力多低下，无不自主运动。

6. 混合型　混合型（mixed types）兼有上述两型以上的特点。

二、主要功能障碍

（一）运动功能障碍

表现为运动发育落后、姿势及运动模式异常、反射异常及肌力、肌张力改变等。主要特点是：运动发育的不成熟性、不均衡性、异常性、多样性及异常发育的顺应性等。

（二）其他功能障碍

1. 智力障碍　约有1/2脑瘫患儿伴有智力问题、轻/中度学习困难，可表现为阅读困难、计算困难或绘画能力极差等。

2. 视听觉障碍　部分患儿可因视觉中枢或传导通路损伤导致斜视、眼球震颤等或存在弱视。也可因听力神经通路或中枢损伤导致听力减退，甚至全聋，易见于不随意运动型。

3. 语言障碍　脑瘫患儿可有不同程度的语言障碍，表现为表达、书写，甚至发音困难等。

4. 其他　癫痫、心理行为异常、饮食困难、营养不良、免疫力低下易感染，以及触觉、位置觉、两点辨识觉缺失等。

三、康复护理评估

针对脑瘫患儿的护理评估主要有以下几方面。

1. 一般情况评估

（1）患儿一般情况：包括出生史、接种史、既往病史等。

（2）母亲孕产期情况：妊娠期有无并发症（糖尿病/高血压）、先兆流产、感染、服药等；是否顺利分娩，自然产/剖宫产，有无羊水或胎粪吸入、有无窒息缺氧等。

（3）家庭一般情况：父母年龄、职业、文化程度、嗜好、经济状况、家族史等。

2. 专科评估

（1）身体功能和结构评估：包括肌力、肌张力、关节活动度、神经反射、平衡反应、协调能力、站立和步行能力、感知觉、言语功能、精神功能等。

（2）活动与参与评估：包括粗大运动功能发育、精细运动功能发育、日常生活活动能力、交流能力、社交能力等。

（3）发育水平评估：包括运动、语言、认知、适应能力等各个领域的发育情况。

（4）心理社会评估：对患儿家长进行评估，了解其对患儿疾病的认识、态度及社会家庭支持系统等；对年长儿评估其心理状况，对疾病的反应和接受程度。

3. 其他问题评估　主要包括：①吸吮、咀嚼、吞咽等问题。②牙病。③佝偻病。④癫痫。⑤直肠和膀胱问题。⑥感染问题等。

四、康复护理原则及目标

（一）康复护理原则

提高家长康复意识，树立治疗信心，掌握日常生活康复护理方法，持之以恒，最大限度减少残障。

（三）康复护理目标

1. 近期目标　①知晓早期干预的重要性，及时发现患儿异常表现，积极配合康复训练。②给予患儿家长咨询和指导，使其掌握患儿日常生活康复护理方法，纠正患儿异常姿势。③做好健康教育指导，减少营养不良、呛咳窒息、感染等并发症的发生。

2. 远期目标　①通过综合康复的治疗手段，提高患儿运动能力、交流能力和社会能力，减少残疾程度。②不断加强日常生活活动能力训练，最大限度实现生活自理，提高生活质量。③家长掌握相关健康知识，持之以恒坚持康复训练。

五、康复护理措施

（一）运动功能障碍的护理

1. 正确体位管理　姿势管理原则：遵循运动发育规律，抑制异常运动模式，维持正常运动模式。

（1）抱姿：不同障碍类型患儿抱法不同，正确的抱姿可刺激和帮助患儿对头部的控制能力，纠正患儿不正常姿势，不正确抱姿则会强化异常姿势。

1）痉挛型：患儿通常肌张力增高，怀抱时可利用照顾者身体将其两腿分开，使患儿两腿置于照顾者身体两侧的髋部或一侧髋部的前后侧，从而达到牵伸下肢内收肌痉挛的目的。也可在分开患儿双腿的同时，让患儿的躯干逐渐离开照顾者胸部，从而提高患儿头和躯干的控制能力（图5-1）。

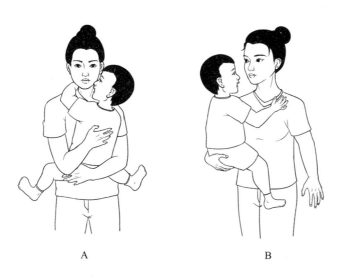

A　　　　　　　　　　B

图5-1　痉挛型脑瘫儿童抱姿

2）不随意运动型：怀抱时应注意促进头部稳定和正中指向。注意抑制患儿双上肢，防止患儿的肩与上肢向后方用力，同时防止头颈后仰。照顾者可在患儿背面将其抱起，用自己的胸部抵住患儿头部，双手环抱使患儿双手、双腿靠拢，关节屈曲，呈抱球状（图5-2）。

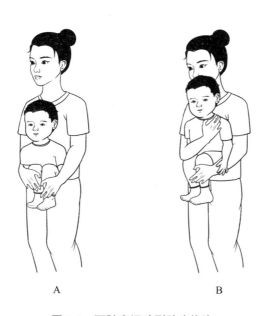

A　　　　　　　　　　B

图5-2　不随意运动型脑瘫抱姿

3）共济失调型：这类患儿在临床上多与其他型混合，视患儿临床表现选择相应的抱姿。如肌张力低下型，由于患儿身体软弱无力，应给其有效的支撑，可一手托住患儿臀部，使其背部靠在照顾者胸前，保持头中位、躯干竖直，同时保持姿势对称，以防脊柱后突或侧弯畸形，有利于训练正确的躯干竖直姿势。

4）混合型：视患儿症状采取该类型的怀抱姿势。注意事项：①抱时注意头部的控制，不可把头控制差的孩子背在背后，以免他的头部后仰或倾倒。避免长时间抱着，要尽量让患儿学习控制自己身体的方法。②切不可单握着患儿的手或手臂便抱起或放下，这会使患儿因缺乏正常的肌肉控制保护关节而造成损伤，而且会加重痉挛程度。③善用辅助用具维持良好的抱姿。

（2）坐位

1）椅凳坐位：髋关节屈曲、膝关节屈曲、脊柱与头颈成一直线、全足底着地、形成三个90°。根据患儿表现特点给予适当的支持或固定，为患儿选择合适的座椅，如椅面高度、宽度、深度、靠背和扶手高度、搁脚板高度等，均要与患儿身材相适应，靠背与座位要成直角，以保持患儿良好的坐位姿势和便于操纵，进而使双下肢承重，提高整个身体的协调能力（图5-3）。

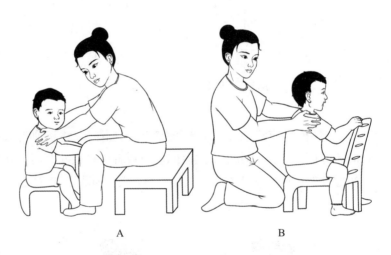

图5-3　脑瘫患儿椅凳坐位

2）床上坐位：①痉挛型应注意控制髋关节的屈曲状态。在患儿身后，用双上肢从患儿双腋下伸向大腿，扶住大腿内侧，将患儿拉向自己，使患儿躯干的重量负荷于自己的坐位支撑面。让患儿自己独立坐床时，要掌握以坐骨结节为支撑点，保持双下肢外展。②不随意运动型应让患儿屈曲双下肢，腹部紧贴大腿，再握住患儿双肩，缓慢加压将两肩向内、向前推压，从而使患儿将两手伸出，在前面支持身体或抓握玩具（图5-4）。

（3）卧位：常用的卧位包括侧卧位、俯卧位和仰卧位。①侧卧位：脑瘫患儿由于非对称性紧张性颈反射影响，头部常常是倾向一侧，很控制在正中位，易发生脊柱关节变形。侧卧位可抑制非对称性

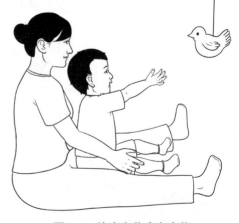

图5-4　脑瘫患儿床上坐位

紧张性颈异常反射，适合于各种脑瘫患儿。痉挛型患儿取侧卧时，有利于降低肌张力，促进动作对称，使痉挛症状得到改善。②俯卧位：可促使患儿抬头，但有严重紧张性迷路反射姿势反射持续存在时，不宜长时间采取俯卧姿势，对肌张力低的软瘫儿，取俯卧位时应特别注意防止发生呼吸道堵塞、窒息。俯卧位一般宜在清醒的状态下实施。③仰卧位：在悬吊式软床上取仰卧位可以限制头背屈和四肢过度伸展，保持头在中线位置，适用于躯干肢体伸展为主的患儿，可与侧卧位交替应用。可在床上方悬挂玩具，吸引患儿视线，避免患儿的视野狭窄和斜视；可将患儿双手放在胸前，以利于手部功能恢复（图5-5）。

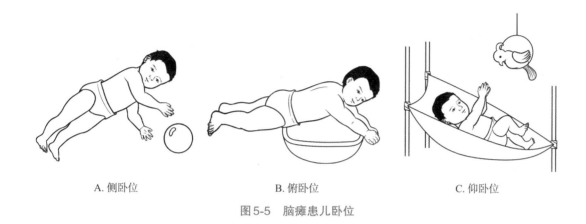

A. 侧卧位　　　　　　　　　　B. 俯卧位　　　　　　　　　　C. 仰卧位

图5-5　脑瘫患儿卧位

（4）进食姿势：如果进食姿势不正确，产生过度紧张和不随意运动，就会影响舌、口、唇及下颌的动作，所以无论哪一种类型脑瘫患儿进食时，首先要正确调节全身姿势。选择和安置体位原则如下。

1）选择半坐位或坐位为佳，头和肩向前，髋关节屈曲；避免在仰卧位进食。

2）食物来自身体前方，既不要让患儿的头部向后仰，也不要前推患儿的头部，更不能将食物倒入患儿的嘴里，这些都容易使食物误入气管引起呛咳或窒息。

3）所有物品应放在患儿能看到的地方，这种姿势对患儿追视、扩大视角及全身姿势调节都十分有益。

4）应保持身体两侧对称，一切动作都从身体中线位开始。一定要避免全身的肌张力升高，避免不必要的不自主运动或异常动作的出现。

（5）穿脱衣物姿势：通常选择卧位或坐位。可让患儿取俯卧位或仰卧位，双髋/膝关节保持在屈曲位并适当分开。仰卧位穿衣时应先在患儿枕部垫一个枕头；坐位穿衣时，应保持身体平衡，髋关节屈曲，躯干前倾，避免引起或加重痉挛。痉挛型脑瘫患儿开始学习穿衣服时，通常采取侧卧位，使颈、髋、膝关节保持屈曲状态，以避免出现身体僵直（图5-6）。

（6）站姿：正确的站姿为头部保持在中立位，上身挺直，髋、膝伸展，双腿稍分开。儿童能保持坐位平衡后，可进行站立训练。站立训练顺序：扶站—靠站—独占—立位平衡训练，立位静态平衡—立位动态平衡训练。进行站位训练时可给予适当的固定和支撑。

2. 辅助用具和矫形器的使用　儿童的辅助用具种类同成人，但儿童由于生长发育的特点，在配置辅助用具及矫形鞋时要更多的关注适配性，兼顾卡通趣味性。要指导家长掌握正确的使用方法和穿戴方法。辅助用具及矫形器的大小需要根据孩子的生长发育需求及时进行调整更新。由于儿童容易存在表达欠准确的现象，所以在使用辅助用具或佩戴矫形器过程

康复护理学

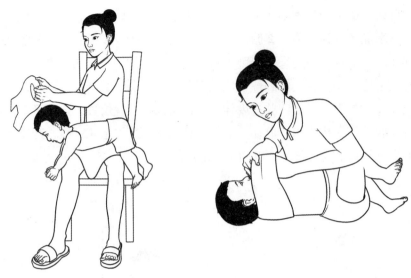

图5-6　脑瘫患儿穿脱衣物姿势

中，医护人员及家长要注意观察，及时发现问题予以调整。

（二）日常生活活动能力训练的护理

生活自理是脑瘫患儿康复最基本的要求。要把学到的各种动作结合运用到实际生活，是脑瘫患儿日常生活护理的重要内容。

1. **进食护理**　进食活动可以提高口腔器官的协调运动功能，且对构音运动有促进作用，可以说进食训练是发音训练的基础。但如果患儿还存在口腔原始反射或口腔及周围存在敏感性时，要先进行"脱敏"。

（1）食物的选择：食物的内容要根据口腔器官的发育特点，本着先易后难的原则选择。首选糊状食物，然后再逐步过渡到软食、固体食物、正常饮食。

（2）姿势和体位：根据患儿的特点，选择一个最适合患儿的进食体位。良好进食习惯的培养至关重要，尽可能定时、定量、取坐位、在餐桌旁进食，避免躺着或在床旁进食。

（3）进食方法

1）奶瓶进食：奶瓶的孔不可过大，以免不容易咽下造成呛奶。可把奶瓶的奶嘴放入患儿口中上下左右转动以诱发吸吮反射，也可在口周进行震动减低口唇周围肌紧张。

2）匙子的使用：适用于上、下颌有一定控制能力的患儿。匙子的选用应根据患儿嘴的大小而定。对口唇闭合不好儿童可采用冰块刺激法、毛刷法、拍打下颌法来促进口唇闭合。

3）自助餐具的使用：为了帮助患儿独立进食，可按需使用自助餐具。

（4）进食提示：在儿童进食时使用适当的语言、手势、身体姿势等提示，以促进儿童的吞咽，帮助儿童减少误吸。尽量在安静的环境中进食，避免分心。要在愉悦的状态下进食，避免强迫进食。尽量和家人一起进食，增加儿童进食的兴趣。

（5）进食前后清洁口腔：口腔食物的残留容易导致误吸。儿童处于发育期，不注意口腔卫生容易造成牙齿的损坏，进一步影响进食功能。因此要养成良好的卫生习惯。

（6）吞咽功能障碍的训练：舌肌、唇肌和喉肌的肌肉控制能力差时，咀嚼及吞咽均会有问题，需加强功能训练。

2. **穿脱衣物的护理**　首先要加强患儿对自身肢体、上衣、下衣、鞋袜的认知训练，让孩子理解身体的各部位、服装的结构及身体在空间的位置。可以在衣服鞋子上做些醒目标识便于孩子识别。穿衣训练时体位选择侧卧位或坐位。衣服应选择稍大、宽松、尼龙搭扣的等，易于患儿掌握。训练可以从先让儿童配合穿衣开始，到让儿童玩模拟娃娃游戏，再到自己穿的过程。

训练注意事项：①先穿功能障碍重的一侧，先伸直上肢后再进入衣袖内。②婴幼儿穿衣服之前一定要注意姿势，左右是否对称，若仰卧位时存在不对称颈强直反射，就要改为坐位。③如儿童的肩向后，设法屈曲其髋关节会使肩与上肢向前变得容易。④若儿童坐位时有前倾倾向，为其穿衣服前必须设法阻止头的前屈和上肢伸向下方。⑤穿鞋和袜子时首先让儿童屈曲膝关节和髋关节。

3. 洗漱护理

（1）洗手、洗脸：对于年龄较小、不能维持坐位、手功能极度低下的儿童，需由他人帮助取合理、舒适的体位洗漱；对于能取长腿坐或坐位不稳的儿童进行洗手、洗脸时，鼓励儿童将双手放在一起，保持正中位；如果儿童双膝不能伸直，可让儿童坐在凳子或矮椅子上进行洗脸、洗手；对能站立的儿童，可让其一手抓握物体做支撑，另一手进行洗脸，毛巾可做成手套，洗起来更加方便（图5-7）。

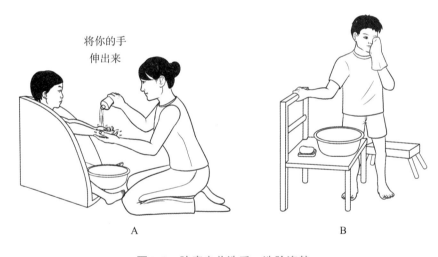

图5-7　脑瘫患儿洗手、洗脸姿势

（2）洗浴：不同类型脑瘫患儿，洗浴方法不同，通常选择盆浴。给患儿进行洗浴时水温要适宜、设施要安全，患儿在浴盆中玩耍可以学习许多功能动作，洗浴时可通过用毛巾摩擦、涂抹肥皂等刺激身体皮肤，增强患儿皮肤的感觉能力。

对于平衡能力和手功能尚可的儿童，可让他自己练习洗浴，可在浴盆周围安装扶手及特殊装置，确保操作的便利性和安全性，如准备一个可固定于浴盆上的防滑枕，使患儿可以躺卧于浴盆中等。

4. 排泄护理　当儿童2岁以上，能自己示意大小便时，可进行排便训练。训练成功的先决条件是具备膀胱、直肠控制能力，具体如下。①膀胱控制：有一定的膀胱容量储尿，具备一定的尿控能力，有尿意时会有表情或动作表示。②身体条件：能拾起细小物件，能行走或移动，能蹲坐在椅子上。③智力方面：具备一定的理解和合作能力，能按要求完成躺下、坐起、指出身体的部位、将玩具放入盒中、递送物件等指令。

（1）合理饮食结构，保持大便通畅，形成规律习惯。防止大便干燥的发生。

（2）记录儿童24小时内排便的次数和时间，掌握排便规律。训练一般选在儿童集中排便前的30分钟进行，定时让儿童在便器上坐15分钟，养成坐便器上排便的习惯。

（3）坐便盆体位：髋关节屈曲，两下肢分开，肩与上肢尽量向前。

（4）便盆的选择：稳定性好，确保便盆的坐面与臀部紧密接触，后面有支撑物，儿童坐便时两足刚好着地，使儿童更具安全感。对较小的儿童可由护理者抱于膝上训练（图5-8）。

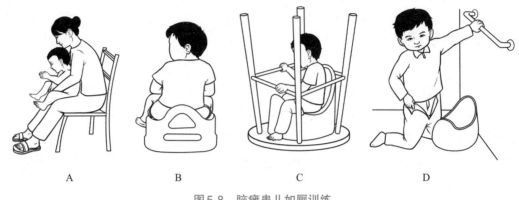

图5-8　脑瘫患儿如厕训练

（三）促进感知觉认知功能的护理

1. **婴儿期**　提供丰富多彩的外界环境，即各种色彩、形状、气味和声音等。早期的育儿刺激包括食物、玩具和日常活动等。如哺乳时眼神表情交流，和小儿之间的对话，或唱歌、玩耍等，都可促进婴幼儿知觉辨别能力、交流能力等的发展。要根据婴幼儿发育规律和里程碑，结合孩子的发育水平进行大运动、手的精细动作、语言认知能力、社会交往和生活自理等方面的训练。

2. **幼儿期**　康复训练的同时，尽可能使其学习生活环境接近于或同于正常。通过与儿童一起游戏等促进相互的情感交流，经常带儿童外出活动，提高其社会适应能力。

3. **学龄期**　根据儿童功能障碍特点选择合适的儿童教育康复机构，尽可能让孩子参与集体生活。对智能正常的患儿鼓励其参与力所能及的活动，进行康复训练，树立信心，防止因残疾而产生自卑、怪僻等异常心理状态。对智能较差者，要根据原来的智能水平和接受能力进行特殊教育和安排。

（四）心理护理

与正常儿童相比，功能障碍儿童更容易出现心理问题或不适应，要及时关注儿童的心理情绪变化，要耐心细致、态度和蔼地照顾他们，多与孩子交流、鼓励、爱抚，与孩子建立良好的关系，使其在愉快情绪进行各种活动。

1. 用孩子能够理解的方式和易懂的语言多进行交流。

2. 尊重理解患儿，进行各项护理和功能训练前，应让其接受同意再进行。

3. 要理解患儿家长，准确把握家长心理状态，了解他们的需求，给予支持和帮助，适时给予安慰和心理疏导，帮助他们树立信心，积极配合并参与患儿的康复训练。

4. 对可能或已出现各种心理问题的患儿，要及早进行心理治疗。常用的儿童心理治疗方法包括行为疗法、集体治疗、认知疗法、家庭治疗、游戏疗法、箱庭疗法等。此外，娱乐疗法、音乐疗法、游戏疗法、马术疗法等在儿童的康复治疗中也起着极为重要的作用。

5. 有条件时可建立交流的平台，在给患儿家长提高指导的同时，让家长们可以在一起相互交流沟通，相互分享鼓励，帮助家长树立起良好的心态和坚定的信心。

六、康复护理指导

（一）日常生活指导

1. **环境设施**　创建安全、舒适、有助于康复的环境，如加护栏的床、柔和的灯光、悦耳的音乐、鲜艳的色彩、丰富的触觉等。根据患儿年龄及疾病特点设置安全合理的设施布局。

2. **合理喂养**　饮食合理搭配，确保足够的营养供给。对有喂养困难或营养吸收不良的患儿，要根据需求及疾病特点，采用适宜的喂养途径，供给足够的营养素。

3. **培养良好规律的生活习惯**　从小养成生活起居规律、个人卫生习惯良好、户外活动等习惯，不断提高患儿免疫力，减少感染发生。

（二）健康教育指导

1. **知识宣教**　对于可疑或确诊脑瘫的患儿家长，要做好疾病相关知识的宣教。尤其要告知家长早期康复训练的重要性，避免家长盲目的四处求医而延误最佳的治疗时机。告知家长早期干预可最大限度减少残障。告知家长康复是长期的过程，让家长了解家庭参与的重要性，协助配合进行训练。

2. **家庭指导**　开设家长课堂，教给家长相关的康复护理知识，包括患儿日常生活的管理方法、日常生活活动训练的内容和方法；教给家长在日常训练中康复效果的观察方法等；教给家长不同年龄、不同性格特点孩子的发育特点及表现，学会鼓励性和游戏化的训练方式；让家长了解不同年龄段孩子的康复训练策略，配合做好个性化的康复训练。对伴有其他伴随症状的患儿要做好相关的护理，以预防并发症和合并症的发生。

（三）预防并发症

脑瘫患儿因运动功能障碍、吞咽障碍等原因，可导致活动减少、营养摄入减少、免疫力较低等，较正常儿童更易发生饮食困难、牙齿问题、佝偻病及感染等并发症，要积极给予干预、正确护理，减少并发症的发生。

（四）预防癫痫

对伴有癫痫的患儿，应指导家长及早诊治，采取有效措施，进行康复训练时要适度。指导家长避免诱导癫痫发作的各种因素，指导家长严格遵医嘱正确使用药物，有效控制长期发作。同时要做好相关的急救指导。

知识拓展

儿童常用的发育评定量表

1. 新生儿20项行为神经测定（neonatal behavioral neurological assessment, NBNA） 主要用于早期发现、早期干预。

2. GM Trust全身运动评定（general movements, GMs） 可预测高危儿新生儿后期发展趋势。

3. Alberta婴儿运动量表（Alberta infant moter scale, AIMS） 对正常运动、运动发育迟缓及可疑异常运动模式进行检测。

4. 粗大运动功能评定（gross moter function measure, GMFM） 全面评定粗大功能状况，被广泛采用。

5. 粗大运动功能分级系统（gross moter function classification system, GMFCS） 以自发运动为依据，侧重于坐（躯干）和行走功能的评估。

6. 儿童功能独立性评定（Wee function independent measurement, WeeFIM） 可动态的记录功能变化情况，作为评定小儿康复效果的方法之一被广泛采用。

7. Peabody运动发育评定量表（Peabody developmental moter scale, PDMS） 是一种定量和定性功能评定量表。

8. Bayley婴儿发育量表 评估2～30个月的婴幼儿发育情况。

第三节 周围神经损伤的康复护理

一、概述

（一）概念

周围神经损伤（peripheral nerve injuries, PNI）是周围神经干或其分支受到外界直接或间接力量作用而发生的损伤。周围神经多为混合神经，包括运动神经、感觉神经和自主神经。损伤后的典型表现为运动障碍、感觉障碍和自主神经功能障碍。

（二）病因

1. 挤压伤 其损伤程度与挤压力的大小、速度和神经受压范围等因素有关。轻者可导致神经失用；重者可压断神经。根据挤压因素不同，分为外源性与内源性两种。前者是体外挤压因素致伤，如腋杖过高，压伤腋神经；头枕在手臂上睡觉，压伤神经和尺神经；下肢石膏固定过紧，压伤腓总神经等。后者是被体内组织压伤，如骨折的骨痂压迫邻近的神经等。

2. 牵拉伤 轻者可拉断神经干内的神经束和血管，使神经干内出血，最后瘢痕化。重者可完全撕断神经干或从神经根部撕脱，治疗比较困难。多见于臂丛神经，常由交通和工伤事故引起。肩关节脱位、锁骨骨折及分娩，均可伤及臂丛神经。另外，骨外上髁骨折引起的肘外翻，可使尺神经常年受反复牵拉，引起迟发性尺神经麻痹。

3. **切割伤**　神经可单独或与周围组织如肌腱、血管等同时被切断。常见于腕部和骨折部位，损伤范围比较局限，手术治疗预后较好。

4. **注射伤**　如臀部注射伤及坐骨神经、腓总神经，上肢注射伤及神经等。

5. **手术误伤**　多见于神经鞘瘤剥离术及骨折内固定术等。

（三）损伤的分类

1. **神经失用**　由于挫伤或压迫使神经的传导功能暂时丧失称为神经失用（neurapraxia）。此时神经纤维无明显的解剖和形态改变，连续性保持完整，远端神经纤维无沃勒变性（Walerian degeneration）。表现为肌肉瘫痪，但无萎缩；痛觉迟钝，但不消失；通常无自主神经功能丧失。刺激损伤区近端，远端肌肉无反应；但刺激损伤区远端，则肌肉仍有正常收缩。电刺激反应类似正常。无须手术治疗，病因去除，短期（3个月内）即可痊愈。

2. **轴突断裂**　神经轴突断裂（axonotmesis），失去连续性，但神经髓鞘及内膜的连续性没有破坏，称为轴突断裂。有和无纤维均可受累，损伤远端发生沃勒变性。表现为肌肉瘫痪肌肉萎缩，感觉丧失，自主神经功能亦有不同程度的丧失。电检查出现变性反应。因施万细胞（Schwann's cell）基层和内膜保持完整，神经轴突可在原有的未被破坏的结缔组织管内高度精确地再生，故损伤后肢体功能大多可以完全恢复，适于保守治疗。治愈时间取决于特定的神经和损伤的部位，因神经再生速度一般是1～8mm/d，故损伤恢复较慢，约需数月，甚至超过1年。

3. **神经断裂**　神经纤维（包括轴突、髓鞘及内膜）完全断裂，称为神经断裂（neurotmesis）。损伤远端发生沃勒变性，表现同上。有三种情况：一是神经束膜完整，有自行恢复的可能性，但由于神经内膜瘢痕化，恢复常不完全；二是神经束遭到严重破坏或断裂，但神经干通过神经外膜组织保持连续，很少能自行恢复，需手术修复；三是整个神经干完全断裂，必须手术修复，切除因局部出血而形成的瘢痕组织。如不及时手术吻合，其远端神经纤维即发生沃勒变性。

二、主要功能障碍

1. **肢体畸形**　当周围神经完全损伤时，由于与麻痹肌肉相对的正常肌肉的牵拉作用，使肢体呈现特有的畸形。如上臂部桡神经损伤后，使手呈现典型的垂腕和垂指畸形；腕部尺神经损伤后，呈现典型的爪形指畸形。

2. **运动功能障碍**　神经完全损伤后，损伤神经所支配的肌肉呈迟缓性瘫痪，主动运动、肌张力和反射均消失。随着病程延长，肌肉逐渐发生萎缩。但在运动神经不完全损伤的情况下，多数表现为肌力减退。伤病后的神经恢复或手术修复后，肌力可能将逐渐恢复。

3. **感觉功能障碍**　周围神经损伤后，其分布区的触觉、痛觉、温度觉、振动觉和两点辨别觉可完全丧失或减退，表现为麻木、刺痛、灼痛、感觉过敏等。由于各皮肤感觉神经有重叠分布，所以其分布区的皮肤感觉并不是完全丧失，而是局限于某一特定部位，称为单一神经分布区。在神经不完全损伤的情况下，神经支配区的感觉丧失的程度不同。在神经恢复的过程中，上述感觉恢复的程度也有所不同。

4. 自主神经功能障碍　周围神经损伤后，由交感神经纤维支配的血管舒缩功能、出汗功能和营养性功能发生障碍。开始时出现血管扩张、汗腺停止分泌，因而皮肤温度升高、潮红和干燥。2周后，血管发生收缩，皮温降低，皮肤变得苍白。其他的营养变化有皮肤变薄、皮纹变浅、光滑发亮、指甲增厚变脆；由于皮脂分泌减少，皮肤干燥、粗糙，有时会出现水疱或溃疡；骨骼可发生骨质疏松。

5. 反射功能障碍　深反射、浅反射减弱或消失，早期偶有深反射亢进。

三、康复护理评估

（一）运动功能评定

1. 视诊　皮肤是否完整，肌肉有无萎缩、肿胀，肢体有无畸形，步态和姿势有无异常。

2. 肌力和关节活动范围　根据病史和检查材料，做肌力测定、关节活动度检查和日常生活活动能力的测定。评估上肢病损时，应注意手的灵活性和精细动作的能力；评估下肢时，要做步态分析，评估出运动障碍的程度和残存的潜力。神经完全受损后，肌肉的肌力完全消失，但运动神经不完全损伤时，多表现为肌力减退。经治疗或手术修复肌力可逐步恢复，可采用MMT评定肌力。有些疾病可用关节活动度（range of motion，ROM）检查评定关节、肌肉及软组织收缩的程度。对肢体麻痹范围大的病例可用日常生活活动（activity of daily living，ADL）评定肢体运动功能。

3. 运动功能恢复评定　英国医学研究院神经外伤学会将周围神经损伤后的运动功能恢复情况分6级（表5-1），这种评定方法适用于高位神经损伤。

表5-1　周围神经损伤后运动功能恢复等级

恢复等级	评价标准
0级	肌肉无收缩
1级	近端肌肉可见收缩
2级	近、远端肌肉均可见收缩
3级	所有肌肉均能做抗阻力收缩
4级	能进行所有运动，包括独立的和协同的
5级	完全正常

（二）感觉功能评定

感觉功能检查包括浅感觉、深感觉和复合觉，根据病例特点询问有无主观感觉异常。同时还应评定感觉功能障碍的分布、性质及程度。

1. 感觉功能评估　包括触觉、痛觉、温度觉、压觉、两点辨认觉、图形辨别觉、皮肤定位觉、位置觉、运动觉等。当神经不完全损伤时，神经支配区的感觉丧失程度不同。目前临床测定感觉神经功能多采用英国医学研究会1954年提出的评定标准。

S0：神经支配区感觉完全丧失。

S1：有深部痛觉存在。

S2：有一定的表浅痛觉和触觉。

S3：浅痛触觉存在，但有感觉过敏。

S4：浅痛触觉存在。

S5：除S3外，有两点辨别觉（7 ~ 11mm）。

S6：感觉正常，两点辨别觉≤6mm，实体觉存在。

2. **感觉功能恢复评定**　英国医学研究院神经外伤学会将周围神经损伤后的感觉功能恢复情况分6级（表5-2）。

表 5-2　周围神经损伤后感觉功能恢复等级

恢复等级	评价标准
0级	感觉无恢复
1级	支配皮肤深感觉恢复
2级	支配皮肤浅感觉触觉部分恢复
3级	皮肤痛觉和触觉恢复，且感觉过敏消失
4级	感觉达到S3水平外，两点辨别觉部分恢复
5级	完全恢复

（三）日常生活活动能力评定

常用Barthel指数量表进行ADL评定。

（四）电生理评定

对于神经损伤的部位、程度和损伤神经恢复情况的准确判断，需要周围神经电生理检查作为辅助的检查手段。包括神经肌电图、直流－感应电检查或强度－时间曲线检查、神经传导速度测定，对周围神经病损作出客观、准确的判断，在指导康复治疗过程中有重要意义。

四、康复护理原则及目标

（一）康复护理原则

损伤早期的康复主要是去除病因，消除炎症和水肿，减少对神经的损伤，预防挛缩、畸形的发生，为神经再生打好基础。恢复期，重点在于促进神经再生、保持肌肉质量、增强肌力、促进感觉功能恢复。

（二）康复护理目标

康复护理目标是在康复护理原则的基础上，针对不同患者及不同损伤程度制定的个体化可实现的标准。

1. **近期目标**　主要是及早消除炎症、水肿，促进神经再生，防止肢体发生挛缩畸形。

2. **远期目标**　使患者最大限度地恢复原有的功能，恢复正常的日常生活和社会活动，重返工作岗位或从事力所能及的工作，提高患者的生活质量。

五、康复护理措施

（一）早期康复护理措施

1. **保持良肢位**　应用矫形器、石膏托等，将受损肢体的关节保持功能位。如垂手时，将腕关节固定于背伸20°～30°，垂足时将踝关节固定于90°。

2. **受损肢体的主动、被动运动**　由于肿胀、疼痛等原因，周围神经损伤后常出现关节的挛缩和畸形，受损肢体各关节早期应做全方位的被动运动，每天至少1～2次，每次各方向3～5次，保证受损各关节的活动范围。若受损范围较轻，需进行主动运动。

3. **受损肢体肿痛的护理**　抬高患肢，弹力绷带压迫，患肢做轻柔的向心按摩与被动运动，热敷、温水浴、红外线等方法也可改善局部血液循环，减轻组织水肿和疼痛。

4. **受损部位的保护**　因病损神经所分布的皮肤、关节的感觉丧失，无力对抗外力，易继发外伤。一旦发生创伤，由于创口常有营养障碍，治疗较难。因此，对受损部位应加强保护，如戴手套、穿袜子等。若出现外伤，可选择适当的物理方法，如紫外线、超短波、微波等温热疗法，但要注意避免受损部位的烫伤。

（二）恢复期康复护理措施

急性期5～10天，炎症水肿消退后，进入恢复期。早期的治疗护理措施仍可选择使用，此期的重点是促进神经再生，保持肌肉质量，增强肌力，促进运动、感觉功能恢复。

1. **神经肌肉电刺激疗法**　电刺激虽不能防止肌肉萎缩，但可延缓病变肌萎缩的发展。值得注意的是，电刺激只是在肌肉仍有恢复神经支配的可能时才真正有用。电流引起收缩时，患者应同时尽力主动收缩该肌，这样功能恢复会更好。应注意治疗局部皮肤的观察和护理，防止感染和烫伤。

2. **肌力训练**　肌力的训练包括增强最大肌力和增强肌肉的持久力。增强最大肌力宜采用等长运动法，而增强肌肉持久力宜采用等张运动法。受损肌肉肌力在0～1级时，进行助力运动，应注意循序渐进；受损肌肉肌力在2～3级时，可进行范围较大的助力运动、主动运动及器械性运动，但运动量不宜过大，以免肌肉疲劳。随着肌力逐渐增强，助力逐渐减小。受损肌肉肌力在3～4级时，可进行抗阻练习，以争取肌力的最大恢复，同时进行速度、耐力、灵敏度、协调性和平衡性的专门训练。

3. **作业疗法**　根据功能障碍的部位与程度、肌力与耐力情况，进行相关的作业治疗。如上肢周围神经病损者可进行编织、打字、泥塑等操作；下肢周围神经病损者可进行踏自行车，缝纫机等。由于无论选用哪种作业方法都会有某些抗阻力的作用，因此，尽量应用在健康情况下需两侧肢体参加的作业内容为好。随着肌力的恢复，逐渐增加患肢的操作。

4. **ADL训练**　在进行肌力训练时，应注意结合日常生活活动训练。如练习洗脸、洗头、穿衣、踏自行车等。以增强身体的灵活性和耐力，从而达到生活自理，提高生存质量的目的。

5. **感觉功能训练**　周围神经病损后，出现的感觉障碍主要有麻木、灼痛、感觉过敏、感觉缺失等。

（1）局部麻木感、灼痛：有非手术治疗和手术治疗。前者包括药物（镇静药、镇痛药，维生素）、交感神经节封闭（上肢做星状神经节封闭、下肢做腰交感神经节封闭）、物理疗法（TENS、干扰电疗法、超声波疗法、磁疗、激光照射、直流电药物离子导入疗法、电针灸等）。对非手术治疗不能缓解者，可以选择手术治疗；对非手术治疗和手术失败者，可采用脊电刺激疗法

（2）感觉过敏：采用脱敏疗法。皮肤感觉过敏是神经再生的常见现象。感觉过敏的脱敏治疗包括两方面：一是教育患者使用敏感区。告诉患者如果不使用敏感区，其他功能训练就无法进行，这种敏感是神经再生过程的必然现象和过程。二是在敏感区逐渐增加刺激，具体方法有①旋涡浴：开始用慢速，逐渐再加快，15～30分钟。②按摩：先在皮肤上涂按摩油，作环形按摩。若有肿胀，可由远端向近端进行按摩。③用各种不同质地、不同材料的物品刺激，如毛巾、毛毯、毛刷、沙子、米粒、小玻璃珠等。④振动方法。⑤叩击方法，如用叩诊锤、铅笔橡皮头叩击敏感区，以增加耐受力。

（3）感觉丧失：在促进神经再生的治疗基础上，采用感觉重建方法治疗。用不同物体放在患者手中而不靠视力帮助，进行感觉训练。开始让患者识别不同形状、大小的木块，然后用不同织物来识别和练习，最后用一些常用的家庭器皿，如肥皂、钥匙、别针、汤、铅笔等来练习。

6. **心理护理** 周围神经病损患者，往往伴有心理问题，担心病损后的经济负担，担心疾病不能恢复，以及由此而发生的家庭和社会生活问题。护士可通过宣教、咨询、示范等方式来消除或减轻患者的心理障碍，使其发挥主观能动性，积极地进行康复治疗。也可通过作业治疗来改善患者的心理状态，如治疗性游戏等。

六、常见周围神经病康复护理

（一）急性炎症性脱髓鞘性多发性神经病

急性炎症性脱髓鞘性多发性神经病（acute inflammatory demyelinating polyneuropathy，AIDP）又称吉兰-巴雷综合征（Guillain-Barre syndrome，GBS）。本病为病因不明的可能与感染有关和免疫机制参与的急性（或亚急性）特发性多发性神经病，是一种分节段脱鞘疾患，并常累及远端，亦可扩展到神经根，引起急性或亚急性瘫痪。半数以上患者发病前2～4周有上呼吸道或消化道感染史，继而出现手指、足趾麻木或无力，1天内迅速出现双下肢无力，然后上升，双侧呈对称性，3～4天进展为站立及步行困难。大多数患者主诉无力渐进性加重伴某些感觉障碍，需1～12个月才能完全临床恢复，有的病例遗留无力或瘫痪，极少留有感觉障碍。10%～30%患者出现呼吸肌麻痹，危及生命。

1. **运动功能康复** GBS患者可出现四肢完全性麻痹。急性期由于肢体麻痹使关节活动受限，周围皮肤、皮下组织、肌肉等粘连导致关节疼痛，肌肉短缩。根据患者麻痹程度进行全身各关节的被动运动，维持和扩大关节的活动范围，预防以上并发症。肌力的训练要根据麻痹肌肉的肌力决定增强肌力的模式。麻痹肢体对过劳性无力特别敏感，只有当受累肌肉的肌力发展到超过其拮抗肌的水平时，才能逐渐进行肌力训练，否则可导致进一步受损。多采用步态再训练，包括5个步骤：①斜板站立。②站立台站立。③平行杠中行走。④佩戴辅助器具行走。⑤无帮助下行走。

2. **感觉功能康复** 尽管本病常出现感觉异常，偶尔产生运动失调性步态，但因大部分

患者均保持充分的保护性感觉，所以并不需要保护性的支具，感觉功能康复见恢复期感觉训练。

3. 呼吸道康复护理 急性期内，严重的患者可出现呼吸肌麻痹，患者通常住监护病房行气管切开呼吸机辅助呼吸，应及时做好呼吸道的管理。加强口腔护理，及时给予雾化吸入并按时吸痰，按时翻身排痰，按时翻身叩背。按时通风换气，并进行室内空气消毒。如患者病情稳定脱离呼吸机时，要教会患者做深呼吸，按时做咳嗽运动防止肺感染。

4. 并发症 疼痛、感觉障碍、呼吸衰竭、失用综合征等。

（二）腕管综合征

正中神经在腕横韧带下受压，产生腕管综合征，也可因外伤、遗传性或解剖异常、代谢障碍所引起，或继发于类风湿关节炎。对于任何年轻或中年人主诉夜间手感觉异常者，均应考虑此病。在优势手常感疼痛麻木、大鱼际肌无力、叩击腕横韧带区常引起感觉异常（Tinel征）。康复措施适用于拒绝手术或病程慢而重的病例。目标在于克服拇指外展无力、疼痛和感觉丧失。

1. 肌无力的代偿 严重无力需配用对掌支具，将拇指置于外展位，以便拇指掌面能与其他各指接触。

2. 感觉丧失与疼痛 可于疼痛区域使用TENS表面电极，使疼痛缓解。如患者已产生反射性交感神经营养不良，可手部按摩，冷热水交替浴及腕、指关节助力与主动关节活动范围练习。

（三）糖尿病性周围神经病

糖尿病常伴有各种形式的神经损伤，多发于有糖尿病病史10年以上的患者，并逐渐加重，神经病损多对称性侵及运动和感觉神经。应提醒糖尿病患者早期防止神经损伤。一旦病损明显，常表现足部无力、疲乏和麻木，吞咽困难、皮肤干燥、大小便异常或阳痿，糖尿病性神经损伤还可使神经反射减弱，进展期可出现手足肌肉萎缩。

1. 严格控制血糖 合理饮食、体育疗法、联合降糖药、胰岛素治疗，均可以防止、延缓并在一定程度上逆转临床症状和改善神经传导速度。注意防止低血糖发生。

2. 肌无力的护理 糖尿病可累及单个颅神经和脊神经，以正中神经、尺神经、腓总神经受累多见。主要表现为受累神经支配区域的疼痛、感觉减退和肌肉无力。一旦累及相应神经，可按照其他任一神经外伤处理。

3. 糖尿病足的护理 多数无须特殊治疗。典型表现是足底发干、皮肤皲裂、感染，最终截肢。护士应指导患者自我护理，如剪趾甲、保持足底潮湿，避免外伤。不要穿过紧的鞋子，每天观察足部皮肤的颜色、温度等情况。

4. 自主神经功能障碍的护理 如产生神经性大小便障碍时，可采用截瘫患者常用的方法进行训练。男性患者常有阳痿，可使用植入假体或阴茎支托。

（四）臂丛神经损伤

臂丛神经损伤并不少见，临床上根据受伤部位的高低可分三类：上臂型、前臂型、全臂型。康复治疗时应根据损伤类型而采用适当的方法。

1. 上臂型 损伤采用外展支架保护患肢，同时按摩患肢各肌群、被动活动患肢各关节，也可选用温热疗法、电疗法。在受累肌肉出现主动收缩时，应根据肌力选用助力运动、主动运动及抗阻运动，必要时可手术治疗。

2. 前臂型 损伤使用支具使腕关节保持在功能位，协助患侧腕关节及掌指、指间关节做被动运动。

3. 全臂型 损伤协助做患肢各关节的被动运动，如患肢功能不能恢复，应训练健肢的代偿功能。

（五）桡神经损伤

在臂丛的各周围神经中，桡神经最易遭受外伤。不同的受损部位，产生不同临床表现的桡神经麻痹。高位的损伤，产生完全的桡神经麻痹，上肢各伸肌皆瘫痪；肱三头肌以下损伤时，伸肘力量尚保存；肱桡肌以下损伤时，部分旋后能力保留；前管区损伤时，各伸指肌瘫痪；腕骨区损伤时，只出现手背区感觉障碍。

桡神经损伤后，因伸腕、伸指肌瘫痪而出现"垂腕"，指关节屈曲及拇指不能外展，可使用支具使腕背伸30°、指关节伸展、拇外展，以避免肌腱缩，并进行受累关节的被动运动，避免关节强直。

（六）正中神经损伤

正中神经在上臂受损时，可出现"猿手"畸形、拇指不能对掌、桡侧三个半指感觉障碍。损伤平面位于腕关节时，出现拇指不能对掌、大鱼际肌萎缩及桡侧三个半指感觉障碍。康复治疗时，视病情不同选择被动运动、主动运动及其他理疗方法。为矫正"猿手"畸形，防治肌腱挛缩，可运用支具使受累关节处于功能位。

（七）尺神经损伤

为防止小指、环指和掌指关节过伸畸形，可使用关节折曲板，使掌指关节屈曲至45°，也可佩戴弹簧手夹板，使蚓状肌处于良好位置，屈曲的手指处于伸展状态。

（八）坐骨神经损伤

康复护理时，可配用支具（如足托）或矫形鞋，以防治膝、踝关节挛缩，及足内、外翻畸形。

（九）腓神经损伤

腓神经损伤在下肢神经损伤中最多见。损伤后常表现为足与足趾不能背伸、足不能外展、足下垂、马蹄内翻足、足趾下垂、行走时呈"跨越步态"，小腿前外侧及足背感觉障碍。康复时可用足托或穿矫形鞋使踝保持90°位。如为神经断裂，应尽早手术缝合。对不能恢复者，可行足三关节融合术及肌腱移植术。

七、康复护理指导

1. 患者再教育 ①首先必须让患者认识到靠医生和治疗师，不能使受伤的肢体功能完全恢复，患者应积极主动地参与治疗。②早期在病情允许下，进行肢体活动，以预防水肿、挛缩等并发症。③周围神经病损患者常有感觉丧失，因此失去了对疼痛的保护机制，无感觉区容易被灼伤或撞伤，导致伤口愈合困难。④必须教育患者不要用无感觉的部位去接触危险的物体，如运转中的机器、搬运重物。⑤烧饭、吸烟时易被烫伤。⑥有感觉缺失的手要戴手套保护。⑦若坐骨神经或腓总神经损伤，应保护足底，特别是穿鞋时，防止足的磨损。⑧无感觉区易发生压迫溃疡，夹板或石膏固定时应注意皮肤是否发红或破损，若出现石膏、夹板的松脱、碎裂，应立即去就诊。

2. **恢复期训练指导原则**　①在运动功能恢复期，不使用代偿性训练，运动功能无法恢复时，再应用代偿功能，注意不能造成肢体畸形。②伴有感觉障碍时要防止皮肤损害，禁忌做过伸性运动。③如果挛缩的肌肉和短缩的韧带有固定关节的作用时，保持原状。④作业训练应适度，不可过分疲劳。

3. **日常生活的康复指导内容**　①指导患者学会日常生活活动自理，肢体功能障碍较重者应指导患者改变生活方式，如单手穿衣、进食等。②注意保护患肢，接触热水壶、热锅时，应戴手套，防止烫伤。③外出或日常活动时，应避免与他人肢体碰撞，必要时佩戴支具保持患肢功能位。④指导并鼓励患者在工作、生活中尽可能多用患肢，将康复训练贯穿于日常生活中，促进功能早日恢复。

 知识拓展

职业性暴露对腕管综合征的影响

尽管腕管综合征是一种特发性综合征，但仍然存在与这种疾病流行相关的危险因素。长期反复的劳损性活动，如长时间使用震动工具及腕关节极度的屈曲、背伸。研究发现，暴露于手持震动工具环境几天后，正中神经出现神经外膜水肿。在腕管中，腕管内压在2.0 ~ 10.0mmHg，而当腕关节处于屈曲位时，压力的变化可达中立位的8倍，而在过伸位，压力的变化可达10倍。腕管综合征作为一种最常见的职业肌肉骨骼疾病，在对屠夫、发型师、地板清洁工、地毯工人、橡胶工人及牙医等职业人员分析发现，手腕屈伸活动速度和手腕运动强度，长时间使用震动工具，握力大小及使用的工具是否符合人体工程学，均会影响其发病率，经统计发现女性发病率高于男性。

第四节　脊髓损伤的康复护理

一、概述

脊髓损伤（spinal cord injury，SCI）是由各种不同伤病因素引起的脊髓结构/功能的损害，造成损伤水平以下运动、感觉、自主神经功能的异常及相应的并发症，导致不同程度的残疾。全球SCI发病率为13 ~ 220/100万，而中国SCI发病率在13 ~ 60/100万，且随着近年来交通及建筑事业的发展，SCI发病率仍在不断增长。

（一）病因

1. 外伤性致病因素　交通事故、工业事故、运动损伤、高处坠落、暴力砸伤、刀伤等。
2. 非外伤性致病因素　脊髓炎症、肿瘤、血管性疾病（如血管破裂、脊髓前动脉血栓）等。

（二）分型及临床表现

脊髓损伤根据致病因素分为外伤性和非外伤性。

外伤性脊髓损伤常因高空坠落、交通事故、运动损伤等导致脊髓受压，甚至完全断裂；非外伤性脊髓损伤主要由脊髓炎症、肿瘤、血管性疾病等引起。脊髓损伤是一种严重的致残性损伤，往往造成不同程度的截瘫或四肢瘫，可导致患者出现身体功能障碍、各种并发症、负面情绪等情况，严重影响患者的生活自理和参与社会活动能力，因此，一旦患者生命体征平稳就应及早进行康复干预，最大限度地调动残存的功能，以预防并发症的发生，减轻残疾程度，提高患者的日常生活活动能力和心理适应能力，为回归家庭、重返社会做好准备。

二、主要功能障碍

（一）运动功能障碍

损伤早期瘫痪肢体常呈松软状态，此时称为弛缓性瘫痪；随着时间推移，瘫痪肢体逐渐变得僵硬，肌张力增高，甚至表现为肌肉抽动，此时称为痉挛性瘫痪。

（二）感觉功能障碍

主要功能障碍表现为机体对各种刺激（如痛、温度、触、压力、位置、振动等）感觉消失、感觉减退或异常。当皮肤出现感觉功能障碍时，不能根据所受的压力情况调节姿势，一旦某处皮肤受压过久，皮肤的血供障碍时间过长，容易发生压力性损伤。

（三）自主性反射障碍

其特征为严重的高血压、搏动性头痛、视物不清、心动过缓、损伤平面以上出汗、潮红和鼻塞等症状。一般发生于受伤2个月以后。

（四）疼痛

常发生于肩、颈、腰和手等处，特点为活动时加重，休息时可减轻。约40%的SCI患者的疼痛可影响日常生活活动能力。

（五）呼吸功能障碍

颈髓损伤特别是高位颈髓损伤的患者，由于呼吸肌不能正常工作，要依赖呼吸机维持生命，易发生肺炎。

（六）心理障碍

脊髓损伤的大多数患者都有不同程度的心理障碍。其表现为失眠、焦虑、坐立不安等，长期处于抑郁状态，极易出现自伤、自杀等意外。

（七）其他

包括循环功能障碍、吞咽功能障碍、体温调节障碍、二便功能障碍和性功能障碍等。

三、康复护理评估

脊髓损伤的康复护理评估是通过一系列标准对机体功能损伤的性质、程度、范围及能力恢复情况作出评估和分析，制订最佳康复护理计划并给予实施、评定疗效。

（一）脊髓损伤的神经功能评定

1. 损伤平面的评定　损伤平面是指保留身体双侧正常运动和感觉功能的最低脊髓节段。脊髓损伤平面的综合判断主要以运动损伤平面为依据，但$T_2 \sim L_1$节段运动损伤平面难以确定，所以主要以感觉损伤平面来确定。C_4脊髓损伤可采用膈肌作为运动平面的主要参考依据。

2. 损伤严重程度的评定　脊髓损伤后，首先应判断是完全性还是不完全性脊髓损伤。在检查患者肢体、躯干的运动和感觉功能的同时，应重点检查肛门周围的运动和感觉。通过评估最低骶节$S_{4 \sim 5}$有无残留功能，来判断脊髓损伤的严重程度，常采用美国脊髓损伤学会（American spinal injury association，ASIA）的损伤严重程度分级（表5-3）。

表5-3　ASIA损伤严重程度分级

级别	指标
A级　完全性损伤	骶段无任何运动、感觉功能保留
B级　不完全性损伤	神经平面以下包括骶段（$S_{4 \sim 5}$），有感觉功能，但无运动功能
C级　不完全性损伤	神经平面以下有运动功能，大部分关键肌的肌力在3肌以下
D级　不完全性损伤	神经损伤平面以下有运动功能，大部分关键肌的肌力>3级
E级　正常	运动、感觉功能正常

3. 脊髓休克的评定　脊髓受横贯性损伤后，脊髓与大脑高级中枢的联系中断，损伤平面以下所有反射消失，肢体呈完全性弛缓性瘫痪、尿潴留、便失禁，表现为脊髓休克。判断脊髓休克是否结束的指征：①球（海绵体）-肛门反射，反射消失为休克期，反射的再出现表示脊髓休克结束，但15%～30%的正常人和圆锥损伤患者不出现该反射。②损伤水平以下出现任何感觉、运动或肌肉张力升高和痉挛。

（二）运动功能评定

1. 运动评分　采用ASIA和国际脊髓学会（international spinal cord society，ISCOS）（2006年）的运动评分方法：检查身体两侧各自10对肌肉的关键肌，采用徒手肌力检查（manual muscle testing，MMT）法测定肌力，每组肌肉所得分值与测得的肌力级别相同，从1分至5分不等，把各关键肌的分值相加。正常者两侧运动平面总分值为100分，评分越高肌肉功能越佳，亦可用这一评分表示运动功能的变化。

2. 痉挛评定　目前多采用改良的Ashworth量表进行评定。检查者徒手牵伸痉挛肌进行全关节活动范围内的被动运动，按所感受到的阻力及其变化情况将痉挛分成0～4级。

（三）感觉功能评定

采用ASIA的感觉指数评分（sensory index score，SIS）进行评定。选择身体两侧共28对皮区关键点（表5-4），在每个关键点上检查2种感觉，即针刺觉和轻触觉，按三个等级分别评定打分：0＝感觉缺失；1＝感觉异常；2＝感觉正常；NT＝无法检查。不能区别钝性和锐性刺激的感觉评分为0。把各皮区关键点评分相加即产生两个总的感觉评分（针刺觉评分和轻触觉评分），正常者两侧感觉总分值为112，分数越高表示感觉越接近正常，亦可用这一评分表示感觉功能的变化。

表 5-4　身体 28 对皮区感觉关键点

皮区	感觉关键点部位	皮区	感觉关键点部位
C_2	枕骨粗隆	T_8	第8肋间
C_3	锁骨上窝	T_9	第9肋间
C_4	肩锁关节顶部	T_{10}	第10肋间
C_5	肘前窝的外侧面	T_{11}	第11肋间
C_6	拇指	T_{12}	腹股沟韧带中部
C_7	中指	L_1	$T_{11}\sim T_{12}$ 之间伤1/3
C_8	小指	L_2	大腿前中部
T_1	肘前窝的尺侧面	L_3	股骨内上踝
T_2	腋窝	L_4	内踝
T_3	第3肋间	L_5	足背第3跖趾关节
T_4	第4肋间（乳线）	S_1	足跟外侧
T_5	第5肋间	S_2	腘窝中点
T_6	第6肋间（剑突水平）	S_3	坐骨结节
T_7	第7肋间	—	—

（四）脊髓损伤平面和功能预后关系的评定

对完全性脊髓损伤的患者，根据损伤平面预测其功能恢复情况。

（五）日常生活活动能力评定

截瘫患者可用改良Barthel指数进行评定，四肢瘫患者用四肢瘫功能指数（quadriplegic index of function，QF）进行评定。

（六）心理、社会状况评定

脊髓损伤患者因有不同程度的功能障碍，会产生严重的心理负担及社会压力。正确评估患者及家属的疾病知晓情况、心理状态、家庭及社会支持度，对患者康复有直接影响。

四、康复护理原则及目标

（一）康复护理原则

早期应以急救、制动固定、药物治疗及防止脊髓二次损伤为原则；恢复期以康复治疗和护理为中心，加强姿势控制、平衡及转移能力的训练，恢复ADL能力，提高患者的生存质量。

（二）康复护理目标

1. **近期目标** 采取积极的康复手段预防并发症，保持脊柱的稳定性，减轻症状，防止失用综合征。

2. **远期目标** 利用多种手段，使患者受限或丧失的功能和能力得到最大限度的恢复，恢复患者日常生活活动能力及心理适应能力，提高生存质量，以良好的心态回归家庭和社会。

五、康复护理措施

（一）康复病区的条件及设施

1. 病区应宽敞明亮，门最好采用推拉门或自动门，开启的净宽大于0.8m；地面应平整、防滑、有弹性；病区走廊安装扶手，利于患者行走训练。

2. 病床选择带有床挡的多功能床，并备有大小不同的软垫，满足患者康复需求；床间距离大于1.5m。

3. 卫生间应无台阶，墙面安装安全抓杆；坐便两侧有扶手；水龙头开关装有长柄，淋浴间为软管喷头，方便患者使用。

4. 病房床头、走廊、卫生间及淋浴间均应安装呼叫器。

（二）早期康复护理措施

脊髓损伤早期应在受伤开始至4～8周内，采取积极的康复手段预防合并症，保持脊柱的稳定性，减轻症状，防止失用综合征。此期主要采取床边训练方法，训练内容包括以下几方面。

1. **保持床上良肢位** 可有效预防和减少异常不良姿势的出现，促进肢体正常功能的恢复，有助于预防关节挛缩和压力性损伤等并发症。

2. **床上ROM训练** 在患者生命体征稳定后即可进行瘫痪肢体的被动运动，每日进行1～2次，直到患者能够主动进行全关节活动范围运动为止。每个肢体从近端到远端的活动多应缓慢进行，持续5～10分钟；操作轻柔而有节奏，活动范围应达到最大生理范围，但不可超过，以免拉伤肌肉或韧带。

3. **呼吸及排痰训练** 高位脊髓损伤患者为增加肺活量，清除呼吸道分泌物以保证呼吸道通畅，应每日进行两次以上的呼吸及排痰训练。

（1）呼吸训练：护士用手掌轻压患者肋弓下方，嘱患者用鼻吸气，用双手顶住向外膨起的腹部，屏气1～2秒，以帮助患者进行膈肌吸气动作训练。腹肌部分或完全麻痹的患者要进行腹式呼吸训练，护士可将单手或双手置于上腹部施加压力，在呼气接近结束时突然松手以代替腹肌的功能，辅助患者完成有效的呼气。患者也可进行下蹲呼吸训练、弯腰呼吸训练、吹蜡烛、吹气球等。

（2）辅助咳嗽训练：护士两手张开，置于患者胸前下部和上腹部，当患者咳嗽时，护士借助身体重量均匀有力地向内上挤压胸廓协助患者完成咳嗽动作。压力以不使患者疼痛，但又能把痰排出为宜。最初两周可每日3～4次，以后每日1次。

（3）体位引流排痰训练：体位排痰之前，针对肺内感染的部位确定相应的引流体位。常使用患者痰液潴留部位的支气管末梢在上的体位，促使肺内分泌物排出。具体方法有叩击排痰法和振动法，叩击和振动动作应在患者最大限度呼气的时间内连续进行，促进黏在支气管壁上的痰液排出，终止叩击振动时应用力压迫。饭后30～60分钟内不宜进行体位排痰训练，每次引流可持续20分钟。

4. 早期坐位平衡训练　早期在辅助下进行训练，每日2～3次，根据患者耐受情况逐渐延长坐起时间。

（1）训练患者克服直立性低血压：从30°开始，逐渐抬高床头，若无不良反应可继续升高15°维持训练，直至床头抬高到90°。

（2）长坐位平衡训练：楔形板支撑坐位训练，双上肢支撑坐位训练，抬起一侧上肢、两侧上肢进行坐位平衡训练（通过抛球、接球等进行简单的坐位平衡训练）。

（3）端坐位平衡训练：双上肢支撑床坐位训练，抬起一侧上肢、两侧上肢进行坐位平衡训练。进行身体前后、左右摆动，以及身体环转。

5. 早期站立训练　将患者置于起立床上，固定躯干和双下肢。从30°开始，每日2次，每次10～20分钟，逐渐增加倾斜角度，以不出现头晕等低血压不适症状为度，直至抬高到90°。必要时佩戴腰围腹带，下肢穿长弹力袜，避免直立性低血压的发生。

（三）恢复期康复护理措施

脊髓损伤恢复期系指损伤后2～6个月内这段时间。通过康复训练最大限度地恢复患者的功能，提高患者ADL能力和工作能力，为患者回归家庭、重返社会做好准备。训练内容包括以下几方面。

1. 肌力增强训练　完全性脊髓损伤患者肌力训练的重点是肩、肘、躯干肌；不完全性脊髓损伤患者，重点对残存肌肉进行训练。肌力为0级时，宜进行电刺激疗法、被动运动、传递冲动训练（即患者主观用力试图做肌肉收缩活动）；肌力为1～2级时，宜进行肌电生物反馈电刺激疗法、助力运动及其他负荷运动；肌力3～4级时，宜进行徒手抗阻训练和各种器械的抗阻训练。训练可在床上、垫上及轮椅上进行。

2. 垫上训练

（1）翻身训练：定期翻身可预防压力性损伤，防止肺部感染等并发症的发生。脊髓损伤患者应每2小时翻身一次，鼓励其尽可能发挥自己的残存肌力，对不能独立翻身者给予必要的协助和指导。

（2）坐起训练：在坐位下可完成进食、穿脱衣物及学习等活动，提高日常生活自理能力。

（3）支撑减压训练：患者取长坐位，双手扶支撑器。双手用力，将身体撑起，使臀部能抬离床面。当支撑训练掌握后，锁住轮椅把手，患者可坐在轮椅上进行减压训练。C_5损伤患者将一侧上肢置于靠背后面，肘关节伸展与躯干侧屈、旋转、前屈。片刻后再换另一侧进行轮流减压。C_6损伤患者因上肢肌力较弱不能完成，故使躯干向一侧倾斜，对侧臀部离开椅面进行减压。片刻后再换另一侧进行轮流减压。脊髓损伤患者可利用双上肢支撑轮椅扶手或轮椅轮使臀部悬空进行减压。一般应每隔30分钟进行一次臀部减压，每次持续15秒。

3. 转移训练　适用于上肢具有一定功能或功能正常的截瘫患者。C_5损伤患者可以利用屈肘功能，用上肢抱住护士的颈部，在其帮助下完成床与轮椅间的转移；C_6损伤患者伸肘功能不良，需借助辅助器具完成转移；C_7损伤患者可自由进行转移。做转移动作时，头、肩和躯干应保持前倾以维持身体平衡。

（1）床-轮椅间的转移

1）辅助转移训练：护士面对患者，用双膝抵住患者的双膝，患者双手置于护士的肩部，护士双手扶住患者的臀部或握住患者的腰带，用力将患者拉起，帮助患者缓慢转移到床或轮椅上。

2）侧方转移训练（由轮椅转移到床上）：将轮椅与床成30°～45°角，刹住车闸，将靠近床旁的一侧轮椅扶手打开，患者一手支撑床面，另一手支撑远离床侧的轮椅扶手，同时向下用力使臀部离开轮椅而转移到床上。

3）前方转移训练（由轮椅转移到床上）：将轮椅与床边正对，刹住车闸，将患者双腿放在床上，患者双手支撑轮椅扶手，将臀部抬离轮椅并向前方移到床上。

4）吊环转移训练：将轮椅与床成30°～45°角，刹住车闸，先将双腿抬置床上，利用靠近床侧的手支撑床面，用力撑起，另一只手伸入头上方吊环内的手用力向下拉，将臀部抬起并转移到床上。

5）滑板转移训练（由轮椅转移到床上）：将轮椅与床成30°～45°角，刹住车闸，打开靠近床侧的轮椅扶手，将滑板架于床和轮椅之间，患者通过一系列支撑动作抬起臀部并转移到床上。

（2）轮椅-坐便器间的转移

1）主动从轮椅到坐便器侧方转移：以从右侧转移为例。转移前先将裤子脱下，轮椅与坐便器成45°角，刹住车闸，双足平放于地面，放下轮椅右侧扶手。将左手置于轮椅左侧扶手，右手置于坐便器旁墙上扶手上，双手支撑并上抬躯干同时向右侧转身。将左手移到轮椅右侧大轮上，右手支撑于墙上扶手，进一步上抬躯干并向后移坐于坐便器上。

2）主动从轮椅到坐便器正面转移：将轮椅正对坐便器，患者双下肢分开，双手置于坐便器旁的扶手上，双手支撑并上抬躯干，从轮椅转移至坐便器上，像骑马一样骑在坐便器上。

3）被动从轮椅到坐便器转移：轮椅正面接近坐便器，刹住车闸，移开脚踏板。轮椅与坐便器间留有一定空间，以便于护士活动。护士协助患者坐于轮椅边沿，其双足置于患者双足外侧，双膝、双足抵住患者的双膝、双足；护士双手从患者腋下穿过扶住其肩胛骨，患者双上肢抱住护士肩部；护士双腿用力帮助患者站起，以双下肢为支点，帮助其缓慢向后转身；当患者双腿后方贴近坐便器后，护士左手仍扶住患者肩胛骨，右手脱下患者裤子，然后向后、向下推压患者髋部，协助患者坐于坐便器上。

（3）轮椅-地面间的转移：脊髓损伤患者在使用轮椅的过程中，易发生从轮椅上跌倒的现象，故护士要帮助其掌握自行从地面转移到轮椅上的技能。

1）侧方转移训练（由地面转移到轮椅上）：首先将轮椅摆好置于自己侧方，刹住车闸，患者一手支撑轮椅椅座，一手支撑地面。双手同时向下用力支撑，使下肢直立并弯腰，缓慢将臀部置于椅座上，支撑地面的手扶腿并向上移动，直至身体坐直，并调整好身体姿势。

2）前方转移训练（由地面转移到轮椅上）：首先将轮椅摆好置于自己正前方，刹住车闸，患者双手支撑取跪立位。双手支撑轮椅扶手，将身体向上提，当患者接近直立位时，放松一只手，同时迅速扭转身体坐于轮椅上，并调整好身体姿势。

3）后方转移训练（由地面转移到轮椅上）：首先将轮椅摆好置于自己正后方，刹住车闸，双手从身后支撑轮椅边缘，低头抬臀，使臀部提起靠向轮椅椅座，坐于轮椅上，并调整好身体姿势。

4. **站立及行走训练**　适用于双上肢有一定功能或功能正常的截瘫患者，具体训练方法如下。

（1）轮椅站起训练：患者将轮椅车闸刹住，佩戴好下肢矫形器，护士面对患者，双腿分开站立，双手扶在患者的腋下。当患者身体前倾，用力支撑双拐站起时，护士用力向上托举，辅助其站立。

（2）平行杠内站起训练：患者坐位下佩戴好下肢矫形器，双手握住平行杠，护士面对患者，双手扶住患者臀部或握住其腰带。当患者身体前倾，双手用力支撑将身体上提时，护士辅助用力将患者拉起，并调整其站立姿势。

（3）平行杠内立位训练：患者佩戴下肢矫形器后，双手握住平行杠，护士一手扶患者髋部，另一手扶患者胸部，要求患者挺胸站立。先进行静态平衡训练，逐渐将一手抬高离开平行杠保持平衡，后训练上肢在各方向运动时保持站立平衡。

（4）平行杠内步行训练：在进行功能性步行训练之前，需要先进行平行杠内的步行训练，具体训练方法同持腋杖行走。

（5）持腋杖步行训练：训练前应先进行腋杖借助下的立位平衡训练，然后再进行腋杖借助下各种步法训练。

1）平行杠外立位平衡训练：患者靠墙站立，身体重心向左、右、前、后转移；腋杖交替向侧方上举、同时向侧方伸出；腋杖交替或同时前伸及后伸；双手持腋杖，单腿站立，另一侧下肢前后摆动；患者身体靠墙，将腋杖紧靠体侧，身体挺直，伸肘使双足离地。

2）四点步、两点步、摆至步、摆过步步行训练。

（6）持助行架步行训练：训练时先向前移动助行架的一侧，再移动另一侧；前方有轮型助行架提起后脚向前推即可。提起助行架放在上肢前方的远处，向前迈出一侧下肢，落在架子两后脚连线水平附近，再迈出另一下肢。如此反复向前移动。

（7）上下楼梯训练：上下楼梯需有良好的腹肌肌力。

1）上楼梯方法：健侧腿先上，将重心移到患侧腿站稳，健侧腿迈到第一节台阶，然后健侧腿做支撑重心前移，患足跟上。

2）下楼梯方法：患侧腿先下，身体重心压在健侧，患足轻抬平稳放到下一节台阶，膝盖微曲，重心压到患侧腿支撑站稳，健足跟上。

5. **轮椅操作技巧训练**　伤后2～3个月患者脊柱稳定性良好、坐位训练已完成、可独立坐15分钟以上时，即可进行轮椅操作技巧训练。

（1）上肢肌力及耐力的训练：强化躯体的肌力和控制能力，为上肢有足够支撑力和推动力提供保证。训练时可应用哑铃、沙袋、拉力器等器具训练。

（2）上下台阶训练

1）上台阶训练：①选择合适的台阶，选择高度适中、宽度较宽的台阶进行训练，确保安全。②准备工作，将轮椅调整到合适的位置，使前轮与台阶边缘保持一定距离；可以先在平地上练习将身体重心向前移动，为上台阶做好准备。③上台阶方法，双手握住手轮圈，用力向前推动轮椅，使前轮抬起并搭在台阶上。然后身体向前倾，将力量通过手臂传递到轮椅上，同时用脚蹬地，使轮椅前轮爬上台阶。

接着继续向前推动轮椅，使后轮也爬上台阶。在上台阶的过程中，要注意保持轮椅的平衡，避免倾斜或翻倒。

2）下台阶训练：①选择合适的台阶，同上台阶训练。②准备工作，同上台阶训练。③下台阶方法，双手握住手轮圈，用力向后拉轮椅，使后轮抬起并离开台阶。

然后身体向后倾，将力量通过手臂传递到轮椅上，同时用脚控制轮椅的速度，使后轮缓慢地降下台阶。接着继续向后拉轮椅，使前轮也降下台阶。在下台阶的过程中，要注意控制轮椅的速度，避免过快导致失控。

（3）平底驱动轮椅训练

1）训练前准备：轮椅选择与调整如下。①选择适合使用者身体尺寸和需求的轮椅，确保轮椅的稳定性和舒适性。②调整轮椅的座位高度、深度和角度，以保证使用者的坐姿正确且舒适。检查轮椅的刹车、轮胎、扶手等部件是否正常，确保轮椅在训练过程中的安全性。患者身体评估如下。①对使用者的身体状况进行评估，包括上肢力量、关节活动度、平衡能力等。②根据评估结果确定使用者是否适合进行平底驱动轮椅训练，以及训练的强度和难度。训练场地选择如下。①选择平坦、宽敞、无障碍物的场地进行训练。②确保训练场地的地面干燥、平整，避免因地面不平或湿滑而导致意外发生。

2）训练方法：坐姿调整与平衡训练如下。①使用者坐在轮椅上，调整坐姿，使身体保持正直，头部微微向前，双肩放松。②进行平衡训练，如前后左右倾斜身体，感受轮椅的稳定性，提高身体的平衡能力。上肢力量训练如下。①进行上肢力量训练，如使用哑铃、弹力带等进行手臂屈伸、肩部推举等动作，提高上肢的力量和耐力。②通过推墙、拉绳子等方式进行上肢力量训练，为驱动轮椅做好准备。轮椅推动技巧训练如下。①双手握住轮椅的手轮圈，向前推动轮椅，感受轮椅的前进动力和方向控制。②练习转弯、后退、停止等动作，提高轮椅的操作技巧和灵活性。③可以在训练场地中设置一些障碍物，如圆锥体、障碍物等，进行绕障训练，提高使用者的反应速度。耐力训练如下。①逐渐提高轮椅的推动速度，感受不同速度下的轮椅控制难度。②进行长时间的轮椅推动训练，提高使用者的耐力和体力。③可以在训练过程中设置一些休息点，让使用者在适当的时候进行休息，避免过度疲劳。

（四）并发症的护理

1. **压力性损伤**　脊髓损伤患者因肢体活动不便，长期坐或卧位等因素，易形成压力性损伤，应以预防为主。注意患者的全身营养状况，按时翻身并按摩，白天每2小时翻身一次，晚上每4小时一次。对患者及家属进行压力性损伤预防知识及技能的培训，如发生则按压力性损伤护理方法进行护理。

2. **疼痛**　疼痛可由感染、压力性损伤、痉挛、吸烟、情绪波动、温度变化等因素诱发，因而避免或治疗诱因可有效防治疼痛。应保持良好的营养及卫生状态、正确处理骨折和软组织损伤、适当的关节活动及正确摆放体位。还可采用放松技术、催眠术、暗示技术、生物反馈及气功等方法，必要时给予镇痛药。

3. **尿路感染**　脊髓损伤患者出现尿失禁或尿潴留后，常引起多次反复的尿路感染，是常见并发症之一。尿失禁患者根据输液及饮水的时间及量进行排尿，增加腹压，锻炼和恢复自主排尿功能并做好会阴护理；尿潴留患者给予留置导尿，定期更换导尿管和尿袋，保持尿道清洁，及时观察尿液的变化。如病情稳定停止输液，可改用间歇导尿。在排尿通畅的基础上多饮水，以控制感染。

4. **下肢深静脉血栓**　长期卧床患者可适当抬高患肢，每天进行下肢被动运动或按摩，如以踝关节为中心，做足的上下运动（＜30°），发挥腓肠肌泵的作用。开始起床活动时应用弹力袜或弹性绷带，有助于静脉回流，减轻水肿；有条件者使用血流助动仪，包裹于小腿外围，定时重复自肢体远端向近端充气加压及放气减压，加速下肢静脉血液回流。患肢避免静脉输液，密切观察病情并详细记录。

5. **异位骨化**　通常指在软组织中形成骨组织，常见于髋关节，其次是膝、肩、肘关节及脊柱。局部多有炎症反应，伴全身不明原因的低热。被动运动关节时动作应轻柔，不可过度屈伸、按压，以免损伤肌肉或关节、促进异位骨化的发生。

六、康复护理指导

脊髓损伤是一种严重的致残性疾病，通过康复指导帮助患者及家属掌握康复基本知识、方法、技能，学会自我管理，是回归家庭和社会的重要途径。

1. **自我护理**

（1）学会自我护理：使患者由替代护理过渡到促进护理和自我护理，训练患者自我护理技术和能力，激发患者独立完成活动。

（2）养成良好的卫生习惯：教育患者养成良好的卫生习惯，预防呼吸系统及尿路感染；保持环境卫生。

（3）药物管理：指导患者遵医嘱准确按时服药，尤其注意抗痉挛药物停药时应逐渐减量。

（4）加强二便管理：教育患者学会独自处理二便，高颈髓损伤患者的家属学会辅助患者处理二便。

（5）疾病管理：患者出院后要定期复查，防止主要脏器并发症的发生。制订长期康复训练计划，指导家属掌握基本康复知识和训练技能，防止二次残疾。

2. **饮食调节**　制订合理的膳食计划，保证维生素、微量元素及各种营养物质的合理摄入，这是增强体能、抗病能力和身体免疫力的重要环节。

3. 心理调节 营造良好的心理环境和积极训练氛围，调整患者的心理状态，使其正确乐观地对待自身疾病，充分利用肢体残存功能独立完成各种生活活动，以良好的心态面对困难和挑战。

4. 回归社会 配合社会康复和职业康复部门，协助患者做好回归社会的准备，帮助家庭和社区改造环境设施，使患者得以适应。

 知识拓展

马尾神经综合征

马尾神经损伤又称马尾神经综合征（cauda equina syndrome，CES），是一种非常严重的神经根问题。脊髓底部神经的聚集被称为马尾，因为其看起来比较像马的尾巴而得名。腰椎间盘破碎、突出，腰肌劳损、运动损伤、摔伤、车祸、怀孕、脊柱骨折、肌肉撕裂、椎管狭窄、肿瘤压迫、感染或出血均能引起马尾神经损伤。主要表现为脊髓底部的神经受到压力。马尾受压的症状包括膀胱、肠道或性功能的问题，如小便困难（尿潴留）或失禁（尿失禁）。大多数人的腰背和臀部都有灼热的疼痛，鞍区（直肠和生殖器区及大腿内侧）也有麻木和刺痛的感觉。疼痛可能沿着大腿后部，经过膝盖，到达小腿和足部（坐骨神经痛）。特别是当一个人从椅子上站起来时，他的腿或脚可能会出现虚弱或瘫痪。腿部极度虚弱和膀胱或肠功能丧失是紧急情况的征兆。如果发生了这种情况，需立即寻求医疗帮助。

第五节　帕金森病的康复护理

一、概述

（一）概念

帕金森病（Parkinson disease，PD）又称震颤麻痹（paralysis agitans），是中老年常见的神经系统变性疾病，以静止性震颤、肌强直、运动迟缓和姿势步态异常等为临床特征，主要病理改变是黑质多巴胺能神经元变性和路易小体形成。而高血压、脑动脉硬化、脑炎、外伤、中基底核附近肿瘤及吩噻嗪类药物等所产生的震颤、强直等症状，称为帕金森综合征。

（二）病因

帕金森病的病因包括年龄老化、环境因素、遗传因素、氧化应激、线粒体功能缺陷和泛素-蛋白酶体功能异常等。本病主要发生于50岁以上的中老年人，40岁以前很少发病，65岁以上发病明显增多，提示年龄因素可能与发病有关。流行病学调查显示，长期接触杀虫剂、除草剂或某些工业化学品可能是PD发病的危险因素。本病在一些家族中呈聚集现象，有报道10%左右的PD患者有家族史，包括常染色体显性遗传或常染色体隐性遗传。大量证据表明帕金森病时黑质纹状体中的氧化标志物明显增加，细胞处在氧化应激状态。帕金森病发病非单一因素，可能是几种因素共同作用的结果。

（三）诊断和鉴别诊断

PD的临床诊断标准为：中老年发病，缓慢进行性病程；四项主征（静止性震颤、肌强直、运动迟缓、姿势步态异常）中必备运动迟缓一项，其余三项至少具备其中之一；左旋多巴治疗有效；患者无眼外肌麻痹、小脑体征、直立性低血压、锥体系损害和肌萎缩等。一般而言，特发性震颤有时与早期原发性PD很难鉴别，特发性震颤多表现为手和头部位置性和动作性震颤，而无少动和肌张力增高。

（四）流行病学

PD全球患病率为0.32%，按年龄分层，40～49岁0.04%，50～59岁0.11%，60～69岁0.43%，70～79岁1.09%，80岁以上1.90%，我国近22年间其患病率为0.19%，80岁以上的患病率可达1.66%，患者人数已超过200万。

（五）疾病进展、表现及治疗

随着PD疾病的进展，患者除了出现静止性震颤、肌强直及姿势步态异常等运动症状外，还出现精神方面症状，如抑郁、焦虑、淡漠、睡眠紊乱等；自主神经症状，如便秘、血压偏低、排尿障碍等；感觉障碍，如麻木、疼痛、痉挛等非运动症状，这些症状严重影响患者的身心健康，从而使其生活质量明显下降。

PD的治疗主要以药物治疗为主，联合外科和康复等多学科进行综合治疗。临床常用药物有：抗胆碱药、金刚烷胺、复方左旋多巴、多巴胺受体激动药、单胺氧化酶抑制药、儿茶酚-O-甲基转移酶抑制药和辅酶Q10等。早期药物治疗疗效显著而长期治疗效果明显减退、同时出现异动症者可考虑手术治疗，需强调的是手术仅能改善症状，而不能根治疾病，术后仍需应用药物治疗，但可减少剂量。手术对肢体震颤和/或肌强直有较好疗效，而对躯体性中轴症状如姿势步态异常、平衡障碍无明显疗效，手术方法主要有神经核毁损术和脑深部电刺激（deep brain stimulation，DBS），因DBS以相对无创、安全和可调控性而成为主要选择，但目前仍无法治愈疾病，且随着疾病进展，非运动症状、药物的不良反应与并发症逐渐出现，严重影响患者身心健康和生活质量。PD是一种缓慢进展的神经系统变性疾病，生存期10～30年，病初若能及时诊断、治疗及护理，多数患者发病数年仍能继续工作或生活质量较好。

二、主要功能障碍

（一）运动功能障碍

1. 震颤性功能障碍　震颤是多数PD患者最常见的首发症状，常表现为静止性震颤，多数患者在活动中也有震颤，多从一侧上肢远端开始，呈现有规律的拇指对掌和手指屈曲的不自主震颤，类似"搓丸"样动作，具有静止时明显震颤，动作时减轻，入睡后消失等特征，随病程进展，震颤可逐步涉及下颌、唇、面和四肢。15%的患者在病程中可无震颤，尤其是发病年龄在70岁以上者。震颤在早期常影响患者的书写、持物、精细动作等，严重的患者可丧失劳动力和生活自理能力。

2. **强直所致的功能障碍**　强直引起主观上的全身僵硬和紧张，多从一侧的上肢或下肢近端开始，逐渐蔓延至远端、对侧和全身的肌肉。这也是PD患者的常见主诉，但是在患者的主诉与强直程度之间并不一定平行。强直限制了PD患者的活动程度，在早期即出现明显的笨拙，患者心理上有自卑感，后期患者全身肌肉的僵硬成为主要问题，逐渐发展，最终呈现木僵，甚至植物状态。

3. **运动迟缓**　患者随意动作减少、减慢。多表现为开始的动作困难和缓慢，如行走时起动和终止均有困难。面肌强直使面部表情呆板，双眼凝视和瞬目动作减少，笑容出现和消失减慢造成"面具脸"。手指精细动作很难完成，系裤带、鞋带等很难进行；有书写时字越写越小的倾向，称为"写字过小征"。

4. **步态异常**　早期走路拖步，迈步时身体前倾，行走时步距缩短，上肢协同摆动的联合动作减少或消失；晚期由坐位、卧位起立困难。迈步后碎步、往前冲、越走越快，不能立刻停步，称为"慌张步态"。

5. **姿势不稳定**　PD患者逐渐发展的肌张力增高引起颈、躯干和肢体的屈曲性姿势，上肢保持在躯干的两侧，肘和腕轻度弯曲，与前冲或后冲相关的平衡缺失，患者缺乏正常的姿势反射，姿势障碍是PD患者的一个特征性表现，这是引起患者行走中容易跌倒的主要原因。由于在起步时患者的躯干、髋部不能协调地向前或左右摇摆而引起"僵步现象"。

6. **冻结现象（freezing）**　特征是动作的起始或连续有节奏的重复性动作（如语言、书写、行走等）困难，这是引起PD患者运动功能障碍的一个重要问题。冻结现象是一个独立的表现，它不依赖于运动迟缓和强直。

（二）认知功能障碍

随着疾病的进展，逐渐出现认知功能损害。具体表现为抽象思维能力下降，洞察力及判断力差，理解和概括形成能力障碍，对事物的异同缺乏比较，言语表达及接受事物能力下降，学习综合能力下降。视空间能力障碍是PD患者最常见的认知功能障碍，早期即可出现，发生率高达93%，表现为观察问题能力及视觉记忆下降，图像记忆下降，缺乏远见、预见和计划性，结构综合能力下降，视觉分析综合能力、视觉运动协调能力和抽象空间结合技能减退；记忆障碍；智力障碍等。

（三）语言障碍

语言是一种高度复杂的讲话机制参与的活动，受人的呼吸、唇、舌、下颌运动的影响。由于PD患者肌肉的强直和协调功能异常，多数患者逐渐出现语言障碍而影响正常的生活交流。多数患者被语言问题所困扰，常出现语言不清、缺乏语调、节奏单调等。还会出现下列症状。①音量降低：通常是较早的症状，随着时间的推移，音量严重降低至难以听见。②语调衰减：在开始讲话时音量较强，而后逐渐衰减。③单音调：声音维持在同一水平上，缺乏语调和重音变化。④音质变化：声音像气丝，发颤或高音调或嘶哑等。⑤语速快：从句子的开始到句尾吐字逐渐加速，无任何停顿。⑥难以控制的重复：无意识和难以控制的单字、词组和句子的重复。⑦模糊发音：吐字不清。

（四）精神和心理障碍

震颤和渐进的运动迟缓引起患者在社会活动中的窘迫心理；异常的步态、易跌倒、语言和发音困难等将增加患者的精神压力；患者害怕将出现生活自理能力的缺失。在PD的长达数年的病程中，患者表现出一种较典型的人格类型。患者脑内黑质细胞进行性变性，脑内DA减少，势必造成患者的智能和行为改变。患者常表现出抑郁、幻觉、认知障碍、痴呆等。

（五）吞咽功能障碍

PD患者喉部肌肉运动功能障碍，导致吞咽困难，表现为不能很快吞咽，进食速度减慢，食物在口腔和喉部堆积，当进食过快时会引起噎塞和呛咳。

（六）膀胱功能障碍

膀胱功能障碍的问题很常见，尿动力学研究发现主要原因是逼尿肌的过度反射性收缩（75%的患者）和外括约肌的功能丧失（17%的患者），当逼尿肌不能克服膀胱的排除阻力时，患者有类似前列腺肥大的表现，常见尿频、尿急、尿流不畅等症状。5%～10%的男性患者有尿失禁。虽然患者有类似前列腺肥大的表现，但是做前列腺切除的效果不明显，而且术后有20%的患者出现尿失禁。

三、康复护理评估

（一）综合评估

1. 韦氏帕金森病评定法　该法用于帕金森病综合功能障碍评定，采用4分制，0分正常，1为轻度，2为中度，3为重度，总分为每项累加，1～9分为早期残损，10～18分为中度残损，19～27分为严重进展阶段（表5-5）。

表5-5　韦氏帕金森病评定法

临床表现	生活能力	记分
1. 手动作	不受影响	0
	精细动作减慢，取物、扣纽扣、书写不灵活	1
	动作中度减慢、单侧或双侧各动作中度障碍，书写明显受影响，有"小字征"	2
	动作严重减慢，不能书写，扣纽扣、取物显著困难	3
2. 强直	未出现	0
	颈、肩部有强直，激发症阳性，单侧或双侧腿有静止性强直	1
	颈、肩部中度强直，不服药时有静止性强直	2
	颈、肩部严重强直，服药仍有静止性强直	3

续　表

临床表现	生活能力	记分
3. 姿势	正常，头部前屈＜10cm	0
	脊柱开始出现强直，头屈达12cm	1
	臀部开始屈曲，头前屈达1cm，双侧手上抬，但低于腰部	2
	头前屈＞15cm，单、双侧手上抬高于腰部，手显著屈曲、指关节屈曲、膝开始屈曲	3
4. 上肢协调	双侧摆动自如	0
	一侧摆动幅度减少	1
	一侧不能摆动	2
	双侧不能摆动	3
5. 步态	跨步正常	0
	步幅44～75cm，转弯慢，分几步才能完成，一侧足跟开始重踏	1
	步幅44～75cm，两侧足跟开始重踏	2
	步幅＜7.5cm，出现顿挫步，靠足尖走路转弯很慢	3
6. 震颤	未见	0
	震颤幅度＜2.5cm，见于静止时的头部、肢体	1
	震颤幅度＜10cm，明显不固定，手仍能保持一定控制能力	2
	震颤幅度＞10cm，经常存在，醒时即有，不能自己进食和书写	3
7. 面容	表情丰富，无瞪眼	0
	表情有些刻板，口常闭，开始有焦虑，抑郁	1
	表情中度刻板，情绪动作时出现，激动阈值显著增高，流涎，口唇有时分开，张开＞0.6cm	2
	面具脸，口唇张开＞0.6cm，有严重流涎	3
8. 言语	清晰、易懂、响亮	0
	轻度嘶哑、音调平、音量可、能听懂	1
	中度嘶哑、单音调、音量小、讷吃、口吃不易听懂	2
	重度嘶哑、音量小、讷吃、口吃严重、很难听懂	3
9. 生活自理能力	能完全自理	0
	能独立自理，但穿衣速度明显减慢	1
	能部分自理，需部分帮助	2
	完全依赖照顾，不能自己穿衣、进食、洗漱、起立行走，只能卧床或坐轮椅	3

2. **Yahr分期评定法**　是目前国际上较通用的帕金森病病情程度分级评定法，它根据功能障碍水平和能力水平进行综合评定（表5-6）。其中Ⅰ、Ⅱ级为日常生活能力一期，日常生活无须帮助；Ⅲ、Ⅳ级为日常生活能力二期，日常生活需部分帮助；Ⅴ级为日常生活能力三期，完全需要帮助。

表5-6 Yahr分期评定法

分期	日常生活能力	分级	临床表现
一期	正常生活不需帮助	Ⅰ级	仅一侧障碍，障碍不明显
		Ⅱ级	两侧肢体或躯干障碍，但无平衡障碍
二期	日常生活需部分帮助	Ⅲ级	出现姿势反射障碍的早期症状，身体功能稍受限，仍能从事某种程度工作，日常生活有轻重度障碍
		Ⅳ级	病情全面发展，功能障碍严重，虽能勉强行走、站立，但日常生活有严重障碍
三期	日常生活完全需要帮助	Ⅴ级	障碍严重，不能穿衣、进食、站立、行走，无人帮助则卧床或在轮椅上生活

（二）运动功能评定

1. 关节活动范围　是指远端骨所移动的度数，即关节的远端向着或离开近端运动，远端骨所达到的新位置与开始位置之间的夹角。关节活动范围测量远端骨所移动的度数，而不是两骨之间所构成的夹角。常用的仪器通常为通用量角器、电子量角器、指关节测量器等。

2. 肌力评定　常采用手法肌力检查法来评估肌肉的力量。

3. 肌张力评定　多数采用Ashworth痉挛量表或改良Ashworth痉挛量表。

4. 平衡能力评定　具体方法参见第二章第一节运动功能评定。

5. 步行能力评定　具体方法参见第二章第一节运动功能评定。

（三）认知功能评定

应用本顿视觉形状辨别测验、线方向判断测验、人面再认测验、视觉组织测验等评估视空间能力；采用韦克斯勒记忆量表评价患者的记忆力和智力。

（四）言语障碍评定

评定言语障碍主要是通过交流、观察、使用通用的量表及仪器检查等方法，了解被评者有无语言障碍，判断其性质、类型及程度，参见第五章第一节脑卒中康复护理。

（五）精神和心理障碍评定

1. 常用的智力测验量表　有简明精神状态检查法和韦克斯勒智力量表。

2. 情绪评定　临床中最常见的消极情绪主要有抑郁与焦虑。

（1）常用的抑郁评定量表：汉密尔顿抑郁量表、Beck抑郁评估量表、自评抑郁量表及抑郁状态问卷等。

（2）常用的焦虑评定量表：汉密顿焦虑量表和焦虑自评量表等。

（六）吞咽困难评定

1. 反复唾液吞咽测试　是一种评定由吞咽反射诱发吞咽功能的方法。患者坐位，检查者将手指放在患者的喉结及舌骨处，观察30秒内患者吞次数和活动度（即观察喉结上下移动状况），正常吞咽环甲骨（喉结）可上下移动2cm，约滑过一指距离。高龄患者30秒内完成3

次即可。对于患者因意识障碍或认知障碍不能听从指令的，反复唾液吞测试执行起来有一定的困难，这时可在口腔和咽部用蘸冰水的棉棒做冷刺激，观察吞咽情况和吞咽启动所需要的时间。

2. 饮水试验　具体方法：患者坐位，像平常一样喝下30ml的温水，然后观察和记录饮水时间、有无呛咳、饮水状况等。

（七）膀胱功能障碍评定

评估患者有无尿潴留、尿失禁和尿路感染的症状和体征。

（八）日常生活活动能力评定

日常生活活动能力评定是帕金森病临床康复常用的功能评定，其方法主要有Barhel指数和功能活动问卷（functional activities question，FAQ），详见相关章节。

（九）生存质量评定

生存质量评定分为主观取向、客观取向和疾病相关的生存质量三种，常用的量表有生活满意度量表、WHOQOL-100量表和SF-36量表等。随着生存质量评估工具的研制，产生了专用生存质量量表帕金森病生存质量问卷（Parkinson disease quality of life questionnaire，PDQ39），PDQ39信度、效度优，可在帕金森病评定中广泛应用。

四、康复护理原则与目标

1. 康复护理原则　早期康复护理，制订动态康复护理计划，循序渐进，贯穿始终。综合康复护理要与日常生活活动和健康教育相结合，鼓励患者及家属的主动参与和配合，积极预防并发症。

2. 康复护理目标　包括近期目标和远期目标。

（1）近期目标：患者能适应卧床或日常生活活动能力下降的状态，采取有效的沟通方式表达自己的需要和情感，提供舒适的环境，选取恰当的进食方法，维持正常的营养供给，生活需要得到满足，情绪稳定；积极配合进行语言和肢体功能等康复训练，保证受损的感觉、运动、语言和心理等功能的逐步恢复；有效预防发生压力性损伤、肺炎、尿路感染、深静脉血栓形成等并发症。

（2）远期目标：通过康复护理技术，最大限度地促进帕金森病患者功能障碍的恢复，防止失用和误用综合征，减轻后遗症；充分强化和发挥残余功能，通过代偿和使用辅助工具，争取患者早日恢复日常生活活动能力，回归社会。

五、康复护理措施

（一）运动功能障碍

运动锻炼的目的在于防止和推迟关节强直与肢体挛缩。根据帕金森病患者的震颤、肌强直、肢体运动减少、体位不稳的程度，尽量鼓励患者自行进食穿衣，锻炼和提高平衡协调能力的技巧，做力所能及的事情，减少依赖性，增强主动运动。患者可采取自己喜爱的运动方式，如散步、慢跑、跳舞、太极拳、舞剑等。

1. **面部表情肌锻炼**　通过皱额眉、张嘴、伸舌、纵鼻、皱眉、舌尖右偏、舌尖左偏、下吹气、上吹气、闭左眼、闭右眼、鼓左腮、鼓右腮、口左歪及口右歪等动作，锻炼面部表情肌，改善"面具脸"。

2. **头颈部活动**　可改善颈部强直和前倾姿势。①上下运动：头部后仰，双眼注视天空；头部向下，下颌尽量触及锁骨。②左右转动：头部水平左右转动，尽量达到90°。③左右倾斜活动：面部缓慢向左右肩部倾斜，尽量用耳朵触碰肩膀。④下颌前后运动；下颌水平前伸，再向后收缩。

3. **肩部运动**　可促进颈肩和上背部的活动能力。①耸肩活动：两肩上提，使肩部尽量靠近或触及双耳。如双肩困难，可单肩锻炼。②肩部后展：肘关节弯曲向后，使两侧肩胛骨靠近，同时打开胸腔。

4. **头颈躯干转动**　可改善颈肩僵硬及躯干酸痛。①躯干转动：双手放于肩部，尽量头部、颈部和躯干向一侧转动，努力使躯干挺直，肩部后展。②前倾动作：头颈部保持直线，腰腹部用力，尽量做到躯干的折叠和伸展。

5. **上肢活动**　可改善上肢僵硬，增加关节的活动度。①手伸拉：手水平抬举，肘关节伸直肘窝相对，然后双上肢左右分开，向前回复。类似可做手上举、放下，每个动作做到自己的最大范围。②腕关节转动：手腕逆时针、顺时针做画圈运动。

6. **手部运动**　可以促进手指的灵活性，预防手部肌肉缩、屈曲。①拳－伸展动作：五指紧握，然后用力伸开。②拇指与其余四指对指活动：缓慢将指与每个手指碰触，尽量保持手指伸直，起始缓慢，练习后逐渐加速。

7. **下肢活动**　伸展下肢肌肉，改善下肢酸痛及肌紧张，预防提高躯体平衡能力。①踢腿活动：座位时上身直立，不要弯腰，一侧腿用力伸直－弯曲，感受脚跟用力外蹬。②股四头肌锻炼：坐在椅子上，将一腿放于小凳上，另一脚平放于地面，双手放于膝盖，腰部挺直，躯干向前，感受膝盖及大腿后侧的拉伸。此动作也可平坐于床上练习。③踝关节划圈：踝关节缓慢顺时针、逆时针最大限度地划圈。可两侧同时活动，做不到的保持身体平衡，单侧划圈。

8. **膝关节与腹部运动**　可提升下肢关节的灵活性，按摩腹部，改善双下肢和躯干无力症状。①抬腿动作：平卧时，双脚尖上勾，感受脚跟用力外蹬，保持。一腿膝关节弯曲上抬，腹部用力，尽可能使大腿贴近腹部。②转髋活动：平卧时，膝关节弯曲，双脚着地，将膝盖向左、向右缓慢最大限度地转动。

9. **足趾站立、小腿牵引运动**　可改善站立不稳，预防踝关节、足趾挛缩变形。①足趾站立活动：站立时，双手扶椅背，双脚合并，脚跟用力上抬。②小腿牵引：站立时，双手扶椅背，一腿向后跨一小步。前腿的膝关节弯曲（膝关节不要超过脚尖，保护膝关节），后腿的脚跟不能离开地面，感受后侧小腿的牵拉。双腿交替活动。

10. **起身锻炼**　可改善患者的日常活动能力。①坐位起身：将臀部移至椅子前部，双手放于椅子扶手上，上身前倾至鼻尖超过膝关节位置，两脚稍向后，努力站起。②卧位起身：双腿屈曲，身体向一侧侧身，将上肢移至床外侧。双腿外移，下垂，同时双臂撑床坐起。

（二）认知障碍

认知功能障碍常给患者带来许多不便，所以，认知训练对患者的全面康复起着极其重要的作用。详见颅脑损伤认知康复训练章节。

（三）语言障碍

1. 音量的锻炼　目的是增加吸气的频率，限制呼气时所讲出的单词的数量。正常的讲话是在中间适当的时候有停顿呼吸，而PD患者对呼吸肌活动控制的能力降低，使得在单词之间就停顿，做频繁的呼吸。训练时要求患者，在停顿呼吸以前，必须以常规的组词方式讲完一定数量的单词。

（1）感知呼吸的动作：双手放在腹部，缓慢吸气和呼气，感觉腹部的运动，重复几次。

（2）呼气练习：吸气然后呼气，呼气时持续发元音的声音（啊、喔、鹅等）并计算每次发音的持续时间，要求能平衡发音10～15秒。

（3）发音感受：把手放在距口12cm远的位置感受讲话时的气流。用力从1数到10，在每一个数字之间呼吸。

（4）朗读字词：首先深吸气，再分别讲出下列词语的每一个字：读/一本/书、刷/牙、刀/和/叉、高兴/得/跳、幸/运、一帮/男孩。朗读词组，注意每次读说词组前先吸气并做短暂的停顿，如：幸运、一碗汤、上床写字等。

（5）练习呼吸控制，分节读出下列短语：到吃午饭/的时间了、在院子里/读书、我们需要/更多帮助。

2. 音词的练习　①每次发音前先吸气，然后发"啊"或"de，po"音，从轻柔逐渐调高声音至最大，重复数次"O"。②在不同声级水平上重复一些简单的词语。③连续讲下列词语两遍，第一遍音稍低，第二遍声音大而有力：安静/安静、别看/别看、走近点/走近点。④练习读句子，注意句中的疑问词、关键词等。

3. 清晰发音锻炼　舌运动练习：舌头重复地伸出和缩回；舌头在两嘴角间尽快地左右移动；舌尖环绕上下唇快速做环形运动；舌头伸出并尽量用舌尖触及下颌，然后松弛，重复数次；尽快地说"吗–吗–吗–吗……"，休息后再重复。

（四）精神和心理障碍

PD患者早期动作迟钝笨拙、表情淡漠、语言断续、流涎，患者往往产生自卑、忧郁心理，回避人际交往，拒绝社交活动，整日沉默寡言，闷闷不乐。随着病程延长，病情进行性加重，患者丧失劳动能力，生活自理能力也逐渐下降，会产生焦虑、恐惧，甚至绝望心理。护士应细心观察患者的心理反应，鼓励患者表达并注意倾听他们的心理感受，与患者讨论身体健康状况改变所造成的影响、不利于应对的因素，及时给予正确的信息和引导，使其能够接受和适应自己目前的状态并能设法改善。鼓励患者尽量维持过去的兴趣与爱好，多与他人交往；指导家属关心体贴患者，为患者创造良好的亲情氛围，减轻他们的心理压力。告诉患者本病病程长、进展缓慢、治疗周期长，而疗效的好坏常与患者精神情绪有关，鼓励他们保持良好心态。督促患者进食后及时清洁口腔，随身携带纸巾擦尽口角溢出的分泌物，注意保持个人卫生和着装整洁等，以尽量维护自我形象。

（五）吞咽困难

指导患者进行如鼓腮、伸舌、噘嘴、龇牙、吹吸等面肌功能训练，可以改善面部表情，缓解吞咽困难，协调发音。进食或饮水时保持坐位或半卧位，注意力集中，并给予患者充足的时间和安静的进食环境，不催促、不打扰患者进食。对于流涎过多的患者可使用吸管吸食流食。对于咀嚼能力和消化功能减退的患者应给予易消化、易咀嚼的细软、无刺激性软食或半流食，少量多餐。对于咀嚼和吞咽功能障碍者应选用稀粥、面片、蒸蛋等精细制作的小块食物或黏稠不易反流的食物，并指导患者少量分次吞咽。对于进食困难、饮水反呛的患者要及时给予鼻饲，并做好相应护理，防止经口进食引起误吸、窒息或吸入性肺炎。

（六）膀胱功能障碍

对于尿潴留患者可指导患者精神放松，腹部按摩、热敷以刺激排尿。膀胱充盈无法排尿时，在无菌操作下给予导尿和留置导尿。尿失禁患者应注意皮肤护理，必要时留置导尿，并应注意正常排尿功能重建的训练。

六、康复护理指导

PD为慢性进行性加重的疾病，后期常死于压力性损伤、感染、外伤等并发症，应帮助患者及家属掌握疾病相关知识和自我护理方法，帮助分析和消除不利于个人及家庭应对的各种因素，制订切实可行的护理计划并督促落实。

1. 用药指导 告知患者及家属本病需要长期或终身服药治疗，让患者了解常用的药物种类、用法、用药注意事项、疗效及不良反应的观察与处理。告诉患者长期服药过程中可能会突然出现某些症状加重或疗效减退，让患者及家属了解用药过程中的"开-关"现象及应对方法。

2. 康复训练 鼓励患者维持和培养兴趣爱好，坚持适当的运动和体育锻炼，做力所能及的家务劳动等，可以延缓身体功能障碍的发生和发展，从而延长寿命，提高生活质量。患者应树立信心，坚持主动运动，如散步、打太极拳等，保持关节活动的最大范围。加强日常生活动作训练，进食、洗漱、穿脱衣服等应尽量自理。卧床患者协助被动活动关节和按摩肢体，预防关节僵硬和肢体挛缩。

3. 照顾者指导 本病为一种无法根治的疾病，病程长达数年或数十年，家庭成员身心疲惫，经济负担重，容易产生无助感。医护人员应关心患者家属，倾听他们的感受，理解他们的处境，尽力帮他们解决困难、走出困境，以便给患者更好的家庭支持。照顾者应关心体贴患者，协助其进食、服药和日常生活照顾；督促患者遵医嘱正确服药，防止错服、漏服；细心观察，积极预防并发症和及时识别病情变化。

4. 皮肤护理 患者因震颤和不自主运动，出汗多，易造成皮肤刺激和不舒适感，皮肤抵抗力降低，还可导致皮肤破损和继发皮肤感染，应勤洗勤换，保持皮肤卫生；中晚期患者因运动障碍，卧床时间增多，应勤翻身、勤擦洗，防止局部皮肤受压和改善全身血液循环，预防压力性损伤。

5. 安全护理指导 患者避免登高和操作高速运转的机器，不要单独使用煤气、热水器及锐利器械，防止受伤等意外。避免让患者进食带骨刺的食物和使用易碎的器皿；外出时需人陪伴，尤其是精神智能障碍者其衣服口袋内要放置写有患者姓名、住址和联系电话的"安全卡片"，或佩戴手腕识别牌，以防走失。

6. **就诊指导**　定期门诊复查，动态了解血压变化和肝肾功能、血常规等指标。当患者出现发热、外伤、骨折或运动障碍、精神智能障碍加重时，及时就诊。

 知识拓展

脑深部电刺激技术

脑深部电刺激技术（deep brain stimulation，DBS）技术发展至今，技术日趋成熟，其对脑功能性疾病的疗效已得到广泛证实，但同时也存在一些问题。首先，受制于疾病机制本身的复杂性及缺乏有效的研究手段，DBS的作用机制至今仍处于探索阶段。其次，神经调控的最佳靶点（包括靶点核团的亚分区）仍存在争议。目前在国内，多个中心采用影像重建技术对STN的亚分区刺激效果展开了研究，但受制于重建技术，研究仍处于探索阶段。另外，目前仍缺乏预测DBS疗效的有效工具，这对筛选合适DBS手术候选者造成了极大障碍。在未来，我国DBS技术有希望在前25年发展的基础之上，大步向前迈进智能化时代，实现对患者个体化、精准化、动态自适应性的治疗，从而服务更多的脑功能性疾病患者。

第六节　阿尔茨海默病的康复护理

一、概述

阿尔茨海默病（Alzheimer's disease，AD）又称老年性痴呆，是一种以进行性认知障碍和记忆力损害为主要症状的中枢神经系统退行性疾病。患者多隐匿起病，表现为持续、进行性的记忆、认知障碍，伴有言语、视空间功能、人格及情感障碍等。一般在65岁以前发病为早发型，65岁以后发病为晚发型，有家族发病倾向被称为家族性阿尔茨海默病，无家族发病倾向被称为散发性阿尔茨海默病。

（一）病因

AD的病因尚不明确，可能与遗传、病毒感染、炎症、免疫功能紊乱、神经递质障碍等因素有关。其中遗传是公认的危险因素之一，患者一级亲属有极大的患病危险性。

（二）病理及发病机制

AD患者大脑的病理改变呈弥漫性脑萎缩，镜下病理改变以老年斑、神经原纤维缠结和神经元减少为主要特征。老年斑中心是β淀粉样蛋白，神经原纤维缠结的主要组分是高度磷酸化的微管相关蛋白，即tau蛋白。目前比较公认的AD发病机制认为β淀粉样蛋白的生成和清除失衡是神经元变性和痴呆发生的始动因素，其可诱导tau蛋白过度磷酸化、炎症反应、神经元死亡等一系列病理过程。同时，AD患者大脑中存在广泛的神经递质异常，包括乙酰胆碱系统、单胺系统、氨基酸类及神经肽等。

二、主要功能障碍

（一）临床特征

阿尔茨海默病的诊疗规范中，将AD患者的临床症状分为"ABC"三大类。

活动（activity，A）是指生活功能改变，发病早期主要表现为近记忆力下降，对患者的一般生活功能影响不大，但是从事高智力活动的患者会出现工作能力和效率下降。随着疾病的进展，工作能力的损害更加突出，同时个人生活能力受损的表现也越发明显。在疾病晚期，患者在包括个人卫生、吃饭、穿衣和洗漱等各个方面都需要完全由他人照顾。

行为（behavior，B）是指精神和行为症状，即使在疾病早期，患者也会出现精神和行为的改变，如患者变得主动性缺乏、活动减少、孤独、自私、对周围环境兴趣减少、对周围人较为冷淡，甚至对亲人也漠不关心，情绪不稳、易激惹。认知功能的进一步损害会使精神行为症状恶化，可出现片断幻觉、妄想（多以被偷窃和嫉妒为主）；无目的漫游或外走；睡眠节律紊乱，部分患者会出现昼夜颠倒情况；捡拾收藏废品；可表现为本能活动亢进，如过度进食等；有时可出现激越，甚至攻击行为。

认知（cognition，C）是指认知损害，AD的神经认知损害以遗忘为先导，随后会累及几乎所有的认知领域，包括计算、定向、视空间、执行功能、理解概括等，也会出现失语、失认、失用。

（二）临床分期

1. **痴呆前阶段** 表现为极轻微的记忆力减退，学习和保存新知识的能力下降，其他如注意力、执行能力、语言能力和视空间能力也可出现轻度受损，但不影响基本日常生活能力，达不到痴呆的程度。

2. **痴呆阶段**

（1）轻度：记忆障碍是此阶段主要表现。首先出现的是近期记忆减退，随着病情的发展，可出现远期记忆减退，即对发生已久的事情和人物的遗忘。部分患者出现视空间功能障碍，外出后找不到回家的路，面对生疏和复杂的事物容易出现疲乏、焦虑和消极情绪，还会出现人格方面的障碍，如不爱清洁、不修边幅、暴躁、易怒、自私多疑。

（2）中度：除了记忆障碍继续加重外，还会出现工作、学习新知识和社会接触能力减退，特别是原已掌握的知识和技巧出现明显的衰退，如在家中找不到自己的房间，还可出现失语、失用、失认等。此时患者常有较明显的行为和精神异常，甚至出现明显的人格改变，做出一些丧失羞耻感的行为（如随地大小便等）。

（3）重度：此期的患者除上述各项症状逐渐加重外，还有情感淡漠、哭笑无常、生活能力丧失，以至不能完成穿衣、进食等日常简单的生活事项。患者终日无语而卧床，常并发全身系统疾病，如肺部及尿路感染，最终因并发症而死亡。

三、康复护理评估

AD的康复护理评估可重点了解患者痴呆的严重程度，从而制定客观的康复护理目标及措施，评估包括综合认知功能筛查与评估、记忆功能评估、注意力评估、精神行为症状评估、日常生活能力评估等。

（一）综合认知功能筛查与评估

1. 简明精神状态量表（mini-mental state examination，MMSE）　由美国Folstein等人于1957年编制，包括定向力、即刻记忆、延迟记忆、计算和注意力、命名、复述、阅读、理解、书写、视觉空间10个方面，共30项题目，每项回答正确得1分，回答错误或答不知道评0分，量表总分范围为0～30分，评定时间为5～10分钟，测验成绩与文化水平密切相关。MMSE能全面、准确、迅速地反映受试者智力状态及认知功能缺损程度，是痴呆筛查的首选量表，但不能用于痴呆的鉴别诊断，作为认知功能减退的随访工具亦不够敏感。

2. 长谷川痴呆量表（Hastgawa dementia scale，HDS）　由日本学者长谷川于1974年创制，总计11项问题，其中包括定向力、记忆功能、常识、计算及物体铭记命名回忆。由于其是在日本民族社会文化背景基础上编制的，故在一定程度上更适合于东亚地区的老年人群使用。我国学者在长谷川痴呆量表的基础上，根据我国的实际情况，对该表进行了中国化和改良，并将其评分按文化程度标准化。HDS与MMSE等共同成为当今世界上使用最为广泛的老年痴呆初筛工具之一。

3. 老年性痴呆评定量表认知分量表（Alzheimer's disease assessment scale-cog，ADAS-cog）　由Rosen等在1984年修订，由12个条目组成，覆盖记忆力、定向力、语言、结构、观念的运用等，是目前运用的最广泛的认知评价量表，也是美国食品药品管理局认可的疗效主要评估工具之一，常用于轻中度AD的疗效评估。

4. 其他　临床痴呆评定表（clinical dementia rating，CDR）、蒙特利尔认知评估量表（Montreal cognitive assessment，MoCA）及认知能力筛查量表（cognitive abilities screening instrument，CASI）也可以用来进行阿尔茨海默病的认知功能评估，后两者由MMSE改编而来，并获得了较好的特异性及敏感性，适用于认知障碍的筛查及全面评价多种认知损害。

（二）记忆功能评估

1. 韦克斯勒记忆量表（Wechsler memory scale，WMS）　包括经历、定向力、再认、数字广度、视觉记忆等内容在内的10项分测验，适用于7岁以上的儿童和成人。可对长时记忆、短时记忆和瞬时记忆进行评定，了解记忆功能的好坏，以及鉴别功能性和器质性记忆障碍。

2. 临床记忆量表　由中国科学院心理研究所许淑莲等人在20世纪80年代编制而成，包括记忆、联想学习、图像自由回忆、无意义图形再认和人像特点联系回忆5个分测验，测验所得原始分换算成量表分后，其和为量表总分，再根据年龄不同获得记忆商，从而衡量被试者的记忆水平。

（三）注意力评估

根据参与器官的不同分为听觉注意、视觉注意等，常用的方法有听认字母测试、声辨认、视跟踪、划消测验和连线测验等。

（四）精神行为症状评估

目前应用最广泛的检测精神行为症状的量表为神经精神问卷（neuropsychiatric inventory，NPI），其不仅能够发现精神行为症状的有无，还可以评价症状出现的频率、严重度及对照顾者造成的苦恼程度。

（五）日常生活能力评估

常用的量表包括日常生活能力量表（activity of daily living scale，ADL）、社会功能问卷（functional activities questionnaire，FAQ）和痴呆残疾评估（disability assessment for dementia，DAD）等。

四、康复护理原则及目标

（一）康复护理原则

早发现、早诊断、早治疗；康复训练和医生指导相结合，进行综合治疗，提高患者生活自理能力；及时掌握患者心理需求，对其给予更多的心理支持，鼓励其增加社会活动，减少独自活动。

（二）康复护理目标

1. 近期目标　①患者能最大限度地保持记忆能力和沟通能力。②积极配合进行语言和肢体功能等康复训练，保证受损的感觉、运动、语言和心理等功能的逐步恢复。③有效预防发生压力性损伤、肺炎、尿路感染、深静脉血栓形成等并发症。

2. 远期目标　①最大限度地促进帕金森病患者功能障碍的恢复，防止失用和误用综合征，减轻后遗症。②早日恢复日常生活活动能力，回归社会。

五、康复护理措施

（一）认知功能训练

积极进行认知训练、认知刺激、认知康复等认知干预，有利于改善和维持AD患者的认知能力。认知功能涉及范围非常广泛，常见的有记忆能力、注意能力等多方面。

1. 记忆能力训练　根据记忆损害的类型和程度，采用不同的训练方式和内容，每次时间30～60分钟，最好每日一次，每周至少5次。常用瞬时记忆训练法、短时记忆训练法、长时记忆训练法、PQRST练习法等。

（1）瞬时记忆训练法：念一串不按照顺序排列的数字，从三位数起，每次增加一位，让患者复述，直到不能复述为止。

（2）短时记忆训练法：给患者看几件物品，如苹果、饭碗、手机等，然后马上收起来，让患者回忆刚才看到了什么。

（3）长时记忆训练法：经常让患者回忆家里的亲戚朋友，原来单位同事名字，前几天看过的电视节目，家里发生的事情等。在此训练过程中，可以适当地提醒和暗示。

（4）PQRST练习法：给患者一篇短文，按下列程序进行训练，通过反复阅读、理解、提问来促进记忆。①预览（preview，P），预习或浏览阅读材料的大概内容。②提问（question，Q），对阅读材料的有关内容进行提问。③阅读（read，R），再仔细阅读材料。④陈述（state，S），复述阅读材料的内容。⑤检验（test，T），通过回答问题的方法检验患者的记忆。

2. 注意力训练　记忆障碍的患者常合并注意力障碍，在注意力障碍的治疗过程中，随着注意力的提高，记忆功能也可得到一定的改善。临床常用猜测游戏、删除作业、时间感等训练方法。

（1）猜测游戏：取两个不透明的玻璃杯和一个弹球，在患者注视下由测试者将一杯覆扣在弹球上，让患者指出哪个杯中有弹球，反复数次，无误差后换成两个不透明杯子，操作同上，反复数次，成功后换成三个或更多的杯子，通过增加游戏难度，提高患者注意力。

（2）删除作业：在纸上连续打印成组的字母或数字（如"FBDUKIBI"），让患者用铅笔删去护理人员指定的字母（如"B"）。反复数次，成功后可通过缩小字体、增加字符行数、区分大小写等增加难度，从而提高患者的注意力。

（3）时间感：设置数次计时1分钟的闹钟，然后让患者读报纸或杂志，闹钟响时停顿一下，反复数次；终止闹钟报时，继续让患者阅读，估计1分钟到时再停止；由此逐渐延长阅读时间至2分钟、5分钟、10分钟；当每分钟误差不超过5秒时，再改为一边与患者交谈一边让患者进行上述训练，要求患者尽量不受讲话影响而分散注意力。

3. 失认症训练　AD患者常见的失认症主要见于视觉失认，常采取功能适应的康复方法，克服失认症带来的后果，而非失认症本身怎样康复，如利用未被损害的听觉或触觉补偿视觉失认的缺陷。

（1）辨识训练：通过反复看照片，让患者尽量记住与其有关的重要人物的姓名，如家人、医生、护士等。帮助患者找出照片与名字之间的联系方式。使用色卡，训练患者命名和辨别颜色，随着能力的进步，逐渐增加颜色的种类。

（2）代偿训练：在视觉失认难以改善时，应训练患者利用其他正常的感觉输入方式，如利用触觉或听觉辨识人物和物品。

4. 失用症训练　失用症是AD患者早期出现的特征性症状，常出现意念性失用、运动性失用、结构性失用、穿衣失用等。

（1）意念性失用：重点在于帮助患者理解如何使用物品。患者不能按顺序完成指定动作，如刷牙等，训练时可通过视觉暗示，将动作逐步分解，演示给患者看，让患者分步练习，在上一个动作结束时，提醒下一个动作，启发患者有意识活动，直至患者完全掌握。

（2）运动性失用：重点加强精细动作训练。护理人员可事先把要做的动作按步骤分解，示范给患者看，然后反复训练患者至能独立完成。

（3）结构性失用：是最简单的失用症，可选取患者进行简单抄写或模仿的课题练习，如抄写图形或文字、叠衣服、搭积木、拼图等。

（二）语言能力训练

根据患者语言障碍类型进行训练，如果患者存在命名性语言障碍，可以利用扑克牌、钱币等方式反复训练，让患者说出相对应的名称。如果患者存在运动性语言障碍，可以让患者模拟护理人员口型，指导其说出卡片上的名称；如果患者存在语言表达障碍，可以多与患者沟通交流，向患者讲述一些事情，并通过提问让患者回答。利用电视、广播等方式刺激患者听觉，鼓励其进行语言表达。鼓励家属及亲朋探访，组织相关的社会活动，提供良好的交流环境。

（三）生活能力训练

对能自理者，要鼓励其自行洗漱、穿衣、如厕等；自理能力差者，要根据患者的严重程度进行日常生活能力训练，先向患者阐述，再进行模拟，先简单再复杂，反复训练，提高患者生活自理能力。向患者示范脱衣、洗脸、刷牙等生活行为，同时鼓励患者进行模仿，并反复训练；同时，培养患者自主进食、上厕所等行为，帮助其建立良好的生活习惯，其训练难度及时间需依据患者的评估结果进行调整。

（四）环境与心理支持

AD患者往往对自己的状况感到迷茫，可能会产生焦虑、恐慌情绪，甚至对家人产生疑虑或误解。因此，为他们创造一个安全、温馨、理解和支持的环境是康复护理的首要任务。患者生活区域的墙壁、地板等不要选用迷乱、复杂的图案，在规律化的生活空间中可以适当添加一些摆设，如挂钟、大型日历、报纸、杂志等，以帮助患者确认现实与环境，同时要控制环境的噪声。

另外，要经常与患者进行沟通交流，交流时要有耐心、语速要慢、措辞清晰，必要时可以选用图片和实物；鼓励患者倾诉内心的想法，并给予同情与安慰。对于患者的提问，要及时耐心地解答。了解患者的喜好，鼓励其多参加一些积极向上、有意义的活动。简单的身体接触，如拥抱、轻抚可以为他们提供强大的情感安慰，音乐、照片和熟悉的物品可以作为回忆的触媒，帮助患者找回部分记忆，稳定他们的情绪。每一个温柔的眼神、关心的话语、深情的拥抱，都是对AD患者心灵的滋润，为他们带来无尽的安慰与力量。

六、康复护理指导

1. 目前对AD患者无特效药物治疗，重在预防，早发现、早诊断、早治疗。摆正心态早期接受正确的治疗和康复训练有助于患者康复。早期、规范、长期治疗是延续美好记忆的关键。

2. 家庭积极参与，医护人员要与患者家庭保持密切联系，并且要教会家庭照料者基本的护理原则。①回答患者的问题时，语言要简明扼要，以免使人迷惑。②患者生气和发怒时不必与之产生争执。③如果患者吵闹应冷静坚定予以劝阻。④不要经常变换对待患者的方式。⑤尽可能提供有利于患者定向和记忆的提示或线索，如使用物品标注名称，厕所、卧室给予适当的图示。⑥可在患者衣服兜里装上写有患者及其保护人的名字、家庭住址、电话号码的卡片，并教给照料者预防走失的护理方法。

3. 家人和看护人员应该经常和患者交流，耐心倾听患者的诉求，哪怕是反复的话题也不应表现出不耐烦。

4. AD患者的家庭护理需要有医师指导，建立家庭病房，定期检查随访。家庭病床要注意保持清洁卫生，做好生活护理。

5. 日常帮助患者做一些轻柔动作，循序渐进地训练，并经常训练其思维活动。患者及其家属要树立战胜疾病的信心。

知识拓展

阿尔茨海默病的中医食疗

　　中医学认为本病属于"痴呆病"，是由髓减脑消、神机失用所致的一种神智异常疾病，以呆傻愚笨、智力低下、善忘等为主要临床表现。本病患者应注意不可盲目进补，饮食以清淡为宜，主张八分饱，防止过于油腻，影响脾胃功能。选用补品时不可过于温燥，以防伤阴助热，加重病情。中医药膳食疗方法应注意辨证选择应用，如肾虚血瘀者，可选用山楂枸杞饮泡水代茶，经常饮服；肝肾亏虚者，可选用桂圆枸杞桑椹汤，或山萸肉粥；阴虚津亏者，可选用黄精粥或玉竹粥等养阴生津之品；血虚者，可选用龙眼肉粥；气虚者，可选用人参粥、黄芪粥等。

本章小结

思考题

　　1. 请阐述对脑卒中患者进行体位设置的目的是什么？如何设置体位？

　　2. 护士如何对高位脊髓损伤患者进行正确的体位设置？

　　3. 简述帕金森病患者主要的功能障碍并提出相关康复护理措施。

更多练习

（麦吾鲁代·哈斯木　刘一苇　罗　兰　尚婧彤）

第六章　肌肉骨骼疾病的康复护理

教学课件

学习目标

1. 素质目标

（1）培养发现问题、分析问题、解决问题的临床思维。

（2）培养尊重患者、保护患者隐私的人文精神。

（3）树立专业、敬业、爱业的护理价值观，培养多学科团队协作的意识。

2. 知识目标

（1）掌握：颈椎病、腰椎间盘突出症、肩关节周围炎、类风湿关节炎、骨折、髋关节置换术后、全膝关节置换术后患者的主要功能障碍、康复护理措施及康复护理指导。

（2）熟悉：颈椎病、腰椎间盘突出症、肩关节周围炎、类风湿关节炎、骨折、髋关节置换术后、全膝关节置换术后患者康复护理评估。

（3）了解：颈椎病、腰椎间盘突出症、肩关节周围炎、类风湿关节炎、骨折、髋关节置换术、全膝关节置换术的概念、病因、治疗要点、辅助检查评估。

3. 能力目标

（1）能对颈椎病、腰椎间盘突出症、肩关节周围炎、类风湿关节炎、骨折、髋关节置换术后、全膝关节置换术后患者进行正确的康复护理评估，围绕康复护理原则与目标，根据评定结果，制定个体化康复护理措施，并进行正确的康复护理指导。

（2）能对人工关节置换手术后的患者正确采取体位摆放并进行康复指导。

案例

【案例导入】

张女士，43岁，小学教师。因"颈肩部疼痛3月余，加重伴左拇指麻木不适5天"就诊。主诉半年前无明显诱因出现颈部及左肩部疼痛，伴左侧前臂外侧放射痛。无头晕、头痛，不伴有肢体无力、二便障碍。当地医院行颈椎牵引及针灸治疗，疼痛缓解。近1个月再次出现疼痛，休息后缓解不明显。查体：T 36.3℃，P 83次/分，R 17次/分，BP 116/72mmHg，疼痛评分5分。

【请思考】

　　根据该患者的临床表现，如何对该患者进行入院时的康复护理评估。

【案例分析】

第一节　颈椎病的康复护理

一、概述

颈椎病是因颈椎间盘组织退行性改变及其继发性病理改变，刺激或累及相邻的组织结构如神经根、脊髓、椎动脉、交感神经等，并出现相应的临床表现。颈椎病是临床常见病，中老年人群居多，近年来发病呈低龄化趋势。

（一）病因

颈椎位于头颅与相对固定的胸廓之间，因其特殊位置，既要求有高度的灵活性，又要有一定的稳定性，故病因多样，病理过程复杂。

1. 颈椎椎间盘退行性变是颈椎病发生和发展的最基本的原因。

2. 外伤、不适当运动。

3. 长期慢性劳损，如不良生活习惯、工作姿势不当、不良的睡眠体位等，都是颈椎病的诱发因素。

4. 先天性椎管狭窄、先天性颈椎畸形。

（二）分型

根据不同组织结构受累而出现不同的临床表现，通常将颈椎病分为以下类型。

1. 神经根型颈椎病　是颈椎病中最为常见的类型，发病率高达50%～60%。主要表现为颈部僵硬、活动受限，颈、肩部疼痛，可向上臂、前臂及手指放射，手指有麻木、异样感，活动不灵活，仰头咳嗽可加重疼痛。

2. 脊髓型颈椎病　主要症状表现为下肢沉重乏力，行走困难，步态不稳，有"踩棉花感"，严重者出现四肢瘫痪、尿潴留。检查时患者颈部活动受限不明显，上肢感到疼痛、麻木、手无力，肌张力增高，腱反射亢进，病理征阳性。

3. 椎动脉型颈椎病　椎动脉供血障碍而出现以头部为主的病变，表现为头痛、眩晕、视物模糊，可伴有恶心、呕吐、耳鸣或听力下降等症状。

4. 交感型颈椎病　出现交感神经兴奋或抑制症状，前者出现偏头痛、耳鸣、血压升高、心跳加快、视力下降、出汗异常等；后者表现为头晕眼花、心动过缓、血压偏低、胃肠蠕动增加等。

5. 颈型颈椎病 以软组织损害为主，表现为颈部疼痛、颈部活动受限、颈部肌肉僵硬等。

二、主要功能障碍

（一）神经根型

主要功能障碍表现为上肢、手的麻木、无力等，患肢上举、后伸、外展、侧屈等活动受限，ADL 能力受限。

（二）脊髓型

主要功能障碍为感觉、运动障碍，可表现为四肢力量减弱、步态不稳、共济失调等症状，严重者可能出现截瘫，二便异常。

（三）椎动脉型

主要表现为旋转性眩晕、天旋地转、恶心、呕吐，四肢无力、共济失调，甚至猝倒等，一般不影响患者四肢功能，轻度影响生活和工作。

（四）交感型

不影响四肢功能，以交感神经受刺激为主要表现。

三、康复护理评估

颈椎病的护理评估可以从疼痛程度、颈椎活动范围进行单项评估，亦可从症状、体征及影响 ADL 的程度进行综合性评估。其中，针对疼痛程度可采用 VAS 划线法；针对颈椎活动范围可采取方盘量角器对颈椎的屈曲、伸展、侧弯及旋转度进行测量。目前，临床上有多重综合性量表可用于进行功能障碍评定，选用时应注意各种量表针对不同类型的适用范围。

四、康复护理原则及目标

（一）康复护理原则

提高患者防病意识，增强治疗信心，掌握康复护理的方法，循序渐进、持之以恒。

（二）康复护理目标

1. 近期目标 ①缓解患者局部疼痛和肌肉痉挛。②患者焦虑心理有所减轻，配合治疗和护理。③患者颈部活动功能改善，能独立或部分独立完成日常生活活动。
2. 远期目标 ①加强患者颈部姿势的调整，减轻或控制患者的不适症状。②无并发症发生。③患者掌握相关健康知识。

五、康复护理措施

（一）颈部制动

急性期应采取颈部制动，主要使用颈托或围领限制颈椎过度活动，患者行动不受影响，有助于组织修复和缓解症状。在颈椎病的急性期或慢性康复期，根据患者病情佩戴颈托对疾

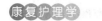

病的治疗和康复都是有利的。但长期使用会引起颈肩部肌肉萎缩、关节僵硬，不利于颈椎病的恢复。目前使用的颈托有软颈托、硬颈托、充气式颈托，如何选用合适颈托应根据患者的具体病情而定。如颈椎脱位、骨折常选用硬颈托，佩戴期间应进行合理的锻炼，症状减轻后应及时去除。

（二）睡姿与睡枕

对颈椎病患者而言，选择合适的睡姿至关重要，不仅有利于缓解病情，更能促进康复进程。通过优化睡眠姿势，配合充足的休息和颈肩部肌肉力量的科学锻炼，可取得显著的疗效。理想的睡姿是以仰卧为主，头放于枕头中央，同时在腰下或膝下垫一薄枕，保持一定的曲度；侧卧为辅，需左右轮换，且侧卧时应保持双髋及双膝稍微屈，使肌肉保持自然松弛的状态。俯卧、半俯卧、半仰卧或身体扭转等睡姿，均不利于颈椎健康，应及时纠正。此外，枕头的形状、高度和材质也对颈椎病的发生及发展具有显著影响。适合人体生理特点的枕头应具备以下特点：曲线造型符合颈椎生理弯曲；枕芯能够完全支撑颈椎，使颈椎得到充分的休息与放松；枕芯应具备良好的透气性，防止因潮湿而加重颈椎不适；还应具备科学的高度和舒适的硬度，有一定弹性和保暖性。枕头高度应根据个体体型而定。一般来说，当头部枕于枕上，枕中央在受压状态下高度应保持在8～15cm，枕头两端比中央高出10cm左右。无论是仰卧还是侧卧，头与颈应保持在同一水平线上，以利于颈肩部肌肉放松。

（三）颈椎牵引的康复护理

颈椎牵引适用于脊髓型以外的各型颈椎病，通过对颈椎牵伸的生物力学效应，有效增大椎间隙和椎间孔，从而减轻骨赘或椎间盘对神经根的压迫，改善神经根内血液循环，有效消除水肿、淤血等。此外，这些方法还有助于伸展椎动脉，使其变得更加通畅；另外，还能放松痉挛肌肉，减小颈椎应力，是目前颈椎病最常用且最有效的方法之一，通常采用枕颌布带法，采取坐位或卧位。也可使用电动牵引器、电动牵引床。

1. **牵引模式**　可分为间歇性牵引和持续性牵引。间歇性牵引是通过设置一定的牵引时间和放松时间进行节律性牵引，在间隙放松时可以保留一定牵引力或牵引力为零。持续性牵引在整个牵引过程中始终保持牵引力。年龄大、病情重多选择前者。

2. **体位**　牵引常见体位包括坐位、仰卧位，要求患者充分放松颈部、肩部及整个躯体肌肉。牵引姿势应以患者感觉舒适为宜，如有不适及时调整。椎动脉型患者前倾角宜较小，脊髓型患者宜采取近垂直姿势，忌前屈牵引。

3. **牵引角度**　牵引角度的大小与牵引位置有关，常见角度有前屈位、中立位及后伸位三种。前屈位牵引较为常见，中立位牵引则更多应用于脊髓型及椎动脉型颈椎病，而后伸位牵引常见于颈椎生理曲度变直患者，临床上应用较少。对于神经根型颈椎病，通常采用颈部前屈15°～25°的角度进行牵引。对于其他类型颈椎病，可以通过手动牵引测试、颈椎活动测试及牵引调试角度方法来筛选最佳初始牵引角度。在选择初始牵引角度时，我们应遵循以下原则：确保不加重神经损伤，尽量减少肌肉韧带的疲劳损伤，有效缓解症状，并且以患者舒适度为最高标准。

4. **牵引重量**　牵引的重量差异很大，可用自身体重的1/15～1/5，一般坐位牵引6～7kg，仰卧位牵引为2～3kg，开始时用较小重量以利于患者适应。牵引时以达到颈椎椎间隙增大而不引起肌肉、关节损伤为目的，若无特殊不适，应酌情增加重量。

5.　**牵引时间**　每次持续牵引时间通常为15～30分钟，每天1～2次，维持2～4周。牵引重量与持续时间可做不同的组合，牵引重量大时持续时间较短，牵引重量小时持续时间稍长。因持续卧床有诸多不利，症状有好转时应改为坐位牵引。

6.　**注意事项**　在进行牵引治疗时，需要随时关注患者的舒适感受。由于牵引过程中可能引起不适，因此患者需要有毅力和耐力来配合治疗。为减轻患者的不适感，我们可以采取一些措施来分散患者的注意力，如让患者阅读报纸、与其谈心等。同时，我们还要密切观察患者的神态、面色、呼吸、脉搏等体征，确保牵引过程的安全性。牵引过程中掌握好牵引角度、牵引时间、牵引重量三个要素，以达到颈椎牵引的最佳效果。治疗过程中，患者如出现头晕、心悸、胸闷等不适症状时应及时停止治疗。

（四）手法治疗的康复护理

手法治疗简易便行，疗效好，通过操作者的手推压棘突、椎体的横突，加上牵拉旋转等手法，达到改善椎间关节的活动功能和椎间盘的营养、拉开椎间隙、扩大椎间孔、减轻肢体麻木、疼痛症状，缓解肌肉紧张与痉挛的目的。在行手法治疗前，向患者做好解释工作，说明手法治疗的目的及重要性，取得患者的理解与配合。手法治疗时应关注患者的反应，出现异常情况应暂停治疗，积极处理。

（五）运动疗法

主要作用是增强颈部肌肉力量，提升颈部各韧带的弹性，改善颈椎各关节功能，达到巩固疗效、防止复发的目的。适用于各型颈椎病症状缓解期及术后康复阶段。运动可借助于各种器械，但最简便易行的是徒手颈部医疗体操。具体做法如下。

1.　**姿势**　两脚分开与肩同宽，两臂自然下垂，全身放松，两眼平视，均匀呼吸，站坐均可。

2.　**注意事项**　颈椎病锻炼方法有多种，掌握不适度不但不能起到巩固疗效的目的，还会导致病情复发，所以在运动时一定要注意以下要点。

（1）慢：运动时动作尽可能慢，防止头晕、头痛。

（2）松：运动时，颈部肌肉一定要放松，尽量不用力，使肌肉各关节得到舒展，促进气血流通，加快康复。

（3）静：排除杂念，专心练习，怡然自得，可对身心健康起到良好调节。

（4）恒：锻炼要持之以恒，每天3次，每次应量力而行，练习后自我保健按摩，如捏一捏，点按风池、大椎、肩井穴，会有比较满意的效果。

3.　**颈部医疗体操锻炼方法**

颈部医疗体操见表6-1。

表6-1　颈部医疗体操

项目	方法
双掌擦肩	十指交叉于后颈部，左右来回摩擦100次
左顾右盼	头先向左后向右转动，幅度宜大，以自觉酸胀为好，30次

续　表

项目	方法
前后点头	先前再后，前俯时颈项尽量前伸拉长，30次
颈项争力	两手紧贴大腿两侧，两腿不动，头转向右侧时，上身转向左侧，头转向左侧时，上身转向右侧，各10次
摇头晃脑	顺时针旋转5次，再逆时针旋转5次
头手相抗	双手交叉紧贴后颈部，用力顶头颈，头颈向后用力，互相抵抗5次
翘首望月	头用力左旋，并尽量后仰，眼看左上方5秒，复原再反方向5秒
双手托天	双手上举过头，掌心向上，仰视手背5秒

六、康复护理指导

（一）日常生活指导

1．为避免慢性损伤，应时刻注意纠正工作和生活中的不良姿势。正确的坐姿应尽量保持自然、端正，头部略微前倾，纠正头、颈、肩、背的姿势。避免长时间低头看书或工作，也不宜长时间仰头。

2．看书、写字、使用电脑、开车等活动不宜时间太长，一般每进行50～60分钟，做1～2分钟头颈部活动或改变姿势，以缓解颈部压力。

3．行走时，应抬头挺胸，双眼平视前方，保持正确的步态。

4．喝水、刮胡子、洗脸时，避免过度仰头；在缝纫、绣花及其他手工劳作时，不应过度低头。看电视时，电视机应放在与眼睛同一平面上，且观看时间不宜过长，间隔30～60分钟，做颈部活动3～5分钟，包括前屈、后仰、左右旋转等动作。

5．在进行切菜、剁馅、炒菜、洗碗等家务劳动时，时间不宜太长，应经常改变姿势。

（二）避免诱发因素

颈椎病是一种慢性疾病，在短期内难以根除，因此预防工作尤为重要。除了外伤，常见的诱发因素还包括落枕、受凉、过度疲劳、强迫体位工作、姿势不良及其他疾病（如咽喉部炎症、高血压、内分泌紊乱等）。

（三）防止外伤

在生活中，我们应尽量避免意外和运动损伤，如乘车时不宜打瞌睡，以防急刹车时造成颈椎损伤。在劳动或走路时，要防止闪、挫伤。一旦头颈部发生外伤，应及时就医，以便早期诊断和治疗。

（四）家庭牵引指导

1．牵引带应选用柔软、透气性良好的材质，确保颏枕连结带、悬吊带左右等长，使枕、颏及左右颌侧4处受力均匀。

2．挂于牵引钩的牵引带两端间距为头颅横径的2倍，以免两侧耳朵及颞部受压，影响头部血液回流。

3．牵引绳要足够长（约2.5m）且结实耐用。牵引架的固定也要可靠。

4. 牵引重物高度适宜，一般距地面20～60cm，便于患者站立时重物可触地。同时，悬吊的绳索要在患者手能抓到的范围。

5. 进行自我牵引时，要特别注意调整牵引角度，确保牵引效果最佳。

（五）饮食指导

颈椎病与饮食没有密切关系，因此，饮食没有特殊禁忌，以合理搭配为原则，摄取营养价值高的食物，如豆类、瘦肉、海带、紫菜、谷物、水果等，可达到增强体质，延缓衰老的作用，尤其应多食新鲜蔬菜、水果等富含维生素C的食物，对防止颈椎病的进一步发展有益。此外，中医学认为合理少量的服用胡桃、生地、黑芝麻等具有补肾髓之功，有推迟关节退变作用。

 知识拓展

颈椎枕在颈椎病中的应用进展

随着对颈椎病认识的深入，人们逐渐认识到颈椎枕在颈椎病治疗和预防中的重要作用。颈椎枕，又称为颈部支撑枕、颈椎矫治枕或颈椎力学平衡枕，其设计和应用旨在通过提供适当的支撑和舒适度，在睡眠期间维持颈椎生理曲度，放松颈肩部肌肉，减轻颈椎压力，从而缓解疼痛和其他症状。当前颈椎枕研制多样化，凸形枕和S型枕的设计在使用时压强分布更均匀，可为颈部提供有力支撑，减少脊柱的变形。药物复合枕可通过药物发挥间接治疗疾病的作用。此外，3D打印颈椎枕实现了个性化的治疗，更精准地适应个人的颈椎曲度。在材料方面，记忆棉、乳胶等新型材料具有更好的透气性和舒适度，有助于提高使用者的睡眠质量和颈椎健康。颈椎枕的研究进展涵盖设计、材料和疗效的评估等。目前关于颈椎枕的最佳设计和疗效尚不明确，需要进一步进行研究和探索。

第二节　腰椎间盘突出症的康复护理

一、概述

腰椎间盘突出症（lumbar disc herniation，LDH）是一种脊柱退行性疾病，主要是由于椎间盘变性、纤维环破裂，髓核突出刺激或压迫神经根所表现的一种综合征。LDH是临床常见病和多发病，好发于成年人。95%以上的LDH发生于$L_{4～5}$、$L_5～S_1$。国外相关研究显示LDH发病率为2%～3%，35岁以上男性的发病率约为4.8%，女性约为2.5%。

（一）病因

（1）退行性改变：腰椎间盘退行性改变是LDH发生的基本因素，包括纤维环和髓核含水量减少，髓核失去弹性，纤维环向心性裂隙。

（2）损伤：体力劳动、久坐久蹲、驾驶、体育运动等造成的积累损伤是LDH发生的重要因素。

（3）腰骶先天异常：腰椎骶化、骶椎腰化、半椎体畸形、小关节畸形、关节突不对称等先天异常，可使腰椎承受的压力发生改变，从而导致椎间盘内压升高，易发生退变和损伤。

（4）遗传因素：主要由遗传和不明原因的因素决定。

（5）其他因素：肥胖、妊娠、糖尿病、高脂血症、吸烟、感染等是发生LDH的危险因素。

（二）典型临床表现

（1）腰痛及下肢放射性疼痛：是LDH最常见的症状之一，即疼痛从腰部向臀后部、大腿后方、小腿至足跟或足背部发散，部分患者还出现下肢无力、麻木、大小便失禁等其他症状。

（2）间歇性跛行：患者在行走数百米左右出现腰背痛或患侧下肢放射痛伴有麻木感，蹲位或坐位休息后缓解，再次行走时症状又出现。

（3）马尾综合征：突出的髓核或脱垂的椎间盘组织压迫马尾神经，出现鞍区感觉迟钝，大小便功能障碍。感觉及运动功能减弱，患者表现为皮肤麻木、发凉、皮温下降等，部分患者出现膝反射或跟腱反射减弱或消失。

（三）诊断标准

基于患者的年龄、病程、椎间盘突出的位置和大小、临床表现、体征及影像学资料进行判断，当影像学表现和神经定位相符时，可对腰椎间盘突出症做出诊断。特殊体征包括直腿抬高试验阳性、股神经牵拉试验阳性等。X线片可见脊柱代偿性侧弯，腰椎生理前凸消失，病变椎间隙变窄，相邻边缘有骨赘增生。磁共振成像（magnetic resonance imaging，MRI）是腰椎间盘突出症首选的影像学检查手段，如果患者不愿行MRI检查，可考虑CT检查。

（四）疾病分期

根据临床表现及视觉模拟评分法（visual analogue scale，VAS）可对LDH进行疾病分期。

1. 急性期　临床表现为腰腿部剧烈疼痛，活动受限明显，不能站立、行走，肌肉痉挛，VAS评分≥7分。

2. 缓解期　临床表现为腰腿疼痛缓解，活动好转，但仍有疼痛，VAS评分＜7分且≥4分。

3. 康复期　临床表现为腰腿疼痛症状基本消失，但有腰腿乏力，不能长时间站立、行走，VAS评分＜4分。

二、主要功能障碍

1. 疼痛　多数患者有反复腰痛发作病史和数周或数月的腰痛史，部分还伴有坐骨神经痛，疼痛程度轻重不一。评估疼痛的部位、性质、持续时间、是否与活动或体位有关。

2. 神经功能障碍

（1）感觉神经障碍：表现为麻木、疼痛敏感及感觉减退等。

（2）运动神经障碍：肌力减退，少数较严重的病例可完全丧失。

（3）反射功能障碍：神经反射可出现减弱或消失。

3. 日常生活能力障碍　患者因疼痛，感觉功能及运动功能下降，可导致日常生活能力下降，如步行、个人卫生以及家居独立、工作独立等障碍。

4. **腰部活动障碍**　主要以后伸障碍明显。病变椎间隙、脊上、脊间韧带和脊旁等区域多有压痛，部分患者伴有骶棘肌痉挛，使患者的腰部固定于强迫体位。

5. **步态和姿势异常**　病情较重的患者步态拘谨、步行缓慢，常伴有间歇性跛行。步态特点体现在患肢迈步小，通常以足尖着地，着地后迅速更换到健侧足，导致步态急促不稳。患者常出现腰椎曲度变直、侧凸和腰骶角的变化，这是为了避免神经根受压机体自我调节造成的。

6. **心理障碍**　因长时间的急慢性腰腿疼痛，下肢感觉异常，部分患者容易产生焦虑、紧张和恐惧等心理症状，可能还伴有各种神经精神症状。

三、治疗原则

LDH的治疗包括手术治疗和非手术治疗。手术治疗虽然在缓解疼痛和神经减压方面比非手术疗法更快，但并发症不可忽视。非手术治疗是多数LDH患者的首选方案，根据病程、临床表现、椎间盘突出的位置及相应神经根受压的严重程度，采取个体化治疗方案，一般保守治疗4～6周，包括一般治疗、药物治疗、牵引治疗、物理治疗等。

（一）一般治疗

急性发作期应卧床休息，但不建议长期卧床，鼓励患者进行适当的、有规律的活动，活动时可佩戴腰围。此外，正确的健康宣教，对预防复发、缓解症状有一定的帮助。

（二）药物治疗

临床上可根据病情酌情选择使用非甾体抗炎药、离子通道调节药、脱水药、糖皮质激素、神经营养药、改善循环药物及中药等药物，对改善LDH患者症状有一定疗效。

（三）腰椎牵引

牵引是临床治疗LDH的传统手段，牵引方式包括持续牵引和间歇牵引，可减轻椎间盘内压、松解粘连组织、松弛韧带、改善局部血液循坏并纠正关节紊乱。牵引量视患者病情、体格和肌肉情况而定，一般为7～15kg；牵引后应卧床休息，以巩固疗效。

（四）物理治疗

1. **体外冲击波**　体外冲击波治疗可有效减轻腰背部疼痛，改善其功能状态。

2. **中低频电疗**　临床上常用的中低频电疗，包括经皮神经电刺激和干扰电治疗，可缓解疼痛、减少功能障碍，改善LDH患者肌群活化程度，但经皮神经电刺激疗效仍未得到公认。

3. **高能量激光治疗**　高能量激光治疗可用于治疗低功率激光刺激难以覆盖的部位，如关节突关节深部，具有抗炎、消肿、镇痛等作用。

4. **手法治疗**　可通过手法治疗技术重获软组织的柔韧性和脊柱节段的运动，包括肌筋膜放松、关节松动或推拿、肌肉能量技术和牵伸技术。

5. **水中运动**　合适的水中运动计划能帮助腰椎损伤患者康复，水可通过减少对脊柱的压迫和切向力来增加姿势异常的安全系数。运动速度由水的阻力、黏滞度、浮力及训练装置控制。浮力可增加训练部位的活动度。

四、康复护理评估

（一）一般情况评估

病史采集包括性别、年龄、职业、工作环境、主诉、临床表现、诱发因素、睡眠状态、体格检查、实验室检查等。

（二）专科评定

1. 疼痛评定　包括视觉模拟评分法、口述描述评分法、数字评分法、麦吉尔疼痛调查表法等。

日本骨科协会下腰痛评价表评估内容包括主观症状9分、体征6分、ADL受限14分、膀胱功能6分（表6-2）。

表6-2　日本骨科协会下腰痛评价表

项目	评分
主观症状（9分）	
下腰痛（3分）	
无	3
偶有轻痛	2
频发静止痛或偶发严重疼痛	1
频发或持续性严重疼痛	0
腿痛或麻木（3分）	
无	3
偶有轻度腿痛	2
频发轻度腿痛	1
或偶有重度腿痛	0
频发或持续重度腿痛	
步行能力（3分）	
正常	3
能步行500m以上，可有痛、麻、肌弱	2
步行＜500m，有痛、麻、肌弱	1
步行＜100m，有痛、麻、肌弱	0
体征（6分）	
直腿抬高（包括加强试验）（2分）	
正常	2
30°～70°	1
＜30°	0
感觉障碍（2分）	
无	2
轻度	1
明显	0
运动障碍（MMT）（2分）	
正常（5级）	2

续　表

项目	评分		
稍弱（4级）	1		
明显弱（0～3级）	0		
ADL受限（14分）	重	轻	无
卧位翻身	0	1	2
站立	0	1	2
洗漱	0	1	2
身体前倾	0	1	2
坐（1小时）	0	1	2
举物、持物	0	1	2
膀胱功能（-6分）			
正常	0		
轻度失控	-3		
严重失控	-6		

注：满分29分。<10分为差；10～15分为中度；16～24分为良好；25～29分为优。治疗改善率＝（治疗后评分-治疗前评分）（满分-治疗前评分）×100%；≥75%为优；50%～74%为良；25%～49%为中；0～24%为差。MMT为徒手肌力测试。

2. **腰椎活动度评定**　包括屈伸、侧屈、旋转3个维度的评定（表6-3）。

表6-3　腰椎活动度评定

项目	屈伸	侧屈	旋转
轴心	L_5	L_5	头顶正中
固定臂与之平行	脊柱矢状面中线	冠状面中线	冠状面中线
移动臂与之平行	L_5与C_7连线	L_5与C_7连线	头顶正与中肩峰连线
正常活动范围	前屈0°～45° 后伸0°～45°	0°～30°	0°～45°
基本活动范围	前屈0°～20°	0°～10°	0°～20°

3. **运动功能评定**　评定肌力、关节活动度。

4. **感觉功能评定**　包括痛温觉、运动觉、触觉等。

5. **平衡功能评定**　坐位、站立位的静态和动态平衡功能。

6. **日常生活活动能力评定**　采用Barthel指数、改良Barthel指数等评定患者日常生活活动能力。

7. **心理评定**　包括焦虑和抑郁的评定，充分了解患者的精神心理状态及需求。

（1）焦虑：常用的焦虑评估量表有焦虑自评量表、汉密尔顿焦虑量表。

（2）抑郁：常用的抑郁量表有自评抑郁量表、抑郁状态问卷及汉密尔顿抑郁量表等。

五、康复护理原则及目标

（一）康复护理原则

急性发作期应卧床休息，症状改善后尽早下床活动并进行简单的日常生活活动训练，运动方式因人而异，遵循个体化、整体化、循序渐进原则，逐步恢复脊柱的协调性和稳定性。

（二）康复护理目标

1. **近期目标**　缓解疼痛，降低肌肉痉挛，提高肌力。恢复腰椎及其周围组织的正常结构和功能；减轻患者恐惧或焦虑心理，配合康复治疗及护理。

2. **远期目标**　维持疗效，防止病情复发，提高生活质量。

六、康复护理措施

（一）急性期康复护理

1. **制动及休息**　急性期产生剧烈疼痛应卧硬板床休息，因为腰椎间盘的压力坐位时最高，站位居中，平卧位时最低。卧位可消除体重对椎间盘的压力，但绝对卧床不宜超过1周。症状逐渐改善后应尽可能下床做一些简单的日常生活活动。卧床期间加强翻身，预防压力性损伤。

2. **正确佩戴腰围**　指导患者正确佩戴腰围的方法，佩戴腰围注意上缘须达肋骨下缘，下缘至臀裂，佩戴松紧度以一指为宜。每日佩戴腰围时间大约13小时，卧床时取下腰围。在佩戴期间可根据患者的身体和疼痛情况，做一定强度的腰腹部肌力训练。腰围不宜长期使用，应根据腰背肌力量缩短佩戴时间，长时间佩戴腰围可导致腰部力量减弱或腰肌萎缩，反而产生腰背痛。

3. **活动指导**　卧床休息期间可适当进行一些床上活动，如四肢关节的活动、直腿抬高训练、肌力训练等，预防失用性萎缩。练习深呼吸训练，预防肺部感染。

4. **保持正确的姿势**　卧位时，枕头不宜过高，可在腰后垫一软枕，保持腰椎生理弧度。用一小枕放于膝下，下肢微屈更利于腰背肌的放松。

（二）缓解期康复护理

1. **减轻腰部负荷**　避免过度劳累，尽量不弯腰提取重物，如拾地上的物品宜双腿下蹲、腰部挺直，动作缓慢。

2. **加强腰背肌力训练**　指导患者进行腰背部肌力训练，持之以恒。

3. **建立良好的生活方式**　保持规律的生活作息，注意腰部保暖，保持心情愉快。

4. **饮食指导**　禁烟酒，以清淡、易消化的食物为主，多食用富含纤维的蔬菜和水果，以防便秘。

5. **指导患者树立战胜疾病的信心**　腰椎间盘突出症患者病程长、恢复慢，患者应保持愉快的心情，采取积极乐观的态度对待疾病。

（三）恢复期康复护理

1. **加强腰背肌力训练**　通过俯卧位循序渐进进行三点支撑法、四点支撑法、五点支撑法、蹬足运动、飞燕式等腰背肌力训练。同时进行直立式腰背肌力训练及腹肌锻炼等。

2. **腰部医疗体操**　指导患者进行左右旋腰、平背运动、单膝触胸运动、双膝触胸运动、抬腿触胸运动、蹬空增力等体操训练。

（四）日常生活姿势指导

1. **端正坐姿**　平时坐姿端正，尽可能坐有椅背的椅子，可在腰后加一软枕，保持腰椎的生理前凸。同时背部紧靠椅背，双脚平放于地上，使髋关节屈曲成直角，切勿采取半卧位姿势看书或办公。阅读、写字、使用电脑时，腰部微弯曲，可避免腰椎受伤。开车时，驾驶座椅应调至身体坐正，颈部活动自如，背部及腰部有足够和均衡的承托。膝关节弯曲稍高于臀部的位置，使用刹车时，足部要活动自如。

2. **睡姿**　习惯仰睡的患者，可在膝盖后方加个软枕或垫子，使膝关节微曲，以放松腰背部肌肉及神经。

3. **站立姿势**　头平视前方，腰背挺直挺胸收腹，腰后部稍向后凸。

4. **运动动作**　避免过度冲撞、扭转、跳跃等动作，原则上应避免所有在运动中会产生双脚腾空动作或腰部过度扭转动作。自由泳、仰泳、骑自行车等运动有利于腰部肌肉的锻炼。由地面提起重物，正确的动作应当像举重运动员提起杠铃时一样，先下蹲，腰部保持直立位，然后双臂握紧重物后起立。转身时，以脚为轴，身体和物体一起转动，不可旋转腰部，移动双腿搬运到指定地点，再保持腰部直立蹲下放物。

 知识拓展

青少年腰椎间盘突出症的风险评估进展

青少年腰椎间盘突出症（adolescent lumbar disc herniation，ALDH）主要指发生在青少年的腰椎间盘突出症。在1945年首次报道相关病例后，后续报道逐渐增多，也越发受到关注。ALDH的诊断与LDH并无太大区别，主要通过临床表现及影像学等相关检查进行诊断。对于青少年来说，患ALDH的风险较多，如运动及创伤、腰骶部移行椎、髂嵴连线高度异常和L_5椎体横突异常、腰骶角度参数异常、关节稳定性差、BMI和腰臀比大、吸烟、职业等。这些因素均会导致ALDH的发生，当同时具备多种因素时，患ALDH的风险会明显提高。

第三节　肩关节周围炎的康复护理

一、概述

肩关节周围炎（adhesive capsulitis of shoulder）又称肩周炎、冻结肩。本病是多种原因导致的肩盂肱关节囊炎性粘连、僵硬，以肩关节周围疼痛、各方向活动受限为特点，尤其是外展、外旋和内旋后伸活动。肩关节周围炎可为原发性疾病，也可与其他疾病和情况有关。

（一）病因

1. 肩部因素

（1）本病大多发生在中老年人，软组织退行性变，对各种外力承受能力有所减弱是本病的基本因素。

（2）长期过度活动，姿势不良产生慢性损伤是本病的激发因素。

（3）上肢外伤后肩关节固定过久，肩部软组织继发性萎缩、粘连。

2. 肩外因素　其他疾病引起肩部牵涉痛，因原发病长期不愈引起肩部肌肉持续痉挛、缺血而形成粘连性肩关节囊炎；糖尿病患者发生肩关节周围炎的患病率为10%～20%。肩关节周围炎还与甲状腺疾病、脑卒中和长期制动等有关。

（二）临床表现

根据肩部疼痛和关节活动受限程度，本病分为三个阶段。

1. 急性期（凝结期）　肩关节囊是主要病变部位，影像学检查结果显示关节囊紧缩、关节下隐窝闭塞、关节腔容积减少、肱二头肌肌腱粘连。肱二头肌肌腱伸展时，患者感到有不适及束缚感，肩前外侧疼痛，可扩展到三角肌止点。

2. 慢性期（冻结期）　随着病变的加重逐渐进入冻结期。除关节囊严重挛缩外，关节周围的大部分软组织受累，胶原纤维变性，组织纤维化、挛缩而失去弹性，脆弱而易撕裂。后期喙肱韧带增厚挛缩呈索状。冈上肌、冈下肌、肩胛下肌紧张，使肱骨头抬高，限制肢体各个方向活动。滑膜隐窝大部分闭塞，肩峰下囊腔闭塞，滑囊增厚，肱二头肌肌腱、关节囊与腱鞘均有明显粘连。此期肩痛有持续性、夜间加重的特点，严重影响睡眠，上臂活动及盂肱关节活动受限明显达到高峰，以外旋为重，可影响日常生活。长期的肩痛和制动可出现继发性上臂肌肉失用性萎缩、无力。通常在7～12个月或数年后疼痛逐渐缓解，进入下一阶段。

3. 功能康复期（解冻期）　发病后7～12个月，疼痛逐渐减轻，炎症逐渐消退，肩部粘连呈缓慢性、进行性松解，肩关节活动度逐渐增加。

（三）诊断要点

1. 肩关节疼痛　疼痛是最突出症状，伴有肩关节活动障碍和肌肉萎缩无力。疼痛一般位于肩部的前外侧，也可以扩大到枕部、腕部或手指，甚至放射至后背、三角肌、肱三头肌、肱二头肌及前臂前面。

2. 肩关节活动障碍　早期患者疼痛尚可忍受时，盂肱关节内外旋受限，手和肘完全抬过头顶困难，患者不能梳头。后期患者盂肱关节几乎无活动，疼痛与活动受限程度并不一致。

3. 影像学X线检查可显示正常　关节造影提示肩关节腔变小，肩关节囊下部皱襞消失等改变。MRI检查可提示病变部位的特异性改变。超声检查可以明确诊断并引导注射治疗。

二、主要功能障碍

（一）肩关节疼痛

疼痛一般位于肩部前外侧，可以扩展到腕部或手指，也可放射至后背、三角肌、肱三头肌、肱二头肌。

（二）肩关节活动障碍和肌萎缩无力

三角肌出现萎缩，肩关节各方向活动受限，以外展和外旋受限为主，其次为后伸，肩关节屈曲受累一般较轻。

（三）日常生活活动障碍

肩关节周围炎可影响患者穿脱上衣，洗漱，梳头，穿脱西裤带、胸衣，便后擦拭等日常生活活动。

三、康复护理评估

主要侧重于疼痛程度的评估（可采用视觉类比法）及肩关节关节活动度（range of motion，ROM）测量。此外，还可以进行Constant-Murley评分（表6-4）和Rowe肩功能评定。

表6-4　Constant-Murley评分

项目	评分	项目	评分
疼痛（15分）		手在头顶，肘向前	2
无	15	手在头顶，肘向外	2
轻	10	手和肘完全抬过头顶	2
中	5	总计：10分	
重	0	内旋	
日常活动水平（20分）		位置	
正常工作	4	手背触到大腿外侧	0
正常娱乐/运动	4	手背触到臀部	2
睡眠不受影响	2	手背触到骶髂关节	4
手的位置		手背触到腰（L_3）	6
可及腰	2	手背触到T_{12}棘突	8
可及剑突	4	手背触到肩胛间区	10
可及颈部	6	外展	
可及头部	8	0°～30°	0
可过顶	10	31°～60°	2
主动活动度（40分）		61°～90°	4
前屈		91°～120°	6
0°～30°	0	121°～150°	8
31°～60°	2	151°～180°	10
61°～90°	4	肌力（25分）	
91°～120°	6	0级	0
121°～150°	8	Ⅰ级	5
151°～180°	10	Ⅱ级	10
外旋		Ⅲ级	15
位置		Ⅳ级	20
手在头后，肘向前	2	Ⅴ级	25
手在头后，肘向外	2		
总分			

2. Rowe肩功能评定　可以对肩关节进行综合性评估，具体评定标准参见表6-5。

表6-5　Rowe肩功能评定标准

项目	表现	计分
疼痛	无疼痛	15
	活动时轻微疼痛	12
	活动时疼痛增加	6
	活动时中度或严重疼痛	3
	严重疼痛，需依靠药物	0
稳定性	正常：肩在任何位置都坚强而稳定	25
	肩部功能正常，无半脱位或脱位	20
	肩部外展、外旋受限，轻度半脱位	10
	复发性半脱位	5
	复发性脱位	0
功能	正常：能进行所有日常生活和体育娱乐活动，能提大于12kg重物	25
	中度受限：可行一般日常生活，提重6～8kg，网球等肩快速大幅度活动受限	20
	头上方活动受限：提重小于4kg，自理能力差，梳头、洗脸等受限	10
	明显功能受限：不能进行一般的工作和提物，不能参加体育活动，日常需要照顾	5
	上肢完全残疾	0
运动	外展151°～170°	15
	前屈	
	120°～150°	12
	91°～119°	10
	61°～90°	7
	31°～60°	5
	小于30°	0
	内旋	
	拇指触及肩胛骨下角	5
	拇指触及骶尾部	3
	拇指触及股骨粗隆	2
	拇指触及股骨粗隆以下	0
	外展	
	80°	5
	60°	3
	30°	2
	小于30°	0
肌力	正常	10
	良好	6
	一般	4
	差	0

注：本法总评标准为优秀85～100分；好70～84分；差≤40分。

四、康复护理原则及目标

（一）康复护理原则

针对肩周炎不同分期的功能障碍程度采取相应的康复护理措施。

（二）康复护理目标

1. **近期目标**　缓解患者疼痛，改善关节功能，预防肩关节功能障碍。

2. **远期目标**　以消除残余症状，继续加强功能锻炼为原则，恢复三角肌等肌肉的正常弹性和收缩功能，进而达到全面康复、预防复发。

五、康复护理措施

（一）缓解疼痛

治疗疼痛可以改善对运动治疗的耐受性，非甾体抗炎药为最常用的口服药物，可选用各种局部止痛的擦剂或膏贴外用。在患者疼痛剧烈的急性期，可用吊带将肩关节保护于休息位，有利于肩关节的组织修复与炎症消退。帮助患者学习腹式呼吸、局部自我按摩等。

（二）良肢位、保护肩关节

患者仰卧位，在患侧肩下放置一薄枕，使肩关节呈水平位，可使肌肉、韧带及关节获得最大程度的放松与休息。在同一体位下，避免患侧肩关节长时间负荷；减轻对患肩的挤压；疼痛减轻时，可尽量使用患侧进行日常生活活动技能的训练。

（三）关节松动术

指通过对肩关节的摆动、滚动、推动、旋转、分离和牵拉等缓解疼痛、促进关节液流动、松解组织粘连和增加本体反馈。治疗期间切忌手法粗暴，避免引起患者疼痛，对于合并肩关节半脱位或严重骨质疏松的患者应慎用或禁用。

（四）手法治疗

1. **松肩**　患者坐位，治疗者用拇指推、掌根揉、五指捏等手法沿各肌群走向按摩5～10分钟，手法应由轻到重，由浅到深。

2. **通络**　取肩井、肩贞、中府等穴位按压，以患者有酸、麻、胀感为宜，每穴按压1分钟。

3. **弹筋拨络**　治疗者以拇指尖端垂直紧贴患者肱二头肌长头肌腱，并沿肌腱走行横行拨络。然后沿喙肱韧带拨络，用拇指、示指和中指相对捏拿患者肱二头肌短头、肱二头肌长头、胸大肌止点等位置，最后用捏揉手法放松局部。

4. **动摇关节**　治疗者与患者手相握，边抖动边做肩关节展收、屈曲、旋转等各方向的活动。另一手置患肩处揉捏，注意每次对其中一两个方位的摆动幅度要超过患者本身的活动范围，下一次推时再选另两个方位。

5. **用抖法、搓法结束治疗**　按摩治疗每日1次，10次为1个疗程。

（五）物理治疗

1. **作用**　通过电、光、声、磁、热等物理因子的作用，改善肩部局部血液循环，减轻炎症反应，缓解肌肉痉挛，减轻软组织粘连，缓解疼痛，改善功能。

2. **方法**　高频、中频和/或低频电疗、磁疗、超声波疗法及其他物理治疗方法（如红外线、蜡疗、体外冲击波治疗、激光治疗等）。

（六）运动疗法

主要作用是通过运动使患者肩部肌肉力量增强，改善患肩的灵活性、柔韧性、稳定性，加速患者康复。具体方法如下。①自我锻炼：钟摆运动、肱骨下压运动。②肌力训练：助力运动、肩胛稳定肌肌力训练、肩外旋肌肌力训练、其他力弱肌肌力训练。③稳定性训练：静态稳定性训练、动态稳定性训练。④功能性活动训练：下垂摆动练习、上肢无痛或轻痛范围内的功能练习。

六、康复护理指导

（一）加强生活护理

肩关节注意防止受寒、过劳、外伤。尽量减少使用患侧的手或活动患侧肩关节，以免造成疲劳性损伤。

（二）用药指导

患者痛点局限时，可给予醋酸泼尼龙局部封闭注射。如疼痛持续、夜间难以入睡，可短期给予非甾体抗炎药口服，并辅以适量的肌肉松弛药。

（三）自我锻炼指导

自我锻炼是肩关节周围炎患者院外最有效的康复手段（图6-1）。

1. **屈肘甩手**　患者背部靠墙站立，或仰卧在床上，上臂贴身、屈肘，以肘尖点作为支点，进行外旋活动。

2. **手指爬墙**　患者面对墙壁站立，用患侧手指沿墙缓缓向上爬动，使上肢尽量高举，到最大限度，在墙上做一记号，然后再徐徐向下回原处，反复进行，逐渐增加高度。

3. **体后拉手**　患者自然站立，在患侧上肢内旋并向后伸的姿势下，健侧手拉患侧手或腕部，逐步向健侧并向上牵拉。

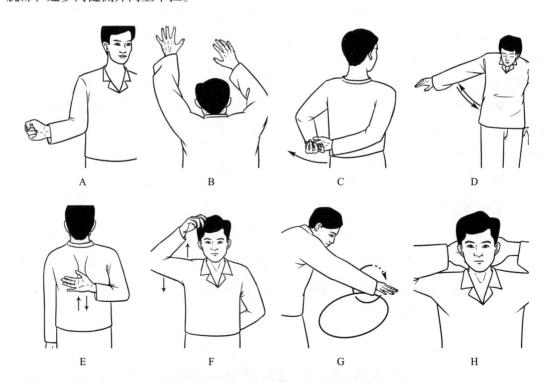

图6-1　肩关节周围炎患者的自我锻炼

4. 展臂站立　患者上肢自然下垂，双臂伸直，手心向下缓缓外展，向上用力抬起，到最大限度后停10分钟，然后回原处，反复进行。

5. 后伸摸棘　患者自然站立，在患侧上肢内旋并向后伸的姿势下，屈肘、屈腕，中指指腹触摸脊柱棘突，由下逐渐向上至最大限度后停住不动，2分钟后再缓缓向下回原处，反复进行，逐渐增加高度。

6. 梳头　患者站立或仰卧均可，患侧肘屈曲，前臂向前向上并旋前（掌心向上），尽量用肘部擦额部，即擦汗动作。

7. 头枕双手　患者仰卧位，两手十指交叉，掌心向上，放在头后部（枕部），先使两肘尽量内收，然后再尽量外展。

8. 旋肩　患者站立，患肢自然下垂，肘部伸直，患臂由前向上向后划圈，幅度由小到大，反复数遍。

 知识拓展

粘连性肩关节囊炎临床特点

本病多为中老年患病，女性多于男性，左侧多于右侧，亦可两侧先后发病。本病具有自限性，一般在6～24个月可自愈，但部分患者不能恢复到正常功能水平。各方向主动或被动活动均不同程度受限，以外旋外展和内旋后伸最重。逐渐出现肩部某一处局限性疼痛，与动作、姿势有明显关系。随着病程延长，疼痛范围扩大，并牵涉上臂中段，同时伴肩关节活动受限。若勉强增大活动范围会引起剧烈疼痛。严重时患肢不能梳头和反手触摸背部。夜间因翻身移动肩部而痛醒。初期患者尚能指出明确的痛点，后期疼痛范围扩大。X线片见肩关节结构正常，可有不同程度骨质疏松。MRI见关节囊增厚，肩部滑囊可有渗出。MRI对鉴别诊断意义较大。

第四节　类风湿关节炎的康复护理

一、概述

类风湿关节炎（rheumatoid arthritis，RA）是一种以侵蚀性关节炎症为主要临床表现的自身免疫病，可发生于任何年龄。其特征是对称性、多发性关节疼痛和肿胀，属于全身结缔组织病的一种，病程缓慢迁延，起伏不定，可并发肺部疾病、心血管疾病、恶性肿瘤、骨折及抑郁症等。目前RA的治疗以药物和手术为主，虽可改善当前症状，但为延缓病情发展，仍需患者保持较好的自我管理能力和对疾病的正确认知。

（一）病因

RA的发病原因尚不完全明确，目前认为与感染、免疫、内分泌失调及受寒、受潮、劳累等因素有关。

（二）病理及发病机制

RA的发病机制目前尚不明确，其基本病理表现为滑膜炎，并逐渐出现关节软骨和骨破坏，最终导致关节畸形和功能丧失。

（三）分类标准

1. 1987年美国风湿病学会分类标准　类风湿关节炎分类标准见表6-6。

表6-6　类风湿关节炎分类标准（美国风湿病学会，1987年）

序号	项目	定义
1	晨僵	持续至少1小时
2	多关节炎	14个关节区中至少累及3个关节区（双侧近端指间关节、掌指关节、腕、肘、膝、踝及跖趾关节）
3	手关节炎	关节肿胀累及近端指间关节、掌指关节、腕关节中至少一个关节
4	对称性关节炎	两侧关节同时受累
5	类风湿结节	皮下结节常见于易摩擦部位（如前臂伸侧、跟腱、枕骨结节等）
6	类风湿因子阳性	血清类风湿因子水平升高
7	放射学改变	手腕关节X线片显示骨侵蚀改变

注：1～4项的病程必须持续超过6周；符合7项中至少4项，排除其他关节炎，可诊断RA。

2. 2010年美国风湿病学会/欧洲抗风湿病联盟诊断标准　类风湿关节炎诊断标准见表6-7。

表6-7　类风湿关节炎诊断标准（美国风湿病学会/欧洲抗风湿病联盟，2010年）

项目	评分（分）
A 受累关节	
1个大关节[a]	0
2～10个大关节	1
1～3个小关节（伴或不伴有大关节受累）	2
4～10个小关节（伴或不伴有大关节受累）	3
＞10个关节（至少1个小关节）	5
B 自身抗体	
RF和抗CCP抗体均阴性	0
RF或抗CCP抗体至少一项低滴度阳性（＞正常参考值上限）	2
RF或抗CCP抗体至少一项高滴度阳性（＞正常参考值上限3倍）	3
C 急性期反应物	
CRP和ESR正常	0
CRP和ESR升高	1
D 滑膜炎持续时间	
＜6周	0
≥6周	1

注：a大关节包括肩、肘、髋、膝、踝关节；小关节包括腕、掌指关节、近端指间关节、跖趾关节2～5；不包括远端指间关节、第一腕掌关节、第一跖趾关节；RF为类风湿因子；CCP为环瓜氨酸多肽；CRP为C反应蛋白；ESR为红细胞沉降率。

二、主要功能障碍

60% ～ 70%的RA患者为慢性起病，在数周或数月内逐渐出现掌指关节、腕关节等四肢小关节肿痛、僵硬；8% ～ 15%患者在某些外界因素如感染、劳累过度、手术分娩等刺激下，在几天内急性起病。RA发病时常伴乏力、食欲缺乏、体重减轻等全身不适症状，有些患者伴有低热。除关节表现外，亦可见肺、心、神经系统、血液及眼等受累表现。

1. 运动功能障碍 不同程度的关节疼痛、肿胀，伴活动受限，晨僵，近端指间关节、掌指关节、腕和足趾等较多关节受累。长病程患者可能发生关节畸形，如腕关节强直、肘关节伸直受限和掌指关节尺侧偏斜。

2. 多系统功能障碍 类风湿关节炎也会损害心、肺、肾、神经等组织和器官，导致其相应功能异常，生活质量下降，甚至危及生命。

3. 日常生活活动障碍 造成穿脱衣物、洗澡、进食、取放物品、移动身体、上下楼梯、如厕等活动障碍，生活自理能力下降或缺失。

4. 心理障碍 来自病痛的折磨使患者痛苦不已，加上对疾病预后的恐惧和无奈、无助心理，导致精神心理异常。常见心理障碍有焦虑、抑郁、疑病和强迫障碍。

三、康复护理评估

（一）RA疾病活动度评估

准确地评估RA疾病活动度对确定治疗方案、评价治疗效果、规范治疗非常重要。目前均采用复合评分的方法进行评估，最常用的是基于28个关节疾病活动度评分（disease activity score，DAS28）、临床疾病活动指数（clinical disease activity index，CDAI）及简化疾病活动指数（simplified disease activity index，SDAI）。复合评分的计算主要基于下述指标，压痛关节数、肿胀关节数、患者对疾病的总体评分、医生对疾病的总体评分、红细胞沉降率（erythrocyte sedimentation rate，ESR）及C反应蛋白（C-reactive protein，CRP）。类风湿关节炎疾病活动度分级见表6-8。

表6-8 类风湿关节炎疾病活动度分级

疾病活动度分级	DAS28	CDAI	SDAI
临床缓解	＜2.6	≤2.8	≤3.3
低疾病活动度	≥2.6 ～＜3.2	＞2.8 ～＜10.0	＞3.3 ～＜11.0
中疾病活动度	≥3.2 ～≤5.1	≥10 ～≤22	≥11 ～≤26
高疾病活动度	＞5.1	＞22	＞26

注：DAS28（分）＝$0.56\sqrt{压痛关节数（个）}+0.28\sqrt{肿胀关节数（个）}+\ln[（ESR）（mm/1h）]+0.014×[患者对疾病的总体评分（分）]$

CDAI（分）＝压痛关节数（个）＋肿胀关节数（个）＋患者对疾病的总体评分（分）＋医生对疾病的总体评分（分）

SDAI（分）＝压痛关节数（个）＋肿胀关节数（个）＋患者对疾病的总体评分（分）＋医生对疾病的总体评分（EGA）（分）＋C反应蛋白（CRP）（mg/dl）

（二）关节活动度评估

RA患者由于关节滑膜炎病变导致关节活动受限，关节活动度是运动评定的主要内容之一。早期RA因软组织的挛缩使关节活动范围变小，晚期常因骨性或纤维性僵直所致。

在测量方法上，进行关节活动度评定时需使用量角器测量，分别测量主动关节活动度和被动关节活动度，同时记录是疼痛限制了活动还是非疼痛限制了活动。

对于RA患者而言，比较特殊的是一些小关节的关节活动度检查，如有天鹅颈畸形时，可以采用"铁丝圈"的方法进行检查。操作为利用可塑性金属丝将小关节活动范围描绘于纸上，可用于康复前后对比。另外，还可以用电子角度计测量小关节的关节活动度。

（三）肌力评估

手部肌力评估多采用握力计、捏力计法，测定3次，取平均值。当关节肿胀、畸形、挛缩及疼痛明显时，金属的握力计也不再适用，可采用血压计法。具体操作为取一汞柱式血压计，将袖带卷折充气形成内压为30mmHg的气囊，令患者用手在无依托的情况下紧握此气囊，所得读数减去30mmHg即为实测握力值。同理亦可测出捏力及夹力。

重度RA患者肌力可以比正常人减少33%～55%，常用徒手肌力评定；握力测定可以用血压计或者握力计。当累及指间、掌指等关节或关节由于肌肉的收缩而引起疼痛的情况下，徒手肌力评定不能准确地完成。检查者还应该记录下在肌肉收缩时是否存在疼痛和肌力的情况。当评估肌力时也应该考虑到患者肌力训练的量、状态、性别、年龄、诊断及自身的努力程度。记录肌肉无力的同时，应该将其分布的特点（如近端、远端、侧面）、通常的模式记录下来。

（四）疼痛评估

疼痛是RA患者最早出现的临床表现，也是患者就诊的首要原因。目前，临床上评估疼痛常用的量表有视觉模拟评分法和数字评定量表，如需全面评估可采用麦吉尔疼痛问卷。

（五）其他

除以上评估项目之外，根据具体情况可以采用相关量表或方法，对患者进行日常生活活动能力评估、生活质量评估及步态评定等。

四、康复护理原则及目标

（一）康复护理原则

早期、规范治疗，定期监测与随访。

（二）康复护理目标

1. 近期目标　控制炎症，减轻疼痛，矫正不良姿势，改善肌力、关节活动度。
2. 远期目标　通过综合康复治疗方案控制病情、减少致残率，改善患者的生活质量。

五、康复护理措施

（一）运动康复护理

RA患者在急性期时关节肿胀、疼痛明显，特别是累及膝关节时不宜下床活动，康复范围以床上为主，急性期缓解后可逐步增加运动康复范围。具体运动康复护理措施如下。

1. **维持关节功能**　关节活动练习是防止和矫正畸形的基础。对关节活动受限者通过适当的功能锻炼，可以维持正常关节的功能。

（1）被动活动训练：在受累关节无法达到充分活动时进行。在被动关节活动度训练前可先做热疗。训练时要注意多轴关节的各个活动轴位、活动范围和运动量，以使患者仅感到稍有疼痛和稍引起或加重关节肿胀为限。此外，应注意避免可能加重畸形的情况，如手腕病变者应防止过于强力的抓握或提捏。

（2）主动活动训练：在受累关节可耐受范围内进行。宜每日3～4次，每次活动不同关节。训练前可对相应关节进行湿热敷等治疗，有利于增加活动范围、减轻疼痛。训练时尽可能进行全范围（包括各可动轴位）的活动。

（3）牵张训练：在患者有肌腱、关节囊等挛缩时进行。根据患者情况选择被动牵张、持续机械被动牵张或重复机械牵张。训练前为减少疼痛，可应用温热疗法、超声波疗法或系列夹板。应注意的是，急性炎症期不做被动牵张，中等量至大量积液、关节不稳定避免牵张，晚期患者过度牵张可引起关节囊破坏。

（4）关节操：关节操可有效预防关节僵硬，改善关节活动能力，恢复关节活动范围。做操前先对受累关节进行轻柔的按摩或热疗，以防止损伤，提高效果。做操时用力应缓慢，切忌粗暴，尽量达到关节最大的活动范围，但以不引起关节明显疼痛为度。如在温水中练关节操，则既舒适效果又好。

2. **肌力锻炼**　可分为等长收缩和等张收缩两种。

（1）等长收缩：用于保护炎症性关节病变患者的肌力。因可使肌肉产生最大张力而对关节的应力最小，每日只要有数次的最大等长收缩就能保持或增加肌力和耐力，故等长收缩训练对关节炎患者是简便、安全、可行的方法。

（2）等张收缩：用于关节炎症已消失的患者。游泳池内或水中均是等张收缩训练的良好环境，由于浮力使作用于关节的应力减少，一定的水温更有助于关节周围肌肉等软组织松弛。

（二）辅助器具的使用

1. **夹板的使用**　夹板可用不同的材料制成，如石膏或塑料，外型要和受累关节相一致。固定夹板常用于急性期或手术后，但不能长期使用，每日应除去夹板，进行主动或辅助关节活动度训练，否则将妨碍关节的活动功能。一般连续夹板固定2～3周不会引起关节活动受限，3～4周可能产生可逆转的关节挛缩和骨质疏松。但对卧床的RA急性期患者，可以每日24小时应用固定夹板，同时需预防压力性损伤形成。

若仅为腕部病变，夹板可保持其功能位，减少炎症，防止发生尺侧偏斜，为保持良好的功能位，要求腕背屈40°～45°，手指微屈，防止以后的强直和挛缩，并使其保持良好的握力。当踝关节和足部亦受累时，可采用矫正鞋加以保护，并早期下床活动。累及膝关节时可用长腿夹板，以保护膝关节于全伸位，并使踝关节保持于直角和轻度内翻位。如已有屈曲挛缩，则需用系列夹板，同时进行功能锻炼，矫正畸形。系列夹板包括对合石膏夹板，每7～10日当功能改善后，需更换合适的夹板。应用热塑料夹板，则更加方便。

2. 助行设备的使用　如果已造成四肢关节活动功能障碍，影响日常生活，则应训练健肢操作及使用辅助器具，必要时调整、改善家居环境，以适应残疾者的需要。如为了能下床活动，可应用拐杖或步行器减轻负重和改变力线。助行设备可保护习惯性负重而避免损伤，减轻关节畸形发展，缓解疼痛、肿胀，但可增加上肢受累关节的额外负重。因此，拐杖或步行器上应有把手，以减少对手、腕、肘或肩部的负担。

（三）日常生活活动能力护理

1. 鼓励患者尽可能生活自理　鼓励患者自我进食，可把餐具换成长软把柄的，便于使用；鼓励患者自己刷牙，可采用电动牙刷或选择特别加宽、加大把柄的牙刷，便于抓握拿取；鼓励患者自己穿衣，可购买宽大的内衣，避免纽扣、拉锁等需要细微动作的衣服，必要时可用长粘扣等。除此之外，在日常生活中有时还需要改变某些生活用具的结构，如增长把柄和加橡胶软套，以减少抓握力，把必需的物件放在固定顺手的位置，并存放于合适的架子上或箱柜内等。

2. 避免加重畸形的活动　如不做强力的抓握或提捏物体动作，开罐头可用固定开罐器而不用手来拧盖，用毛巾时，不是拧干而是压干。尽量利用身体的近侧而不是用手或手指，如用前臂而不是手托住书或购物袋；在行走中用肘拐代替手杖。需避免将掌指关节和腕关节推向尺侧的各种压力和动作，如熨衣服、床单时向桡侧熨，旋转把柄时向桡侧旋转等。

活动中使关节处在最稳定的功能位，如避免膝关节扭曲，应该先站立，然后再转体；在卧、坐、站立时，均要保持良好的姿势；任何动作产生疼痛时，应立刻停下；避免静力性用力，以避免这种力持久作用于关节的一个平面而易引起损伤等。

（四）心理护理

RA病情缠绵，关节功能障碍，生命质量降低，带病生存期长，容易产生异常的心理状态如焦虑、恐惧等。指导和帮助患者正确对待疾病，减轻患者心理上的压力，同时争取患者家属的配合与协助，营造和谐的治疗环境，恢复患者失调的心理，可促进病情好转。应鼓励患者共同参与康复计划的制订，帮助其树立战胜疾病的信心，并获得必要的家庭支持。

六、康复护理指导

1. 功能锻炼　适当的功能锻炼可帮助RA患者维持和恢复关节功能，加强肌肉力量，防止关节变形，促进血液循环，有助于缓解病情。急性期患者以休息为主，可做一些非负重的关节功能锻炼，如关节的屈伸。稳定期患者可逐渐加强肢体功能锻炼，以恢复关节功能。

2. 心理指导　RA病程长，伴随的关节功能障碍和长期疲倦使患者生命质量降低，导致患者有不同程度的焦虑、抑郁等负面情绪，这些因素将影响患者对治疗的积极性，故应注意对患者进行心理疏导，如使用正念疗法可帮助患者缓解疼痛症状和排解抑郁情绪。

3. 饮食指导　RA患者无严格饮食禁忌，可多食清淡、易消化食物，适当限制糖、盐的摄入，保持营养均衡；加强营养，多食富含维生素食物。嘱患者保持良好的饮食习惯，可增加绿色蔬菜、韭菜、牛奶、豆制品和青菜等食物的摄入。告知患者戒烟、戒酒。具体要根据患者的症状和体质情况进行个体化饮食指导。

4. 生活起居　RA患者在日常生活中应起居有常，规律作息。注意避风寒湿，居住地应干燥、温暖、向阳，同时注意保暖，多晒太阳，适当进行户外活动，保持身心舒畅。

 知识拓展

类风湿关节炎患者的中医治疗

类风湿关节炎属于中医的"痹病"范畴，中医病名为"尪痹"。急性活动期根据临床表现对应中医证型为风湿痹阻证、寒湿痹阻证、湿热痹阻证、痰瘀痹阻证及瘀血阻络证，可在抗风湿药的基础上根据病情表现服用不同汤药和中成药。除此之外，急性活动期和稳定期可选用中医外治法，包括中药外敷、中药泡洗或熏蒸、中药离子导入、推拿及针灸等，可根据辨证分型选择性使用。中医传统功法，如太极拳、八段锦、气功等对于恢复类风湿关节炎患者的肢体功能也具有明显的促进作用。

第五节　骨折的康复护理

一、概述

骨折（fracture）是骨或骨小梁的完整性或连续性发生中断。骨折不仅使骨的完整性、连续性受到破坏，而且往往伴有肌肉、韧带、血管、神经等软组织损伤。康复的早期介入可以避免和减轻并发症和后遗症的发生，提高临床疗效，改善患者的生活质量。

（一）骨折的病因与分类

1. 创伤性骨折　指由直接暴力、间接暴力、累积性劳损等原因造成的骨折。

（1）直接暴力：是暴力直接作用使着力部位发生骨折，如撞击、挤压等，常合并周围软组织损伤。

（2）间接暴力：是暴力通过纵向传导、杠杆作用、扭转作用或肌肉猛烈收缩，使远离外力作用点的骨发生骨折，如桡骨远端骨折（传导）、锁骨骨折（杠杆）、髌骨骨折（股四头肌收缩）。

（3）累积性劳损：又称为疲劳性骨折，是长期、反复、轻微外力致特定部位骨折。如部队行军所致的第二、第三跖骨骨折，腓骨下1/3骨干骨折，此类骨折特点是骨折和修复同时进行。

2. 病理性骨折　是在正常活动下或受到轻微的外力作用而发生的骨折，如骨肿瘤、骨结核、骨髓炎等。目前最常见的是骨质疏松导致的病理性骨折。

（二）骨折的愈合过程

骨折愈合是一个复杂而连续的过程，从组织学和细胞学的变化通常将其分为以下四个阶段。

1. 血肿炎症机化期　骨折后 6 ～ 8 小时激活，到骨折后 2 周左右完成。此期骨膜、骨质和骨髓等组织损伤或断裂，同时损伤了骨骼周围的小血管，引起血管破裂、出血，形成血肿。血肿凝成血块，引起无菌炎症，形成肉芽组织并转化为纤维组织。

2. 原始骨痂形成期　骨折后 2 周至骨折临床愈合，至骨折后 2 ～ 3 个月，骨膜内的成骨细胞开始大量分裂增生，形成新生骨，并沿着骨折两端血肿机化后变成纤维组织，最后两端连接一起，将纤维组织变成骨组织。

3. 骨性愈合期　在骨折后 2 ～ 3 个月发生，至骨折后 1 年。X 线片上显示骨折线消失，骨痂内的新生骨小梁逐渐增加，骨折间隙的桥梁骨痂完全骨化。此时骨折端之间已形成骨连接，外力作用时骨折部不再变形，故能够负重活动。

4. 骨痂改造塑形期　一般需要 1 ～ 2 年，这一期原始骨痂新生骨小梁逐渐增粗，排列规整致密，骨折断端死骨吸收，新骨长入，通过爬行替代逐步完成。

二、主要功能障碍

1. 疼痛　骨折发生后均有不同程度的疼痛与压痛，骨折早期的疼痛为外伤性炎症反应所致。随着病情的不断加重，骨折部位可能会出现剧烈疼痛，特别是在进行剧烈运动时，疼痛的情况可能会更加明显。

2. 局部肿胀　骨折后，由于骨骼承受的力量超过自身能承受的最大强度，导致局部软组织发生损伤，骨组织或周围组织血管破裂受损，组织出血和体液渗出，进而出现肿胀的症状，有时会出现瘀斑。

3. 关节活动功能受损　骨折后持续而可靠的固定，易引起肢体各组织的失用性变化，如肌纤维萎缩、关节挛缩、瘢痕粘连形成、局部血液循环障碍等；关节滑液的分泌与流动受阻，关节面之间的相互挤压减少，造成软骨营养障碍及萎缩，使关节软骨更易发生磨损、退变和破坏。

4. 肌萎缩及肌力减退　肢体制动后易发生肌纤维萎缩，也称肌萎缩。早期的肌萎缩通过积极的肌力训练是可以避免和改善的，但若严重的肌萎缩长期不予纠正，肌肉即发生变性，出现肌肉的纤维样变，将丧失肌肉的收缩能力，造成制动肢体的肌肉萎缩及肌力减退。

5. 运动功能障碍　骨折后肢体制动影响了其正常的负重功能，骨骼应力负荷减少，骨骼承重能力受损，导致运动功能障碍。除此之外。制动肢体缺少运动，易造成骨质疏松，再加上骨折造成的疼痛，活动或移动时疼痛加剧，使患者部分或全部运动功能丧失。

6. 其他功能障碍　长期卧床可引起坠积性肺炎、便秘、尿路结石及下肢静脉血栓形成等并发症。骨折发生后患者常出现紧张、恐惧、应激，甚至休克，骨折恢复初期易产生对未来生活能力的担忧，对身体完全康复的疑虑等，久病易导致患者产生精神抑郁、悲观等心理变化。

三、康复护理评估

（一）骨折部位评估

1. **骨折对位对线、骨痂形成情况检查**　了解是否有延迟愈合或不愈合，有无假关节、畸形愈合，有无感染、血管神经损伤、异位骨化等。

2. **关节活动范围测定**　ROM是关节活动时可达到的最大弧度，是衡量一个关节运动量的尺度。骨折测定ROM时常包括受累关节和非受累关节，当骨折累及关节面时，需重点了解关节活动有无受限和受限程度，可用量角器测量，并记录其屈伸、内收外展及旋转角度的度数，与健侧关节进行对比，如小于健侧，则多属于关节活动功能障碍。

3. **肌力测定**　是骨科康复评定的重要内容之一，主要运用徒手肌力检查法（manual muscle test，MMT）了解肌肉的力量，需重点了解受累关节周围肌肉的肌力，MMT肌力分级标准见表6-9。

表6-9　MMT肌力分级标准

级别	名称	标准	相当于正常肌力的百分比（%）
0	零（Zero，O）	无可测知的肌肉收缩	0
1	微缩（Trace，T）	有微弱肌肉收缩，但没有关节活动	10
2	差（Poor，P）	在去重力条件下，能完成关节全范围运动	25
3	尚可（Fair，F）	能抗重力完成关节全范围运动，不能抗阻力	50
4	良好（Good，G）	能抗重力及轻度阻力完成关节全范围运动	75
5	正常（Normal，N）	能抗重力及最大阻力完成关节全范围运动	100

注：为了更加细致地评价肌力，有学者将表中2、3、4、5级进一步划分为2^-、2、2^+、3^-、3、3^+、4^-、4、4^+、5^-、5。如测得的肌力比2、3、4、5级中的某级稍强时，可在该级的右上角加"＋"号，稍差时则在右上角加"－"号，以补充分级的不足。

4. **肢体长度及周径**　骨折后，肢体的长度和周径可能发生变化，通常用卷尺测定两侧肢体长度并进行对比，了解骨折后有无肢体缩短或延长，肢体的围度有无改变，有助于判断肢体水肿或肌肉萎缩的程度。

5. **步态分析**　评测患者的一般步态，如步幅、步频、步宽及行走时的站立相和摆动相步态等，通过步态分析可了解下肢功能障碍程度，下肢骨折会影响下肢的步行功能。

（二）日常生活活动能力评定

可采用Barthel指数评定量表，对骨折患者进行ADL能力评定。评估患者在日常生活中的自理能力，如穿衣、洗漱、进食等。这有助于了解患者的生活质量和康复进展，以及是否需要提供辅助器具或家庭护理支持。

（三）感觉功能评估

通过深感觉（运动觉、位置觉、振动觉）、浅感觉（痛觉、温度觉、轻触觉）及复合感觉（皮肤定位觉、两点辨别觉、图形觉、实体觉、重量觉）的评定，了解有无神经损伤及损伤的程度。

（四）心理状态评估

骨折患者由于各种功能障碍不会在短期内改善，同时患者的ADL能力下降，可出现各种心理问题，如焦虑、抑郁、悲观等，可以用抑郁评估量表（抑郁状态问卷及汉密尔顿抑郁量表）及焦虑评估量表（焦虑自评量表、汉密尔顿焦虑量表）进行评估。

（五）疼痛评估

评估患者的疼痛程度，以了解病情和治疗效果。可以通过疼痛评分工具（如VAS评分）来量化疼痛程度，并观察患者是否有疼痛加重或减轻的趋势。

（六）营养状况评估

评估患者的营养状况，包括摄入的食物种类、数量和质量等方面。营养是骨折愈合和康复的重要因素，因此要确保患者获得足够的营养支持。

（七）并发症风险评估

评估患者是否存在潜在的并发症风险，如感染、深静脉血栓形成等。有助于及时采取预防措施，降低并发症的发生率。

四、康复护理原则及目标

（一）康复护理原则

根据骨折的不同阶段进行针对性的护理。在骨折早期，主要目标是控制疼痛和肿胀，促进骨折部位的稳定。在骨折中期，疼痛和肿胀逐渐消退，骨折开始愈合，此时可以进行适当的肌肉舒缩活动和关节活动，以促进康复。在骨折后期，当骨折已经愈合，需要加强关节活动锻炼，使关节恢复正常活动范围。

（二）康复护理目标

1. **近期目标** ①缓解或消除患者疼痛。②改善血液回流，消除患肢肿胀。③防止关节粘连，恢复关节活动度。

2. **远期目标** ①增强关节周围肌群肌力，尽早进行日常生活活动能力训练。②防止各种并发症，减少后遗症的发生，提高患者整体的生活能力。

五、康复护理措施

（一）不同时期的骨折康复护理措施

1. **术后早期** 骨折术后患者应早期介入康复护理，针对疼痛、出血、肿胀、感染等实施护理，在保证生命体征稳定的基础上开始进行康复护理措施。

（1）疼痛护理：为了减轻术后疼痛，一般予以冰疗，抬高患肢。对于疼痛承受力较强或术后疼痛轻微的患者，予以自控疼痛方案，可用冥想、转移注意力等行为疗法镇痛；对于疼痛较为剧烈的患者，可在医生指导下用药。

（2）饮食护理：手术结束后恢复经口进食的时间没有明确界定。术后禁食、禁水6小时一直作为临床常规被采用，但该做法缺少临床证据。术后应根据患者耐受情况和麻醉类型尽早恢复经口进食，恢复经口营养摄入。大部分手术未涉及胃肠道，患者术后一旦清醒，即可摄入少量无渣饮品，如无不适反应，1～2小时后即可恢复正常饮食。术后早期恢复进食，可以改善患者口渴、饥饿、焦虑等不适感，促进患者恢复。

（3）功能锻炼：待患者骨折复位和固定，生命体征稳定，一般状态良好，即开始功能锻炼。功能锻炼的康复护理需结合运动疗法，并在手术医生的密切配合下，熟悉固定物的性质和应用方式。在患肢无痛情况下进行骨折邻近关节肌肉等长收缩训练，可从轻度无痛收缩开始逐渐增加用力程度，每次收缩持续数秒钟，然后放松，再重复训练。

（4）物理因子治疗：包括蜡疗、超短波、水疗等。及时、合理地应用物理因子治疗可以改善血液循环、消炎、消肿、减轻疼痛、防止肌肉失用性萎缩及促进骨折愈合。

2. 术后恢复期

（1）运动疗法：在早期的基础上增加运动频率与强度，动作应平稳、缓和，不引起明显的疼痛和痉挛，切忌动作过猛，以免引起新的损伤和骨化性肌炎。肌肉力量在3级以上，可进行等张抗阻增强肌肉力量训练，如下肢骨折患者，可借助行走架或拐杖进行渐进性下地负重训练。

（2）并发症的预防及处理：骨科术后常见的并发症有坠积性肺炎、深静脉血栓形成、压力性损伤、失用性肌萎缩、功能障碍等。对于骨折围手术期患者，可用物理预防方式预防下肢深静脉血栓形成，包括抗肌肉收缩活动、足底压力泵、血栓弹力袜等。为防止血栓，术后应鼓励患者早期下床活动。应用抗凝、溶栓药物时应观察有无皮肤、黏膜出血现象。卧床患者应经常变换体位，协助患者排痰，指导患者有效咳嗽。

（二）常见骨折的康复护理措施

1. 肱骨近端骨折　其康复目的是在保护骨和软组织愈合的基础上，尽可能地恢复患者上肢功能。术后康复需要和医生进行沟通，综合考虑患者情况、骨折类型、手术方式及固定稳定性等情况后，制定个性化的康复方案。

内固定稳定的患者应尽早开始康复治疗，术后早期可进行以下训练。①肩关节制动：佩戴创伤肩支具，除康复锻炼外不可摘除。②相邻关节主动活动：手、腕关节屈伸，前臂旋转，肘关节屈伸等主动活动。③肩关节被动活动度训练：肩关节前屈、外展、体侧位外旋、外展位外旋、外展位内旋。④钟摆练习。⑤三角肌等长收缩训练。⑥肩胛骨的主动活动：耸肩、降肩、扩胸。⑦冰敷：消除肿胀。

2. 髋臼骨折　术后若一般情况稳定、无合并伤禁忌，第2天即可床上坐起活动，并鼓励扶拐下地活动，尽早开始康复锻炼。

髋臼骨折手术目的为尽可能恢复髋关节功能至伤前状态，因此建议术后尽早进行以下训练措施：①抬高患肢，消肿。②踝、趾全范围屈伸活动，股四头肌收缩训练，促进远端血液循环，促进消肿并预防DVT发生。③手术部位无痛或微痛下的膝、髋关节及脊柱的活动度及肌力训练。④尽早下床活动，预防卧床并发症，根据固定强度决定是否可以部分负重。⑤使用骨盆保护带或腹带，可以减轻功能锻炼及咳嗽等对前方入路切口造成的牵拉痛。

3. 骨盆骨折　术后血流动力学稳定的患者第2天即可床上坐起活动，并鼓励患者扶拐下地活动，尽早开始康复锻炼。早期康复锻炼可有效改善回流，降低或消除下肢肿胀，预防肌萎缩，防止关节僵硬，加速骨折愈合，降低局部及全身并发症的发生率，有助于患者的功能恢复。

骨盆骨折手术的目的是在维持骨盆环稳定的前提下，保证患者术后早期进行功能锻炼，因此建议术后尽早进行以下训练：①抬高患肢，消肿。②踝、趾全范围屈伸活动，股四头肌收缩训练，促进远端血液循环和消肿，预防深静脉血栓形成的发生。③骨盆手术部位无痛或微痛下的膝、髋关节及脊柱的活动度及肌力训练。④尽早下床活动，预防卧床并发症，根据固定强度决定是否可以部分负重。⑤使用骨盆保护带或腹带，可以减轻功能锻炼及咳嗽等活动对切口造成的牵拉痛。

4. 桡骨远端骨折　术后早期规范的康复可及早消除肿胀、改善局部循环，从而为骨折愈合提供良好的生物学环境。很多患者缺乏术后早期功能康复的意识，错过康复治疗的最佳时机，虽然骨折端愈合良好，但最终腕关节功能并未得到满意恢复，甚至对日常生活和工作都会造成影响。现代骨外科康复理念主张在手术复位良好、生物学固定稳固的前提下，尽早开始系统的康复治疗，以使患者得到最大程度的功能恢复。

对固定稳定的患者，建议术后尽早开始以下训练措施。①抬高患肢，促进消肿。②待麻醉药效消退，尽早进行掌指关节及指间关节运动，用力重复做握拳、张开动作，促进远端血液循环，促进消肿。③相邻关节的活动度和肌力训练：肘关节屈伸，肩关节屈伸、内收、外展、旋转，以减少因制动而发生关节纤维化的危险。④无痛或者微痛范围下，缓慢轻柔地练习腕关节主被动屈伸活动度（早期暂不做桡偏、尺偏活动），防止关节粘连。⑤无痛或者微痛范围下，缓慢轻柔地练习前臂旋前、旋后活动度，防止粘连。⑥冷敷，每日多次，每次20分钟，促进消肿，减轻疼痛。

六、康复护理指导

1. 心理调适　骨折多属于急性创伤，给患者和家属带来很大的精神创伤，加之骨折本身的疼痛，患者往往不敢锻炼或者锻炼的幅度不达标，久而久之，骨折部位的肌肉收缩功能下降，严重者产生失用性萎缩。护理人员应加强心理疏导，鼓励患者树立战胜疾病的信心，讲解疾病愈合的过程，坚持康复的重要性，使之正确对待，配合康复治疗。

2. 康复知识教育　骨折后的康复是个长期坚持且艰苦的过程，需要护理人员热情、认真、负责地向患者讲解康复训练方法、目的和注意事项。告知患者康复过程不是一蹴而就的，需要循序渐进。康复过程中活动幅度由小渐大，训练强度由弱渐强，训练次数由少渐多，适量的运动可以促进血液循环，有助于骨折愈合。但在康复初期，应避免剧烈运动或承重，以免对骨折部位造成二次伤害。

3. 保持休息和稳定　骨折后，患者需要保持充分的休息，避免过度运动或活动，以使骨头有时间愈合。患处需要保持稳定，可以使用支撑器、绷带或石膏来固定骨折部位，不可未经医嘱私自拆除。

4. 饮食调理　骨折患者需要多摄入蛋白、钙、维生素D等营养素，以促进骨折愈合。建议多食用牛奶、鸡蛋、瘦肉、鱼、虾等食物，同时适量补充维生素D和钙剂。

5. 定期复查　骨折患者需要定期到医院接受复查和治疗，以确保骨折愈合情况良好，并及时发现并处理并发症。医生会根据骨折情况和康复进度制订个性化的康复计划，指导患者进行康复训练。

6. 注意预防骨折发生　对于由于骨质疏松症引起的骨折，应对其进行安全教育，预防出现二次骨折。

 知识拓展

推拿疗法在骨折患者中的应用

骨折术后运用适当的推拿疗法可以松解粘连、减轻拘挛、缓解疼痛、改善关节活动度等。在骨折术后早期可以使用摩擦类手法，手法宜轻柔，顺经络方向或沿淋巴回流方向，可以缓解肢体肿胀。在骨折术后中后期可以选择运用推法、擦法、振动法、抖法、按法、拿法、弹拨等手法松解粘连、减轻拘挛、缓解疼痛，并可运用运动关节类手法的摇法、扳法、拔伸法等松解关节粘连、改善关节活动度。在对关节功能障碍进行推拿治疗时，应运用适当手法对软组织进行松解，然后运用运动关节类手法对关节粘连进行松解。推拿疗法切忌粗暴，应在确定骨折内固定稳定牢固、骨质状况良好时运用。

第六节　人工髋关节置换术后的康复护理

一、概述

人工髋关节置换术是用生物相容性与机械性能良好的材料制成的一种类似于人体骨关节的假体，来置换严重受损的髋关节的一种手术，是目前治疗髋关节疾病的有效手术方法之一，但人工髋关节置换术是一个较大的、技术要求较高的手术，置入的人工关节有其本身的使用寿命，且术后容易发生一些并发症。因此，此手术要严格掌握适应证，并不适应所有髋关节疾病。

人工全髋关节置换的类型有股骨头置换术、人工全髋关节置换术、全髋关节翻修术和髋关节表面置换术等。

适应证：适用于因髋关节病变引起关节疼痛、强直、畸形、严重功能受损，影响日常生活和工作，经其他治疗无效、复发或不适于其他方法治疗的患者。

禁忌证：有严重心、肝、肺、肾病和糖尿病不能承受手术者；髋关节化脓性感染，有活动性感染存在及合并窦道者；儿童一般禁做此术，年轻患者或80岁以上者要慎重考虑；因其他疾病估计置换术后患者也不可以下地行走者。

人工髋关节置换术患者的康复不仅与疾病本身有关，还与患者的全身状况、手术中的技术操作及患者的精神状态密切相关，术后功能锻炼及健康教育是保证手术治疗成功的关键要素。

二、主要功能障碍

1. 肢体运动功能障碍　早期术后局部疼痛、肿胀，术后要求对肢体活动的限制，肢体对植入假体不适应等，促使肢体的活动受到影响。中后期锻炼不当、合并症的发生等，也会影响肢体的运动功能。

2. ADL能力障碍　主要表现为洗澡、如厕、乘车等日常生活活动的障碍。

3. 心理功能障碍　主要表现为心理承受力差，对假体的疑虑、不安、缺乏信心等。

三、康复护理评估

1. 关节置换术后关节功能评估　关节置换术后评估其功能的方法较多，髋关节置换术较普遍被接受的评估标准是Charnley髋关节功能评分标准（表6-10）。

表6-10　Charnley髋关节功能评分标准

得分	疼痛	运动	行走
1	自发性严重疼痛	0°～30°	不能行走，需双拐或手杖
2	起步即感疼痛，一切活动受限	60°	用或不用手杖，时间、距离有限
3	能耐受，可有限活动	100°	单杖辅助，距离受限（＜1小时）无杖很难行走，能长站
4	某些活动时出现，休息能缓解	160°	单杖能长距离行走，无杖受限
5	轻微或间歇性，起步时间明显	210°	无需支具，但跛行
6	无疼痛	260°	正常

2. 其他方面　包括疼痛的评估、关节活动度评估、肌力及耐力评估、步态及步行能力的评估、日常生活活动能力评定等。

四、康复护理原则及目标

（一）康复护理原则

1. 个体化　关节置换术后康复是很复杂的问题，除需考虑到本身疾病外，还应了解其手术方式、患者的精神状态及对康复治疗的配合程度等因素，制定个体化的康复护理方案。

2. 渐进性　术后康复训练的手段需根据患者的恢复情况逐渐增加，不同的阶段采取相应的康复护理技术，切勿操之过急。

3. 全面性　康复护理需从术前开始即介入，且需定期进行康复护理评估，了解患者的功能进展情况。

（二）康复护理目标

1. 近期目标　减轻疼痛，恢复患者体力，增强关节周围肌肉的肌力，增加关节活动度，改善关节稳定性。

2. 远期目标　改善平衡协调能力，恢复日常生活活动能力，避免非生理性活动模式及疲劳损伤，保护人工关节，延长使用期。

五、康复护理措施

（一）术前指导

充分的术前准备，可加速患者术后的恢复过程。

1. **心理指导**　患者了解自己的病情、手术的目的、方法、术中配合要点，了解术中和术后可能遇到的各种问题及康复训练程序等，帮助其减轻术前焦虑紧张情绪，增强战胜疾病的信心。

2. **呼吸及排痰指导**　指导呼吸体操并掌握排痰技巧。指导患者卧位下深呼吸训练，并掌握床上咳嗽排痰技巧，以促进术后保持良好的呼吸功能，防止肺部感染。

3. **体位指导**　向患者说明术后为防假体脱位应采取的正确床上体位：平卧或半卧位，但患髋屈曲应< 45°，不可侧卧，患肢外展20°～ 30°并保持中立，两腿间放置外展架或厚枕或其他防旋支具。

4. **排便指导**　目的是防止术后因体位不习惯而致尿潴留及便秘。臀部抬高时注意避免患肢的外旋及内收动作。女性患者可使用特制的女式尿壶，以避免过多使用便盆，增加髋部运动。

5. **饮食指导**　保持合理营养及体重，肥胖是影响术后恢复的危险因素之一。减肥有利于术后关节功能的恢复，同时又可减少对人工关节的压力，减少松动等远期并发症的发生；但是身体过于消瘦，也不利于术后伤口的愈合和体力的恢复。

（二）术后康复护理及训练

1. **术后第1～ 3天**

（1）合适体位，术后第一天必须保持外展中立位，定时帮助患者抬臀，以防压力性损伤，手术当天避免过多活动，避免患髋内收，防假体脱位及伤口出血。

（2）定时进行深呼吸、有效咳嗽和排痰，必要时给予叩背。

2. **术后第4～ 5天**　协助患者在床边坐起，应避免髋关节屈曲超过90°，会增加脱位的危险。除非有心血管疾病禁忌或髋关节活动受限，患者可以在病房护士协助下坐在床边。因为患者在术后一直用泡沫塑料夹板固定以防止外旋，因此患者会要求将患肢放在不同的位置。需注意：患者第一次在床边坐起时，保持患肢外展是非常重要的。

3. **术后第6～ 7天**

（1）卧－坐－立转移训练：需坐高椅，保证髋关节高于膝关节；用加高的坐便器如厕，或在辅助下身体后倾患腿前伸如厕；要保持座椅牢固，最好有扶手，可适当加垫以增加高度；禁交叉两腿及踝，禁向前弯身超过90°，要学会坐起时身向后靠和腿向前伸；术后2周内禁弯身捡地上的东西；禁突然转身或伸手去取身后的东西。

（2）翻身训练：在医护人员帮助下进行床上翻身练习，协助者一手托臀部一手托膝部，将患肢和身体同时转向侧卧，并在两腿间垫上软枕，严禁患肢内收内旋。

4. **术后第2～ 4周**　ADL训练，鼓励患者在床上进行力所能及的自理活动，如洗脸、梳头、更衣、进食等，能挂拐行走后进行进一步的日常生活活动能力训练。指导患者正确日常生活活动，如更衣（穿裤时先患侧后健侧）、穿袜（伸髋屈膝进行）、穿鞋（穿无需系鞋带的鞋）。指导患者借助一些辅助设备独立完成日常的穿脱衣裤鞋袜、洗澡、移动、取物等活动，尽量减少患者髋关节的屈曲度。常用辅助设备有助行器、拐杖、套袜器、穿鞋辅助器、持物器、洗澡用长柄海绵器等。必要时进行适当的环境改造，如加高床、椅、坐厕的高度，使用有扶手的座椅等。注意不可将患肢架在健侧下肢上或盘腿。

5. 并发症的预防与护理

（1）深静脉血栓形成

1）术后密切观察肢体温度、颜色、肿胀程度、静脉充盈情况及感觉，可与健侧肢体对比。如肢体远端有凹陷性水肿，皮肤发紫伴浅静脉充盈及活动受限，提示有深静脉血栓形成，应及时处理。

2）预防性用药，术后第2天开始选用低分子肝素、肠溶阿司匹林、华法林、潘生丁等，以促进血肿的吸收，减少异位骨化。低分子量肝素要求用到术后3周。

3）术后抬高患肢，加压包扎，穿弹力袜、压力套，下肢和足底静脉气泵的使用。

4）术后早期活动，股四头肌静态收缩、直腿抬高及踝关节主动背屈和跖屈运动、踝泵运动。

5）早期关节持续被动运动。

（2）术后感染

1）严格无菌操作。

2）抗生素的合理使用：强调术前和术后各用抗生素一次，术后根据情况一般用3～5天。

3）保持敷料清洁、干燥，若有污染及时更换，严密观察体温及伤口疼痛情况。

4）保持伤口引流有效，引流管妥善固定，保持引流通畅和负压状态。

（3）假体松动、脱位

1）合理摆放体位，术后患足放在抬高的泡沫橡胶夹板内，保持20°～30°的外展、中立位，并且于术后3周内绝对避免患髋屈曲、内收和内旋的复合动作，尤其患肢位置，应避免髋关节屈曲超过90°。

2）科学训练，受力合适，避免运动量过大或过早负重，辅助器的合理使用。

3）控制体重，预防骨质疏松，适当使用预防骨质疏松药物。

4）严格限制禁忌动作。

（三）健康教育

1. 患者麻醉清醒后6小时即给予流质饮食，术后第一天给予普食，宜选用高蛋白、高钙、高维生素饮食，并补充足够水分。

2. 应避免关节置换术后的禁忌体位，以免关节松动、脱落等并发症的发生。

3. 避免搬重物、跳跃及其他剧烈运动或重体力劳动。

4. 控制体重，防治骨质疏松，防止跌倒。

5. 避免长时间站立或行走，需长距离行走时最好使用手杖，中途适当休息，避免走崎岖或过于光滑的道路。

六、康复护理指导

（一）持续进行康复锻炼

功能锻炼是长期性的，要坚持在专业人员指导下持续进行康复锻炼。

（二）减少人工关节磨损和防止跌倒

患者最好终身使用单拐杖，尤其是外出、旅行或长距离行走时；家居地面干爽，过道无杂物堆放以防跌倒；鞋底宜用软胶，不穿高跟鞋或鞋底过滑的拖鞋等；座椅高度要适当，不宜坐矮椅或跪下及蹲下；还要注意适当控制体重，减轻关节负重。

（三）康复训练内容

1. 木阶梯训练　出院后让患者定做一个多级木阶梯，其高度为120cm，一般以4～5个台阶为宜，最低台阶高度为80cm，台阶间距为10cm。嘱患者回家后将患足至于台阶上，于屈膝屈髋位进行压腿练习，并根据自己的实际情况，逐渐升高台阶级数，直到髋关节屈曲活动范围接近或达到正常为止。

2. 穿鞋袜练习　术后3周让患者坐在椅子上，伸直健侧下肢，屈膝屈髋将患肢小腿置于健侧肢体膝上前侧，一手握住患肢足底，一手放于患膝内侧轻轻向下按压，并逐渐屈曲正常侧肢体膝关节，这个动作同时包含了髋关节的屈曲、内收和外旋，使患者能够自如穿鞋袜。

（四）指导患者注意事项

1. 指导患者3个月内采用仰卧位睡觉，可在两大腿之间安放枕头以保持双腿分开，禁止患侧卧位。防止髋关节屈曲超过90°，禁止下蹲取物和坐在能使髋部弯曲超过90°的低椅或低床上，需借助一些辅助设备完成日常活动，如穿裤子、袜子、鞋子等，避免过分弯腰活动。

2. 术后6个月内禁止患侧髋关节内收内旋，不要把患肢架在另一条腿上（跷"二郎腿"）。侧卧时两腿之间放置枕头，不屈身向前，可以站立位患髋外展、后伸锻炼，加强臀部肌力，增加髋关节稳定性。

（五）康复运动指导

人工髋关节置换术后愈合阶段（如术后3个月）轻微的体育活动是允许的。体育活动可以改善情绪，也可以提高生活质量，有利于和其他患者进行交流，增强自信心。最适宜的运动：散步、游泳（仰泳）、保健体操、骑固定的自行车。应避免进行的运动：打球、登山、跑、跳。谨慎进行的运动：户外骑车、跳舞、乒乓球。

（六）复查时间及指征

出院后1个月、3个月、半年、1年须复查，以后每年复查。如有以下情况，须及时回院复查。

1. 伤口有红、肿、热、痛，并有发热。
2. 再次外伤，因外伤可以引起假体脱位、松动或骨折。

3．假体松动下陷，一般在手术后2年内发生，常出现大腿部疼痛，旋转髋部时疼痛可加重。

 知识拓展

3D打印在中国骨科的应用

3D打印正以惊人的速度向医疗领域渗透。所有领先的骨科医疗器械公司都开始利用3D打印技术研发新的植入产品。现在，在骨科领域，3D打印正快速地完成从实验室到临床的科技成果转化。不仅用3D打印技术制作各种解剖模型、手术导板，也用它来研制各种新型的植入物，如髋臼杯、脊柱椎体等。未来3D打印将会发挥其更大的优势——制作患者定制型的假体。因此，只有真正意义上的临床转化才能展现3D打印的价值和未来。

第七节　全膝关节置换术后的康复护理

一、概述

全膝关节置换术（total knee arthroplasty，TKA）指从大腿、胫骨、膝盖骨切除受损骨与软骨并用人工关节代替的手术，是治疗终末期膝骨关节炎的主要方式，可有效改善膝关节疼痛，恢复功能并提升生活质量。

（一）适应证

严重的退行性关节炎、类风湿关节炎、强直性脊柱炎、创伤性关节炎、膝关节结核等疾病造成的关节疼痛、畸形、功能障碍、活动受限，或者需要做骨肿瘤瘤段切除、关节重建术等。

（二）禁忌证

局部或其他部位尚有活动性感染，局部皮肤、软组织和血供条件很差，术后可能导致切口闭合困难或切口软组织和皮肤坏死者，神经源性关节病，严重骨质疏松，关节周围肌肉麻痹，难以保持手术后关节稳定或难以完成关节主动活动者，全身情况或伴发疾病使人难以耐受置换手术者。

（三）手术入路方式

全膝关节置换手术入路方式有很多种，包括前侧、前外侧、内侧和后侧，内侧髌旁入路视野广阔，操作便捷，准确性高，但容易损伤股四头肌腱，引起髌骨外翻及胫股关节半脱位，从而加剧患者术后疼痛。因此，康复训练时，应根据不同的手术方式采取适当的体位和训练方法，以免造成膝关节脱位。

二、术后并发症

1. **腓总神经损伤**　其症状多出现在术后前3天，主要表现为胫前肌和趾长伸肌功能障碍，引起的原因有手术操作技巧与局部受压。

2. **伤口愈合不良**　包括伤口边缘坏死、皮肤坏死、皮肤糜烂、窦道形成，切口裂开，血肿形成等。主要原因是患者自身因素，如服用激素、糖尿病、手术切口选择不当、皮下潜行剥离过多等。

3. **骨折**　可发生在髌骨、胫骨干、股骨干、股骨髁或胫骨髁，可由于患者骨质疏松、手术操作不当、假体选择不合适等因素导致。

4. **下肢深静脉血栓形成**　是人工全膝关节置换术后的常见并发症。

5. **关节僵硬**　包含关节伸屈范围达不到正常范围，或虽能进行90°—0°—10°活动，但不能完成某些日常生活动作。假体选择不当或髌股关节有问题，术后疼痛、感染、肿胀影响肢体康复锻炼等均可导致关节僵硬。

6. **关节不稳或假体松动**　主要原因与手术操作和假体选择相关。

7. **感染**　是一种严重的并发症，表现为疼痛、关节活动障碍，有时需要再次手术，重行关节置换。

三、康复护理评估

全膝关节置换术后康复护理评估疼痛程度、活动耐力、手术前后日常生活活动能力、四肢肌力、患肢伤口及肿胀情况、关节活动度、术后并发症等进行综合性评估。

其中，针对疼痛程度的评估选择视觉模拟评分（visual analogue scale，VAS），1～3分为轻度疼痛，4～6分为中度疼痛，7～10分为重度疼痛。针对评估功能性活动能力常可采取纽约特种外科医院（the hospital for special surgery，HSS）膝关节功能评定。

四、康复护理原则及目标

（一）康复护理原则

康复护理应遵循个性化、循序渐进、全面性的原则。

1. **个性化原则**　膝关节置换术后康复是很复杂的问题，应综合考虑各种因素，制定个性化的康复护理方案。除了考虑本身疾病以外，还应考虑其手术方式、患者精神状态及对康复治疗配合程度等因素。

2. **循序渐进原则**　术后不同阶段采取相应的康复护理技术，应根据患者的具体情况进行相应的训练。

3. **全面性原则**　康复护理应从患者整体情况出发，术前即可介入，定期给患者进行康复护理评估，了解患者的功能进展情况。

（五）康复护理目标

1. **近期目标**　①缓解或消除疼痛，增加舒适感。②恢复患者体力。③增强关节周围肌群肌力，增加关节活动度，改善关节稳定性。

2. **远期目标**　①提高患者平衡与协调功能，恢复日常生活活动。②改善和纠正患者因长期疾病所造成的不正常姿势和步态。③加强对置换关节的保护，延长人工关节的使用寿命。

五、康复护理措施

（一）术前康复护理

术前康复护理有利于患者做好手术的心理准备，减少对手术的恐惧及精神压力；使其了解手术方式、手术可能出现的并发症、术后康复程序及进行康复训练的意义；术后日常生活活动的注意事项等问题。康复护理训练内容包括膝关节活动度练习、肌力训练、助行器使用、步态训练及床上排尿、排便训练等。

（1）尽量维持患侧下肢于中立位，即患侧下肢伸直，无内旋、外旋，必要时用箱型足夹板或穿"丁"字鞋，避免过多移动致加重病变部位的损伤。

（2）加强健侧下肢各关节的主动活动和肌力练习，包括直腿抬高运动，髋、膝、踝的抗阻屈伸运动等。

（3）进行患肢肌力训练，学会踝关节、足趾的主动活动。

（4）教会患者使用拐杖或助行器进行不负重触地式步行，为术后持拐步行做准备。

（5）指导肥胖患者进行术前体重控制，以减轻患膝的承重压力。

（二）术后康复护理

1. **术后第一周**　康复护理的重点是：①患者能争取达到无辅助下的转移。②无辅助利用适当的助行装置实现平地行走或上下台阶。③膝关节主动屈曲≥80°（坐位）、伸直≤10°（仰卧位）。

（1）体位摆放：卧位时用长枕或抬高垫整体抬高患肢，促进静脉回流，防止水肿，避免腘窝下垫枕，防止静脉回流受阻及膝关节挛缩。

（2）冷冻疗法：冰敷，每天2～4次，每次行膝关节活动度练习后使用。

（3）ADL训练：转移（床上坐起、从床到椅、床边站立）、行走、如厕、上下楼梯。

（4）利用适当工具辅助：如助行器，在能够忍受疼痛的范围内负重进行步态训练，每天3～4次，每次15～30分钟，训练次数及时间根据患者的疼痛及耐力情况调整。

（5）被动膝关节活动：根据患者主动屈膝情况选择开始活动的度数，以患者能耐受为度，被动屈膝活动从小度数开始，本阶段屈膝开始达到60°并逐渐增加，每天2次，每次20～30分钟。

（6）肌肉力量练习：股四头肌、臀肌和腘绳肌等长收缩练习，直腿抬高、坐位屈髋；关节活动度练习，坐位进行屈膝，踝下垫毛巾卷被动伸膝，上楼梯。每天3～4次，每次15～30分钟，训练次数及时间根据患者的疼痛及耐力情况调整。

2. **术后第2～8周**　康复护理的重点是：①恢复关节活动范围，主动辅助屈膝≥105°、伸膝达0°；②继续减轻患肢水肿，提高下肢肌群肌力、平衡与协调能力、独立步行能力。

（1）采用冰冻疗法、抬高患肢，或其他方式消肿。

（2）利用毛巾卷或俯卧位垂腿进行被动伸膝，每天3～4次，每次10～15分钟。

（3）主动伸屈膝关节，每天3～4次，每次10～15分钟。

（4）推髌骨（拆除伤口钉、缝线后及切口稳定），每天3～4次，每次5～10分钟。

（5）向前上台阶，台阶高度逐渐增加（5～10cm），每天2次，每次5～10分钟。

（6）利用辅助工具进行步态训练：侧重主动屈伸膝、足跟蹬地，双腿交替行走和对称负重。每天3～4次，每次15～30分钟，训练次数及时间根据患者的疼痛及耐力情况调整增减。

（7）进出澡盆/浴室进行ADL训练，上下车转移。

（8）本体感觉、平衡训练：双侧动态活动练习及单侧静态站立练习，每天2～3次，每次10～15分钟。

（9）伸、屈膝关节活动度训练：①屈膝，人足跟滑板，靠墙滑板。②ROM＞90°时用短曲柄测力机（90mm）练习。③ROM＞110°时用脚踏车测力机（170mm）练习。

3. 术后9～16周　康复护理的重点是最大限度恢复膝关节活动范围，使患者完成上下台阶活动及日常生活活动。训练内容包括膝关节的屈伸训练及髌骨滑动手法操作、股四头肌及腘绳肌的牵伸训练、平衡与协调功能训练、独立进行日常生活活动能力的训练。

六、康复护理指导

1. 负重练习　根据患者身体状态确定负重训练的时机，以避免负重后关节肿胀、积液及疼痛等情况发生。骨水泥固定者可立即进行负重；非骨水泥固定者则根据固定情况，在术后6周左右进行负重训练。

2. 上下楼梯指导　上楼梯以健侧腿先上、患侧腿后上，最后手杖的顺序；下楼梯以手杖、患侧腿、健侧腿的顺序进行训练。

3. 运动指导　嘱患者进行固定式自行车及水中运动，以减轻患膝的负荷，减少运动引起的关节肿胀及疼痛。避免进行高强度运动，保护患膝。

4. 预防下肢水肿　术后使用弹力绷带或弹力袜等。

 知识拓展　　　●●●

中国全膝关节置换术围手术期疼痛管理指南（2022）

TKA是目前治疗终末期膝关节疾病的主要方法。然而，TKA术后常伴有中度至重度疼痛，严重影响患者术后康复、患者满意度和总体疗效。多模式镇痛被认为是缓解TKA术后疼痛的理想方案。多模式镇痛包括非药物（如患者教育、心理干预、冰敷）与药物措施，后者是几种药物和给药途径的结合，包括预防镇痛、周围神经阻滞（regional nerve block，RNB）、患者自控镇痛（patient controlled analgesia，PCA）、关节周围混合药物注射（periarticular multimodal drug injection，PMI）镇痛及口服/静脉使用非甾体抗炎药（nonsteroidal anti-inflammatory drug，NSAID）和阿片类药物。建议术前使用预防镇痛，可以减轻TKA术后疼痛。

本章小结

思考题

1. 试述颈椎病的主要康复治疗方法有哪些?

2. 简述肩关节周围炎的主要症状及可能的康复护理措施。

3. 试述全髋关节置换术后并发症主要有哪些?如何预防?

更多练习

（梅松利　唐丽云　尚婧彤　李　绪　麦吾鲁代·哈斯木）

第七章　呼吸系统疾病的康复护理

教学课件

学习目标

1. 素质目标

（1）培养以患者为中心的意识，关心患者心理和尊重患者隐私的人文精神。

（2）树立专业、敬业、爱业的护理学价值观，培养多学科团队协作的意识。

（3）培养发现问题、分析问题、解决问题的临床思维。

2. 知识目标

（1）掌握：慢性阻塞性疾病、支气管哮喘、慢性呼吸衰竭的主要评估方法、康复护理措施及指导。

（2）熟悉：慢性阻塞性疾病、支气管哮喘、慢性呼吸衰竭主要功能障碍、护理措施的特点。

（3）了解：慢性阻塞性疾病、支气管哮喘、慢性呼吸衰竭的概念、病因、临床表现。

3. 能力目标

（1）能正确对慢性阻塞性疾病、支气管哮喘、慢性呼吸衰竭患者进行护理评估，围绕康复护理原则与目标，根据评定结果制定个体化的康复护理措施。

（2）能为慢性阻塞性疾病、支气管哮喘、慢性呼吸衰竭患者进行正确的康复护理指导。

案例

【案例导入】

李某，男，65岁。因咳嗽、咳痰、气短，活动后气短加重10天入院。该患者反复咳嗽、咳痰20余年，多年来常由于天气突然转凉或着凉后发病，经治疗症状可明显改善，但晨起咳白色黏痰。近2年来出现活动后胸闷、气促，需要休息后才可缓解。吸烟史近30年，已戒烟10年。10天前因着凉出现咳嗽、咳痰和气喘，痰多黏稠，活动后气短加重。

身体评估：体温37.7℃，脉搏98次/分，呼吸28次/分，血压118/75mmHg，口唇发绀，双肺呼吸音弱，可闻及散在的湿啰音。

实验室及其他检查：肺功能评估FEV_1/FVC为65%，胸部CT显示双肺肺气肿改变。

【请思考】

1．对该患者评估的重点内容有哪些？

2．针对该患者的评估结果，制定个体化的康复护理措施。

【案例分析】

第一节　慢性阻塞性肺疾病的康复护理

一、概述

慢性阻塞性肺疾病（chronic obstructive pulmonary disease，COPD）简称慢阻肺，主要特征是持续存在的呼吸系统症状和气流受限。呼吸系统症状主要以反复发作的咳嗽、咳痰、呼吸困难等为主；因气流受限、缺氧可导致慢性呼吸衰竭、慢性肺源性心脏病等。

（一）病因

在我国，COPD是呼吸系统的常见病、多发病，患病率和病死率均有逐年增长的趋势。本病的病因不完全明确，可能是多种环境因素与机体自身因素长期相互作用的结果，主要包括吸烟、环境因素、感染等。

1．吸烟　是COPD发生最首要的因素，烟草中的焦油、尼古丁等化学物质具有多种损伤效应，而且随着吸烟量及吸烟年限的增加，慢阻肺的患病率也会增加。

2．环境因素　空气污染及特殊职业环境中有害气体与COPD的发生均有密切关系。现有研究表明，厨房在烹饪过程中产生的油烟与该病的发生也有密切关系。

3．感染　呼吸系统细菌、病毒感染造成气管、支气管黏膜的损伤和慢性炎症，是导致病情加重常见的原因。

4．其他因素　自身免疫功能紊乱、气道高反应性、自主神经功能失调等机体因素也会导致该疾病的发生。

（二）诊断要点

根据患者的病史、职业、生活习惯、临床症状、体征和实验室检查等资料全面评估患者，肺功能检查见持续气流受限是COPD诊断的常用标准，吸入支气管扩张药后FEV_1/FVC＜70%即明确存在持续的气流受限，除外其他疾病后可确诊为COPD。

（三）临床表现

起病缓慢，病程较长，早期可以没有自觉症状。主要症状如下。

1. **慢性咳嗽**　明显存在晨间咳嗽症状，夜间阵发性咳痰，随着病程发展可终身不愈。

2. **咳痰**　清晨咳痰较多，一般为白色黏液或浆液性泡沫痰，偶有痰中带血。急性期痰量增多，可有脓痰。

3. **气短或呼吸困难**　是此病的标志性症状，最初在剧烈活动时出现，并逐渐加重，在日常活动，甚至休息时也感到气短。

4. **喘息**　急性加重期支气管分泌物增多，部分患者特别是重症患者或急性加重时可出现喘息。

5. **其他**　晚期患者出现体重下降、食欲缺乏和营养不良等症状。

二、主要功能障碍

（一）呼吸功能障碍

1. **有效呼吸降低**　肺气肿造成肺组织弹性回缩能力减低，呼气时排出肺内气体到肺外的动力减低、流速减慢；肺组织弹性回缩力减低，对小气道的牵拉作用消失，呼气末期小气道易发生闭合，气道阻力进一步增加，有效通气量降低，影响气体交换功能；长期慢性炎症、黏膜充血和水肿，造成气管壁增厚，管腔狭窄，因分泌物分泌增加，引流不畅，加重了换气功能障碍，导致缺氧和二氧化碳潴留；不少慢性支气管炎患者年龄偏大，驼背、肋软骨钙化，胸廓活动受限，肺功能进一步下降，使有效呼吸降低。

2. **病理式呼吸模式**　COPD的患者，肺组织弹性逐渐减退，平静呼吸过程中膈肌的上下移动减弱，肺通气功能明显减少。为弥补呼吸量不足，患者加紧胸式呼吸，增加呼吸频率，甚至动用辅助呼吸肌来提高氧的摄入，形成病理式呼吸模式。这种呼吸模式使正常的腹式呼吸模式无法建立，进一步限制了有效呼吸。

3. **呼吸肌无力**　呼吸困难及病理性呼吸模式的产生使有效呼吸减少，影响膈肌、胸大肌、肋间肌等呼吸肌的活动，失代偿后产生呼吸肌无力。

4. **能耗增加**　病理式呼吸模式中，本应不参与呼吸运动的肌群参与了呼吸运动，同时呼吸困难常使患者颈背部乃至全身肌群紧张，机体体能消耗增加。

（二）运动功能障碍

主要表现为肌力和肌耐力减退，肢体运动功能下降，运动减少。而运动减少使得心肺功能适应性下降，加重运动障碍，形成恶性循环。

（三）日常生活活动能力下降

由于呼吸困难和体力下降，多数患者日常活动受到不同程度的限制。同时患者因惧怕出现劳累性气短而不愿活动，失去了日常活动能力。

（四）参与能力受限

患者社会参与能力常不同程度地受限，如社会交往、休闲活动等的参与常常受到部分或全部限制，大多数患者的职业能力受到不同程度限制，甚至完全不能参加工作。

（五）心理功能障碍

多数患者受到呼吸困难等症状困扰，产生恐惧、焦虑、抑郁情绪，精神负担加重。长期处于供氧不足状态的患者，产生紧张、烦躁、胸闷、气促等症状，严重影响休息、睡眠，更增加了患者的体能消耗，造成恶性循环，给患者带来极大的心理压力和精神负担。

三、康复护理评估

（一）一般评估

评估患者的一般情况，有无吸烟史或接触二手烟史，有无慢性咳嗽、咳痰史，是否寒冷气候变化时发病，有无工作环境中接触职业粉尘和化学物质，有无反复呼吸道感染，有无空气污染、变应原等慢性刺激，有无呼吸困难及呼吸困难程度。评估患者的家族史、既往史及症状、体征、辅助检查结果等。

（二）呼吸功能评估

呼吸功能评估可采用第1秒用力呼气容积（forced expiratory volume in onesecond，FEV_1）占预计值百分比、呼吸肌肌力、改良英国医学研究学会呼吸困难量表（modified medical research council dyspnea scale，MMRC）评估呼吸功能。

1. 慢性阻塞性肺疾病严重程度的评估

（1）根据有无出现呼吸短促及程度分为5级。1级：无气短。2级：稍感气短。3级：轻度气短。4级：明显气短。5级：气短严重，不能耐受。

（2）根据呼吸功能改善或恶化程度分为7级。-5：明显改善。-3：中等改善。-1：轻度改善。0：不变。1：加重。3：中等加重。5：明显加重。

（3）根据美国医学会《永久损伤评定指南》分为3级。轻度：在平地行走或上缓坡时出现呼吸困难，在平地行走时，步行速度可与同年龄、同体格的健全人相同，但在上缓坡或上楼梯时则落后。中度：与同年龄、同体格的健康人一起在平地走时或爬一段楼梯时有呼吸困难。重度：在平地上按自己的速度行走超过5分钟后出现呼吸困难，患者稍用力即出现气短，或在休息时也有气短。

（4）根据日常生活能力分为6级。0级：虽存在不同程度的肺气肿，但活动如常人，对日常生活无影响，活动时无气短。1级：一般劳动时出现气短。2级：平地步行无气短，较快行走、上坡或上下楼梯时气短。3级：慢走不及百步即有气短。4级：讲话或穿衣等轻微动作时即有气短。5级：安静时出现气短、无法平卧。

2. 肺功能评估　肺通气功能的确定，以FEV_1百分比预计值和第一秒用力呼气容积占用力肺活量（forced vital capacity，FVC）之比（FEV_1/FVC）反映气道阻力和呼气流速的变化。小气道阻塞表现为最大呼气流量-容量曲线降低，此指标比FEV_1更为敏感。肺气肿表现为通气功能障碍，如FEV_1、最大通气量（maximum minute ventilation，MMV）降低，肺活量（vital capacity，VC）正常或轻度下降，功能残气量（functional residual capacity，FRC）、残气量（residual volume，RV）、肺总量（total lung capacity，TLC）均增大。吸入支气管扩张药后，FEV_1 ＜正常预计值的80%，同时 FEV_1/FVC ＜70%可确定为不完全可逆性气流受限。根据气流受限的程度进行肺功能分级（表7-1）。

表7-1　肺功能分级

分级	气流受限程度	FEV_1 占预计值百分比（%）
I级	轻度	≥80
II级	中度	50～79
III级	重度	30～49
IV级	极重度	＜30

（三）运动功能评估

1. **运动负荷试验**　受试者在活动平板或功率自行车上运动，按一定程序递增运动量，观察受试者的最大吸氧量、最大心率、最大代谢当量、运动时间等，判断其心、肺、骨骼肌等的储备功能和机体对运动的耐受能力。

2. **计时步行距离**　对于不能进行活动平板测试的患者，采用测定计时步行距离（6分钟或12分钟），暂停和吸氧的次数及时间的方法，以判断患者运动能力及运动中发生低氧血症的可能性。

3. **耐力运动试验**　在固定自行车上或步行器上，由开始的渐进练习试验测得最大负荷，选用最大负荷的75%～85%作为固定负荷，记录运动速度和时间。

（四）呼吸肌功能评估

1. **呼吸肌肌力**　指呼吸肌最大收缩能力，包括最大吸气压及最大呼气压，是对全部吸气肌和呼气肌的强度测定。测定方法是让受试者在残气位和肺总量位时，通过口腔与相连管道用力吸气和呼气，测得最大并至少维持1秒的口腔压。这是呼吸肌功能评估最重要的测定。

2. **呼吸肌耐力**　指呼吸肌维持一定通气水平的能力，可用最大自主通气量和最大维持通气量来反映。前者的测定方法是让受试者做最大、最深呼吸12秒或15秒，计算每分最大通气量。最大维持通气量是达到60%最大通气量时维持15分钟的通气量。

3. **呼吸肌疲劳**　指呼吸过程中，呼吸肌不能维持或产生所需的力量。可采用膈肌肌电图或膈神经电刺激法评估患者的膈肌疲劳状况。

（五）日常生活活动评估

日常生活活动包括日常活动、自我照料、家务劳动、购物及交流等。可采用伦敦胸科日常生活活动能力量表和曼彻斯特呼吸日常生活能力问卷评估日常生活活动能力（activities of daily living，ADL）。要对患者的生活质量、劳动能力和职业能力进行评估。

（六）社会参与能力评估

主要进行生活质量评估和职业评估。其中针对患者的生活质量评估常用圣·乔治呼吸问卷和COPD评估测试。我国也有COPD患者生活质量评价量表，结果具有很好的可靠性和有效性。针对COPD患者的综合能力评估，可采用世界卫生组织残疾评定量表第2版中文版进行。

（七）心理社会评估

了解疾病对患者及家庭的影响，评估患者是否存在焦虑、抑郁、失落、否认和孤独等心理状态，是否有失去自信自尊、躲避生活和退出社会等心理，是否有认知和情绪障碍等。

四、康复护理原则及目标

（一）康复护理原则

遵循个体化、整体化、逐步推进、持续巩固的原则。

（二）康复护理的目标

1. **近期目标**　改善胸廓活动，采取正常、有效的呼吸模式，支持和改善心肺功能；改善或维持体力，提高机体能量储备和患者活动耐力；改善心理状况，树立自信心，缓解焦虑、抑郁、紧张等心理障碍。

2. **远期目标**　积极开展呼吸和运动训练，发掘呼吸功能潜力，防治并发症，消除后遗症；改善全身状况，提高机体免疫力，增加日常生活自理能力，提高生活质量。

五、康复护理措施

（一）保持和改善呼吸道的通畅

1. **指导患者正确的体位**　协助患者采取舒适体位（坐位或半卧位），有利于肺扩张；极重度患者采取身体前倾位，使辅助呼吸肌参与呼吸。

2. **指导患者进行有效咳嗽**　应让患者掌握有效咳嗽的方法和时机，如晨起时咳嗽，排出夜间聚积在肺内的痰液；睡前咳嗽排痰有利于患者的睡眠。患者须配合用力呼气技术进行有效咳嗽，避免持续性反射性咳嗽。有效咳嗽时，气道内黏液必须有一定厚度。当气道内无或仅有少量稀薄分泌物时，用咳嗽清理气道是无效的。咳痰后恢复坐位，进行放松性深呼吸。

3. **胸部叩拍和振动**　护士或家属给予叩击拍打胸壁，可使黏附在支气管内的分泌物脱落并较易排出，也可用特制的按摩器协助排痰。

4. **体位引流**　咳嗽时，患者受累肺段支气管尽可能垂直地面，促使肺叶特别是肺段气道内的分泌物咳出，每日2～3次，每次30～45分钟。如有可能应使双足着地，有利于胸腔的扩展，增加咳痰的有效性。适用于神志清楚、体力较好、分泌物较多的老年人。

（二）呼吸训练

当胸式呼吸效能低于腹式呼吸时，患者呼吸容易疲劳，因此，应指导患者进行放松训练、腹式呼吸训练、缩唇呼吸法和局部呼吸法等呼吸训练，以加强胸、膈呼吸肌的肌力和耐力，改善呼吸功能，有利于气急、气短所致的肌肉痉挛和精神紧张症状的缓解，减少能量消耗，提高呼吸效率。其中腹式呼吸是一种低耗高效的呼吸模式，是患者康复的重要措施。

（三）提高日常活动能力的训练

1. **氧疗**　由于通气和换气功能障碍导致患者缺氧和二氧化碳潴留，可通过鼻导管（图7-1）、面罩或机械通气给氧。每日吸氧10～15小时可减轻呼吸困难，改善活动协调性，增加运动耐力，延缓疾病进展，降低死亡率，改善心肺功能。

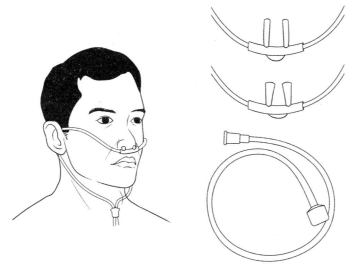

图7-1　鼻导管

2. 有氧训练　为使训练能成功且持久，方案应结合患者个体情况、兴趣和环境，做到简单易行，经济实用。

（1）上肢锻炼：上肢运动训练可增加前臂运动能力，减少通气需求，提高患者日常生活活动能力及自我管理能力。锻炼方式无固定统一的模式可让患者手持重物（0.5～3.0kg）做高过肩部的活动。

（2）下肢训练：下肢运动训练是运动训练的主要项目，包括步行、跑步、爬楼梯、平板运动、功率自行车或多种方式联合应用。

（3）呼吸肌运动锻炼：通过快速吸鼻、鼓腹吸气、阻力吸气锻炼吸气肌；通过缩腹呼气、缩唇呼气和阻力呼气锻炼呼气肌。

（4）运动强度：通常做12分钟行走距离测定，这种方法最简单，可了解患者的活动能力。然后采用亚极量行走和登梯练习改善患者的耐力。开始进行5分钟活动后休息，适应后逐渐增加活动时间。当患者能耐受每次20分钟运动后即可增加运动量。每次运动后心率应至少增加20%～30%并在停止运动后5～10分钟恢复到安静值。

3. 提高运动康复效果的方法　运动前使用支气管扩张剂扩张气道，运动时存在低氧血症者可在吸氧下进行运动，肺功能极重度障碍者可在吸氧联合无创通气下进行运动。

（四）作业训练

指导患者根据实际情况选择可以胜任的内容进行有针对性的练习，选择可提高全身耐力和肌肉耐力的作业活动，改善心肺功能，恢复活动能力。内容包括日常生活活动能力训练、功能性训练、娱乐性训练、生产性训练等。进行家庭和周围环境的改造，发挥患者更大的潜能，增强患者独立生活的信心，减少对他人的依赖，帮助患者回归家庭、重返社会。

（五）营养支持

营养状态是决定患者症状、残疾和预后的重要因素，营养不良是患者最常见的并发症。

膳食安排合理可改善代谢功能，增强机体抵抗力，促进疾病康复。患者死亡的危险因素主要是饮食摄入不足而能量消耗过大。但进食过度和缺乏体力活动则会导致肥胖，使患者呼吸系统做功增加，加重临床症状。

（六）传统康复疗法

传统康复疗法可以对患者有良好的治疗作用，包括太极拳、五禽戏、八段锦等锻炼方法，针灸、穴位按摩等治疗方法。

（七）心理康复

心理社会支持是患者康复治疗方案的重要组成部分，可改善患者特殊的心理状态，帮助患者以积极主动的态度参与康复治疗，树立信心，提高疗效。可采用心理社会干预、认知行为治疗模式等方法。

六、康复护理指导

（一）用药指导

稳定期的患者可给予抗氧化药，存在呼吸急促症状则给予支气管扩张药；对于极重度肺功能受损者提倡长期家庭氧疗，对于I型呼吸衰竭的患者可采取家庭无创通气。急性加重期的药物治疗包括对症治疗、去除急性加重诱因和防治并发症，主要药物包括支气管扩张药、全身糖皮质激素和抗生素。支气管扩张药用药过程中应指导患者按医嘱用药，不宜长期、规律、单一、大量使用，以免出现耐药性。患者应正确使用雾化吸入器以保证药物疗效，注意观察患者是否出现心悸、骨骼肌震颤等不良反应。使用糖皮质激素吸入治疗时，吸药后及时漱口，选用干粉吸入剂或加用除雾器以减少不良反应。为减少对胃肠道黏膜的刺激，宜在饭后服用口服药。

（二）疾病知识指导

向患者及家属讲清病的发生发展过程及导致疾病加重的因素，教会患者和家属通过判断呼吸困难的严重程度，合理安排工作和生活。劝导患者戒烟，这是减慢肺功能损害、防治本病最有效的措施之一。控制职业和环境污染，改善环境卫生，加强劳动保护，避免烟雾、粉尘和刺激性气体对呼吸道的影响。在呼吸道传染病流行期间，避免到人群密集的公共场所。注意防寒保暖，用增强呼吸道局部免疫力、增强体质、耐寒锻炼、中医治疗等方法来预防感冒及呼吸道感染。定期进行肺功能检测。

（三）康复训练指导

使患者理解康复锻炼的意义，根据患者心肺功能和体力情况，发挥患者的主观能动性，为患者制订康复锻炼计划，提高机体抵抗力。鼓励患者采取坐位或半卧位进行有效咳嗽、辅助叩击、体位引流，保持和改善呼吸道的通畅。指导患者进行放松练习、腹式/膈式呼吸或缩唇呼吸训练等，以及步行、慢跑、广播体操等康复训练。但训练一定要在病情稳定时进行，在训练中如感到不适应及时联系医生。

（四）家庭氧疗指导

让患者及家属了解氧疗的目的、必要性及注意事项。长期持续低流量（＜2L/min）吸氧可提高患者生活质量，使患者的生存率提高2倍。吸氧时注意安全，远离火源，搬运时轻拿轻放。氧疗装置应定期更换、清洁和消毒。

（五）心理指导

引导患者了解疾病、适应疾病，并以积极的心态对待疾病。培养生活兴趣，参与社会活动，缓解焦虑、紧张的精神状态。

 知识拓展

慢性阻塞性肺疾病全球创议2024

慢性阻塞性肺疾病全球创议2024（global initiative for chronic obstructive lung disease，GOLD 2024）中对于预防和管理的关键建议有：药物治疗和尼古丁替代疗法确实提高了长期戒烟率，电子烟作为戒烟辅助手段的有效性和安全性尚不确定。慢阻肺治疗的主要目标是减少症状和未来急性加重的风险。稳定期慢阻肺的管理策略应主要基于临床症状和对急性加重史的评估。药物治疗可减轻慢阻肺症状，降低急性加重发生频率和严重程度，改善患者健康状况和运动耐力，延缓肺功能下降速率和降低死亡率。每种药物治疗方案均应进行个体化指导。需要定期评估吸入技术。肺康复核心内容包括运动训练与健康教育相结合，可改善不同级别严重程度慢阻肺患者的运动能力、症状和生活质量。在严重静息慢性低氧血症（$PaO_2 \leq 55mmHg$ 或 ＜ 60mmHg 同时存在肺心病或继发性红细胞增多症）患者中，长期氧疗可提高其生存率。姑息治疗是控制晚期慢阻肺症状的有效方法。

第二节　支气管哮喘的康复护理

一、概述

支气管哮喘（bronchial asthma）简称哮喘，以慢性气道炎症和气道高反应性为主要特征，是由多种细胞（如嗜酸性粒细胞、肥大细胞、T细胞、中性粒细胞等）及细胞组分共同参与的呼吸道疾病。主要临床表现为反复发作的喘息、气急、胸闷和咳嗽等症状，伴广泛的哮鸣音，呼吸音延长，常在夜间或凌晨发作或加重，多数患者可自行缓解或经治疗后缓解。

支气管哮喘的发生受遗传因素和环境因素的双重影响。遗传因素方面，支气管哮喘是一种复杂的具有多基因遗传倾向的疾病，具有家族集聚现象。环境因素包括变应原性因素，如室内变应原（尘螨、动物皮毛）、室外变应原（粉尘、花粉）、职业变应原（油漆、染料）、食物（鱼、虾蟹、蛋类、牛奶）、药物（阿司匹林、青霉素）和非变应原性因素，如大气污染、吸烟、运动、肥胖等。

目前全球哮喘患者约有3亿，其中我国约有3000万人患哮喘，其造成的疾病负担占全球所有疾病伤残调整生命年的1%。近年来支气管哮喘的患病率明显增加，据全球哮喘防治倡议指南预计，2025年全球哮喘患者将增加至4亿。降低哮喘死亡率是目前防治的关键。

二、主要功能障碍

（一）生理功能障碍

包括呼吸功能障碍、气体交换障碍、循环功能障碍等，表现为肺功能改变、气流受限，有关呼气流速的各项指标均显著下降。

（二）心理功能障碍

表现为烦躁、焦虑、自卑、抑郁，甚至绝望，对治疗失去信心。哮喘新近发生和重症发作的患者，会出现紧张，甚至惊恐不安的情绪。在儿童中可表现为自闭、缺乏主见及与同伴关系不佳。

（三）日常生活活动能力下降

哮喘反复发作的患者，家务劳动等日常生活活动能力会受到影响。

（四）社会参与能力受限

哮喘反复发作的患者，其生活质量、工作能力、社会适应性等能力均会受到影响。

三、康复护理评估

（一）一般评估

评估患者的一般情况，了解饮食起居情况、生活习惯、日常家庭与工作环境；患病及治疗经过；哮喘发作时，有无接触变应原、有无主动或被动吸烟、有无接触花粉、有无食用易致敏食物、有无服用药物、有无剧烈运动等。评估患者的家族史、既往史、过敏史，以及既往和目前症状、体征、辅助检查结果等。

（二）呼吸功能评定

1. 支气管哮喘严重程度分级　根据症状出现的频率、第一秒用力呼气容积（FEV_1）和最大呼吸流量（peak expiratory flow，PEF）进行分级，主要用于治疗前判断支气管哮喘的严重程度。

（1）间歇状态（第1级）：症状<1次/周；短暂出现；夜间支气管哮喘症状<2次/月；$FEV_1 \geq 80\%$预计值或$PEF \geq 80\%$个人最佳值，PEF或FEV_1变异率<20%。

（2）轻度持续（第2级）：症状≥1次/周，但<1次/日；有可能影响活动和睡眠；夜间支气管哮喘症状>2次/月，但<1次/周；$FEV_1 \geq 80\%$预计值或$PEF > 80\%$个人最佳值，PEF或FEV_1变异率为20%～30%。

（3）中度持续（第3级）：每日有症状；影响睡眠和活动；夜间支气管哮喘症状>1次/周；

FEV$_1$为60%～79%预计值或PEF为60%～79%个人最佳值，PEF或FEV$_1$变异率＞30%。

（4）重度持续（第4级）：每日有症状；频繁出现；经常出现夜间支气管哮喘症状；体力活动受限；FEV$_1$＜60%预计值或PEF＜60%个人最佳值，PEF或FEV$_1$变异率＞30%。

2. 哮喘急性发作时病情严重程度分级　哮喘急性发作时，病情严重程度的分级可作为制订康复训练计划的依据，见表7-2。

表7-2　哮喘急性发作时病情严重程度的分级

临床特点	轻度	中度	重度	危
气短	步行、上楼时	步行、上楼时	步行、上楼时	—
体位	可平卧	可平卧	可平卧	—
讲话方式	连续成句	单词	单字	不能讲话
精神状态	可有焦虑，尚安静	时有焦虑或烦躁	常有焦虑或烦躁	嗜睡或意识模糊
出汗	无	有	大汗淋漓	—
呼吸频率	轻度增加	增加	常＞30次/分	—
辅助呼吸肌活动及三凹征	常无	可有	常有	胸腹矛盾运动
哮鸣音	散在，呼吸末期	响亮，弥漫	响亮，弥漫	减弱，乃至无

3. 支气管哮喘控制水平分级　不仅有助于指导临床治疗，也可用于评价康复护理的效果，见表7-3。

表7-3　支气管哮喘控制水平分级

指标	控制 （满足以下所有条件）	部分控制 （在任何1周内出现 以下1～2项特征）	未控制 （在任何1周内出现 以下≥3项）
日间症状	无（或≤2次/周）	＞2次/周	大于2次/周
活动受限	无	有	有
夜间症状/憋醒	无	有	有
需要使用缓解药的次数	无（或≤2次/周）	＞2次/周	＞2次/周
肺功能	FEV$_1$≥80%预计值或PEF≥80%个人最佳值	FEV$_1$＜80%预计值或PEF＜80%个人最佳值	FEV$_1$＜80%预计值或PEF＜80%个人最佳值
急性发作	无	≥每年1次	在任何1周出现1次

4. 肺功能评估　包括通气功能检测、支气管激发试验、支气管舒张试验、呼气流量峰值及其变异率测定等。

（三）运动功能评定

包括运动负荷实验、计时步行距离等方法。

（四）日常生活活动能力评定

哮喘患者多数存在日常生活活动方面的障碍。

（五）社会参与能力评估

主要对患者的生活质量、劳动能力和职业能力进行评估。

（六）心理社会评估

心理因素在哮喘的发生发展过程中起重要作用。哮喘可影响患儿的心理发育，影响成人工作、生活和学习，使成人产生心理问题。对哮喘患者进行心理社会评估，可了解其心理状态，有利于哮喘患者的康复，增强患者对治疗的信心。

四、康复护理原则及目标

（一）康复护理原则

应遵循个体化、综合化、长期性的原则，积极消除病因，控制急性发作，巩固疗效，防止复发。应根据患者哮喘所处的分期及严重程度不同给予个体化的护理，长期控制症状、预防未来风险的发生，同时坚持采用包括用药护理、康复护理和心理护理等相结合的康复护理措施，提高疗效，减少复发，提高患者生活质量。

（二）康复护理目标

1. 近期目标　尽可能控制症状，改善患者的心肺功能，缓解呼吸困难，能进行有效呼吸，有效地咳痰，提高其对运动和活动的耐力，增加日常生活活动能力。
2. 远期目标　预防哮喘发作及加剧，提高患者的劳动、生活能力，提高其生活质量。

五、康复护理措施

（一）避免引起支气管哮喘急性发作的诱因

1. 确定并减少危险因素接触　诱发支气管哮喘的常见变应原包括花粉、真菌、霉菌、螨虫、动物毛发、鸡蛋、海鲜和牛奶等。筛查变应原可以明确致病的变应原并需要进行有效的隔离，长期避免接触和脱敏治疗。
2. 其他非特异刺激因素　包括心理因素、运动、药物和吸烟等。

（二）呼吸锻炼

主要包括放松训练、呼吸肌训练、腹式呼吸训练、缩唇呼吸法、局部呼吸法，预防及解除呼吸急促等。

（三）运动康复

运动康复有助于提高患者全身的耐力、增强心肺功能、减少或减轻哮喘的发生。支气管哮喘缓解期的患者应选择适当的运动疗法进行康复锻炼，并长期坚持，循序渐进。

1. 运动康复的方式

（1）呼吸操：适用于卧床患者进行康复训练。主要方法是：①平卧，下肢抬高屈曲悬空，大腿与身体呈90°垂直，进行空中循环踩自行车的动作。②平卧，双腿屈曲，双肩和双上肢贴床，腰部和臀部抬高呈拱桥状。③拉起病床两边护栏，双手抓住护栏，用力使上半身坐起，与床垂直，双下肢始终紧贴床。以上动作重复训练10分钟为宜。

（2）步行训练：步行时采用缩唇呼吸或腹式呼吸，计步器记录步数和速度。

（3）功率自行车训练：采用负荷递增的运动方案，在踩踏过程中监测患者的峰值摄氧量、峰值二氧化碳排出量、峰值通气量等指标。

（4）上肢力量训练：可提高机体对上肢运动的适应能力，降低氧耗量，减轻呼吸急促，并通过增加肩带肌群肌力改善辅助吸气的效能。常见的上肢力量训练方式包括划船器运动、手摇车训练、提重物训练等。

2. **运动康复的原则**　制定治疗方案应遵循个体化原则，根据患者的致病因素、疾病严重程度、哮喘控制情况等因素进行综合考虑，应在专业医生的指导下进行运动康复。

（四）作业训练

根据病情，主要选择日常生活活动作业和职业技能训练，每天1次，每次每项目20～40分钟，每周5次，连续4周。

（五）心理护理

哮喘患者的心理护理尤为重要，因为精神心理因素在哮喘的发生发展过程中起到重要作用。常见的有抑郁、焦虑、恐惧、性格改变和适应反应等。对患者应进行心理疏导和教育，使患者对哮喘有正确的认识，保持乐观情绪，积极参加体育活动，锻炼身体，保持劳动、生活能力，有效减轻患者的不良心理反应。患者家属及身边朋友可一同参与对患者的管理，充分利用社会支持系统为其身心康复提供各方面的支持。针对就医提出的诉求，制定切实可行的诊疗方案，提高患者的信心和依从性。

六、康复护理指导

（一）疾病知识指导

指导患者及家属认识支气管哮喘的诱发因素、发病机制、发生发展过程、治疗方法及治疗效果，提高患者的治疗依从性和信心。避免接触变应原，注意防寒保暖，避免呼吸道感染，避免烟雾、粉尘和刺激性气体对呼吸道的影响。日常居住环境应安静、舒适、温湿度适宜，保持室内清洁、空气流通，不摆放有变应原的花草。加强稳定期的维持治疗，长期规范化治疗使大多数患者达到良好或完全的临床控制。

（二）用药指导

告知患者各种药物（糖皮质激素、β_2受体激动药、茶碱类药物等）的药理、用法、剂量、疗程、注意事项，观察药物疗效和不良反应。正确使用定量雾化吸入器用药。协助患者学会药物自我管理的策略，使患者理解坚持用药的重要性。出现症状恶化或出现严重不良反应时应及时就诊。

（三）气道护理指导

指导患者进行有效咳嗽、协助叩背，有效排痰，观察咳嗽情况、痰液性状和量。无效者可用负压吸引器吸痰。鼓励患者每天饮水2500～3000ml，以补充丢失的水分，稀释痰液。

（四）康复训练指导

指导患者进行呼吸功能训练如呼吸肌训练、腹式呼吸训练、缩唇呼吸法等，教会患者放松技巧，如深呼吸等。

（五）避免不良刺激指导

识别可能的诱发因素，寻找有效预防的措施。避免与变应原等诱发因素接触，如通过改善生活居住环境，避免接触有污染的空气（如花粉、烟雾、冷空气等），避免接触易致敏食物和药物。

（六）指导患者学会自我监测病情

指导患者识别哮喘发作的先兆表现和病情加重的征兆，学会哮喘发作时进行简单的紧急自我处理方法。掌握峰流速仪用法和准确记录哮喘日记是哮喘患者自我管理的重要内容，包括如无不适症状，每周监测峰流速值，记录有无喘息、咳嗽、咳痰、活动受限、夜间憋醒等症状；如有不适，应每天记录病情，哮喘严重需要立即到医院就诊。

（七）指导患者掌握急性发作的自救方法

哮喘急性发作是指突然发生喘息、气促、咳嗽、胸闷等症状或原有症状急剧加重，常有呼吸困难。治疗目标为尽快缓解气道痉挛，纠正低氧血症，恢复肺功能，预防进一步恶化或再次发作。可采用以下自救方法：①保持镇定、放松。②应随身携带短效 β_2 受体激动药（沙丁胺醇或特布他林气雾剂），急性发作时吸入，每次2～4喷，如果症状未缓解，20分钟后重复喷药。③若重复吸入短效 β_2 受体激动药3次后症状未缓解，或持续3小时无效，或症状进一步恶化，出现冷汗、端坐呼吸，口唇、指甲发绀，应及时去医院急诊。④有条件的患者可吸氧治疗，同时应准备进行机械通气。

 知识拓展

轻度支气管哮喘诊断与治疗中国专家共识（2023）

1. 治疗目标　轻度哮喘慢性持续期的定义与典型哮喘一致，与所有哮喘患者一样，轻度哮喘的管理目标是达到哮喘症状的良好或完全控制，维持正常活动。此外，还包括减少向中、重度哮喘进展，以及远期急性发作、死亡、肺功能不可逆损害和药物不良反应的风险。

2. 治疗原则　轻度哮喘慢性持续期的治疗原则主要基于症状控制水平来进行，选择适当的治疗方案。应当为每例患者制订哮喘书面行动计划，定期随访、检测和多维度评估、调整管理方案。

3. 治疗方式　轻度哮喘患者大多症状轻微，慢性持续期以门诊治疗为主，但当患者发生急性发作特别是重度急性发作时，要根据情况选择急诊、住院，甚至重症监护病房等治疗。药物治疗以抗炎为基础，存在可治疗特质危险因素时，应结合患者的整体情况予以个体化精准管理。

第三节　慢性呼吸衰竭的康复护理

一、概述

呼吸衰竭是各种原因引起的肺通气和/或换气功能严重障碍，导致机体在静息状态下不能维持足够的气体交换，导致低氧血症伴或不伴高碳酸血症，进而引起一系列病理生理变化和临床表现的综合征。由于缺乏特异性的临床表现，需依据动脉血气分析诊断，在海平面、静息状态、呼吸空气条件下，$PaO_2 < 60mmHg$，伴或不伴$PaCO_2 > 50mmHg$，即可诊断为呼吸衰竭。

有些慢性疾病会导致呼吸功能受损进而逐渐加重，最终会发展为慢性呼吸衰竭（chronic respiratory failure，CRF）。虽然早期缺氧或伴高碳酸血症，但通过代偿适应，机体仍可保持一定的呼吸能力，称之为代偿性慢性呼吸衰竭；若出现并发呼吸道感染、气道痉挛等使病情急性加重的情况，短时间PaO_2明显下降和/或$PaCO_2$明显上升，称之为慢性呼吸衰竭急性加重。综上所述，呼吸衰竭是最常见的引起呼吸系统疾病死亡的原因。

CRF的病因包括气道阻塞性病变如COPD、重症哮喘等；肺组织病变如严重肺炎、严重肺结核、肺气肿、肺水肿等；肺血管疾病如肺栓塞；心脏疾病如缺血性心脏病、严重心脏瓣膜病；胸廓与胸膜病变如胸部外伤、胸膜增厚、气胸手术等。

二、主要功能障碍

（一）呼吸功能障碍

表现为呼吸频率、节律和幅度改变的明显的呼吸困难症状。开始表现为呼吸费力伴呼气延长，严重时发展为浅快呼吸，辅助呼吸肌活动加强，呈点头或提肩呼吸。CO_2潴留加剧时，出现浅慢呼吸或潮式呼吸。在功能方面主要的障碍表现为上肢、手的麻木、无力等，受累肢体上举、后伸、外展、侧屈等活动受限，ADL能力受限。

（二）运动功能障碍

运动会增加耗氧量进而加重缺氧，造成呼吸困难，患者常因恐惧害怕缺氧而不敢运动，导致运动能力下降。反之运动减少又使心肺功能适应性下降，进一步加重运动障碍，形成恶性循环。

（三）认知功能障碍

多见于智障碍力或定向功能障碍。

（四）日常活动能力障碍

可影响患者的日常生活能力及活动能力。

（五）参与能力受限

可影响患者的生活质量、劳动能力、就业和社会交往能力等。

（六）心理功能障碍

老年患者生活自理能力下降，疾病反复发作，进行性加重，严重影响患者的生活质量，往往情绪低落并感焦虑。严重缺氧、濒死感及机械通气治疗时的恐惧、孤独无助、悲观绝望情绪，不仅严重影响患者的休息及睡眠，还会带来极大的心理压力和精神负担。

三、康复护理评估

（一）一般评估

患者一般情况的评估包括症状、体征、辅助检查结果等。是否有COPD、严重肺结核、肺间质纤维化等慢性呼吸道疾病，是否有胸廓畸形、外伤、重症肌无力等疾病，是否有溺水、电击等情况。是否有诱发呼吸衰竭的因素如感染、高浓度吸氧、手术、创伤、使用麻醉药等。评估患者的职业情况、运动锻炼情况、耐受程度、家庭情况等既往史、个人史等。

（二）功能评估

1. 呼吸功能评估　常用的呼吸困难评估方法有Borg评分法和美国胸科协会评分法。现常用根据Borg量表评分法改进的呼吸困难评分，根据患者完成一般性活动后的主观劳累程度可分为5级：Ⅰ级，无气短、气急；Ⅱ级，稍感气短、气急；Ⅲ级，轻度气短、气急；Ⅳ级，明显气短、气急；Ⅴ级，气短、气急严重、不能耐受。

2. 肺功能评估　包括肺通气功能和肺换气功能评估。以FEV_1/FVC反映气道阻力和呼气流速的变化。

（三）运动功能评估

包括运动负荷实验（如踏功率车）、计时步行距离（6分钟步行试验）、耐力运动实验等。直接反映心肺功能综合能力的最主要指标是最大摄氧量（maximal oxygen uptalce，VO_{2max}），各种心肺疾病、贫血等均能引起氧的运输或利用障碍，导致VO_{2max}下降。

（四）心理功能评估

对患者伴有的烦躁、恐惧、焦虑、紧张等心理问题进行心理状况的评估。

（五）日常活动能力评估

按照美国胸科协会呼吸困难评分法（表7-4），根据各种日常生活活动时的气短情况分为6级。

表7-4 美国胸科协会呼吸困难评分法

分级	临床表现
0级	如常人，无症状，活动不受限
1级	一般劳动时出现气短
2级	平地步行无气短，较快行走、上坡或上下楼梯时气短
3级	行走百米气短
4级	讲话或穿衣及稍微活动即气短
5级	休息状态下也气短，无法平卧

（六）社会参与能力评估

选用社会功能缺陷量表可较全面地反映此类疾病患者的社会功能活动能力，主要包括职业劳动能力、家庭生活职能能力、社交能力、个人生活自理能力等评估内容。

（七）其他功能评估

包括血气分析、四肢肌肉力量评估、营养状况评估和认知功能评估等。

四、康复护理原则及目标

（一）康复护理原则

遵循因人而异，综合和适度的原则。在保持呼吸道通畅的前提下，迅速纠正缺氧、CO_2潴留、酸碱失衡和代谢紊乱，防止多器官功能受损，消除诱因，治疗原发病，预防和治疗并发症。

（二）康复护理目标

1. 近期目标 保持呼吸道通畅的前提下，改善肺通气及换气功能，纠正缺氧、CO_2潴留及代谢功能紊乱，防止多器官功能损害。

2. 远期目标 改善患者心肺功能，提高患者对运动和活动的耐力，增加患者自我照顾能力，改善生活状态，提高生活质量。

五、康复护理措施

（一）保持和改善呼吸道通畅

1. 保持呼吸道通畅 气道不畅会加重呼吸肌疲劳，气道分泌物聚积可使感染加重，导致肺不张，减少呼吸面积，加重呼吸衰竭，因此，保持气道通畅是纠正缺氧和二氧化碳潴留的最重要手段。在氧疗和改善通气之前，必须采取各种措施，使呼吸道保持通畅，纠正缺氧和二氧化碳潴留。首先是清除口咽部分泌物和胃内反流物，预防呕吐物反流至气管。昏迷患者采用仰头提颏法打开气道。对于痰多、痰黏稠者，给予祛痰药使痰液稀释，翻身拍背可促进痰液排出。对于有严重排痰障碍者可考虑用纤维支气管镜吸痰，体外振动排痰机协助排痰。对有气道痉挛者，要积极治疗，用支气管舒张药如β_2受体激动药，必要时使用糖皮质激素等缓解支气管痉挛。如经上述处理无效，不能有效地保持气道通畅，可采用简易人工气道或气管插管和气管切开建立人工气道，方便吸痰、机械通气等治疗。

2. 氧疗　氧疗是呼吸衰竭患者的重要治疗措施，也是快速有效的治疗手段，任何呼吸衰竭都存在低氧血症，康复护理的最终目的是纠正缺氧。不同类型的呼吸衰竭其氧疗的指征和给氧方法不同。常用的氧疗法为双腔鼻管、鼻导管、鼻塞或面罩吸氧。鼻导管和鼻塞使用简单方便，不影响咳痰和进食，但吸入氧浓度不稳定，高流量时对局部黏膜有刺激。面罩包括普通面罩、非重复呼吸面罩和文丘里面罩。CRF患者建议每日吸氧时间超过15小时。

3. 机械通气　严重呼吸衰竭患者采用机械通气可使呼吸肌放松并减少做功。在呼吸衰竭未发展到危重阶段时，尽早采用面罩或鼻罩进行无创通气支持可能促进患者康复。无创通气因其设备简单、调节方便，更适合于家庭使用。但要注意保持呼吸道通畅，设置合理参数，选取合适面罩，做好呼吸机管道管理。对于呼吸衰竭严重、经上述处理不能有效地改善缺氧和二氧化碳潴留时，需考虑无创或有创正压机械通气。当机械通气无效时，可采用一种体外膜肺氧合（extracorporeal membrane oxygenation，ECMO）生命支持技术，通过部分或全部替代心肺功能，使其充分休息，争取更多的时间治疗原发病。

（二）呼吸肌锻炼

CRF的重要原因之一是呼吸肌力量减弱、耐力降低。此类患者常伴有运动和活动受限。因此CRF患者康复治疗的要点为恢复呼吸肌的功能。常用的方法是每日3～5次的以不产生疲劳为宜的腹式呼吸。全身运动如步行、上下楼梯、呼吸训练操等均可增强全身肌肉力量，提高通气储备。

（三）营养支持

CRF患者机体免疫功能降低、感染不易控制的原因主要为摄入热量不足，存在混合型营养不良，因此营养支持尤为重要。在日常饮食中加强营养支持，鼓励患者进食高热量、高蛋白、高维生素、易消化的饮食，避免用餐前后过多饮水，适当控制碳水化合物的进食量，可降低CO_2产生及潴留，减轻呼吸负荷，必要时可采取静脉高营养治疗。改善营养状态也可增强呼吸肌力量。

（四）作业治疗

主要是通过操作性活动，包括做家务、购物等功能性训练，开展文娱活动等娱乐消遣性训练，使出现在日常活动中病理性呼吸模式得到及时纠正，其中应着重训练患者上肢肌肉的力量和耐力，改善患者的躯体和心理状况，提高日常生活活动能力。作业治疗时注意节省能量，减少能量消耗，使体能运用更加有效，增强患者的生活独立性，减少对他人的依赖。

（五）心理支持

此类疾病患者往往心理负担重，护理时应采用指导、劝解、疏导、帮助、安慰等措施，使其克服恐惧、焦虑、紧张、悲观、沮丧、绝望等心理危机，适应和面对病情的现状，打消顾虑，增强战胜疾病的信心。如在CRF患者中占有重要地位的放松训练，是通过一定的肌肉放松训练，有意识地控制自身的心理活动，阻断精神紧张和肌肉紧张所致的呼吸短促，减少机体的能量消耗，改善缺氧状态，提高呼吸效率。分为以下三个步骤：①练习与体验呼-吸，以及紧张-放松的感觉。②各部肌肉放松训练，如头部、颈部、肩部等。③放松训练。

六、康复护理指导

（一）疾病知识指导

CRF康复关键是预防和及时处理呼吸道感染的诱因，减少急性发作，尽可能延缓肺功能恶化的进程。向患者及家属解释此类疾病的发生、发展过程及导致疾病加重的因素（如吸道感染、吸烟等），控制并发症，及时有效化痰排痰，建立通畅气道。

（二）呼吸训练指导

指导患者应用正确有效的咳嗽技巧、排痰手法及呼吸训练方法，提高自我护理康复能力，保持呼吸道通畅。

（三）各种治疗的指导

包括用药指导、家庭氧疗指导、营养支持指导、心理康复指导等，指导患者及家属合理规范用药，充分利用医疗资源，正确和安全地应用氧气开展氧疗，保证充足营养。

（四）活动与休息指导

根据病情和日常活动的耐受力，结合患者自身情况，制订个人运动计划，指导患者合理安排活动与休息，养成良好习惯。

（五）饮食指导

患者应摄入有高热量、高蛋白、高维生素、富含食物纤维、易消化的饮食，适当控制进食碳水化合物，注意保证水的摄入，纠正电解质紊乱。

知识拓展

成人氧气吸入疗法护理中并发症预防及处理原则（中华护理学会团体标准 T/CNAS 08—2019）

氧中毒：FiO_2 为100%的时间宜≤6小时；FiO_2 ≥60%的吸氧时间不宜超过24小时。患者出现胸骨后灼热感、疼痛，呼吸增快、恶心、呕吐、烦躁、干咳、进行性呼吸困难、血氧饱和度下降等疑似氧中毒情况时，应立即通知医生，遵医嘱处理。

高碳酸血症：应加强气道管理，保持气道通畅。存在高碳酸血症风险者，应给予控制性氧疗。如患者出现SpO_2下降、神志改变、呼吸变快进而变慢、心率变快或减慢、尿量减少等变化，则有高碳酸血症可能，应根据医嘱给予动脉血气分析。应在动脉血气分析指导下调整氧疗方案，维持目标SpO_2，密切监测$PaCO_2$变化。必要时遵医嘱给予呼吸兴奋药或机械通气以增加通气量从而纠正高碳酸血症。

医疗器械相关压力性损伤：应选择适宜型号的鼻导管、面罩，正确佩戴，对器械下方和周围受压皮肤进行评估。对易发生压力性损伤者，应增加皮肤评估频次，并采取有效预防措施。

本章小结

思考题

1．针对COPD患者，采取什么措施来保证和改善呼吸道通畅？

2．对于支气管哮喘的患者，如何正确指导患者监测病情和急性发作时自救？

3．慢性呼吸衰竭患者如何进行氧疗？

更多练习

（唐丽云）

第八章　心血管疾病的康复护理

教学课件

学习目标

1. 素质目标

（1）培养发现问题、分析问题、解决问题的临床思维。

（2）培养尊重患者、保护患者隐私的人文精神。

（3）树立专业、敬业、爱业的护理学价值观，培养多学科团队协作的意识。

2. 知识目标

（1）掌握：冠心病、慢性心力衰竭、原发性高血压的康复评定内容及康复护理措施。

（2）熟悉：冠心病、高血压的临床分期，高血压的危险因素；慢性充血性心力衰竭的病因和诱发因素。

3. 能力目标

（1）能准确识别冠心病、慢性心力衰竭、高血压患者主要功能障碍问题，进行护理评定，并提供适宜的康复护理措施。

（2）能正确处理高血压急症。

案例

【案例导入】

　　患者，男，59岁。既往有高血压10年，糖尿病5年，肥胖，从事脑力劳动。1个月前，患者活动后感胸前区不适，乏力，偶伴有气短、反酸、嗳气；休息后症状缓解。近一周，患者工作压力大、休息欠佳、饮食不规律。凌晨突然胸前区压榨性疼痛，并向肩背放射，有濒死感，面色苍白，大汗淋漓，呕吐1次，大便2次，行走困难。自行舌下含服硝酸甘油，症状未缓解。家属让其卧床休息，立即拨打"120"急救电话，并通知社区服务人员协助照护。临床诊断：急性心肌梗死；房颤。给予紧急医疗救治，行急诊经皮冠状动脉介入治疗。

【请思考】

　　1. 如何对该患者进行康复评估，并制订康复护理计划？

2．如何对该患者正确实施康复护理措施？

【案例分析】

第一节　冠心病的康复护理

一、概述

冠状动脉粥样硬化性心脏病（coronary atherosclerotic heart disease，CHD）是冠状动脉粥样硬化导致血管腔狭窄或阻塞，造成心肌缺血、缺氧或坏死而引起的心脏病，又称缺血性心脏病（ischemic heart disease，IHD），是目前最常见的心血管疾病之一。

在我国，城乡居民冠心病的患病率逐年上升，且患病年龄呈年轻化趋势。根据WHO的最新统计数据显示，我国冠心病的死亡率居世界第二，已成为严重危害人类健康的重要疾病。这提示了对冠心病的有效防控和管理的迫切需要，以降低患者的发病率和提高患者的生存质量。

（一）病因

1．主要危险因素

（1）年龄、性别：本病多见于40岁以上人群，女性更年期后发病明显增加。

（2）血脂异常：脂质代谢异常是动脉粥样硬化最重要的危险因素。

（3）高血压：血压增高与冠心病密切相关。

（4）吸烟：吸烟者的冠心病发病率和病死率相比非吸烟者增高2～6倍，且与每天吸烟的支数成正比。被动吸烟也是危险因素。

（5）其他：糖尿病和糖耐量异常也与本病密切相关。

2．次要的危险因素　主要包括肥胖、家族史、A型性格、口服避孕药，以及不良饮食习惯（高热量、高动物脂肪、高胆固醇、高糖饮食等）。

3．其他的危险因素

（1）血中同型半胱氨酸增高。

（2）胰岛素抵抗增强。

（3）血中纤维蛋白原及一些凝血因子增高。

（4）病毒、衣原体感染等。

（二）临床分型

近年来，根据发病特点和治疗原则，冠心病的临床分型主要分为两大类。

1．**慢性冠脉综合征（chronic coronary syndrome，CCS）**　该类特点是病程较长，症状

相对较为稳定。

（1）稳定型心绞痛。

（2）隐匿型冠心病。

（3）缺血性心肌病。

2. 急性冠脉综合征（acute coronary syndrome，ACS）　该类患者出现急性症状，需要紧急干预和治疗。

（1）不稳定型心绞痛（unstable angina，UA）。

（2）非ST段抬高型心肌梗死（non-ST-segment elevation myocardial infarction，NSTEMI）。

（3）ST段抬高型心肌梗死（ST-segment elevation myocardial infarction，STEMI）。

（4）冠心病猝死。

二、主要功能障碍

冠心病患者的功能障碍主要是冠状动脉狭窄导致心肌缺血、缺氧所引起，其次则涉及继发性的躯体和心理功能障碍。

（一）循环功能障碍

由于体力活动减少或缺乏，导致心血管系统的适应性降低。

（二）呼吸功能障碍

由于长期心血管功能障碍，从而引起肺循环功能障碍。

（三）运动功能障碍

由于缺乏运动，导致肌体吸氧能力减退、肌肉萎缩和氧化代谢能力降低，从而限制了全身运动耐力。

（四）消化功能障碍

因心功能减退导致胃肠道淤血，使胃肠活动功能全面减退，影响胃肠蠕动，也影响消化腺的分泌。

（五）代谢障碍

主要指脂质代谢障碍和糖代谢障碍。

（六）行为障碍

常伴随不良生活习惯和心理障碍等，对患者行为产生负面影响。

三、康复护理评估

（一）病史评估

1. 一般情况　包括姓名、性别、年龄、体重、职业、工作环境和家庭情况等基本信息。

2. 家族史与既往史　掌握患者家族史和既往史，有助于综合评估患者的整体健康状况。

3. **吸烟史** 包括是否吸烟、每日吸烟量及吸烟持续时间等信息。

4. **心绞痛、心肌梗死的情况** 包括诱因、部位、性质、强度、持续时间、缓解方式及近期服用的药物等详细信息。

5. **药物的疗效和不良反应** 评估患者当前用药情况，包括药物疗效和可能的不良反应。

6. **运动状况评估** 了解患者的运动习惯和活动水平，为制订康复计划提供依据。

7. **心理评估** 了解患者的焦虑和恐惧情绪。

（二）心电图运动试验

心电图运动试验是以心电图为主要检测手段，通过患者逐步增加运动负荷，检测试验前、中、后的心电图，同时观察患者有无不适反应，从而判断患者心肺功能。其是一种简便、实用、可靠的诊断方法。运动处方一般是依据分级症状限制型心电图运动试验的结果制定。

（三）超声心动图运动试验

超声心动图可直接反映心肌的活动情况，揭示心肌的收缩和舒张功能，运动时更利于揭示潜在的异常。检查一般采用卧位踏车的方法。

（四）冠状动脉造影

可明确左、右冠状动脉狭窄性病变的部位及程度。

（五）行为类型评估

1. **A型性格** 易激惹、情绪易波动、缺乏耐心、有强烈的时间紧迫感，此行为类型的应激反应较强烈。

2. **B型性格** 平易近人、有耐心、劳逸结合、合理控制时间、无过度的竞争性。

四、康复护理原则及目标

（一）康复护理原则

通过积极干预冠心病的危险因素，阻止或延缓疾病的发生和发展。帮助患者主动改变自己的生活方式，最终提高患者的生活质量。

（二）康复护理目标

1. **生活方式的改变** 指导患者戒烟、合理饮食、科学运动及睡眠管理。

2. **双心健康** 注重患者心脏功能康复和心理健康的恢复。

3. **循证用药** 冠心病的康复必须建立在药物治疗的基础上。

4. **生活质量的评估** 康复的目的是提高患者生活质量，使其尽可能恢复到正常或者接近正常的生活质量。

5. **职业康复** 康复的最终目标是使患者回归家庭、回归社会。

（三）康复的适应证

1. 稳定型心绞痛确诊患者。

2. 急性冠脉综合征患者　具体如下。①STEMI 患者。②NSTEMI 患者。

3. 接受再灌注治疗者　具体如下。①接受冠状动脉旁路移植术患者。②行急诊经皮冠状动脉介入治疗患者。③经皮冠状动脉介入治疗患者。

（四）康复的禁忌证

1. 不稳定型心绞痛。

2. 病情不稳定或有并发症。

3. 不理解或不合作者。

五、康复护理措施

（一）康复治疗的分期

根据冠心病康复治疗的特征，国际上将康复治疗分为三期。

Ⅰ期：指急性心肌梗死或急性冠脉综合征住院期的康复。时间为 3～7 天。

Ⅱ期：从患者出院开始，至病情完全稳定。时间为 5～6 周。

Ⅲ期：指病情长期处于较稳定状态，或Ⅱ期过程结束。一般为 2～3 个月，自我锻炼应持续终生。

（二）康复护理措施

患者积极主动地改变生活方式是康复护理的基础，因此护理措施应是全面的、综合的、动态的、个体化的。其中运动训练是冠心病康复护理的核心。

1. 早期活动　床上肢体活动，从活动远端肢体的小关节，逐步过渡到抗阻活动，如捏皮球或拉皮筋等；吃饭、洗脸、刷牙、穿衣等也可早期进行。

2. 呼吸训练　进行腹式呼吸训练。

3. 卧位训练　从半坐卧位向有支撑的端坐卧位训练，逐步过渡到无支撑的端坐卧位。

4. 步行训练　从床边站立开始，克服直立性低血压，逐步过渡到床边步行（1.5～2.0METs）训练。此过程需要加强监护，防止跌倒。上肢超过心脏平面时，心脏负荷增加较大，常是诱发病情加重的原因，因此应避免或减少此类活动。

5. 排便　指导患者保持大便通畅。

6. 上、下楼　上、下楼时动作需缓慢。上楼时运动负荷主要取决于上楼速度，每上一级台阶可稍事休息，避免出现不适症状。

7. 日常生活训练　患者可以自己洗澡，要注意水温和环境温度；可以做简单家务劳动，逐步增加；可以进行体育娱乐活动，如室外散步、降压舒心操、太极拳、气功（以静功为主）、园艺活动等。在进行较大强度活动时应采用远程心电监护，或在有经验的康复人员的指导下进行。

8. 康复方案调整与监护　患者在训练过程中，根据运动或活动后有无不适反应、心率变化，调整康复方案。

（1）无不适反应：①心率增加＜10次/分，次日训练可进入下一阶段。②心率增加20次/分，次日继续同一级别的运动。③心率增加＞20次/分。返回前一阶段的运动或暂时停止运动训练。

（2）有不适反应：则应返回前一阶段的运动级别或暂停运动训练。增加新的活动时，应在医生的指导下或心电监护下开始进行。在无异常的情况下，重复性活动可以不连续监护。

患者一般3～5天出院，但要确保患者持续步行200m无不适反应，心电图无异常。出院后，每周需门诊随访一次。出现任何不适反应均应暂停运动，及时就诊。

六、康复护理指导

1. 调节饮食结构　体重指数高的患者须减少食物总热量摄入，少食多油、多糖食物，减轻体重。

2. 预防便秘。

3. 运动训练指导。

4. 戒烟　戒烟是心肌梗死后的重要措施。

5. 心理指导　指导患者保持乐观、平和的心情，缓解焦虑和抑郁。

6. 照顾者指导　教会家属紧急呼救方法及心肺复苏的基本技术。

 知识拓展

康复护理之整体观念——辨证施治

《韩非子》中的《扁鹊见蔡桓公》，讲述扁鹊对蔡桓公的医学诊断。在故事中，扁鹊通过观察蔡桓公的症状，指出疾病的根本在于"腠理""肌肤""肠胃"和"骨髓"等准确诊断和治疗建议，以及蔡桓公对扁鹊建议的犹豫和不信任。最终，蔡桓公因未得到及时治疗而病情加重。因扁鹊已离开，蔡桓公最终死亡。

扁鹊的故事体现了中医的辩证思维和治疗理念。故事中的扁鹊通过仔细观察患者的症状，提出疾病的多层次诊断，并强调治疗的及时性。这反映了中医强调整体观念、辨证施治的特点。对于现代康复护理而言，这个故事提醒我们在康复的过程中，需全面考虑患者的身体和生活状况，采取个性化的康复方案。

第二节　慢性心力衰竭的康复护理

一、概述

心力衰竭（heart failure，HF）简称心衰，是由于心室射血和/或充盈功能低下，心排血量不能满足机体代谢的需要，出现肺循环和/或体循环淤血，组织、器官血液灌注不足，是各种心脏病发展到严重阶段的临床综合征，也称为充血性心力衰竭（congestive heart failure，CHF）。

根据心衰发生的时间、速度、严重程度可分为慢性心衰和急性心衰。按心衰发生的部位可分为左心衰、右心衰和全心衰。根据左心室射血分数分为四类：①射血分数降低的心衰。②射血分数中间值的心衰。③射血分数保留的心衰。④射血分数改善的心衰。

慢性心力衰竭简称慢性心衰，也称慢性充血性心力衰竭，是心血管疾病患者的终末期表现和主要的死亡原因，是临床常见的危重症。

（一）病因

1. 心肌损害
（1）原发性心肌损害：如心肌梗死、心肌缺血等。
（2）继发性心肌损害：如糖尿病性心肌病、心肌淀粉样变性等。
2. 心脏负荷过重
（1）压力负荷过重：如高血压、主动脉瓣狭窄、肺动脉高压等。
（2）容量负荷过重：如心脏瓣膜关闭不全等、先天性心脏病如间隔缺损、动脉导管未闭等；慢性贫血、甲状腺功能亢进症等。

（二）诱因

1. 感染　如呼吸道感染是最常见、最重要的诱因。
2. 心律失常　如心房颤动是诱发心力衰竭的重要因素。
3. 过度体力消耗或情绪激动　如剧烈运动、妊娠后期及分娩过程、暴怒等。
4. 血容量增加　如输液或输血过快、过多。
5. 治疗不当　如不恰当停用利尿药物或降压药等。
6. 其他　饮食的不合理、环境的变迁、季节的变化。

（三）临床表现

1. 主要临床表现　呼吸困难、体液潴留和乏力（特别是活动时）。
2. 心功能分级　心力衰竭的严重程度常采用美国纽约心脏病协会的心功能分级（表8-1）方法。这种分级方法简便易行，临床应用最广。

表8-1　心功能分级

心功能分级	特点
Ⅰ级	患有心脏病，但日常活动量不受限制，一般活动不引起乏力、呼吸困难等心衰症状
Ⅱ级	体力活动轻度受限。休息时无自觉症状，但一般活动可出现上述症状，休息后很快缓解
Ⅲ级	体力活动明显受限。休息时无症状，低于一般活动量时即可引起上述症状，休息较长时间方可缓解
Ⅳ级	不能从事任何体力活动，休息时亦有心衰的症状，稍有活动后症状即加重

二、主要功能障碍

（一）呼吸功能障碍

患者有效呼吸降低，端坐呼吸，阵发性夜间呼吸困难，是左心衰竭后肺循环淤血所致。患者采取的坐位越高，呼吸困难越重，表明左心衰竭的程度越重，可按此判断左心衰竭的严重程度。

（二）活动能力减退

左心衰竭后，因心排血量不足，引起全身运动耐力下降，患者易感疲劳，活动能力减退。患者因体液潴留，出现对称性、下垂性、凹陷性水肿。也易引起电解质与体液失衡，出现血钠及血钾降低。患者自理能力下降。

（三）消化功能障碍

胃肠道及肝淤血可引起腹胀、食欲缺乏、恶心及呕吐等，是右心衰竭最常见的症状。

（四）心理障碍

患者因疾病引起的不舒适感、日常生活自理能力的缺失，逐渐脱离社会活动，常出现焦虑、紧张和压抑等心理症状。

三、康复护理评估

（一）病史评估

1. 一般情况　包括姓名、性别、年龄、体重、职业、工作环境和家庭情况等基本信息。
2. 家族史、既往史　包括是否患有高血压、糖尿病、冠心病、风湿性心瓣膜病、心肌炎及心包炎等。
3. 左心衰竭的情况　是否有夜间睡眠中憋醒不能平卧；是否有活动或体力劳动后心悸、气短；是否有呼吸困难；是否有咳嗽、咳白痰或粉红色泡沫痰。
4. 右心衰竭的情况　是否有恶心、食欲减退、体重增加及身体低垂部位水肿。皮肤完整性的评估。
5. 吸烟史　是否吸烟、每日吸烟量及持续时间。

（二）心功能评估

美国纽约心脏病协会根据心力衰竭的临床症状与活动能力，将心功能分为四级，见表8-1。

（三）心-肺运动试验

心-肺运动试验仅适用于慢性稳定性心衰的患者。在运动状态下测定患者的运动耐量，更能说明心脏的功能状态。心-肺运动试验可得到以下两个数据。

1. 最大耗氧量（VO_{2max}）　指人体在运动时每分钟可摄入氧气的最大体积。心功能正常时，此值为＞20ml/（min·kg）；轻至中度心功能受损时为16～20ml/（min·kg）；中至重度受损时为10～15ml/（min·kg）；极重受损时为＜10ml/（min·kg）。

2. 无氧阈值　乳酸阈法是最常用的方法之一。把血乳酸浓度突然增加的拐点所对应的运动强度确定为无氧阈值。一般认为血乳酸浓度在2～4mmol/L左右。但个体之间会有差异。通过分析乳酸浓度变化曲线来确定无氧阈值对应的运动强度。

（四）心理障碍评估

临床中最常见的消极情绪主要有抑郁与焦虑。

1. 抑郁评定量表　汉密尔顿抑郁量表、抑郁自评量表。

2. 焦虑评定量表　汉密尔顿焦虑量表、焦虑自评量表等。

四、康复护理原则及目标

（一）康复护理原则

心衰的康复护理应控制管理患者的基础疾病；缓解改善患者心衰的症状体征；建立良好的自我康复能力，防止和延缓心衰的发生；提高患者生存质量，同时降低死亡率。

（二）康复护理目标

1. 近期目标　保持生命体征平稳，控制其他危险因素，改善临床症状；低盐饮食、合理使用利尿药；遵循活动计划，让患者了解限制最大活动量的症状，把握最佳的活动程度。

2. 远期目标　改善患者心肺功能，提高患者运动及活动耐力，有康复的信心和积极的行为，改善生活质量。

五、康复护理措施

（一）气体交换功能

1. 体位　患者发生急性心力衰竭时，需要提供高靠背架、高枕等支托，取端坐位，手臂用枕头支撑，双下肢下垂于床旁。同时要加强看护或床旁协助，保证患者安全。心衰伴有胸腔积液或腹水者宜采取半卧位。下肢水肿者如无明显呼吸困难，可抬高下肢，利于静脉回流。同时需要注意患者体位舒适和安全，必要时加床挡，防止坠床。

2. 氧疗　仅应用于存在低氧血症（SpO_2＜90%）时，根据缺氧程度调节氧流量，使患者SpO_2≥95%。

3. 呼吸肌训练　缩唇呼吸、腹式呼吸、人工对抗阻力呼吸。

4. 有效咳嗽　协助患者有效咳嗽，咳嗽不宜长时间进行，可在早晨起床后、晚上睡觉前或餐前半小时进行。

5. **止血带轮扎法**　用止血带或压脉带绑扎患者的三个肢体，利用压力阻断静脉血流，但不阻断动脉血流，每15分钟轮换一次。目前已有自动操控的压脉带。

（二）体液潴留

1. **饮食护理**　给予低盐、低脂、易消化饮食，少量多餐，限饮酒。钠摄入量正常人2～3g/d，轻度心力衰竭患者2g/d，较严重心力衰竭患者500～1000mg/d。告知患者及家属饮食的重要性并督促执行。

2. **控制液体入量**　准确记录24小时出入量，一般保持出入量负平衡约500ml。

3. **测量腹围**　判断腹水情况。

4. **测量体重**　每日定时测量体重。

5. **预防和观察药物不良反应**　合理使用利尿药。

6. **维持皮肤的完整性**　应卧气垫床，定时翻身。保持皮肤清洁干燥，预防压力性损伤的发生。

（三）休息和活动

1. **休息**　是减轻心脏负担的重要方法，急性期和重症患者应卧床休息。

2. **活动**　根据患者有无不适和心脏功能的情况，进行合理、安全、个性化的康复活动训练。逐渐地提高生活自理能力。遵循床上活动→床边活动→室内活动→室外活动→上下楼梯的活动步骤。

3. **活动中的监测**　患者出现不适症状，应停止活动。运动治疗中需要进行心电监护的指征：左心射血分数小于30%；安静或运动时出现室性心律失常；运动时收缩压降低；特别是心源性猝死、心肌梗死、心源性休克的幸存者，在运动治疗中也要进行心电监测。

六、康复护理指导

（一）患者认知和行为的改变

1. **对疾病的认识**　帮助患者了解病程的发展，掌握疾病的病因和诱发因素，改变对生活的认知，增强其带病生存的能力。

2. **培养良好的习惯**　鼓励患者调整生活方式，根据患者的自我感受和心脏功能情况，按照运动计划进行活动，避免病情的加重。

3. **积极的自主行为**　鼓励患者参与自身的照护计划和实施，积极主动自我改变。

4. **保持良好的心态**　有计划地参加家庭、社会活动，缓解疾病带来的不良情绪。

（二）患者自我生活能力的指导

1. **居家环境**　患者需严格限制活动，可以采用床边便盆椅。卫生间宜安排在寝室附近，地面需做防滑处理，墙面安装扶手。洗浴时用擦浴代替沐浴。可坐于有扶手且牢固的椅子上洗浴。家庭陈设简单，用物拿取方便。

2. **社区康复指导**　社区的康复护理人员指导患者饮食、服药与病情监测，协助患者的日常活动，解除患者的焦虑并增强自我生活的信心。

第三节　原发性高血压的康复护理

一、概述

高血压是以体循环动脉压升高为主要临床表现的心血管综合征。分为原发性高血压（primary hypertension）和继发性高血压（secondary hypertension）。

原发性高血压又称高血压病，是心脑血管疾病最重要的危险因素，可导致心、脑、肾等重要脏器的损伤，甚至功能衰竭。继发性高血压是由某些确定疾病或病因引起的高血压，约占5%。

目前我国大中型城市患病率较高，农村地区患病率增长速度较城市快，高原少数民族地区患病率较高。因此高血压预防和控制非常关键。

（一）病因

原发性高血压是在一定的遗传背景下由多种环境因素的交互作用，使正常血压调节机制失代偿所致。

1. **遗传因素**　原发性高血压有明显的家族聚集性，约60%高血压患者有高血压家族史。

2. **危险因素**

（1）40岁以上者发病率高。

（2）高钠低钾饮食是重要的发病危险因素，进食过量蛋白质，叶酸缺乏导致血浆同型半胱氨酸水平增高，过量饮酒。

（3）超重和肥胖是高血压患者重要的发病危险因素。腹型肥胖者容易发生高血压。

（4）吸烟。

（5）长期噪声环境。

（6）精神应激，过度紧张，睡眠不足，焦虑、抑郁情绪等。

（二）定义及分级

高血压定义为未使用降压药情况下，连续3天以上晨起前测量血压为收缩压≥140mmHg和/或舒张压≥90mmHg。既往有高血压史，现正在服降压药，虽血压＜140/90mmHg，仍可诊断为高血压。根据血压升高水平分为1～3级。目前，我国的高血压定义及分级见（表8-2）。

表8-2　高血压定义及分级（中国高血压防治指南，2018年）

类别	收缩压（mmHg）		舒张压（mmHg）
正常血压	＜120	和	＜80
正常高值	120～139	和/或	80～89
高血压	≥140	和/或	≥90
1级高血压（轻度）	140～159	和/或	90～99
2级高血压（中度）	160～179	和/或	100～109
3级高血压（重度）	≥180	和/或	≥110
单纯收缩期高血压	≥140	和	＜90

注：以上标准适用于≥18岁成人。

（三）临床表现

1. 一般表现　原发性高血压大多数起病缓慢，无特殊症状，导致诊断延迟，仅在测血压时或发生心、脑、肾并发症时才被发现。常见症状有头晕、头痛、颈项板紧、疲劳、心悸、耳鸣等，在紧张或劳累后加重，但并不一定与血压水平成正比，也可出现视物模糊、鼻出血等较重症状。

2. 高血压急症和亚急症

（1）高血压急症（hypertensive emergencies）：指原发性或继发性高血压患者，在某些诱因作用下，血压突然和显著升高（一般超过180/120mmHg），同时伴有进行性心、脑、肾等重要靶器官功能不全的表现。①高血压脑病表现为严重头痛、恶心、呕吐及嗜睡、癫痫发作和昏迷。②恶性高血压少数患者舒张压持续＞130mmHg，伴有头痛、视物模糊，以及眼底出血、渗出和视盘水肿。肾脏损害突出，持续蛋白尿、血尿及管型尿。如血压不及时控制在合理范围内会对脏器功能产生严重影响，甚至危及生命。

（2）高血压亚急症（hypertensive urgencies）：指血压显著升高但不伴靶器官损害。高血压亚急症和高血压急症的唯一区别标准就是有无新近发生的急性进行性严重靶器官损害。

3. 并发症

（1）脑血管病：包括脑出血、脑血栓形成、腔隙性脑梗死和短暂性脑缺血发作。

（2）心力衰竭和冠心病：左心室后负荷长期增高可致心室肥厚、扩大，最终导致心力衰竭。

（3）慢性肾衰竭。

（4）主动脉夹层：是血液渗入主动脉壁中层形成的夹层血肿，是猝死的病因之一。

（5）视网膜病变。

二、主要功能障碍

原发性高血压的一般症状如头疼、头晕会引起运动功能的障碍，但最常见的功能障碍还是高血压诱发脑出血所引起的运动障碍及言语、感觉障碍。因出血部位和出血量不同，所引起的功能障碍各异。

（一）运动、感知觉障碍

1. 基底节出血　较多见，轻症患者为病灶对侧不同程度的偏瘫、偏身感觉障碍及同向偏盲，即"三偏征"。重症患者意识障碍严重，病灶对侧偏瘫、肌张力低下。

2. 脑室内出血　轻者可无运动功能障碍，重者可出现偏瘫、抽搐。损伤下丘脑及脑干可出现昏迷、去脑强直或四肢迟缓性瘫痪。

3. 脑叶出血　枕叶出血以对侧视野同向偏盲为特点。颞叶出血以对侧偏瘫、偏身感觉障碍为特点。顶叶出血以轻偏瘫、偏身感觉障碍为特点。

4. 脑桥出血　是脑干出血的最常见部位，可出现核性面神经瘫痪及四肢迟缓性或痉挛性瘫痪。

5. 小脑出血　可出现病变侧共济失调，同侧周围性面瘫、颈项强直。

（二）言语障碍

优势半球出血可有失语。颞叶、顶叶出血可有失语。

（三）精神障碍

额叶出血以精神障碍为特点。

三、康复护理评估

（一）病史评估

1. 家族史　有无高血压、心血管疾病及糖尿病的家族史。

2. 疾病史　患者发病年龄，目前血压水平，有无伴随症状及程度，有无心、脑、肾等重要器官受损的情况。口服药物对血压的控制情况，有无药物的不良反应。有无服用使血压升高的药物。

3. 高血压症状　高血压急症和亚急症的临床症状。

4. 并发症的临床表现

（1）脑血管病：包括脑出血、脑血栓形成、腔隙性脑梗死。

（2）冠心病和心力衰竭。

（3）慢性肾衰竭。

（4）主动脉夹层。

（5）视网膜病变。

（二）不良生活习惯评估

1. 饮食　高脂肪、高热量、盐等食物摄入过多，过量饮酒等。

2. 吸烟　每日吸烟情况，持续时间。

3. 缺乏体力活动　平时运动情况。

（三）体重指数评估

评估体重指数的公式为体重（kg）/［身高（m）］^{2}。正常值是18.5～23.9。

（四）心理-社会状况评估

评估患者的性格特点、文化程度、工作环境、心理状况及有无精神创伤、对高血压疾病相关知识的了解程度；患者的社会支持情况。

四、康复护理原则及目标

（一）康复护理原则

提高防病意识，改变不良的生活方式。坚持降压药物治疗，血压控制在理想的目标值，控制危险因素，预防并发症的发生。高血压的康复护理必须是长期和持续的。

（二）康复护理目标

1. 近期目标　缓解患者头痛、头晕的症状，识别高血压发生的诱发因素；患者及家属能够积极主动进行干预。

2. 远期目标　通过康复护理技术，患者能够提高自我防控意识，预防并发症的发生。当发生并发症时，患者能够进行功能锻炼，提高生活自理能力，提高生活质量。

五、康复护理措施

康复护理措施就是有效地降低血压，减少药物的使用量，预防高血压对靶器官的近一步损害。干预高血压的危险因素，鼓励患者积极参与康复护理工作，提高患者的自我照顾能力，使血压维持在稳定状态。出现合并症，要针对其功能状态采取康复护理措施。最大限度地降低心血管发病率和死亡率，从而提高生活质量。

（一）改变饮食习惯

1. 限制钠的摄入　一般建议每天食用钠量不超过2g，即5g钠盐（食用盐）。罐头类食品建议少吃。

2. 合理饮食　遵循平衡膳食的原则，采取低热量、低胆固醇饮食。降低食物中胆固醇或饱和脂肪酸含量，可减缓动脉粥样硬化的形成，也是控制体重的重要手段。限制饮酒量。酒精摄入量每天不超过30ml，相当于240ml的葡萄酒，或720ml的啤酒。

（二）戒烟

患者自愿参与制订计划，积极主动地执行，也可以协助患者戒烟及督促患者遵守社会的控烟管理。

（三）提高活动能力

1. 日常生活计划表　与患者一起制订日常生活计划表，让患者自愿遵照执行。

2. 协助日常活动　患者无法自行完成的活动，应从旁协助。

3. 合理运动　为患者制订个体化的、合理的运动计划，不仅能控制体重、降低血压，还能改善糖代谢。保持规律的、中等强度的有氧运动，如快走、慢跑、骑脚踏车、游泳和有氧舞蹈等。一周运动3～5次，每次活动30～45分钟。运动的强度、时间和频率以不出现不适反应为度。学会监测最大运动心率，如果运动后心率无法增加到靶心率，表示运动量不足。运动后靶心率＝（220－年龄）×75%。

（四）心理护理

1. 正向回馈　常给予正向回馈，使患者建立自我照顾的信心。

2. 遵医行为　用患者能理解的语言解释高血压需长期控制，否则可能产生的并发症；说明各项治疗的目的；指导服用药物的作用及服用时间；了解药物的不良反应，及时更换药物和就医治疗。不得自行增减和骤然停药。患者服用抗高血压药3小时内，避免洗热水澡，避免过量饮酒或体力运动，以免血管扩张导致低血压。

3. 保持平衡心态　长期、过度的心理应激可显著增加心血管疾病的风险。帮助患者预防和缓解精神压力，以纠正和治疗不良心理状态。必要时寻求专业心理治疗和辅导。

（五）常见症状的康复护理

1. 头痛　高血压早期常无症状，某些患者可有非特异性头痛、眩晕、疲乏和心悸等症状。通常是在得知患有高血压后才注意到。

（1）避免诱发因素：①为患者提供安静、温暖、舒适的环境，尽量减少探视。②提供的治疗和护理操作应相对集中，防止过多干扰患者。③头痛时嘱患者卧床休息、抬高床头，改变体位时动作要慢。④避免劳累、情绪激动、精神紧张等不良因素。指导患者使用放松技术，如心理训练、音乐治疗、缓慢呼吸等。

（2）用药护理：遵医嘱服用降压药物治疗，密切监测血压变化以判断疗效，并注意观察药物的不良反应。

（3）有受伤的危险：卧床休息，定时测量患者的血压。如厕或外出时有人陪伴。所需用物品放在患者方便拿取的地方，防止取物时跌倒。改变体位时动作应缓慢，活动场所应设有相关安全设施，必要时加用床挡。

2. 直立性低血压　是在体位变化时发生的血压突然过度下降，同时伴有头晕、乏力、心悸、出汗、恶心、呕吐等供血不足的症状。

（1）向患者讲解在联合用药、服首剂药物或加量时应特别注意。

（2）避免长时间站立，尤其在服药后最初几小时；改变姿势，特别是从卧位、坐位起立时动作宜缓慢；服药后应休息一段时间再进行活动。

（3）一旦发生直立性低血压，立即采取平卧位，且下肢抬高，以促进下肢血液回流。

3. 高血压急症和亚急症康复护理

（1）高血压亚急症：患者通过药物治疗可在24～48小时内将血压缓慢降至160/100mmHg。大多数患者可以通过口服降压药控制。

（2）高血压急症：①急进性高血压常表现为枕骨下搏动性头痛，清晨加重，日间减退，血压不降低，头痛常难以缓解。患者应绝对卧床休息，避免一切不良刺激和不必要的活动，协助生活护理。安抚患者情绪，必要时应用镇静药。②急性左心衰患者给予高流量氧疗，加强心电监护。③昏迷患者应保持呼吸道通畅，头偏向一侧，防止窒息；烦躁或抽搐的患者应防止坠床。

4. 并发症——高血压性脑出血

（1）早期康复：在患者生命体征平稳，不影响临床抢救，病情平稳情况下，应早期介入康复护理。可采取四肢功能位摆放、肌肉静态收缩等方法。

（2）肢体运动：患者病情稳定后，可采取肢体被动运动、主动运动、平衡训练、偏瘫侧康复训练。

（3）参见第五章第一节脑卒中的康复护理

六、康复护理指导

（一）疾病知识和用药

高血压的治疗尤为重要，患者应了解高血压只能控制而不能治愈，并知道所服用抗高血压药的用法、剂量、作用及不良反应。高血压控制不佳会产生严重的并发症。

（二）生活方式的改变

帮助患者了解高血压的危险因素，调整生活习惯。

（三）血压监测

1. 预防低血压　让患者平卧5分钟后测量血压，改为直立位后1分钟和3分钟再分别测量血压，若站立位血压较平卧位时收缩压/舒张压下降＞20/10mmHg，或下降幅度为原来血压的30%以上，容易发生直立性低血压。

2. 定期监测血压　一旦发现血压急剧升高、剧烈头痛、呕吐、大汗、视物模糊、面色及意识状态改变、肢体运动障碍等症状，立即就医。

（四）社会支持

将家属及亲朋好友纳入康复护理计划，告知患者的进展，鼓励他们参与。给予有关高血压的康复护理教育，使患者及家属充分了解高血压的预防和控制，并达到预期控制的目标。协助患者获得可帮助的资源，如社区中的疾病康复帮扶援助。

 知识拓展 ● ● ●

治病求本

《黄帝内经》指出治疗和康复疾病的最根本的原则是治病求本。《素问·阴阳应象大论》提到："治病必求于本"。原发性高血压康复护理的原则就是预防危险因素，控制高血压。其中居危险因素首位的遗传因素，更是防控的根本。

本章小结

思考题
1. 冠心病患者日常生活的注意事项有哪些？
2. 心力衰竭的预防措施有哪些？
3. 如何预防高血压的发生？

更多练习

（邢艳芳）

第九章 内分泌与代谢性疾病的康复护理

教学课件

学习目标

1. 素质目标

（1）培养发现问题、分析问题、解决问题的临床思维。

（2）培养尊重患者、保护患者隐私的人文精神。

（3）树立专业、敬业、爱业的护理学价值观，培养多学科团队协作的意识。

2. 知识目标

（1）掌握：糖尿病的概念和分型、临床表现及主要功能障碍；骨质疏松症的定义、分类和主要功能障碍，康复护理的评定内容和康复护理措施。

（2）熟悉：糖尿病的病因、诱发因素。

（3）了解：糖尿病的诊断标准。

3. 能力目标

（1）能针对糖尿病患者的评定结果实施个性化的、有效的康复护理。

（2）能针对骨质疏松患者的评定结果实施个性化、有效的康复护理。

案例

【案例导入】

患者，女，55岁。于12年前无明显诱因出现口渴、多饮，日饮水量约3000ml，排尿量与饮水量相当，无尿急、尿痛，易饥，主食量增加6两，体重于1年内下降约5kg，曾于医院就诊，诊断为"2型糖尿病"。目前服用格列苯脲片2mg，每日2次口服，二甲双胍缓释片1g，每日2次口服，司美格鲁肽注射液0.25mg，每周1次皮下注射。偶测血糖，空腹血糖在6.0～10.0mmol/L波动，餐后血糖未监测。近1个月，无明显诱因出现肢体麻木、发凉，伴针刺样疼痛，无抽搐及肢体活动障碍，未予重视，逐渐加重。今为系统诊治来院，门诊以"2型糖尿病"为诊断收入院。患者病来有反酸、腹胀、视物模糊，体重近期无明显变化，饮食、睡眠尚可，大便正常。不稳定型心绞痛5年，未系统服药。

查体：体温36.6℃，脉搏75次/分，呼吸20次/分，血压140/92mmHg。神志清晰，呼吸平稳，表情安静，配合检查，双侧瞳孔等大正圆（D≈3.0mm），四肢肌力5级，Brudzinski征阴性。专科检查：身高153cm，体重60kg，BMI 25.98，腰围85cm。发育正常，营养中等，自主体位。

辅助检查：即时血糖8.6mmol/L。心电图示窦性心律。

感觉系统检查：合作，针刺痛觉减退，温度觉减退，振动觉减退，压力觉减退，肌张力正常。震动感觉阈值检查：患者VPT检查测试点位于第一足趾趾腹前端（腓神经）及足背正中。右脚第一足趾测试值37.6V，感觉缺失。右足背测试值26.9V，感觉缺失。左脚第一足趾测试值17.3V，感觉减退。左足背测试值17.5V，感觉减退。

确定诊断：2型糖尿病；糖尿病周围神经病；冠心病。

【请思考】

1. 如何进行糖尿病的康复评估并制订康复护理计划？

2. 分析在糖尿病康复护理的过程中，血糖监测的作用和意义。

【案例分析】

第一节　糖尿病的康复护理

一、概述

糖尿病（diabetes mellitus，DM）是多种病因共同作用而引起的一组以高血糖为特征的代谢性疾病。因胰岛素分泌和/或作用缺陷，导致碳水化合物、蛋白质、脂肪、水和电解质等代谢紊乱。病情逐步发展，可出现眼、肾、神经、心脏、血管等多系统损害。重症或应激时还可发生酮症酸中毒、高渗高血糖综合征等急性代谢紊乱。

糖尿病是常见病、多发病，是严重威胁人类健康的世界性公共卫生问题。近年来，随着我国人口老龄化与生活方式的变化，肥胖率上升，糖尿病患者数量位居世界首位。此外，儿童和青少年2型糖尿病的患病率也显著增加，已成为超重和肥胖儿童的关键健康问题。

（一）病因与分型

目前，我国采用的糖尿病分型是WHO糖尿病专家委员会1999年提出的，依据糖尿病病因学分型体系，将糖尿病分为4类。

1. 1型糖尿病（type 1 diabetes mellitus，T1DM）是指自身免疫病，遗传和环境因素（如病毒感染、化学毒物和饮食等）共同参与，引起胰岛B细胞破坏和功能衰竭，体内胰岛素分泌不足进行性加重，最终引发疾病。

2．2型糖尿病（type 2 diabetes mellitus，T2DM）　是由遗传因素及环境因素共同作用而形成。常见的环境因素包括年龄增长、不良生活方式、营养过剩、体力活动不足、化学毒物、子宫内环境，特别是向心性肥胖等。

3．特殊类型糖尿病　病因学明确，包括胰岛B细胞功能的基因缺陷，胰岛素作用的基因缺陷，内分泌疾病、感染、药物或化学品所致的糖尿病。

4．妊娠期糖尿病（gestational diabetes mellitus，GDM）　是妊娠期间发生的不同程度的糖尿病。

（二）临床表现

1．代谢紊乱症状　典型的临床表现为"三多一少"，就是多尿、多饮、多食和体重减轻。

2．糖尿病酮症酸中毒（diabetic ketoacidosis，DKA）　早期主要表现为"三多一少"症状。失代偿期出现乏力、食欲减退、恶心、呕吐，常伴头痛、嗜睡、烦躁、呼吸深快、有烂苹果味（丙酮味）。病情逐步发展，出现严重失水，尿量减少、皮肤弹性差、眼球下陷、脉细速、血压下降、四肢厥冷。各种反射迟钝，甚至消失，出现昏迷。少数患者表现为腹痛，酷似急腹症，易被误诊。血糖多为16.7～33.3mmol/L。

3．高渗高血糖综合征（hyperosmolar hyperglycemic syndrome，HHS）　起病缓慢，早期表现为多尿、多饮，不多食反而食欲减退。严重脱水时表现为尿少，甚至尿闭。神经精神症状表现为反应迟钝、烦躁或淡漠、嗜睡、定向力障碍、偏瘫等，易被误诊为中风。晚期有意识障碍和昏迷。血糖一般为33.3～66.8mmol/L。

4．感染性疾病　泌尿系统感染最常见，女性的真菌性阴道炎较常见。皮肤化脓性感染多见疖、痈等，严重时可引起败血症或脓毒血症。

5．血管病变　主要表现为动脉粥样硬化引起的冠心病、缺血性或出血性脑血管病、高血压、下肢血管病变、视网膜病变、心肌病变、肾脏病变等。

6．神经病变

（1）糖尿病周围神经病（diabetic peripheral neuropathy，DPN）：最常见的典型表现呈手套或袜套式对称分布，下肢较上肢严重。

（2）糖尿病自主神经病：也较常见，表现为直立性低血压、晕厥、无痛性心肌梗死、心搏骤停或猝死。胃肠功能紊乱如吞咽困难、呃逆、上腹饱胀、胃排空延迟（胃轻瘫）、腹泻或便秘等。

7．糖尿病足（diabetic foot，DF）　是与下肢远端神经异常和不同程度的周围血管病变相关的足部感染、溃疡和/或深层组织破坏。重者可导致截肢和死亡。

8．低血糖症　非糖尿病患者低血糖的诊断标准为血糖低于2.8mmol/L，接受药物治疗的糖尿病患者只要血糖低于3.9mmol/L，就属于低血糖范畴。临床表现分为两类：

（1）交感神经兴奋：如饥饿感、流汗、焦虑不安、感觉异常、心悸、震颤、面色苍白、心率加快、脉压增宽、腿软、周身乏力等。老年糖尿病患者应注意夜间低血糖症状的发生。

（2）中枢神经症状：如初期为精神不集中、思维和语言迟钝、头晕、嗜睡、视物不清、步态不稳，后可有幻觉、躁动、易激惹、性格改变、认知障碍，严重时发生抽搐、昏迷。有些患者可表现为无先兆症状的低血糖昏迷。低血糖持续6小时以上常导致永久性脑损伤。

（三）诊断标准

2011年世界卫生组织（WHO）提出的糖尿病诊断标准如下。

1. 糖尿病症状（高血糖所致的多饮、多食、多尿、体重下降加随机血糖。随机血糖≥11.1mmol/L。随机血糖是指一天当我我中任意时间的血糖，不考虑上次用餐时间。

2. 空腹血糖空腹状态至少8小时后所测血糖≥7.0mmol/L。

3. 口服葡萄糖耐量试验（OGTT）中的2小时血糖：口服75g无水葡萄糖后2小时血糖≥11.1mmol/L。

如果没有糖尿病典型症状，一次血糖结果达到糖尿病诊断标准者，必须在另一天复查核实才能确定诊断。

二、主要功能障碍

（一）慢性物质代谢障碍

患者因血糖升高致渗透性利尿而引起多尿、多饮。组织能量供应不足可出现多食。组织糖利用障碍致脂肪及蛋白质分解增加而出现乏力、体重减轻。儿童可见生长发育受阻。

（二）急性物质代谢障碍

因病情的逐步发展，造成严重的物质代谢紊乱而呈现酮症酸中毒或高渗高血糖综合征。

（三）机体器官功能障碍

1. 视力障碍　糖尿病眼病可以致盲。

2. 肾功能障碍　肾脏病变可导致肾衰竭。

3. 感觉、运动障碍　神经病变会使感觉功能减退，可导致四肢持续性疼痛，严重者出现溃疡、糖尿病足，甚至截肢，导致运动障碍。

4. 心脑功能障碍　血管病变如冠心病、无痛性心肌梗死、高血压等并发症，以及缺血性或出血性脑血管病。

5. 心理障碍　长期的控制饮食、运动调节、频繁的监测血糖和药物治疗，疾病造成的不适，对于疾病预期的担心，经济负担加重等，给患者带来极大的精神压力。常表现为抑郁、焦虑和躯体化等表现。

三、康复护理评估

（一）病史评估

1. 一般情况　包括姓名、性别、年龄、身高、体重、体重指数、腰围、发育情况、营养状况、职业、工作环境和家庭情况等基本信息。

2. 家族史与既往史　掌握患者家族史、既往史、婚育史。有助于综合评估患者的整体健康状况。

3. 药物的疗效和不良反应　评估患者当前用药情况，包括药物疗效和可能的不良反应。

4. 血糖监测评估 目前我国采用的是WHO糖尿病专家委员会1990年提出的糖代谢状态分类（表9-1）。

表9-1 糖代谢状态分类

糖代谢状态分类	静脉血浆葡萄糖水平（mmol/L）	
	空腹血糖（FPG）	糖负荷后2小时血糖（2小时PPG）
正常血糖（NGR）	<6.1	<7.8
空腹血糖受损（IFG）	≥6.1，<7.0	<7.8
糖耐量减低（IGT）	<7.0	≥7.8，<11.1
糖尿病（DM）	≥7.0	≥11.1

5. 日常生活活动、生活质量评估 日常生活评定可用Barthel指数评定。生活质量评定量表常用的普适性量表有SF-36简明健康状况量表，疾病专用量表有糖尿病患者生活质量特异性量表等。

6. 心理功能评估 可采用汉密尔顿焦虑评定量表（Hamilton anxiety scale，HAMA），汉密尔顿抑郁评定量表（Hamilton depression scale，HAMD），简明精神病评定量表等。

（二）运动状况评估

1. 运动习惯和活动水平 为制订运动康复计划提供基础。

2. 下肢血管病变 通常是指糖尿病导致的下肢动脉粥样硬化病变（lower extremity atherosclerotic disease，LEAD）。LEAD对机体的危害除了导致下肢缺血性溃疡和截肢，还导致心血管事件的风险性明显增加，死亡率也更高。临床上通常采用Fontaine分期：Ⅰ期为临床无症状（轻微主诉期）；Ⅱa期为轻度间歇性跛行；Ⅱb期为中到重度间歇性跛行；Ⅲ期为缺血性静息痛期；Ⅳ期为缺血性溃疡或坏疽期。

3. 神经病变 最常见的是多发性神经病变，其诊断标准必须符合下列条件。

（1）糖尿病诊断明确。

（2）四肢（至少在双下肢）有持续性疼痛和感觉障碍。

（3）双踇趾或至少有一踇趾振动觉异常，用分度音叉在踇趾末关节处测3次震动值小于正常同年龄组。

（4）双膝反射消失。

（5）主侧（按利手测算）腓总神经感觉传导速度低于同年龄组正常值1个标准差。

（三）糖尿病视网膜病变

糖尿病视网膜病变是糖尿病患者失明的主要原因之一。通过眼底检查和荧光血管造影来评估糖尿病眼部病变。

（四）糖尿病肾病

糖尿病肾病（diabetic nephropathy，DN）是糖尿病主要的慢性并发症，是1型糖尿病患者的主要死亡原因。尿微量白蛋白排泄率（urine albumin/creatinine ratio，UAER）是诊断早期糖尿病的重要指标，也是判断DN预后的重要指标。UAER持续＞30mg/g，或常规尿蛋白定量0.59g/24h，即诊断为临床糖尿病肾病。

（五）糖尿病足

糖尿病足的严重程度临床通常采用Wagner分级法：0级为有发生足溃疡的危险因素，但目前皮肤完整，无开放性病灶；1级为皮肤有开放性病灶，但未累及深部组织；2级为感染性病灶已侵犯深部肌肉组织，脓性分泌物较多，但无肌腱韧带破坏；3级为肌腱韧带受损，蜂窝织炎融合形成大脓腔，但无明显骨质破坏；4级为严重感染导致骨质缺损、骨髓炎、骨关节破坏或假关节形成，部分肢端可出现湿性或干性坏疽；5级为足大部或全部感染或缺血，导致严重湿性或干性坏死。

（六）低血糖

1. 血糖的监测和评估　患者可在家采用便携式血糖仪进行自我监测。定期复查。
2. 控制诱发因素　常见的诱因如下。
（1）使用外源性胰岛素或胰岛素促泌药。
（2）未按时进食或进食过少。
（3）运动量增加。
（4）酒精摄入，尤其是空腹饮酒。
（5）胰岛素瘤、胰岛细胞增生等疾病。
（6）胃肠外营养治疗。
（7）胰岛素自身免疫性低血糖。
（8）肝衰竭、肾衰竭、心力衰竭、脓毒血症、营养不足、分娩、镇静药物的使用等。

四、康复护理原则及目标

（一）康复护理原则

提高防病意识，早发现，早治疗。坚持降血糖药物治疗，血糖控制在理想的目标值，控制危险因素，预防并发症的发生。进行个体化、综合性及持之以恒的原则。

（二）康复护理目标

1. 近期目标　控制血糖，纠正代谢紊乱；控制病情，防治并发症，减轻所致的功能障碍程度，降低患者的致残率和病死率；保证育龄期妇女的正常妊娠、分娩和生育；巩固和提高糖尿病患者的饮食治疗和药物治疗效果。

2. 远期目标　通过健康教育使患者掌握糖尿病的防治知识、自我保健能力和自我监测技能；改善患者的生活质量，能够参与社交和社会劳动；保证儿童、青少年的正常生长、发育；维持患者基本的体能和运动量，提高生活和工作能力。

具体的控制目标可参考中华医学会糖尿病分会的《中国2型糖尿病防治指南（2020年版）》中的2型糖尿病综合控制目标（表9-2）。

表9-2　2型糖尿病综合控制目标（2020年中国2型糖尿病防治指南）

检测指标	目标值
血糖*（mmol/L）	
空腹	4.4～7.0
非空腹	＜10.0
糖化血红蛋白（%）	＜7.0
血压（mmHg）	＜130/80
总胆固醇（mmol/L）	＜4.5
甘油三酯（mmol/L）	＜1.7
高密度脂蛋白胆固醇（mmol/L）	
男	＞1.0
女	＞1.3
低密度脂蛋白胆固醇（mmol/L）	
未合并动脉粥样硬化性心血管疾病	＜2.6
合并动脉粥样硬化性心血管疾病	＜1.8
体重指数	＜24.0
尿蛋白	＜0.5g/d

注：*毛细血管血糖。

五、康复护理措施

近年来，糖尿病的控制和康复治疗转变为以患者为中心的团队式管理。采取个体化、综合性的康复治疗，分别是糖尿病教育、饮食治疗、药物治疗、运动治疗、自我血糖监测、并发症的防控和心理治疗的措施。

（一）饮食疗法

饮食护理的原则：控制热量、平衡膳食、定时定量、合理餐次分配、限盐限酒，维持理想体重。

1. 控制热量　计算总热量先按照简易公式计算理想体重：理想体重（kg）＝身高（cm）－105。再按照理想体重并参照劳动强度、营养状态、成人糖尿病患者每天每千克标准体重所需热量（表9-3），最后计算出患者每日摄入的总热量。

表9-3　成人糖尿病每天每千克标准体重所需热量　　　　　　单位：kcal/（kg·d）

劳动强度	消瘦	正常	肥胖、超重
休息	20～25	15～20	15
轻体力劳动	35	30	20～25
中体力劳动	40	35	30
重体力劳动	45	40	35

2. 平衡膳食　饮食结构合理，膳食总热量的占比：碳水化合物占50%～60%；蛋白质占10%～15%，如肾功能受损，应实施低蛋白饮食；脂肪不超过30%，尽量减少反式脂肪酸摄入。多食高纤维、富含维生素、微量元素的饮食，膳食要多样化。

3. 合理分配三餐　通常早、中、晚三餐热量分布为1/5、2/5、2/5或1/3、1/3、1/3，或分成四餐为1/7、2/7、2/7、2/7。也可按患者的病情及配合治疗的需要来调整。

4. 限盐和限酒　糖尿病患者每日的摄盐量不应超过6g，合并高血压患者更应严格限制摄入量。限酒，避免诱发酮症酸中毒、低血糖。

（二）运动疗法

1. 运动方式　糖尿病患者适宜有氧运动与抗阻运动相结合，以持续性周期性的有氧运动为主。一般选择患者感兴趣、简单、易坚持的项目。常见的有步行、慢跑、骑车、健身操、太极拳、五禽戏、八段锦等，其中快走被广泛推荐。抗阻运动有负重训练、对抗性运动和某些器械训练。无禁忌证才可以进行抗阻运动，弹力带抗阻运动受到广泛认可。

2. 运动强度　运动强度是运动疗法的核心，决定着运动效果。糖尿病患者的运动强度应以中等强度为主。临床上将运动效果较好的，能够确保患者安全的运动时心率，称为靶心率（target heart rate，THR）。靶心率的确定可以通过运动试验获得。中等强度运动时，靶心率为运动试验中最大心率的50%～70%。如果无条件做运动试验，靶心率可通过以下公式获得：靶心率＝[220-年龄（岁）]×（50%～70%）。

3. 运动疗法注意事项

（1）糖尿病患者，每周最少3次中等强度的有氧运动，运动间隔不超过3天。每周最好进行2～3次的抗阻运动，运动间隔≥2天。

（2）以餐后1小时运动为宜，切记不可空腹运动，运动时间应相对固定。特别是使用胰岛素的患者，选择合适注射部位，并注意轮换。按时监测血糖，避免低血糖的发生。

（3）制定个性化的运动方案。定期评估并适时调整，避免诱发糖尿病的病情加重。

（4）运动前做好热身活动，5～10分钟的缓慢步行、打太极拳、热身操等；运动训练的有氧运动时间控制在10～30分钟；运动后要进行放松活动，5～10分钟的慢走、自我按摩、放松操等；每次运动的整体时间保持30～60分钟。穿戴适宜运动的服装和鞋袜，防止运动过程中的损伤。

（5）注意运动时的反应，监测心率、血压，患者有无不适反应等，及时采取措施，并调节运动量，或停止运动。评估和调整运动方案。

（三）糖尿病足的防治

溃疡的性质不同，采取的治疗方法也不同，包括内科、介入、外科和康复治疗等。

1. 减压　神经性溃疡常见于反复受压的部位，如跖骨头的底面、胼胝的中央，常伴有感觉缺失或异常，局部供血良好，特别注意鞋袜是否合适。

2. 改善下肢血供　缺血性溃疡多见于足背外侧、足趾尖部或足跟部，局部感觉正常，但皮肤温度低、足背动脉和/或胫后动脉搏动明显减弱或不能触及。轻中度缺血的患者可以实行内科治疗，病变严重的患者可予介入治疗或血管外科成形手术。

3. 综合性康复治疗　神经病变合并缺血性溃疡时，应注重减压和改善下肢血供。合并感染的足溃疡需要定期去除感染和坏死组织，选用合适的敷料，在细菌培养的基础上选择有效的抗生素进行治疗。

（四）心理疗法

1. 精神分析法　通过与患者进行有计划、有目的的交谈，帮助患者了解造成不良心理状态的心理因素，运用心理护理技术帮助消除患者不良的心理反应，增强战胜疾病的信心。有利于疾病的治疗和康复。

2. 生物反馈疗法　借助肌电或血压等反馈训练，放松肌肉，消除紧张情绪，间接控制血糖。

3. 音乐疗法　通过欣赏轻松、愉快的音乐，消除烦恼和心理障碍。

4. 其他　生活指导座谈会和观光旅游等活动，帮助患者消除心理障碍。

六、康复护理指导

（一）疾病知识、用药指导

采取多种形式的糖尿病健康教育，积极开展预防和筛查，对存在危险因素的人群进行干预性健康指导。提高对糖尿病治疗的依从性。指导患者掌握药物的方法和不良反应的观察。详细讲解胰岛素的剂量、给药的方法和时间、储存方法，避免低血糖的发生。教导患者随身携带病情卡，能够得到有效的帮助和及时的治疗。

（二）运动指导

掌握运动治疗的具体方法和注意事项，随身携带病情卡片和甜食，以备急需。如果出现头晕、心悸等症状，应立即终止运动。

（三）自我监测、定期复查指导

指导患者学习监测血糖、血压、体重指数，掌握个性化的控制目标。指导患者每 3 ～ 6 个月复查糖化血红蛋白 HbA1c。如原有血脂异常，每 1 ～ 2 个月监测 1 次；如无异常每 6 ～ 12 个月监测 1 次，每年全身体检 1 ～ 2 次。

（四）预防并发症指导

熟悉酮症酸中毒及高渗性昏迷等并发症的诱因、主要临床表现及应急处理措施。指导患者掌握糖尿病足的预防和护理知识。坚持定期复查。

（五）心理指导

指导患者正确处理生活压力的方法，积极的改变不良习惯，从而提高生活质量。

知识拓展　●　●　●

未病先防，已病防变

《黄帝内经》指出治疗和康复的基本原则是防微杜渐，未病先防，已病防变。

《素问·上古天真论》提到："上古之人，法于阴阳，和于术数，食饮有节，起居有常，不妄作劳，故能形与神俱，而尽终其天年，度百岁乃去。今时之人不然也，以酒为浆，以妄为常，醉以入房，以欲竭其精，以耗散其真，不知持满，不时御神，务快其心，逆于生乐，起居无节，故半百而衰也。夫上古圣人之教下也，皆谓之虚邪贼风，避之有时，恬淡虚无，真气从之，精神内守，病安从来"。又说"春秋养阳，秋冬养阴"。皆言预防疾病。

《素问·阴阳应象大论》提到："故邪风之至，疾如风雨，故善治者治皮毛，其次治肌肤，其次治筋脉，其次治六腑，其次治五脏。治五脏者，半死半生也"。皆言有病早治，防其传变。故良好的生活习惯，是防病治病的基础。

第二节　骨质疏松症的康复护理

一、概述

（一）概念

骨质疏松症（osteoporosis，OP）是最常见的骨骼疾病，是一种以骨量减少、骨组织微结构损坏，导致骨脆性增加、骨强度降低，易发生骨折为特征的全身性骨代谢疾病。

（二）病因及流行病学

OP是一种由遗传和环境因素共同作用的疾病，可发生于任何年龄，但多见于绝经后女性和老年人。伴随全球快速老龄化和生活方式的改变，其患病率显著增加，已被确认为严重的公共卫生问题。

2018年国家卫生健康委员会公开发布的首个中国OP流行病学结果显示：50岁以上人群OP患病率为19.2%，50岁以上女性患病率达32.1%，远高于同龄男性的6%，而65岁以上老年女性OP患病率更是达到了51.6%。据推算，至2050年，我国50岁及以上的男性和女性的中OP的患病率会升至7.46%和39.19%。

（三）分类

OP可分为三大类：

1. 原发性骨质疏松症　是一种与年龄增长相关的骨骼疾病，包括绝经后骨质疏松症

（Ⅰ型）、老年骨质疏松症（Ⅱ型）。

2. 继发性骨质疏松症 指由任何影响骨代谢疾病和/或药物及其他明确病因导致的骨质疏松，如代谢性疾病、内分泌疾病、结缔组织病和影响骨代谢的药物等，或者长期卧床、瘫痪、骨折后制动等失用性因素引起。

3. 特发性骨质疏松症 多发生于8～14岁的青少年或成年人，如原发性妊娠及哺乳期妇女所发生的骨质疏松。

（四）主要临床表现

1. 疼痛 疼痛是骨质疏松患者最为常见的症状，也是患者就诊的主要原因。表现为以腰背痛或全身骨骼疼痛为主，多见于夜间、清晨、日常生活负荷增加或活动后症状加重，严重时患者翻身、起立、行走均感到困难，初期稍微休息可缓解。随着OP逐渐加重，将出现持续性腰背部疼痛，并伴有多处骨关节痛、软组织抽搐或神经反射性疼痛。

2. 脊柱变形 OP严重者，表现为身高缩短和/或驼背等，这也是骨质疏松症的主要症状之一。驼背与胸廓畸形还会影响患者的心肺功能。

3. 骨折 脆性骨折是指自发性或轻微创伤，或日常生活中发生的低能量或非暴力导致的骨折，是OP最常见，也是最严重的并发症，常见部位为髋部、脊柱和尺桡骨远端。

（五）诊断要点

骨强度反映了骨骼的两个主要方面，包括骨矿密度和骨质量，目前尚缺乏直接测量骨强度的手段。目前诊断OP的主要依据是：骨密度低下和/或发生了脆性骨折。实验室相关检查作为其诊断和鉴别诊断的有益补充。

1. 脆性骨折 发生脆性骨折即可诊断为OP。脆性骨折是指非外伤或轻微外伤发生的骨折。

2. 骨密度测定 WHO推荐的OP的诊断标准是基于双能X线吸收法（dual energy X-ray absorptiometry，DXA），将骨密度值与同性别、同种族健康成人的骨量峰值标准差比较，通常用T-score（T值）表示，如下。

（1）正常骨量：T值≥−1.0。

（2）骨量减少：T值−2.5～−1.0。

（3）骨质疏松：T值≤−2.5。

（4）重度骨质疏松症：T值≤−2.5，同时伴有脆性骨折。

3. 数字化X线摄片 X线摄片法是对OP所致的骨折进行定性和定位诊断的一种比较好的方法。常用的摄片部位包括椎体、髋部、腕部、掌根、根骨和长骨干。但由于该法对诊断OP的敏感性和准确性较低，只有当骨量下降30%才可以在X线摄片中显现出来，故对早期诊断意义不大。

4. CT检查 诊断隐性骨折的金标准，观察是否存在脊柱周围解剖结构的退行性变和异常。

5. 实验室检查 包括血尿常规、血清电解质、维生素D、蛋白电泳、甲状腺功能检查、24小时尿钙、血清TPACP、血清S-CTX，尿Pyr、尿U-CTX和尿U-NTX。

二、主要功能障碍

1. **负重能力下降** 多数OP患者表现为负重能力下降，甚至不能负担自己的体重。
2. **躯干活动受限** 表现为翻身困难、侧转及仰卧位从床上坐起。
3. **站立与行走受限** 患者在久行久坐或久站后腰背部和下肢负重关节疼痛而导致站立与行走受限。
4. **日常生活活动或职业活动能力受限** OP患者常因全身疼痛、乏力、体力下降、精力不足等导致其进行日常生活活动、社交活动或职业活动能力下降，其骨质疏松的程度不同对活动能力的影响也不同。
5. **关节活动度受限** 骨折部位的关节活动度常严重受限，而关节活动受限又进一步加重了患者日常生活活动、社交活动和职业活动障碍的程度。
6. **呼吸功能障碍** 严重骨质疏松所致胸腰椎压缩性骨折，常导致脊柱后凸、胸廓畸形，使肺活量和最大换气量减少，小叶型肺气肿发病率增加。脆性骨折引起的疼痛也常导致胸廓运动能力下降，造成呼吸功能下降。
7. **心理障碍** 因长期的骨痛和反复就医治疗，导致患者心理的改变。

三、康复护理评估

（一）一般情况评定

包括患者年龄、营养、生活方式、活动、临床表现、体格检查、骨密度检测等，有无腰背痛病史，有无跌倒史，有无骨折情况，有无其他疾病病史等。

（二）专科评定

1. **日常生活活动能力评定** OP对患者的日常生活带来严重影响，日常生活活动能力常用Barthel指数量表进行评定。
2. **疼痛评定** 评估疼痛时间、部位、性质及程度等，常用量表包括视觉模拟评分法（visual analogue scale，VAS）和数字评分法（numeric rating scale，NRS）。
3. **运动功能评定** 肌力下降、关节活动度受限是老年OP患者最常见的功能障碍问题，会增加患者跌倒风险，因此对其肌力及关节活动度进行评定。
4. **平衡功能评定** 平衡能力下降是患者发生跌倒的主要原因，评估患者的平衡功能，对于预防跌倒、降低骨质疏松性骨折发生率具有重大意义。可采用Berg平衡量表、前伸够物测试、单腿站立测试或平衡评定设备进行评定。
5. **步态分析** OP患者出现椎体骨折或髋部骨折，常伴有步态异常，因此，应进行步态分析，常用的分析方法有压力平板分析、三维步态分析等。
6. **骨折风险评定** OP最严重的后果是骨折，世界卫生组织（world health organization，WHO）推荐采用骨折危险因子评估工具（fracture risk assessment tool，FRAX）来预测患者发生骨折的风险。FRAX主要用来预测患者在未来10年发生髋部骨折的可能性。
7. **心理功能评定** OP患者因长期疼痛或骨折导致日常生活活动受限等，容易出现焦虑、抑郁情绪，自信心丧失，严重者可发展为抑郁症等，进行心理功能评定十分必要。常用的评定量表有焦虑自评量表（self-rating anxiety scale，SAS）、汉密尔顿焦虑量表（Hamilton anxiety scale，HAMA）、抑郁自评量表（self-rating depression scale，SDS）、汉密尔顿抑郁量表（Hamilton depression scale，HAMD）等。

四、康复护理原则及目标

（一）康复护理原则

通过康复护理对OP的危险因素进行积极干预，改变患者的不良生活方式，延缓疾病的发展进程；改善患者的疼痛，降低骨折的发生率。

（二）康复护理目标

1. 近期目标　缓解疼痛，增强肌肉力量与耐力，改善平衡功能，防治骨折，减少并发症。

2. 远期目标　改善患者的日常生活能力，降低骨折风险，提高生活质量。

五、康复护理措施

OP的治疗过程漫长且复杂，康复作为预防和治疗的措施，对患者的健康有着积极的影响。康复手段对OP的治疗作用在于发挥肌肉力量对骨代谢所引起的调节和促进作用；改善患者的疼痛症状；通过康复治疗，防止或减少因肌力下降导致的跌倒。对已经发生的骨折进行及时的康复可改善患者的症状，提高日常生活能力，提高生活质量。

（一）药物治疗

对于高危的人群，包括轻微或无暴力的骨折，尤其是存在骨质疏松其他危险因素时，应给予药物防治。

1. 钙剂与维生素D　①口服钙剂：1.0～1.5g/d，连续服用一年以上，使用时不可与绿叶蔬菜一起服用，降低钙的吸收，同时要大量饮水，防止便秘与泌尿系结石。②维生素D，维生素D_2或维生素D_3：400～800IU。③骨化三醇：0.25～0.50μg/d。

2. 降钙素（calcitonin，CT）　可抑制骨吸收，减缓骨量丢失，增强骨强度，降低骨折的发生率。①鲑鱼降钙素注射剂：50～100IU，皮下或肌内注射，每日或隔日1次。②鲑鱼降钙素鼻喷剂：200IU/滴，每日或隔日1次，或使用3个月停用3个月，使用方便，不良反应小。③依降钙素注射剂（Elcitonin，ECT）：20IU/次，肌内注射，每周1次，疗效不及鲑鱼降钙素。降钙素类药物在使用过程中应注意其过敏现象，根据药品说明书确定是否做过敏试验。

3. 双膦酸盐　抑制骨细胞。阿仑膦酸盐（alendromate），每周1次，每次70mg，晨起空腹服用，200～300ml温水吞服，立位或坐位，半小时内不能进食。

（二）运动治疗

运动疗法是防治OP比较有效的基本方法。1989年WHO明确提出防治OP的三大原则是补钙、运动疗法和饮食调节。运动应量力而行，循序渐进，持之以恒。设计个人的运动处方应遵循个体化原则，如患者正处于疼痛期，应及时向医务人员咨询后方可运动。

1. **增加肌力与耐力训练**　①握力锻炼或上肢外展等等长收缩，用于防治肱、桡骨的骨质疏松。②下肢后伸等长运动，防治股骨近端的骨质疏松。③采用躯干伸肌等长运动训练，防治胸腰椎的骨质疏松，每次10～30分钟，每周3次。

2. **改善平衡能力**　提高平衡控制能力，预防跌倒。

（1）下肢肌力训练：①坐位，足踝屈伸。②坐位，轮流伸膝。③扶持立位，轮流向前提腿45°（膝保持伸直）。④从坐位立起。⑤立位，原地高提腿踏步。

（2）平衡能力训练：①立位，摆臂运动。②立位，侧体运动。③立位，转体运动。④立位，着力平衡运动。⑤立位，髋部外展。

（3）步行训练：平地步行，每日多次，每次50～100m，逐渐增加距离，重点在锻炼步行稳定性和耐力，适当矫正步态，不要走得太快。

（4）练习太极拳：据研究证实，练习太极拳有助于改善平衡功能，减少跌倒。根据体能情况练习全套，或只练习其中几节基本动作。

（5）健足按摩：①按摩足底涌泉穴，早晚各做一次，以擦热为度。②按摩小腿足三里穴，每天2～3次，每次5～10分钟（自我按摩或由他人按摩）。

3. **脊柱加强训练**　①卧位：头颈抗阻训练，每天2次，每次重复10个，每个动作持续5秒以上。②立位：直立后屈训练，每天至少5次，每次重复5个，每个动作持续5秒以上。③俯卧：俯卧抬胸训练，至少每天1次，感到不适停止，每个动作持续5秒以上；④立位：伸肌训练，每天1次，每次重复15～20个，每个动作持续5秒以上。

4. **有氧运动**　以慢跑和步行为主要方法，每日完成2000～5000m，防治下肢及脊柱的骨质疏松。

5. **姿势训练**　姿势训练重点关注身体各部分之间的直线性，不良姿势会增加脊柱的负担，导致骨折，活动和休息时都应注意保持身体的直线性。

（1）立位：保持耳、肩、手肘、臀、膝、踝在一条直线上。

（2）坐位：保持脊柱直立位，臀部和膝盖在一条直线上，如坐在软沙发上时，可用枕头支撑背部。

（3）卧位：仰卧放松训练，有利于增加背伸肌的耐力，保持脊柱的直立性，每日5～10分钟为宜。

（三）物理因子治疗

物理因子治疗对于缓解疼痛、促进骨折愈合具有积极意义。消炎止痛功效的物理因子可选择低频或中频电疗法、电磁波或磁疗法、按摩疗法等。促进骨折愈合类的物理因子可选择温热疗法、光疗法、超声波疗法、离子导入疗法及磁疗法。

（四）作业治疗

作业治疗的目的是帮助患者恢复日常生活能力、工作能力及娱乐能力，主要包括日常生活能力的训练，如穿衣、修饰、转移等，以及职业能力恢复性训练等。同时，日常起居环境的改造也是作业治疗的重要内容。

（五）康复支具和辅具

OP常出现的问题是椎体压缩性骨折、脊柱骨折、股骨颈骨折、尺桡骨远端骨折和肱骨近端骨折。因此，在治疗过程中应用康复工程原理，为患者制作合适的支具、矫形器和保护器，可有效控制脊柱畸形的发生，并能起到缓解疼痛的作用，同时用于平衡功能较差的患者，预防跌倒。

六、康复护理指导

（一）疾病知识指导

对OP患者进行系统性、经常性的健康教育，增加对疾病的认知，了解OP的成因、风险及骨折的危险因素，改善生活方式的重要性，用药监测等，提高治疗依从性，对预防和治疗OP有着积极且重要的意义。

（二）用药指导

补充钙剂及维生素D时，注意复查血钙和尿钙，防止发生高钙血症和高钙尿症，以致发生尿路结石，若尿钙＞300mg/d和尿钙/尿肌酐比值＞0.3时，应暂停服用。服用双膦酸盐药物治疗期间，注意服用方法，防止药物对上消化道损伤。长期服用雌激素替代治疗，要权衡其利弊，因其可能增加乳腺癌及子宫内膜癌的发生率，应定期行妇科及乳腺检查，也要警惕血栓栓塞症发生的危险。由于有如此的危险性，现临床已较少应用此疗法。

（三）饮食指导

OP患者应加强营养、均衡膳食，摄入足量蛋白质和富钙食物及富含维生素食物，如牛奶、鱼类、豆制品、橙、柑、奇异果为佳。戒烟限酒，少吃甜食，避免过量饮用咖啡、浓茶及碳酸饮料等。老年骨质疏松合并营养不良进行临床营养评估时，如存在营养风险，应及时给予肠内或肠外营养干预。

（四）运动指导

运动对OP患者有着积极影响，运动可以刺激骨骼生长并保持骨量，可以通过适当的运动来改善健康状况。让患者了解运动治疗的重要性，掌握运动治疗的具体方法和注意事项。建议OP患者遵循个体化（运动方式、强度、频率、时间）、循序渐进、量力而行的原则，有规律地选择一些中、低强度的多元化运动（有氧运动、肌肉强化、平衡训练等），以维持现有功能并适度提高。同时在身体条件允许的情况下，定期进行一些负重运动来增强肌肉强度，预防跌倒。

（五）日常生活姿势指导

日常生活中保持良好的姿势，如正确的卧位和坐位姿势：卧位时建议使用硬板床和较低的枕头，尽量使背部肌肉保持挺直；站立时肩膀向后伸展，挺直腰部并收腹；坐位时应双足触地，挺腰收颈，椅高及膝；站立时有意识地把脊背挺直，收缩腹肌增加腹压，使臀大肌收缩，其次是面向前方，收回下颌，双肩落下，做吸气的动作，使胸廓扩展，伸展背部肌肉。

读书或工作时不向前弯腰；走路时尽可能避免持重物。

（六）指导佩戴腰围上下床

指导患者正确佩戴腰围上下床的方法。上床时佩戴腰围躺好后才能取下，下床时先佩戴好腰围才能起床。注意腰围佩戴时间，每日大约佩戴 13 小时；持续佩戴不宜超过 3 个月；也不能过分依赖腰围，应根据腰背部肌力恢复情况，缩短佩戴的时间，长时间佩戴腰围可致腰部力量减弱和腰背肌萎缩，反而诱发腰背部疼痛。

（七）安全预防措施

跌倒是患者发生骨折及软组织创伤的主要因素，还会引起患者的心理障碍，对跌倒产生持续性的心理恐惧，限制自己的行动，进一步增加跌倒的风险，预防跌倒是降低骨折发生率、致残率和致死率的重要举措。因此，对所有 OP 和脆性骨折的患者都应进行跌倒风险评估，对有风险的患者提供改善平衡和/或包含综合运动方案的干预措施。防止跌倒的措施如下。

1. **规律锻炼**　力量训练可改善腿部肌肉的强度，进而提高行走时的稳定性。尤其是加强对下肢肌肉力量的锻炼，可通过直腿后抬等方法进行锻炼。但应科学选择适合自身的运动方式和强度。

2. **着装和照护**　穿合身的衣裤，低跟、防滑、合脚的鞋，有助于预防跌倒。室外活动时需要有人陪同，上下楼梯和电梯时注意使用扶手；夜晚出行时应尽量选择灯光明亮的街道；避免在易滑、障碍物较多的路面行走；外出时尽量使用背包、腰包、挎包等，使双手闲置出来。

3. **辅助器具**　科学选择和使用辅助器具。应在专业人员的指导下选用适合自己的辅助器具，常用的适老辅助器具包括手杖、轮椅、适老坐便器、适老洗浴椅、适老功能护理床、助听器等。手杖可发挥辅助支撑行走的作用，是简便有效的防跌倒工具。

4. **家居环境**　进行家居环境改造，减少环境中的跌倒危险因素。保持室内光线充足；保持地面干燥，地毯要固定；灯具开关位置应方便使用。

5. **遵医嘱用药**　关注使用药物导致的跌倒风险。不要随意增减药物；避免重复用药；了解药物的不良反应；应用作用于中枢神经系统、心血管系统的药物后，动作宜缓慢，预防跌倒。

（八）三级预防策略

骨质疏松性骨折的治疗费用、致残率及致死率均较高，严重影响老年人的身心健康。因此，建立老年 OP 的三级防控体系，采取预防为主、防治结合、分层诊疗、全周期管理的策略，对于降低骨质疏松症导致骨折的危害具有重要意义。

1. **一级预防**　对于骨折低、中风险的老年人群进行 OP 的一级预防，减少或延缓 OP 的发生。从健康教育、生活方式指导、风险人群的筛查、危险因素的控制、跌倒风险的评估及预防、补充钙剂和维生素 D 等方面采取预防措施。

2. **二级预防**　对 OP 高风险的人群进行 OP 的二级预防，降低骨折的发生率。在一级预防的基础上规范使用抗骨质疏松药物和康复治疗等。

3. **三级预防**　对骨折极高风险的人群或新发脆性骨折的人群进行 OP 的三级预防，减少骨折及再骨折的发生率，降低致残及病死率。积极预防跌倒，对发生骨折的患者要及时手术干预，规范使用强效抗骨质疏松药物及康复治疗等措施，以提高患者的生活质量和延长预期的寿命。

 知识拓展 ●●●

糖皮质激素诱发的骨质疏松症的防治

　　美国风湿病协会发布的糖尿病激素诱发的骨质疏松症的防治指南指出，对于风湿性或风湿性疾病患者使用每日糖皮质激素≥2.5mg 3个月诱导的骨质疏松症，建议对于该类患者，尽快对其骨折风险与临床骨折风险进行评估，对于中等、高或非常高风险的成人，强烈推荐药物治疗。包括口服或静脉注射双膦酸盐、地舒单抗或甲状旁腺激素类药物，促骨形成药物被有条件地推荐作为那些有高和非常高的骨折风险的初始治疗。指南涵盖了特殊人群，包括儿童、器官移植者、妊娠及接受非常高剂量的糖皮质激素治疗的人群。

本章小结

思考题

1. 糖尿病的慢性并发症有哪些？

2. 诱发继发性骨质疏松症的常见原因有哪些？

3. 简述骨质疏松症患者主要的功能障碍有哪些。

更多练习

（邢艳芳　梅松利）

第十章　创伤患者的康复护理

教学课件

学习目标

1. 素质目标

（1）培养发现问题、分析问题、解决问题的临床思维。

（2）培养尊重患者、保护患者隐私的人文精神。

（3）树立专业、敬业、爱业的护理学价值观，培养多学科团队协作的意识。

2. 知识目标

（1）掌握：颅脑外伤、截肢术后、断肢（指）再植、手外伤、烧伤患者的主要功能障碍、康复护理措施及康复护理指导。

（2）熟悉：颅脑外伤、截肢术后、断肢（指）再植、手外伤、烧伤患者康复评估。

（3）了解：颅脑外伤、截肢术后、断肢（指）再植、手外伤、烧伤的概念、病因、治疗要点、辅助检查评估。

3. 能力目标

（1）能对颅脑外伤、截肢术后、断肢（指）再植、手外伤、烧伤患者进行正确的康复护理评估，根据评定结果制定个体化康复护理措施，并进行正确的康复护理指导。

（2）能根据患者不同时期选择合适的康复护理措施。

案例

【案例导入】

患者，男，45岁。因"左手、腕部开放性外伤"入院。3小时前患者不慎被农作机器打伤致左手拇指、手掌、腕部开放性损伤，左手麻木疼痛，NRS评分4分，伤口呈锯齿状，伴活动性出血，血管肌腱损伤，伤口污染严重，左手（正、侧、斜位）X线示：左手各骨未见确切移位性骨折及脱位。

专科检查：左手腕部掌侧见约8cm×3cm创面皮肤缺损，部分软组织缺损、创缘不规则，皮瓣挫伤严重，创面深达肌层，渗血不止，左手拇指背侧可见一长约2cm斜行皮肤裂口，有活动性渗血，左手拇指屈伸功能及感觉正常。

【请思考】

　　1. 就以上病情提出有针对性的康复护理措施？

　　2. 如何对该患者进行康复护理指导？

【案例分析】

第一节　颅脑外伤的康复护理

一、概述

颅脑外伤（traumatic brain injury，TBI）也称脑外伤，是外力作用于头颅引起的损伤。包括头部软组织损伤、颅骨骨折和脑损伤。其中脑损伤因其伤情复杂严重，死亡率高，成为常见的致命创伤之一；经过及时抢救治疗，大部分中、重度脑损伤患者虽然能幸存下来，但常遗留有不同程度的躯体残疾、智力残疾、心理障碍及社会残障，最大限度地恢复正常或较正常的生活和劳动能力并参加社会活动，具有很重要的意义。

（一）病因

颅脑外伤的常见病因主要包括交通事故、跌倒、暴力打击等。这些创伤可以导致颅骨骨折、脑挫裂伤、颅内血肿等多种类型的颅脑损伤。

1. 交通事故　交通事故是颅脑外伤最常见的原因，主要是由于车辆碰撞、车祸等事故造成。

2. 跌倒　从高处跌落或摔倒在地时，头部受到撞击，导致颅脑外伤。

3. 暴力打击　头部受到外力打击，如被重物击中、被殴打等。

4. 其他　高处坠落、工业事故、运动损伤等。

（二）分类

颅脑外伤可以根据伤情的严重程度分为以下几种类型。

1. 轻度颅脑外伤　伤情较轻，主要表现为头痛、头晕、恶心等症状，通常不会留下明显的后遗症。

2. 中度颅脑外伤　伤情稍重，可能会出现短暂的意识丧失、记忆力减退等症状，部分患者可能留有后遗症。

3. 重度颅脑外伤　伤情严重，可能导致长时间的昏迷、偏瘫、失语等症状，甚至可能出现生命危险。

4. **特重颅脑外伤**　伤情极其严重，常导致患者死亡或长期昏迷不醒。

此外，根据伤处的不同，颅脑外伤可以分为闭合性颅脑损伤和开放性颅脑损伤。闭合性颅脑损伤是指头皮和颅骨完整，没有开放性伤口；开放性颅脑损伤则是指头皮和颅骨有开放性伤口，常伴随脑组织外溢。

（三）主要功能障碍

1. **意识障碍**　伤后绝大多数患者都有立即出现的意识丧失谓之原发性昏迷，这也是判断患者有无脑损伤的重要依据。昏迷的时间可长可短，轻者数秒至数分钟即可逐渐清醒，重者可持续昏迷直至死亡。意识障碍的分类不完全一致，头部外伤后意识障碍可有以下由轻到重的表现：嗜睡、昏睡、昏迷。昏迷是严重的意识障碍，表现为意识持续的中断或完全丧失。昏迷可分为3个阶段即浅昏迷、中昏迷、深昏迷。

2. **运动功能障碍**　颅脑损伤后造成运动功能障碍，包括脑器质性损害造成的运动功能障碍和由并发症造成的继发性运动功能障碍。前者如肢体瘫痪，肌张力的改变，平衡、协调障碍等；后者如关节活动度受限，关节强直、挛缩、变形等。

3. **言语障碍**　颅脑损伤后的言语障碍有构音障碍和失语症。构音障碍是由于言语发音肌群受损后不协调、张力异常所致言语运动功能失常。表现为言语缓慢、费力、吐字不清，鼻音加重或分节性言语等。失语症指与语言功能有关的脑组织病变，造成患者对人类交流符号系统的理解和表达能力的减退和功能的损害，分为运动性、感觉性、命名性、完全性及混合性失语。

4. **认知功能障碍**　认知是机体认识和获取知识的智能加工过程，包括学习、记忆、语言、思维等过程。颅脑损伤后常见的表现有注意力分散，思想不能集中，记忆力减退，对外界感知及适应困难等。

5. **视觉障碍**　颅脑损伤会引起面神经、前庭蜗神经、动眼神经、滑车神经和外展神经功能障得，从而引发视觉障碍，主要症状包括视力下降、视野缺损、复视、视物模糊等。

6. **日常生活功能障碍**　日常生活活动指一个人为了满足日常生活的需要每天所进行的必要活动，包括进食、穿衣、洗漱、如厕等。功能性移动包括翻身、坐起、床与轮椅转移、行走、上下楼梯等。颅脑损伤后其活动能力将有不同程度下降，甚至丧失。

二、康复护理评估

对颅脑损伤患者进行功能障碍评定的目的是对功能障碍程度做出客观的评定，为康复治疗方案提供客观依据。其通常包括残疾的评定、感觉障碍的评定、运动障碍的评定及其他神经功能障碍的评定。

颅脑损伤患者的意识功能障碍评估可用格拉斯哥昏迷量表来评定。格拉斯哥昏迷量表（Glasgow coma scale，GCS）是国际上普遍采用的来判断急性颅脑损伤期意识状态的一种评分量表。通过睁眼反应、运动反应、言语反应3项指标来判断患者意识障碍的程度。

颅脑损伤患者恢复及其结局可以依据格拉斯哥预后评分（Glasgow outcome scale，GOS）（表10-1）进行评定，根据患者能否恢复工作、学习，生活能否自理，残疾之严重程度分为5

个等级，该量表一般在颅脑创伤后至少半年才能评定。

表10-1 格拉斯哥预后评分（GOS）

等级	标准
恢复良好	能恢复正常生活；生活能自理，成人可恢复20%，学生能继续学习，但可能仍存在轻微的神经或病理缺陷
轻度残疾	日常生活能自理，可乘坐交通工具，在专门环境或机构中可以从事某些工作学习
中度残疾	生活不能自理，需他人照顾，严重精神及躯体残疾，但神志清醒
植物状态	长期昏迷，可以有睁眼及周期性睁眼，清醒，但大脑皮质无任何功能，呈去皮质状态或去脑强直
死亡	—

三、康复护理原则及目标

（一）康复护理原则

1. 早期介入原则　密切观察病情，维持营养，保持水和电解质平衡，预防各种并发症。病情稳定后，进行早期康复。

2. 个性化原则　颅脑损伤引起的功能障碍是多种多样的，个体之间差异甚大，应根据具体功能障碍，制定针对性的康复护理方案。

3. 全面康复原则　患者身体、心理和社会康复，达到最大化的康复，减少残疾，回归家庭和社会。

（二）康复护理目标

1. 近期目标　最大限度地提高患者的觉醒能力，预防各项并发症。

2. 远期目标　最大限度地促进患者功能障碍的恢复，全面提高患者生活质量，减少残疾，使患者最大限度地回归家庭和社会。

四、康复护理措施

（一）早期康复护理

1. 保证患者安全，注意休息，尽早给予主动/被动活动。

2. 正确评估患者意识、各项功能及营养状态等。

3. 严密观察患者生命体征，发现病情变化，及时处理。

4. 遵医嘱正确用药，降低颅内压，控制脑水肿等。

5. 做好气道管理，按时翻身、叩背、吸痰、预防肺部感染。

6. 保持良肢位，维持关节活动度，预防足下垂及关节挛缩、僵硬等并发症。

7. 维持水、电解质平衡，给予营养支持。

8. 早期促醒，应用各种信息刺激，加速患者的苏醒和意识恢复进程。包括家属与之交谈，定期的交流和重复，根据患者的喜好选择不同类型的音乐；触摸患者肢体，定时更换体位，被动活动患者偏瘫侧，增加感觉输入等。

（二）恢复期康复护理

1. 运动功能障碍康复护理　运动功能障碍的康复主要应用运动科学、生物力、神经生理及行为科学等分析运动问题和训练过程，强调患者的主观参与，按照科学的运动学习方法对患者进行再训练以恢复其运动功能，对患者是运动再学习的过程。治疗和训练的原则是尽可能地调整患者异常的运动模式，促进正常的运动功能。病后开始康复治疗，训练的时间越早，患者肢体出现随意性运动的时间越早，体功能恢复的预后越好。

（1）上肢功能的训练：采用仰卧位或坐位训练上肢伸向物体的控制能力。进行腕、前臂旋后、拇外展和旋转、练习对指等维持肌肉长度，防止挛缩。要正确摆放肢体的位置，防止上肢固定于内旋屈曲位。鼓励患者使用患肢，限制健肢不必要的代偿活动。

（2）口面部功能训练：进行吞咽功能的训练，面部运动的训练，改善呼吸控制的训练，以促进口面部功能早日康复。

（3）坐起的训练如下。

1）床上坐起：首先，指导患者将双手交叉放在胸前，然后使用手臂力量将身体从床上抬起。如果患者无法独立完成，可以在家属或治疗师的协助下进行。

2）靠背椅坐起：当患者能够在床上稳定地坐起后，可以逐渐过渡到坐在靠背椅上。开始时，可以在家属或治疗师的帮助下进行，逐渐过渡到独立完成。

3）平衡训练：在患者能够稳定地坐起后，可以进行平衡训练。指导患者进行一些简单的动作，如左右倾斜身体、前后倾斜身体等，以增强平衡感。

4）坐位支撑：为了增强患者的坐位稳定性，可以指导患者在坐位下进行一些简单的支撑练习。例如，让患者尝试将手放在膝盖上，然后缓慢地将体重转移到手臂上。

（4）站立平衡训练：早期练习双腿负重，训练髋关节前伸，防止膝关节屈曲，可使用膝部支具，引发股四头肌收缩，训练重心转移时调整姿势，进一步增加难度训练，如向前、向侧、向下接球，从地上拾起物体，跨过物体等训练。

（5）步态训练：训练站立时伸髋，膝关节控制，骨盆水平侧移，练习行走。行走训练增加难度，跨过不同高度的物体，改变行走的速度等。

（6）偏瘫的常见并发症：肩手综合征，在康复上应注意以下几点。①保持良好姿位，避免患肢悬垂。②避免在偏瘫手上输液。③被动活动应在无痛范围内进行，逐渐扩展关节活动范围。④可采取负压促循环装置改善循环，减轻肿胀。

2. 言语障碍康复护理

（1）口语理解训练：听语刺激促进法为核心，包括语言辨识、单词认知、听语记忆广度、句篇理解等。

（2）口语表达训练：语言、自动语、命名、复述、叙述。

（3）言语失用训练：集中于患者的异常发音上，视觉刺激模式是指导发音的关键。建立及强化视觉记忆对于发音动作的关系是治疗的重点。强调发音时的动作模仿，适用于运动性失语症并发的言语失用及以发音障碍为明显障碍的失语症患者。

（4）阅读训练：字词、词句、段落、篇章的辨识与理解。

（5）书写训练：临摹与抄写阶段，过渡阶段，自发书写阶段。

（6）实用交流能力训练：最大限度地利用残存的能力（语言或非语言）。包括实用交流促进技术、交流策略、替代和补偿交流等。

3. 认知障碍康复护理

（1）记忆训练：通过记忆卡片、重复背诵和使用记忆工具等方式，提高患者的短期记忆和长期记忆能力。

（2）语言训练：通过阅读、写作和语言练习等方式，提高患者的语言理解和表达能力。

（3）注意力训练：通过控制注意力的方向和长度、提高任务完成的准确性和速度，增强患者的集中与分散注意力及过滤能力。

（4）空间感知训练：通过绘画、拼图和几何学等方式，让患者重新建立对自身和周围空间的感知和认识。

（5）计算和问题解决训练：通过数字游戏、数学题和逻辑推理等方式，提高患者的计算和解决问题的能力。

（6）社交训练：通过群体活动、角色扮演和感性讲故事等方式，提高患者的情感理解和互动交流能力。

（7）大脑锻炼：通过各种大脑训练软件、游戏和活动，提供多样化的训练手段，不断挑战患者的认知功能，从而促进大脑的可塑性与功能恢复。

4. 视觉障碍的护理

（1）视觉训练：对于有视力下降的患者，可以采取一些视觉训练方法，如使用视力训练软件、进行视力游戏等，以帮助患者提高视力。

（2）物理治疗：适当的物理治疗可以帮助患者恢复视力。例如，采用按摩、热敷等方法可以缓解眼部疲劳；进行眼部运动训练可以改善眼部肌肉功能。

（3）定期复查：定期进行眼科检查，以便及时了解患者的视觉恢复情况，并根据检查结果调整治疗方案。

（三）后遗症期康复护理

1. 日常生活活动能力方面　根据患者各项功能恢复情况，利用家庭及社区，加强训练其独立完成自我照护的能力，并逐渐学习与外界社会的交流，如看电视、购物、参加社区活动等。

2. 心理护理　颅脑损伤常因突然发生的意外所致，心理的变化大都经历震惊期、否认期、抑郁期、努力期及承受期，各个时期有时交错出现。患者由过去健康的身体、正常的工作及生活，突然转变为肢体功能障碍、需要他人照顾，心理上面临巨大的压力和打击，常表现出消沉、抑郁、悲观和焦虑，甚至会产生轻生的念头及其他异常的行为举止。因此，医务人员工作需认真负责，尊重患者，对患者充满同情和理解，避免使用伤害性语言，以免加重患者的猜疑和痛苦。医护人员应对患者进行行为矫正疗法，建立健康行为，使患者能面对现实，学会放松，逐渐学会生活自理，融入社会。

3. 职业技能护理　关注患者本身的职业，对其进行职业相关的技能训练。

颅脑外伤患者的康复是一个长期的过程，家庭和社会支持至关重要。家属应积极参与到患者的康复过程中，帮助患者进行日常生活的照料和监督。此外，社区和相关机构也应为患者提供必要的支持和服务，帮助他们更好地融入社会生活。

五、康复护理指导

（一）全面康复护理

全面康复是指既要选择适当的运动治疗进行反复训练，又必须进行认知、心理等其他康复训练，并持之以恒。根据患者的具体情况综合运用各种康复措施，如各种运动疗法、言语康复、认知康复、视觉康复、日常生活活动能力训练、心理康复、药物治疗等，只有综合康复才能达到良好的效果。

（二）社区家庭康复护理

提高家庭参与训练的意识与能力，取得患者及家属的配合，使其了解基本的康复知识和训练技能，并懂得其意义和重要性。保证患者在家庭中得到长期、系统、合理的训练，使其早日回归家庭和社会。

 知识拓展　　●●●

脑机接口技术在颅脑外伤康复治疗中的应用

颅脑外伤的康复治疗需要综合运用多种手段和技术。脑机接口作为一种新兴技术，为颅脑外伤的康复治疗提供了新的途径和手段。通过运动功能康复、感觉功能康复和认知功能康复等方面的应用，脑机接口可以帮助颅脑外伤患者恢复功能、提高生活质量。未来，随着技术的不断进步和完善，脑机接口在颅脑外伤康复治疗中的应用将更加广泛和深入。同时，我们也应该注意到脑机接口技术的伦理和隐私等问题，以确保其在应用中的合理性和合法性。

第二节　截肢患者的康复护理

一、概述

截肢（amputation）是指将肢体全部或部分切除，其中包括截骨（将肢体切除）和关节离断（从关节分离）两种。

截肢的目的是将已失去生存能力、危害生命安全或没有生理功能的肢体截除，以挽救患者的生命，并通过残肢训练和安装假肢，以代偿失去肢体的功能。因此，截肢后康复（rehabilitation after amputation）是以假肢装配和使用为中心，重建丧失肢体的功能，防止或减轻截肢对患者身心造成的不良影响，使其早日回归社会。

（一）病因

截肢常见的原因为严重损伤（包括物理和化学损伤）、肿瘤（如骨肿瘤）、肢体血液循环障碍性疾病、严重感染（如气性坏疽）、先天性肢体畸形和发育异常等，截肢的原因对康复时间的长短有直接影响。

（二）分类（按截肢部位分类）

1. **上肢截肢**　肩胛带截肢、肩关节离断、上臂截肢，肘关节离断、前臂截肢、腕关节离断、掌骨截肢、指骨截肢。

2. **下肢截肢**　半骨盆截肢、髋关节离断、大腿截肢、膝关节离断、小腿截肢、足部截肢。

截肢手术中应尽可能保留肢体的长度，并须正确处理皮肤、血管、神经、骨骼、肌肉等。

二、主要功能障碍

（一）运动障碍

截肢后功能障碍主要表现为关节挛缩，活动范围受限。常见原因是：术后关节长期置于不合理体位、截肢术后残肢关节没有合理固定、瘢痕挛缩等。

（二）心理障碍

截肢是对患者的巨大打击，其心理状态的变化一般经过震惊、回避、承认和适应等四个阶段。在前两个阶段中，患者表现出悲观、沮丧、自我孤立于社会的态度，在家庭、婚姻、工作、生活等问题上忧心忡忡。不同年龄段截肢者，心理状况反应各异。截肢后的幻肢痛会加重这种反应。

（三）平衡障碍

下肢截肢后，多数患者需要穿戴假肢才能完成双下肢站立平衡和行走，而且截肢平面越高，患者的平衡功能越差，须进行的康复训练时间越长也越复杂。

（四）日常生活功能障碍

上肢的主要功能就是完成日常生活活动，即使是小指缺如也将造成手的握力减弱，若拇指缺如会造成50%的手功能丧失。截肢平面越高，日常生活功能越差。

三、康复护理评估

评估是截肢后康复的核心，需贯穿于截肢康复程序的全过程，但在不同的阶段有其各自的重点。

（一）全身状况的评估

全身状态的评定包括心理状况和身体状况的评估，判断能否装配假肢，能否承受装配假肢后的功能训练，是否患有其他系统疾病，其他肢体的状况等。

（二）残肢的评估

1. **皮肤情况**　检查有无感染、溃疡、窦道及与骨残端粘连的瘢痕，若皮肤条件不好，应积极治疗，否则不宜安装假肢。

2. 有无残端畸形　如果残肢关节畸形明显导致假肢负重力线或假肢接受腔不合适，会造成步态异常，不能正常行走。

3. 残端的形状　目前提倡以圆柱形残端代替传统的圆锥形残端，使其能与假肢的接受腔全面接触，残端广泛负重，以减少残端血液循环差而发生的一系列并发症。

4. 残肢长度　残肢的长度与假肢的选择，残肢对假肢的控制能力、悬吊能力、稳定性和代偿功能等有直接的影响。上臂残肢长度测量点从腋窝前缘到残肢末端；前臂残肢长度测量点从尺骨鹰嘴沿尺骨到残肢末端；大腿残肢长度测量点从坐骨结节沿大腿后面到残肢末端；小腿残肢长度测量点从膝关节外侧关节间隙到残肢末端。

5. 残肢周径　为了解残端水肿的情况，判定残肢是否定型及与接受腔的合适程度，尽量每周测量残肢周径1次。上肢从腋窝每隔2.5cm测量1次直至末端，小腿从膝关节外侧关节间隙每隔5cm测量1次直至末端。残肢周径连续2周无变化即可判定为残肢定型，这意味着可穿戴永久性假肢。

6. 关节活动度　检查肘关节、髋关节、膝关节等的活动范围，关节有无挛缩等畸形。

7. 肌力检查　检查全身及患肢的肌力，尤其是维持站立和行走的主要肌群，如主要肌力小于3级，不宜安装假肢。

8. 疼痛　对于有幻肢痛或残肢痛者可运用相关量表评估疼痛的程度、性质、诱因等。

（三）临时假肢的评估

包括临时假肢接受腔适应程度、假肢悬吊情况、假肢对线、穿戴假肢后的残肢情况、佩戴假肢后的步态等。

（四）正式假肢的评估

包括假肢佩戴后残肢情况及日常生活活动完成能力等。对上肢假肢应观察其协助正常手动作的能力，而对下肢假肢主要评估站立、上下楼梯、平地行走（前进与后退）、手杖或拐杖的使用情况等。

四、康复护理原则及目标

（一）康复护理原则

康复护理以尽可能防止和减轻截肢对患者身体健康和心理活动造成的不良影响为原则。

1. 重建或代偿已丧失的功能　截肢后不可避免会影响患者的肢体活动、日常生活活动等能力，尽快重建或代偿已丧失的功能以减轻截肢对生理功能的不良影响。

2. 重视心理康复　截肢后患者在心理上受到了极大创伤，从而产生严重的心理反应，康复护理中应重视心理康复以减轻截肢对患者心理活动的不良影响。

（二）康复护理目标

1. 近期目标　改善残肢关节活动度，改善残肢肌力，消除残端肿胀，掌握正确的穿戴假肢方法。

2. 远期目标　发挥残肢的最佳代偿功能，提高步态步行能力，日常生活自理。

五、康复护理措施

截肢术后的护理主要是促进患者各方面的功能恢复，促进残肢定型，使患者能尽早地装配假肢。

（一）术后护理

1. **心理护理** 截肢给患者带来严重的身心障碍，护士应及时对患者开展个性化的心理护理，帮助患者迅速度过前两个阶段，认识自我价值，对现实采取承认态度，配合治疗，积极投入到康复训练中去，争取患家庭及社会的理解和支持。

2. **保持合理的残肢功能位** 原则是避免关节挛缩畸形，否则对其假肢的设计、安装及其步态、能力带来非常严重的影响。因此，早期保持患肢的功能位避免出现错误体位显得特别重要。例如：下肢功能位是髋膝关节伸展，如小腿截肢患者避免膝下垫枕头，大腿截肢患者避免在两腿中间夹枕头，残端垫枕时间每次＜2小时等。

3. **保持残端良好的形态** 为保持残端良好的形态，改善静脉回流，减轻肿胀，使残肢皱缩及定型，拆除缝合线后即用弹力绷带包扎，预防和减少过多的脂肪组织，促进残肢成熟定型。包扎时从远端向近端包扎，远端紧近端松，以不影响远端血液循环为宜。保持每4小时重新包扎一次，夜间也不解掉绷带。

4. **残端伤口护理** 伤口愈合前观察伤口有无渗血、血肿，检查伤口包扎松紧度、血运情况。残肢的皮肤应保持干燥、清洁，使用专用的护理液护理残肢。若伤口愈合后，截肢应每日以肥皂及清水清洗干净后擦干。观察残肢皮肤的健康状况，是否有肿胀、硬皮、红疹、水疱、外观改变等。此外，若残肢有穿戴袜套，应每日更换。

5. **饮食管理** 给予高蛋白、高纤维素的饮食，多饮水，增加患者的抵抗力和组织修复的能力，防止便秘。

（二）假肢佩戴前的康复护理

装配假肢前是指从截肢术后到患者接受永久性假肢这段时间，是患者的情感和身体愈合的准备期。通过训练，促进残肢定型，增强肌力，防止肌肉萎缩、关节僵直和畸形，改善关节活动度，为装配假肢后更好地发挥代偿功能做准备。

1. **恢复体力训练** 截肢后由于患者的活动量减少，体力下降明显，应要求患者尽早地活动，有助于提高患者的心肺功能，维持肌肉和关节的功能及患者体力的恢复。上肢截肢者可进行双上肢肩关节屈曲、外展、伸展、内收、内旋、外旋的练习，下肢截肢者可进行腹肌和股四头肌的等长收缩，仰卧起坐，残肢髋屈曲、伸展、外展、内收及旋转等。

2. **残肢训练** 包括关节活动度训练和增强肌力训练两方面。遵循尽早进行、循序渐进的原则。尽可能避免关节发生挛缩。

上臂截肢患者肩胛胸廓关节挛缩。大腿截肢患者容易发生髋关节屈曲、外展、外旋挛缩，严重影响行走和站立功能。小腿截肢患者常发生膝关节屈曲挛缩。因此，术后关节活动度训练应该有针对性地加强肩胛、胸廓关节活动度训练，髋关节后伸、内收训练，膝关节伸直训练。采取主动运动和被动运动相结合的方法，训练过程中动作轻柔，避免手法粗暴，加力速度要缓慢，防止关节周围软组织损伤。肌力训练也应考虑以上因素，增加肩胛带肌、上肢残存各肌群、髋关节内收、内旋后伸肌群、膝关节伸肌群的肌力训练，防止关节挛缩和肌肉萎缩。

3. 躯干肌训练　进行腹背肌训练为主，并辅以躯干旋转、侧向移动及骨盆提举训练。

4. 平衡训练　对于下肢截肢者，需进行坐位平衡、跪位平衡等。

5. ADL训练　根据单利手截肢、单侧非利手截肢、双上肢截肢、下肢截肢的不同特点指导患者熟练掌握ADL的技能。强调辅助手更换，尽可能发挥辅助手的作用，扩大其使用范围。非利手截肢者要维持和增强残肢肌力，维持动作的协调性与灵活性。双上肢截肢者可提供一副万能袖套（辅助器具），可以用它握持器具或刷牙、进餐、如厕、穿衣、修饰等。下肢截肢者可通过木工作业、脚踏式器具等进行练习。

6. 残肢脱敏　通过残端在不同的表面负重和按摩、拍打等方法消除残端痛觉过敏，使残肢能适应外界的触摸和压力，为安装假肢的接受腔做准备。

（三）假肢佩戴后期的康复护理

1. 穿脱假肢的训练　不同部位假肢及不同类型的假肢有各自的基本操作技术，护士根据不同假肢指导患者学习穿戴并学会自己操作。上肢假肢患者主要训练假肢的操控系统，熟练掌握后开始进行日常生活活动能力训练和利手交换功能训练。下肢假肢主要是纠正各种异常步态，如倾斜步态、外展步态、划圈步态等；对于不同特殊路面的适应性步行训练、灵活性训练、倒地后站起、搬运物体训练等。

2. 站立位的平衡功能训练　下肢截肢患者佩戴假肢后，让患者站立在平衡杆内，手扶双杠，反复练习重心转移，体会假肢承重的感觉及利用假肢支撑体重的控制方法。然后练习离开平衡杆后假肢单腿负重平衡训练。取得较好的静态平衡后，需要进行动态平衡训练，如平衡板上训练、抛接球训练等。

3. 步行训练　首先在平衡杆上训练，然后逐渐进行助行器、双拐、单拐、双手杖、单手杖步行训练，最终脱离拐杖自由行走。步行训练时必须注意患者安全，做好防跌倒知识宣教，避免发生意外。

（四）幻肢痛的康复护理

加强心理护理，给予心理支持技术、放松技术等；早期安装临时假肢可以减少幻肢痛发生；可采用物理治疗、中医药治疗方法减轻疼痛；对顽固性疼痛，可行神经阻滞治疗、神经毁损手术治疗。

六、康复护理指导

1. 控制体重　一般体重增减不超过3kg，否则引起接受腔的过松或过紧。

2. 持续进行肌力训练　防止残肢肌肉萎缩，残肢力量强大可以提高残肢的操控性。

3. 避免残肢肿胀或脂肪沉积　指导患者及家属脱掉假肢后应该用弹力绷带包扎，促进残端定型。

4. 保持残端清洁干燥　保持残肢皮肤及假肢接受腔的清洁，预防感染。

5. 假肢需定期保养　脱下假肢后需注意观察接受腔的完整性，有无破损和裂缝，以免皮肤损伤。同时定期保养假肢包括连接部件和外装饰套等。

6. **注意安全**　合理安排训练和休息的时间，避免跌倒等意外事件的发生，提高对意外的应急能力。

7. **对家属展开康复健康教育**　使家属了解截肢手术后的康复程序，督促、帮助患者完成康复训练，并在心理、生活、经济上给予最大的支持。

　知识拓展

虚拟现实技术康复的发展趋势

虚拟现实（virtual reality，VR）技术作为一种全新的交互体验技术，在康复医学中被广泛应用于肌肉骨骼康复、神经系统康复等方面，在未来有着广阔的发展前景。虚拟现实技术的不断革新和升级，使其在个人健康领域的应用更加普及和便捷，能够为患者提供真实、沉浸式的体验及个性化的康复训练，增强患者主动参与和积极性。例如对于截肢患者的康复训练，虚拟现实技术可模拟各种日常生活场景，让患者能够体验到真实的行走、上下楼梯等动作，为患者提供了一种全新的康复方式。然而，虚拟现实康复还面临着一些挑战，需要不断地进行科学研究和探索。未来，虚拟现实康复将会随着技术的进步和完善，为患者提供更好的康复效果和服务。

第三节　断肢（指）再植的康复护理

一、概述

断肢（指）体的远端和近端完全分离，无任何组织相连或有少量损伤组织相连，通过清创－骨支架重建－血管吻合－神经肌腱修复－皮肤覆盖的方法，保持肢（指）体的连续性，恢复肢（指）体功能。

（一）分类

1. **完全离断**　完全离断是指断肢（指）体和人体完全分离，无任何组织相连。
2. **不完全离断**　伤肢（指）的软组织大部分离断，相连的软组织少于该断面软组织的1/4。

（二）治疗要点

手术治疗具体如下。①断端处理。②骨骼克氏针固定。③肌腱、血管、神经修复。④伤口缝合。⑤小夹板外固定或石膏外固定。

二、康复护理评估

（一）病史评估

1. **现病史**　具体如下。①受伤原因。②医学诊断。③手术方式。④手术日期。⑤内、外固定的时长。⑥X线片结果。⑦评估患者的躯体、精神和社会功能：躯体方面为上肢、关节、肌肉（含痉挛）协调能力与平衡能力、感觉与知觉（包含疼痛）、反射、日常生活活动能力；精神方面为智力、情绪、心理；社会方面为社会活动能力、就业能力、生存质量等。

2. 既往史　具体如下。①重点了解与骨折愈合相关的因素，如患者有无骨质疏松、骨折、骨肿瘤病史或手术史。②是否合并有高血压、冠心病、糖尿病等慢性疾病。③有无因先天性残疾或既往外伤致残史。

（二）主要功能障碍评估

1. 外观和解剖　通过视触诊及患者的动作，评估总体感觉。具体内容如下。①肢（指）体完整性。②受伤部位。③患处局部皮肤温度、血运、出汗情况、肿胀程度、瘢痕松紧度。④软组织粘连或关节僵硬的位置和角度。④各关节活动范围评估，如主动关节活动度（active range of motion，AROM）和被动关节活动度（passive range of motion，PROM），常用测量工具为测角器。

2. 运动功能

（1）手指功能：手指功能活动见表10-2、表10-3。

表10-2　示、中、环、小指功能

关节		相关功能	功能水平
示、中、环、小指	掌指关节	运动功能比例	100%
		可屈曲角度	90°
		功能位	30°
	近端指间关节	运动功能比例	80%
		可屈曲角度	120°
		功能位	30°
	远端指间关节	运动功能比例	45%
		可屈曲角度	70°
		功能位	20°

表10-3　拇指功能

关节		相关功能	功能水平
拇指	掌指关节	运动功能比例	10%
	指间关节		15%
	拇内收		20%
	拇外展		10%
	对掌		45%
	拇掌指关节	可屈曲角度	60°
		功能位	20°
	拇指间关节	可屈曲角度	80°
		功能位	20°

（2）手指肌腱功能：肌腱总主动活动度（total active motion，TAM）＝（远指间关节、近指间关节及掌指关节主动屈曲幅度总和）－（远指间关节、近指间关节及掌指关节主动伸展幅度总和）。正常活动度（AM）＝（80°＋110°＋70°）－（0°＋0°＋0°）≈260°，见表10-4。

表10-4　肌腱总主动活动度分级

功能分级	TAM水平
正常	260°
良	＞健侧的75%
中	＞健侧的50%
差	＜健侧的50%

（3）握力：常用握力计测出等长收缩的肌力，然后运用公式算出：握力指数＝健手握力（kg）/体重（kg）×100。正常握力指数应＞50，利手握力常比非利手大5%～10%；女性握力占男性的1/3～1/2。

（4）捏力：分为指尖捏、三指捏和侧捏。可用捏力计测量，也可用袖带血压计捏充气的袖带测量，按$1kg/cm^2 = 735.56mmHg$或$1kg/cm^2 = 9.81N$换算。正常捏力（侧捏力）一般男性7.5kg，女性4.8kg。

（5）灵巧性：手的灵巧性与感觉、运动能力的健全有关，也与视觉等其他感觉的灵活性有关。可用九孔柱测验和Mober拾物测验来测定。原理是令受试者拾起指定的物品放于指定的位置，记录完成操作时间。

3. 感觉功能

（1）轻触-深压觉：是一种精细的触觉检查，可测定触觉障碍程度及恢复变化。

（2）触觉：以指腹触摸物体，正常无须视觉帮助即可识别为何物及物体的质地、温度等。

（3）两点分辨觉（two-point-discrimination，TPD）：可测试皮肤分辨触点之间距离的敏感程度。正常标准：掌侧TPD为2～6mm，7～15mm为部分丧失，＞15mm为完全丧失。

（4）其他：痛觉等。

4. 手的整体功能　可以较全面地评定手的功能，常用方法：上肢功能试验、手功能试验和ADL实验。

（三）辅助检查评估

1. 影像学检查　X线片了解骨折的部位、对位和愈合情况。
2. 肌电图检查　了解患肢的肌力情况。
3. 徒手肌力检查　结合肌电图检查结果，了解患者患肢肌力情况。

（四）心理社会评估

患者因外伤引起的血管、神经、肌腱损伤需要夹板、石膏绷带外固定和/或克氏针内固定，时间较长，使得患者存在不同程度的暂时或永久的功能障碍，应评估其生活自理能力和社会参与能力。

应了解患者的文化程度、经济状况、家庭支持、社会及家庭角色、社会适应性等，以便开展有效干预。

三、康复护理原则及目标

（一）康复护理原则

需遵循功能训练、全面康复、重返社会三项原则。

（二）康复护理目标

1. **近期目标** ①预防和减轻水肿，减轻患指（肢）的疼痛。②使高敏区脱敏，软化瘢痕，避免关节挛缩或僵硬和肌肉失用性萎缩。③康复治疗期间无相关并发症发生。

2. **远期目标** 患者掌握相关的功能锻炼及健康预防知识，防止受伤部位再次发生损伤。

四、康复护理措施

（一）早期（术后0～4周）

1. **术后1周内** 给予抗痉挛、抗凝、抗感染治疗，保证再植肢（指）体的存活。此期一般康复不介入。

2. **术后2～4周** 配合临床预防感染、促进血液循环、维持修复血管通畅和加速修复组织的愈合，可采取以下方法。

（1）超短波：可促进深部血管扩张、改善血液循环、防止静脉血栓形成、抑制细菌生长、加速消肿、控制感染。对骨折端用细钢针固定者，应严格控制在无热量范围，以免发生灼伤。

（2）紫外线照射：用于术后伤口感染有渗液时，紫外线有杀菌作用，可控制浅表部位的感染，促进伤口愈合。

（3）运动疗法：对未制动的关节予以轻微的屈伸运动，同时要求其完成肩肘关节主动活动，避免因长期制动而影响其他关节的正常活动度。

（4）加强自我保护意识：保暖，受凉易引起血管痉挛；禁烟，尼古丁会降低血液含氧量，危及再植指的血液供应；抬高患肢，减轻水肿。

（二）中期（术后5～8周）

从解除手的制动后开始，目的是控制水肿，防止关节僵硬和肌腱粘连。
（1）主动运动，手指的屈伸和钩指、握拳等动作。动作应轻柔以免损伤已修复的组织。
（2）教会患者指体感觉丧失后的代偿技术，如皮肤感觉丧失可用视觉代偿。

（三）后期（术后9～12周）

此期骨折已愈合，肌肉、神经和血管愈合已牢固。可进行被动活动和抗阻力运动，康复的重点是继续减少水肿、软化瘢痕、关节主动活动范围练习，功能活动训练（日常生活活动等）和感觉再训练等。

1. **物理治疗** 断肢（指）再植术后物理治疗目的及方法见表10-5。

表 10-5　断肢（指）再植术后物理治疗目的及方法

	治疗目的	物理治疗方法
预防和治疗再植肢（指）体的并发症	防止感染	紫外线；超短波；抗生素离子导入；胰蛋白酶电离子导入＋微波/超短波；维生素C电离子导入＋紫外线
	消除肿胀	超短波；透明质酸酶电离子导入；可见光疗法；臂神经血管丛或短裤区直流电疗法
	防止血管痉挛	超短波；针刺疗法；干扰电；颈交感神经节区普罗卡因电离子导入；毛冬青电离子导入；邻区钙离子导入
恢复患肢功能	改善因血液循环所致肌肉萎缩，防止关节强直	超声波；超短波与微波；按摩与被动运动；干扰电；漩涡浴
	软化瘢痕，减轻粘连，增加关节活动范围	超声波；音频治疗；碘、氯离子导入；按摩
	恢复肌力与主动功能	感应电；肌肉电刺激；脉冲中频电疗；按摩；主动与被动运动

2. 关节活动范围练习

（1）主动运动：关节各方向主动运动，达到最大活动范围后再适度用力，使关节区感到紧张或轻度酸痛感。

（2）被动运动：被动牵伸引起关节有紧张感或酸痛感为度，切忌使用暴力，以免引起新的创伤。

（3）支具：静力和动力两种类型，目的是矫正和预防畸形、改善功能。

3. 肌力和耐力练习　从轻到重分级抗阻练习，促进肌力恢复的原则是使肌肉尽最大能力收缩以引起适当的疲劳，适当休息，使肌肉在恢复及随后的超量运动中，恢复并发展其形态和功能。

4. 感觉再训练（训练4～8周）

（1）触觉：当患肢（指）的动静态触觉均未恢复时，用橡皮以适当的压力触压患者皮肤，睁眼看训练的进行和停止过程，闭上眼睛体会进行和停止时的差异。反复练习，每次10分钟，每日2次。当静态触觉渐渐恢复后，重点练习动态触觉。用橡皮以适当的压力轻轻滑动，先睁眼看，再闭眼用心体会进行与停止时的差异，反复练习。每次10分钟、每日2次。

（2）温度觉：在2个小瓶内分别装入冷水和温水（45℃），用患指分别触摸，先睁眼看后闭眼，用心体会冷与热的差异。训练时注意控制温度，以免烫伤。

（3）综合训练：当触觉和温度觉有所恢复后方可进行。此期内外固定均已去除，患肢（指）已有相当的活动范围。准备螺钉、六角帽、钥匙、回形针、硬币、扣子、砂纸、硬纸板、小木块、笔帽、瓶盖、橡皮等放入衣兜中，让患者手伸入衣兜。仔细揣摩任一物品，辨认为何物后将物品取出对照。每次15分钟，每日2次。

5. 作业疗法　训练手的灵活性、协调性，防止手内肌肉萎缩。在关节活动范围和肌力有一定恢复时，及时开始进行各种日常生活活动和功能活动的练习

6. ADL训练　包括刷牙、穿衣、洗脸、系扣子、用汤匙吃饭等。

7. 功能训练　捏夹子、组装玩具、编织、剪纸等。

五、康复护理指导

（1）注意患肢（指）的保暖，禁烟半年，防止血管收缩痉挛。

（2）一年内避免提拉重物。

（3）根据正确的方法继续坚持进行关节活动度训练和感觉训练，防止肌腱粘连、肌肉萎缩。

（4）据医嘱按时进行复诊，如遇到特殊情况或对出现的症状存有疑惑时，立即向医生咨询。

 知识拓展

镜像治疗

镜像治疗是断肢（指）再植术后康复护理的最新研究成果。患者在完成常规康复治疗的基础上，进行镜像治疗。患者坐于桌前，桌上垂直固定放置一面镜子，双手分别置于镜子的两侧，健侧手和患侧手分别置于镜子反射的前面和后面。患者观察健侧手活动时在镜子里的成像，并将其观察到的成像想象成患侧手的运动，同时患侧手尽可能地做出与健侧手一致的动作。每天2次，每次20分钟，训练3个月（表10-6）。

表10-6　断肢（指）再植术后镜像治疗康复程序

时间	项目	强度、频次
术后当天	用软毛刷刷患者健手，建立初步视觉-触觉反馈	每天2次，每次15～20分钟
术后4周	开始触摸练习。健侧手指与再植指同时触摸不同质地、形状的物体，比较感觉	每天2次，每次15～20分钟
术后8周	开始技能练习。练习5个训练动作（用勺子舀起玻璃珠、九洞插板试验、挑棒游戏、在玻璃上套橡皮筋和整理扑克牌）。视觉控制在一个镜子	每一个技能持续2分钟。5个动作完成后，休息3分钟。重复5个动作，持续20分钟，每天2次

第四节　手外伤的康复护理

一、概述

手外伤是临床常见损伤之一，常见的手外伤包括骨骼损伤、肌腱损伤、神经损伤、皮肤缺损等，因手部解剖结构复杂，功能精细，外伤后失用性变化和瘢痕挛缩等易导致手部功能损害。针对功能障碍的各种因素，采取相应的物理治疗、作业疗法及手夹板、辅助器具等手段，使手恢复最大限度的功能，以适应每日日常生活和工作、学习。因此，早期准确的诊断、快速有效的康复显得尤为重要。

（一）损伤原因及特点

1. **刺伤**　由尖锐利物造成，如针、钉、竹尖等刺伤，特点是伤口小，损伤深，并可将污物带入造成深部组织感染。

2. **切割伤**　如刀、玻璃及电锯伤等所致伤。伤口边缘整齐，污染较轻，伤口出血较多，伤口深浅不一，可造成神经、肌腱、血管断裂，严重者导致指断端缺损、断指或断肢。

3. **钝器伤**　如重物压砸引起组织挫伤。可致皮肤裂开或撕脱，肌腱、神经损伤和骨折。

4. **挤压伤**　门窗挤压可引起甲下血肿、甲床破裂、远节指骨骨折等；车轮、机器滚轴挤压，可致广泛皮肤撕脱，甚至全手皮肤脱套伤，多发生开放性骨折和关节脱位，以及深部组织严重破坏，有时甚至发生手指或全手损毁性损伤。

5. **火器伤**　由鞭炮、雷管和高速弹片所致，损伤性质为高速、爆炸、烧灼。伤口极不整齐，损伤范围广泛，污染严重、坏死组织多，易感染。

二、主要功能障碍

手外伤后遗留的功能障碍与创伤的类型和程度有着密切关系，根据损伤的原因及程度，愈合后都有不同程度的功能障碍。

（一）运动功能障碍

手外伤后骨骼、肌腱、神经损伤后瘢痕挛缩、肌腱粘连、肿胀、关节僵硬、肌萎缩和瘫痪、组织缺损、伤口长期不愈等均可引起相应的运动功能障碍。

（二）感觉功能障碍

桡神经、尺神经、正中神经损伤后均可引起相应支配区域的感觉减退、丧失或痛觉过敏。

（三）日常生活活动能力障碍

手的运动功能障碍可影响患者吃饭、穿衣、洗浴、个人清洁卫生等日常生活自理能力。

（四）工作能力和社会活动障碍

手外伤后患者手部残缺，出现各种并发症，导致肌肉萎缩、无力、关节僵硬、运动功能障碍等，影响患者工作能力和社会活动能力，导致回归工作和社会生活的能力下降。

（五）心理障碍

日常生活活动能力、工作能力、社会活动能力的降低及手部外形改变可能导致患者抑郁和焦虑。

三、康复护理评估

（一）局部状况和手的体位

1. **局部状况**　观察手部的完整性，皮肤的营养情况，色泽，有无瘢痕、伤口，有无红肿、溃疡及窦道，手及手指有无畸形等。通过触诊评估手指的血液循环情况；检查有无神经、肌腱的损伤及程度；测定肢体周径、长度等。

2. 手的体位

（1）休息位：正常情况下，手在自然静止状态为半握拳姿势。手的休息位是腕关节背伸10°～15°，并有轻度尺偏；手指的掌指关节及指间关节呈半屈曲状态，从示指到小指，越向尺侧屈曲越多（图10-1）。

（2）功能位：腕背伸20°～25°，拇指处于对掌位，掌指及指间关节微屈。其他手指略分开，掌指关节及近侧指间关节半屈曲，远侧指间关节微屈曲。处理手外伤时，应尽可能使手处于功能位，否则将会影响手的功能恢复（图10-2）。

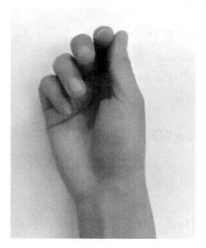

图10-1　手的休息位

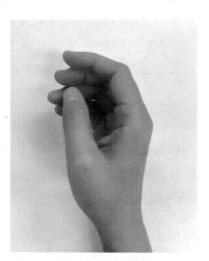

图10-2　手的功能位

（二）运动功能

1. 关节活动度的测量及等级评定　关节活动度（range of motion，ROM）是指关节运动时所通过的运动弧。使用量角器分别测量掌指关节、近侧指间关节和远侧指间关节的主动及被动运动范围，根据三个关节总的活动范围进行等级评定（表10-7）。

表10-7　关节活动度等级评定

分级	关节活动范围	分级	关节活动范围
优	200°～260°	中	100°～130°
良	130°～200°	差	＜100°

2. 肌力评定　徒手肌力测试，握力测定，捏力测定等。

3. 灵巧性测试　受试者拾起指定物品并放于指定的地方，记录完成测试的时间。

（三）感觉功能

1. 手指触觉、痛觉、温度觉测定。

2. 两点辨别试验　患者闭眼，检查者用两点分辨仪测定皮肤辨别两个接触点之间距离的敏感程度。距离越短，触觉越敏感。正常人手指末节掌侧皮肤的两点区分实验距离为2～3mm，中节4～5mm，近节为5～6mm。本试验是神经修复后常用的检查方法，实验距离越小，触觉越敏感，说明该神经的感觉恢复越好。

3. Moberg拾物试验　患者睁眼，用手拣9种生活小物件如钥匙、硬币、火柴盒、安全别针、螺帽、螺栓、纽扣和秒表等，放入木盒内，每次只能捡拾1件，用秒表记录完成所需的时间。让患者闭眼，重复上述操作，并记录时间。如果患者的手指感觉减退或皮肤感觉障碍，则在闭目条件下很难完成该试验。

四、康复护理原则及目标

（一）康复护理原则

康复护理以尽可能防止和减轻挛缩、关节粘连，减轻疼痛，促进组织愈合，恢复日常生活活动能力为原则。

（二）康复护理目标

1. 近期目标　消肿、消炎、镇痛，促进创面愈合，预防挛缩和关节粘连。
2. 远期目标　最大限度地增加运动功能，恢复感觉功能，逐步恢复日常生活活动能力和工作能力，回归社会。

五、康复护理措施

早期清创是预防感染和促进伤口愈合的重要措施，一般不应超过伤后8小时，并根据污染程度而决定手术方式。对于深部组织的损伤须正确的处理，清创时应尽可能地修复深部组织，恢复重要组织如肌腱、神经、骨关节的连续性，以便尽早恢复功能。

（一）心理护理

手外伤带来的生活及工作的不便，使患者易出现孤独、自卑等情绪，护理中应协助患者度过失落感与哀伤情绪。在与患者接触时，医护人员须根据患者的心理变化和反应进行相应的心理护理，把握时间，提供多层次人文关怀，调动患者的主观能动性，使患者尽早适应并积极配合治疗。

（二）肌腱修复术后的康复护理措施

术后1～2周：开始手指的被动运动，并评估术后创口情况，消肿、止痛、抬高患肢，屈肌腱修补后做被动屈指，伸肌腱修补后做被动伸指运动，其余手指做各种主动练习。第3周：做患指的主动运动并逐步增加用力的程度和幅度，以扩大肌腱的滑移幅度，但在运动时要限制腕与掌指关节的姿势，如屈肌修复后腕与掌指关节应保持被动屈曲位，而伸肌修复后则与此相反。第4周：不再限制腕与掌指关节的姿势，继续做主动运动，并开始肌腱的主动运动。可采用微波、热疗、频谱治疗。第5周：增加关节功能和适当抗阻练习。6～12周：强化肌力，增加肌腱的滑动性，双手协调性训练，矫正关节挛缩，也可用矫形支架进行被动训练。术后12周以后：利用不同的握法和握力进行功能训练，帮助患者恢复动态工作能力。

（三）肌腱粘连松解术

实施肌腱粘连松解术前，应根据病情对僵硬的关节做被动活动，使僵硬的关节尽量达到满意的活动后再进行松解术，否则术后会因关节活动受限而易再次发生粘连，且术中肌腱松解应完全彻底。

术后1～2天，去除敷料后即可练习手指的屈伸动作，此时，患者局部的肿胀、疼痛明显，医护人员应给予对症处理，鼓励患者忍住疼痛的同时，尽可能伸屈手指，反复练习，防止发生术后粘连丧失恢复功能的最佳时间。术后3～5天，可开始做被松解肌主动收缩和拮抗肌动力性收缩练习，尽量加大幅度。术后2周，应在医护人员的指导下，开始抗阻肌力练习和增大关节活动幅度的被动运动及功能牵引，不应因锻炼而加重肿胀。术后2～3周，轻微的ADL活动。术后4～6周，开始抓握力量练习。术后6～8周，开始抗阻练习。术后8～12周，恢复工作。

（四）感觉训练

手的感觉恢复顺序是痛觉（保护觉）、温度觉、32Hz振动觉、移动性触觉、恒定性触觉、256Hz振动觉、辨别觉。

感觉可以通过学习而重建，感觉训练常需利用眼的帮助。感觉训练程序分为早期和后期阶段。早期主要是痛、温、触觉和定位、定向的训练。后期主要是辨别觉训练。腕部正中神经和尺神经修复术后8周开始早期阶段的感觉训练。若存在感觉过敏，则脱敏治疗应放在感觉训练之前。当保护觉恢复时，感觉训练程序即可开始；感觉训练后的评定，每月一次；训练时间每日3次，每次10～15分钟为宜。训练方法如下。

1. **保护觉训练**　包括针刺觉、深压觉、冷热觉等。在安静的室内进行，让患者闭眼，护士用各种尖锐物品轻刺患者的手部或给予冷热刺激，然后让患者睁眼看清刚才所给予的刺激是针刺、冷或热，如此反复进行。

2. **定位觉训练**　时间是在患者恢复针刺觉和深压觉后。在安静的房间里训练，用32Hz的音叉让患者知道什么时候和什么部位开始的移动性触觉。然后用橡皮沿需要训练的区域，由近到远触及患者。患者先睁眼观察训练过程，然后闭眼，将注意力集中于他所觉察到感受，而后睁眼确认，再闭眼练习。这样反复学习，直至患者能够较准确地判断刺激部位。

3. **辨别觉训练**　当患者有了定位觉以后，便可开始辨别觉训练。刚开始时让患者辨别粗细差别较大的物体表面，逐渐进展到差别较小的物体表面。每项训练采用闭眼－睁眼－闭眼方法。利用反馈，重复地强化训练，再过渡到辨别生活中的实物。

4. **织物觉训练**　是利用粗糙程度大小不同的织物，训练感觉。让患者先触摸粗细相差极大的砂纸，再触摸粗细差别较小的砂纸，进而过渡到不同的织物如毛皮、丝织品、羊毛、塑料等。

5. **脱敏训练**　适用于手外伤后因神经病变等而触觉过敏者，可采用脱敏疗法。原则上先健侧示范，刺激由弱渐强，时间每次5～10分钟，每天重复3～4次。先用较轻柔的物品，如毛、棉等轻轻摩擦10分钟或至皮肤麻木无感觉，1小时后重复此项操作，适应该刺激后再增加刺激物的粗糙程度，可用绒布、麻布等，最后用叩击和震动刺激。也可让患者手插入盛有棉花、碎泡沫塑料、沙、豆、玉米、米、小麦等的容器中，并搅动容器中的内容物。

（五）ADL和作业训练

根据实际情况给予适当的日常生活活动能力的训练，改善感觉、运动及功能性活动能力，如梳洗、书写、编织、剪纸、打结、捏橡皮泥、撑、拉弹力、带功能性作业活动、模拟性日常生活活动及娱乐性活动等，训练灵活性、协调性，使患手恢复实用能力。当感觉功能不良时，应指导患者在生活和工作中如何保护自己，避免接触热、冷、锐器物品，并可利用本体觉、温度觉与触觉的组合进行代偿性训练。

六、康复护理指导

1. **早期功能训练** 在不影响创伤愈合的情况下，患者应尽早进行功能训练。手外伤康复的关键是正确进行手指活动，训练时注意循序渐进，通常早期可进行适当的被动活动，后期主动训练为主，患者应在医护人员指导下进行训练，以保证既不影响手外伤愈合，又能尽快恢复手的功能。

2. **按摩患肢** 对患肢从指尖开始向心脏方向按摩。注意手法应由轻到重，循序渐进。如有瘢痕增生，更可在瘢痕处揉捏按摩，以促进瘢痕转化，松解粘连。

3. **加强日常生活活动能力的训练** 术后3～4周进行，此时，缝合肌腱或神经的吻合已较牢固，创伤愈合较好。指导患者要坚持训练3个月及以上，逐步恢复手功能，促进生活自理能力的恢复。

4. **物理治疗** 除用红外线、超短波等物理治疗法外，也可鼓励患者进行热水浴，将手发在40～50℃热水中浸泡，每日1～3次，每次10～20分钟。条件许可的话还可行蜡疗。

5. **安全教育** 有感觉功能减退或丧失的患者需给予安全教育：避免接触热、冷、锐器物品；避免使用小把柄的工具；抓握用品不宜过度用力；使用工具的部位经常更换；经常检查受压部位的皮肤情况等。

6. **其他** 因手外伤疼痛多比较敏感，可与他人聊天，看有益的电视等，转移注意力，以使疼痛缓解。尽量使自己的生活丰富多彩，使自己从消极的情绪中解脱出来。并嘱患者禁止吸烟。

 知识拓展

中药抗感染洗剂应用于治疗手外伤术后

中医认为，手外伤会造成脉络损伤，血液离经而出，溢于脉外，久而化瘀，经脉受阻，受伤后活动量下降，造成患者气滞血瘀，不通则痛。同时，外伤耗气伤血，会引起患者气血亏虚，所以，手外伤患者常见以虚、瘀为主的疾病特点，所以治疗时，应采用活血化瘀，补气生血，祛淤生新的治疗原则。

将具有抗感染功能的中药方加入1500ml水中煮沸，煎至500ml左右取汁，先用洗剂熏蒸患者患处，待药水温度下降，对患处进行熏洗浸泡约30分钟。每日2次，连续治疗1个月。经研究发现，此方法可促进伤口愈合，提高血液循环，提高临床治疗效果，改善患者的疼痛不适症状，增强患者的治疗信心，加速手部恢复，提升患者的生活质量，是一种具有可行性与科学性的治疗方式。

第五节　烧伤的康复护理

一、概述

烧伤（burn）是由热力、电、化学物质或强辐射等引起的组织损伤，全球每年超过30万人死于烧伤，低中等收入国家烧伤死亡占其中90%。我国是发展中国家，每年有大量热力烧伤、电击伤和化学烧伤患者被收治入院。

（一）病因

烧伤一般以热力烧伤为主，电击和化学物质等烧伤呈增多趋势。

1. 高温　是烧伤发生的最主要的原因，在建筑物火灾中，吸入烟或热空气，也可能造成肺部烧伤。

2. 电击伤　电击伤常伤及深部组织和脏器，病死率和致残高，给患者家庭和社会带来较大负担。

3. 化学物质　烧伤由各种刺激性和有毒的化学物质引起，如强碱、强酸、有机溶剂、白磷、芥子气等。

（二）临床分期

根据患者生命体征变化结合创面愈合情况，分为创面治疗阶段及康复治疗阶段。

1. 创面治疗阶段　由于患者常存在危及生命的情况，故分为重症期（生命体征不平稳）和稳定期（生命体征相对平稳），两期之间往往出现交替。

2. 康复治疗阶段　分为创面覆盖完成、离院前康复治疗及离院后康复治疗。

二、主要功能障碍

（一）关节功能障碍

烧伤后因疼痛、肢体制动、关节和周边皮肤及组织损伤、瘢痕增生及挛缩等原因，往往造成关节不同程度功能障碍。

（二）增生性瘢痕

一般发生在躯干四肢的增生性瘢痕不致引起严重的功能障碍，而发生在关节、口周、眼周、颈部、手指等部位的增生性瘢痕则对功能有很大影响。

（三）关节挛缩

主要原因是患者长期卧床、深Ⅱ度和Ⅲ度烧伤容易产生肥厚性瘢痕，位于关节附近肥厚性瘢痕收缩，造成关节挛缩。

三、康复护理评估

烧伤患者的康复护理评估尚无标准，目前应用以下评定指标及方法如下。

1. 采用角度尺测量关节活动度。

2. 徒手肌力检查及采用握力计评定肌肉力量。

3. 采用 Barthel 指数评定 ADL。

4. 采用温哥华瘢痕量表评定瘢痕。

5. 采用神经–肌电图进行神经肌肉的电生理检测。

6. 采用运动实验及肺功能测定评定心肺功能。

7. 心理和精神障碍评定。

四、康复护理原则及目标

（一）康复护理原则

早期干预，持续治疗，增强治疗信心，掌握康复护理方法。

（二）康复护理目标

1. 近期目标

（1）患者情绪稳定，积极配合治疗。

（2）逐步增加受伤部位关节活动度，预防挛缩，减少瘢痕增生。

2. 远期目标　烧伤患者回归家庭和社会，尽可能回归到伤前的生活状态。

（1）拥有独立完成日常生活的能力（activities of daily living，ADL）和相应的学习、工作能力。

（2）更好的外观，勇敢面对伤后自我形象。

五、康复护理措施

（一）烧伤早期康复护理

1. 心理康复护理

（1）了解患者及家属的心理状况，鼓励他们树立信心，积极配合治疗。

（2）为患者提供良好的住院环境，充分了解患者性格、文化程度、以往的经历和心理活动状态。

（3）护理人员应充分尊重患者的人格，维护其自尊心，及时了解患者需求，嘱咐亲属定期看望患者，减少患者的孤独和牵挂。

2. 体位护理　休克期患者绝对卧床休息，平卧位头偏向一侧或颈后仰位，保持呼吸道通畅；感染期患者取舒适卧位，必要时睡翻身床，抬高患肢，置于功能位。

3. 心肺并发症护理　大面积烧伤患者，由于长期卧床，肺回缩能力下降，导致心肺功能下降。为了有效缓解上述情况，应尽早为患者进行呼吸功能训练。呼吸功能训练包括缩唇呼吸训练、腹式呼吸训练、咳嗽训练等。

（二）烧伤创面修复康复护理

烧伤创面处理原则是预防或减少创面感染，创造适宜创面的生长环境，促进创面愈合。护理原则包括以下几点。

1. 创面护理

（1）注意保暖，室温宜保持在28～30℃。

（2）预防和控制感染：包括清洁伤口，加强营养支持，纠正低蛋白血症；更换敷料时戴无菌手套，专物专用，预防交叉感染。

（3）保护伤口及其周围组织：使用减压垫减除伤口及其周围组织的压力；保持伤口局部的密闭性，预防分泌物、排泄物污染等。

（4）为伤口愈合提供一个湿性的环境。

（5）控制流出的液体和气体。

（6）使患者感到舒适：不管采用何种方法，伤口护理都不应给患者带来或加重疼痛，应采取减少疼痛的方法，尽可能使患者感到舒适。

2. 烧伤创面切痂植皮术护理

（1）对患者和家属进行术前宣教，讲解手术、麻醉的相关知识和术后注意事项。

（2）按医嘱执行手术前的各项检查及准备工作。

（3）术后监测患者的生命体征、神志，检查手术切口和引流管位置，手术部位有无感染情况，并做好记录。

（4）严密观察植皮区、供皮区渗血、渗液情况，如渗血范围不断扩大，应立即报告医生处理。供皮区一般采用包扎或半暴露疗法。敷料如有渗血、臭味、剧烈疼痛等应及时检查。

（5）胸部及四肢切痂者，注意包扎的松紧度，避免包扎过紧影响患者呼吸。植皮区避免受压，应固定制动。不可在术侧肢体测量血压及扎止血带，以免影响植皮效果。

（6）保持肢体功能位，预防及正确处理肢端血运障碍。

（7）正确轴线翻身，保持皮肤完整性，预防及正确处理压疮。

（8）未手术部位尽早建立压力治疗，指导患者行床上自我功能锻炼。

（9）并发症的预防和护理。①出血：观察切口渗血及引流液的颜色、量，若引流液为鲜红色且引流量增加，应及时通知医生处理。②切口感染：观察体温变化，保持敷料干燥，遵医嘱应用抗生素。③肺不张、肺炎：鼓励患者深呼吸、有效咳嗽，协助患者翻身、拍背，必要时予雾化吸入。④下肢深静脉血栓形成：术后早期鼓励和协助患者进行主动和被动功能锻炼。

（三）烧伤康复期护理

1. 体位摆放　体位摆放的目标是促进肢体肿胀的消退，维持并改善关节活动度，减轻关节和软组织粘连的发生，延缓降低肌肉萎缩及肌力下降的速度与程度，最重要的是对抗关节挛缩。正确的体位摆放就是把身体的各关节摆放在功能位或者是抗挛缩位。

2. 运动疗法　运动疗法指通过主动运动与被动运动使烧伤患者的肌肉、肌腱、关节处于活动状态，能够维持和改善烧伤患者的肢体功能，是预防与改善关节功能障碍的重要治疗方式之一。运动疗法主要包括关节活动度训练、牵伸训练、主动助力运动训练、主动运动训练、抗阻训练和水中运动训练。

3. 关节松动术　关节松动术主要是通过摆动、滚动、滑动等手法减轻疼痛和增加关节活动度。

4. 矫形器佩戴　矫形器可保护伤肢，协助肢体摆放，固定伤肢于功能位或抗挛缩位，预防关节挛缩和畸形形成。

5. 日常生活能力训练　日常生活能力的训练包括离床活动、洗漱和进食训练、穿脱衣训练、洗澡训练等，对于完成活动有困难者可以提供辅助器具。

6. 其他物理治疗　物理治疗主要以缩短创面愈合时间、预防瘢痕增生为主，常见的物理治疗包括紫外线、冷疗、超声波治疗及蜡疗等，都具有一定改善组织微循环、消肿、促进创面早期愈合及软化瘢痕等作用，可用于烧伤后关节功能障碍康复治疗，同时压力治疗是目前公认的预防和治疗肥厚性瘢痕最有效的方法。

六、康复护理指导

（一）体位摆放护理指导

常见的烧伤肢体体位摆放如下。

（1）保持肢体适当抬高，促进血液和淋巴回流，减轻水肿机化。

（2）利用泡沫垫、枕头、支架、夹板等将患肢置于适当的功能位，防止关节僵化于非功能位置，如：肩部烧伤，取仰卧位，肩外展90°，水平内收20°；肘部伸侧烧伤，保持肘关节屈曲70°～90°；手背烧伤，应将腕关节置于掌屈位；手背和手掌同时烧伤或手腕环形烧伤时，腕关节应主要背伸位为主；全手烧伤时，可通过包扎使腕关节微背20°～25°，各指之间用无菌纱布隔开，掌指及指间关节微屈，拇指保持外展对掌位；下肢若只有前侧烧伤，保持膝部微屈，可在膝关节后腘窝侧垫高15°～30°，若膝关节后侧烧伤，膝关节保持伸直位，必要时用矫形器作伸直位固定；踝关节烧伤，可使用楔形足垫或矫形器使踝关节置于中立位，预防足下垂。

（二）压力用品穿佩戴护理指导

1. 弹力绑带　协助患者处于舒适的卧位或坐位，充分暴露要使用绷带缠绕的肢体和部位。有残余创面或伤口，应先进行换药处理后用1～2层薄纱布包扎，以免绷带直接接触伤口和创面，造成感染或渗液污染绷带。一手握紧卷状绷带，使开口端朝上；一手紧握绷带的始端置于要缠绕的肢体位置，持绷带的手法正确。第一圈为双层环绕，固定绷带的始端，避免脱落。环形包扎法：第二层环形压过第一层的1/2～2/3，力度均匀。8字包扎法：8字排列整齐，密度适宜，第二层压过第一层的1/2～2/3。绑带缠绕法：多适用于四肢，应遵循从远端向近端缠绕原则。

2. 压力衣　协助患者处于舒适的卧位或坐位。先穿戴压力手套：穿戴手指时提起两端缝线，逐一穿戴，压至指蹼，缝线对位好，避免拉扯，穿戴平整，提起拉链拉好。再穿戴压力上衣：拉住缝线将每只袖子穿好，压至腋窝顶部，提起拉链拉好，缝线对位正确，勿歪斜，避免拉扯，穿戴平整。穿戴压力袜：穿戴足趾时提起两端缝线，逐一穿戴，压至趾蹼，拉至足跟，缝线对位好，避免拉扯，穿戴平整，提起拉链拉好。穿戴压力裤：拉住缝线将每只裤腿穿好，压至腰部，提起拉链拉好，缝线对位正确，勿歪斜，避免拉扯，穿戴平整。最后戴头套：全头套先套至枕后，双手拉住头套前侧将面部罩住，空出患者耳、鼻孔、嘴，穿戴时动作轻柔，避免引起患者不适。

（三）日常生活能力训练指导

1. 向患者及其家属解释ADL训练的目的是提高患者的生活自理能力，改善患者灵活协调性，使其对他人的依赖降至最低水平，重拾对生活的信心。

2. 告知ADL训练时的注意事项及训练方法，如下。

（1）根据护士或治疗师制订的训练计划进行训练，动作由简单到复杂，由粗到细。

（2）康复训练应循序渐进，持之以恒，切勿操之过急，训练过程中避免跌扑。

（3）教会患者及家属ADL的训练方法：衣、食、住、行、个人卫生等ADL训练方法见表10-8。

表10-8　烧伤患者的ADL训练方法

项目	方法
衣	①穿衣：取坐位或站位→衣袖套进患手→拉至肩关节以上→健手拉衣领至健侧→健手穿入另一衣袖。②脱衣：坐位或站位→先脱健肢→再脱患肢。③穿裤子：左床上→双足伸至腿内→裤腰穿至踝关节上→平卧床上→屈髋、屈膝→双手抓裤腰穿上。④脱裤子：不可站立者取平卧位→双侧裤腰脱至臀以下→屈髋、屈膝→裤腰脱至膝关节下→抖动双下肢→裤子脱下
食	①不能完成抓握、侧捏者可使用偏瘫患者助食勺与叉。②可完成抓握、侧捏者，不能完成前臂旋后者，根据患者功能使用加粗加长柄的勺与叉
住	①床上坐起：将身体平移到功能好的一侧→侧身→双小腿移至床沿→同侧肘支起上半身→另一手撑起身体。②坐站转移：坐床边→双足着地→臀部移至床沿→双下肢与肩同宽→双膝尽量屈曲至90°以上→躯干前后摆动，利用惯性站起
行	①行走：穿防滑舒适的鞋子，不能穿拖鞋，双上肢自由摆动，双下肢屈髋屈膝往前迈步，姿势动作尽量往正常靠拢。②上楼梯：一手扶住栏杆，先迈功能较好的一侧肢体，再迈功能较差的一侧肢体。③下楼梯：一手扶住栏杆，先迈功能较差的一侧肢体，再迈功能较好的一侧肢体
个人卫生	①刷牙：先可尝试手掌朝下，拇指与其余指夹住牙刷刷牙，左右手交替刷。②洗脸：选择小方巾，单手或双手挤出大部分水，抓住毛巾擦拭脸部。③刮须和梳头：可将刮须刀和梳子手柄加粗加长便于抓握。④洗澡：备好洗澡椅，坐位，脱下衣物坐稳；调好水温，用温和沐浴露清洗，勿用力搓，背部使用长毛巾，双手抓住两端拉锯式擦洗

📖 **知识拓展** ● ● ●

烧伤的伤残适应康复辅导技术

伤残适应康复辅导也称为伤残适应康复咨询，康复辅导是以推动伤残适应为主要功能的系统性助人过程，将辅导原理和技术运用于服务过程中，协助伤残患者探索、理解和处理他们面临的困难，包括创伤时间的危机处理、情绪及情感的自由表达与接纳、伤残后功能障碍的调适等，有效地发展和利用具体资源，推动伤残患者获得建设性的转变，达成其个人成长、职业生涯及独立生活的目标，最终实现其重返工作、家庭及社会生活。

本章小结

思考题

1. 颅脑外伤的系统康复评估有哪些?

2. 认知障碍的康复护理措施有哪些?

3. 残端伤口如何护理?

4. 烧伤的康复指导有哪些?

更多练习

（李若和）

第十一章　癌症的康复护理

教学课件

学习目标

1. 素质目标

（1）培养发现问题、分析问题、解决问题的临床思维。

（2）培养尊重患者、保护患者隐私的人文精神。

（3）树立专业、敬业、爱业的护理学价值观，培养多学科团队协作的意识。

2. 知识目标

（1）掌握：乳腺癌、喉癌、肺癌、结直肠癌患者的主要功能障碍、康复护理措施及康复护理指导。

（2）熟悉：乳腺癌、喉癌、肺癌、结直肠癌患者康复评估。

（3）了解：乳腺癌、喉癌、肺癌、结直肠癌概念、病因、治疗要点、辅助检查评估。

3. 能力目标

（1）能对乳腺癌、喉癌、肺癌、结直肠癌患者进行正确的康复护理评估，根据评定结果制定个体化康复护理措施，并进行正确的康复护理指导。

（2）能根据患者不同时期选择合适的康复护理措施。

案例

【案例导入】

患者，女，49岁。因洗澡时无意中发现右乳无痛性肿块入院，经诊断为浸润性导管癌，行右乳腺癌改良根治术，术后10天。

【请思考】

1. 患者目前有哪些功能障碍问题？

2. 康复护士应对其采取哪些康复护理措施？

3. 康复护士如何对患者进行日常生活及出院指导？

【案例分析】

第一节　乳腺癌的康复护理

一、概述

据统计2016—2020年，全球乳腺癌发患者数由220万例增加至226万例，复合增长率为3%，在世界卫生组织国际癌症研究中心发布的2020年数据中我们得知，乳腺癌已经成为人类最为常见的恶性肿瘤。乳腺癌发病率居所有女性恶性肿瘤首位。我国女性乳腺癌发病率为425.5/100万人，基于乳腺癌对于女性健康的严重不良影响，该疾病的诊疗不可忽视。尽管随着对临床乳腺癌的诊疗水平的提高，人类社会医疗水平的不断进步，但是乳腺癌患者的预后却没有显著改善，所以要尽可量做到对乳腺恶性肿瘤的尽早发现、尽早治疗并倡导术后的精准康复治疗。

乳腺癌根治手术是将整个患病乳房组织、皮肤及其周围组织，连同胸肌及其筋膜，腋窝、锁骨下所有脂肪组织和淋巴结整块进行切除。由于乳腺癌根治术大面积的组织及淋巴结清扫可使部分神经受损，术后容易出现术侧胸廓表面和肩关节周围软组织挛缩（瘢痕），影响术侧胸廓和肩关节活动，造成患侧上肢功能障碍。临床近些年多实施乳腺癌改良根治术，以减少和改善功能障碍。大多数病例在手术时保存胸长神经和胸背神经，有神经损伤或不保留胸长神经的患者可出现翼状肩。康复护理应针对肩关节功能及淋巴水肿消除，以改善和提高患者的生活质量。

（一）病因

乳腺癌的病因尚不明确，但目前认为与下列因素有关。

1. 激素作用　乳腺是多种内分泌系统的靶器官，其中雌酮、雌二醇与乳腺癌发病有直接关系。

2. 家族史　研究认为有一级亲属患乳腺癌的妇女发生乳腺癌的概率较无家族史的高2～3倍。目前研究认为基因与乳腺癌发生密切相关。

3. 月经婚育史　月经初潮年龄早、绝经年龄晚、未育、首次生育年龄大于30岁后未进行母乳喂养者发病率增加。

4. 乳腺良性疾病　与乳腺癌的关系仍有争论，部分学者认为乳腺小叶有上皮高度增生或不典型增生可能与乳腺癌发生有关。有重度乳腺囊性增生病者乳腺癌发病率高。如果一侧乳腺已患癌，对侧乳腺的危险性增大。

5. 饮食与营养　营养过剩、肥胖和高脂肪饮食可加强或延长雌激素对乳腺上皮细胞的刺激，进而增加发病机会。另有研究认为高纤维素、维生素A和高黄豆蛋白饮食可降低乳腺癌的发生。

6. 环境和生活方式　乳腺为对电离辐射较敏感的组织，从事特殊工作、暴露于射线者患癌机会较正常人群大。北美、北欧地区乳腺癌发病率约为亚、非、拉美地区的4倍，而低发地区居民移居到高发地区后，第二、三代移民的发病率也呈现升高趋势。

（二）分期

美国癌症联合会（American joint committee on cancer，AJCC）第8版肿瘤T（原发癌肿）、N（区域淋巴结）、M（远处转移）分期，见表11-1。

表11-1　乳腺癌TNM分期

分期	TNM组合
0期	$TisN_0M_0$
Ⅰ期	$T_1N_0M_0$，$T_0N1_{mi}M_0$，$T_1N1_{mi}M_0$
Ⅱ期	$T_{0-1}N_1M_0$，$T_2N_{0-1}M_0$，$T_3N_0M_0$
Ⅲ期	$T_{0-2}N_2M_0$，$T_3N_{1-2}M_0$，$T_4N_{0-2}M_0$，任何TN_3M_0
Ⅳ期	包括M_1的任何T、N

注：T，原发肿瘤。

T_x，原发肿瘤无法评估。

T_0，无原发肿瘤证据。

Tis，原位癌（导管原位癌及不伴肿块的乳头湿疹样乳腺癌）。

T_1，肿瘤最大直径≤20mm。

T_2，肿瘤最大直径＞20mm而≤50mm。

T_3，肿瘤最大直径＞50mm。

T_4，不论肿瘤大小，直接侵犯胸壁或皮肤。

N，区域淋巴结临床分类。

Nx，区域淋巴结无法评估（已切除或未切除）。

N_0，无区域淋巴结转移。

N_{1mi}，存在微转移，单个淋巴结单张组织切片中肿瘤细胞数量超过200个，最大直径＞0.2mm而＜2.0mm。

N_1，同侧Ⅰ、Ⅱ级腋窝淋巴结转移，可推动。

N_2，同侧Ⅰ、Ⅱ级腋窝淋巴结转移，固定或融合；或有同侧内乳淋巴结转移临床征象，而没有Ⅰ、Ⅱ级腋窝淋巴结转移临床征象。

N_3，同侧锁骨下淋巴结（Ⅲ级腋窝淋巴结）转移，伴或不伴Ⅰ、Ⅱ级腋窝淋巴结转移；或有同侧内乳淋巴结转移临床征象，并有Ⅰ、Ⅱ级腋窝淋巴结转移；或同侧锁骨上淋巴结转移，伴或不伴腋窝或内乳淋巴结转移。

M，远处转移。

M_0，临床及影像学检查未见远处转移。

M_1，临床及影像学检查发现远处转移，或组织学发现＞2.0mm的转移灶。

（三）临床表现及治疗方式

1. 术前临床表现

（1）乳房肿块

1）早期：表现为患侧乳房出现无痛性、单发肿块，患者常在无意中发现。肿块多位于乳房外上象限，质硬、表面不光滑，与周围组织分界不清，活动度差。

2）晚期：①肿块固定。癌肿侵入胸筋膜和胸肌时，固定于胸壁不易推动。②卫星结节、铠甲胸。癌细胞侵犯大片乳房皮肤时，可出现多个坚硬小结节或条索，呈卫星样围绕原发病灶。若结节彼此融合，弥漫成片，可延伸至背部和对侧胸壁，致胸壁紧缩呈铠甲状，患者呼吸受限。

（2）乳房外形及皮肤改变

1）酒窝征：若肿瘤累及Cooper韧带，可使其缩短而致肿瘤表面皮肤凹陷，出现"酒窝征"。

2）橘皮征：如皮下淋巴管被癌细胞堵塞，引起淋巴回流障碍，可出现真皮水肿，乳房皮肤呈"橘皮样"改变。

3）乳头内陷：邻近乳头或乳晕的癌肿因侵入乳管使之缩短，可将乳头牵向癌肿一侧，进而使乳头扁平、回缩、凹陷。

4）皮肤破溃：癌肿处皮肤可溃破而形成溃疡，常有恶臭，易出血。

5）炎性乳腺癌（inflammatory carcinoma of the breast）：发病率低，年轻女性多见。表现为患侧乳房皮肤呈炎症样改变，包括发红、水肿、增厚、粗糙、表面温度升高等，无明显肿块。病变开始比较局限，短期内即扩展到乳房大部分皮肤，可累及对侧乳房。恶性程度高，发展迅速，早期即转移，预后极差。

6）乳头湿疹样乳腺癌（Paget's carcinoma of the breast）：少见。乳头有瘙痒、烧灼感，之后出现乳头和乳晕皮肤发红、糜烂，如湿疹样，进而形成溃疡；有时覆盖黄褐色鳞屑样痂皮，病变皮肤较硬，于乳晕区可扪及包块。恶性度低，淋巴转移较晚。

2. 治疗方式　手术切除是治疗乳腺癌的主要手段，对病灶仍局限于局部及区域淋巴结患者，手术治疗是首选。手术适应证为TNM分期的0、Ⅰ、Ⅱ期和部分Ⅲ期的患者。已有远处转移、全身情况差、主要脏器有严重疾病、年老体弱不能耐受手术者为手术禁忌。手术方式主要如下。

（1）保留乳房的乳腺癌切除术（breast-conserving surgery）：完整切除肿块及其周围1～2cm的组织。适合于Ⅰ、Ⅱ期患者。

（2）乳腺癌改良根治术（modified radical mastectomy）：有以下2种术式。①Patey手术。②Auchincloss手术：改良根治术保留了胸肌，术后外观效果较好，适用于Ⅰ、Ⅱ期乳腺癌患者，目前已成为常用的手术方式。

（3）乳腺癌根治术（radical mastectomy）和乳腺癌扩大根治术（extensive radical mastectomy）：这两种术式现已少用。

（4）全乳房切除术（total mastectomy）：适用于原位癌、微小癌及年老体弱不宜做根治术者。

（5）前哨淋巴结活检术（sentinel lymph node biopsy，SLNB）和腋淋巴结清扫术（axillary Lymph node dissection，ALND）。

（6）乳腺癌根治术后乳房重建术（radical mastectomy and breast reconstruction）：乳房重建可以分为即刻重建、延期重建及分期即刻乳房重建三类。

二、主要功能障碍

（一）伤口延迟愈合

乳腺癌患者乳房后伤口延迟愈合的主要表现为皮瓣坏死和皮下积液。导致伤口延迟愈合的因素包括高龄、糖尿病、局部放疗后、电刀灼伤等。

（二）上肢肿胀

乳腺癌根治术后由于腋淋巴的清扫，会有不同程度患侧上肢水肿。发生上肢水肿的原因如下。①乳腺癌根治术后，上臂内侧的淋巴管淋巴引流不畅，伤口延期愈合、积液，或并发轻度感染，都会使淋巴管被进一步摧毁，如果反复感染，甚至会造成锁骨下或腋静脉堵塞，导致重度水肿的发生。②术前或术后放疗都会造成放射区域的静脉闭塞、淋巴管被摧毁，从而影响上肢功能。

（三）肩关节活动障碍

乳腺癌手术患者由于手术创伤大，手术时与肩关节、肩胛骨运动有关的血管、神经、肌肉术中受到损伤，导致手臂功能受到影响，造成一定程度的上肢功能运动障碍，甚至出现淋巴水肿、瘢痕挛缩及上肢活动受限等并发症。

（四）乳房缺失

接受切除乳腺的术式，包括乳房根治术、乳房改良根治术后，妇女乳房的缺如直接影响其外形的美观，这会对其心理造成极大的压力。

三、康复护理评估

（一）一般情况评估

询问病史包括患者的月经情况、婚育、哺乳情况、既往乳腺疾患、肿瘤家族史、甲状腺功能情况及妇科疾病等。现病史中尤其要注意肿块发生时间、生长速度、与月经关系等。了解患者手术的过程。

（二）体格检查

包括全身体格检查和乳腺检查。

1. 视诊　观察双侧乳腺大小、对称性，注意是否有肿物隆起或皮肤的病理改变。注意双侧乳头是否对称，是否有回缩、偏歪、糜烂等病理变化。

2. 触诊　一般采用卧位，也可坐卧相结合。如果发现有肿块，必须详细检查并记录具体位置、肿块大小、硬度、边界情况等。

（三）功能障碍评估

对患者的关节活动度、日常活动能力、疼痛等进行评估，了解患者的功能障碍情况。

（四）心理社会评估

评估患者对疾病的了解程度。评估患者的心理状态、人际关系与环境适应能力，了解有无抑郁、焦虑、恐惧等心理障碍。评估患者的社会支持系统是否健全。

（五）辅助检查评估

1. 超声检查　能够显示乳房各层次结构及肿块形态和质地，主要用来鉴别囊性或者实质性病灶，结合彩色多普勒检查血液供应情况，提高判断敏感性，为肿瘤定性提供依据。

2. **钼靶X线检查**　早期发现乳腺癌有效方法，表现为密度增高的肿块影，边界不规则，毛刺状影，常为乳腺肿块诊断手段的首选方式。由于能清晰显示乳房各层软组织结构及其内肿块的形态和质地，因此能鉴别乳腺癌和良性肿块。

3. **MRI**　分辨率高，敏感性高于钼靶X线检查，能够三维立体观察病变部位，不仅能提供病灶形态学特征，还能运用动态增强提供病灶血流动力学情况。

4. **活组织病理检查**　具体如下。①空心针穿刺活检术和麦默通旋切术活检，其病理诊断准确率能够达到90%～97%。②细针针吸细胞学检查，其病理诊断准确率能够达到70%～90%，当细针针吸细胞学检查病理诊断结果为阴性，而临床上仍怀疑乳腺癌时，则可行切除活检。

四、康复护理原则及目标

（一）康复护理原则

提高患者防病意识，增强治疗信心，掌握康复护理方法，循序渐进，持之以恒。

（二）康复护理目标

1. **近期目标**　①保持呼吸道通畅，减少肺部感染的发生。②采取不同方法加强与患者沟通，保证患者健康的心理状态。③指导患者进行康复训练，保持肩关节的功能及预防淋巴水肿的发生。④减少术后并发症的发生。

2. **远期目标**　无并发症发生，心理健康，回归家庭与社会。

五、康复护理措施

1. **心理康复护理**　康复是一项全身性治疗，心理问题亦会直接影响康复效果。乳腺癌根治性手术切除的组织多，手术创面大，尤其是手术后形体上产生的缺失及对远期预后的担心，给患者造成很大的精神压力，应帮助患者接受现实，保持良好的心理状态，树立正确的康复信念，才能够积极主动参与康复计划。帮助患者树立战胜癌症的信心。

2. **饮食康复护理**　乳腺癌患者术后由于应用一些其他药物治疗，导致食欲低下、恶心、呕吐、腹泻等症状。由于疾病对身体已经造成很大的影响。所以，乳腺癌患者术后的饮食护理就显得尤为重要了。要做到饮食多样化，营养均衡、平衡膳食是癌症患者术后保持正常体重的最好办法。同时多食高蛋白、高维生素、低脂肪的食物，以清淡饮食为主，增强患者机体抵抗力。

3. **患肢的康复护理**

（1）抬高患肢：平卧时患肢下方垫枕抬高10°～15°，肘关节轻度屈曲；半卧位时屈肘90°，放于胸腹部；下床活动时用吊带托或用健侧将患肢抬高于胸前，需要他人搀扶时建议扶健侧肢体，以防腋窝皮瓣滑动而影响愈合；避免患肢下垂过久。

（2）促进肿胀消退：在专业人员（专科护士、淋巴水肿治疗师等）指导下向心性按摩患侧上肢，或进行握拳、屈肘、伸肘和举重训练，举重要缓慢并逐渐增加负重，以促进淋巴回流；深呼吸运动可改变胸膜腔内压，并引起膈肌和肋间肌的运动，从而持续增加胸腹腔内的淋巴回流；肢体肿胀严重者，用弹力绷带包扎或戴弹力袖以促进淋巴回流；局部感染者，及时应用抗生素治疗。

（3）患侧上肢功能锻炼：由于手术切除了胸部肌肉、筋膜和皮肤，患侧肩关节活动明显受限。功能锻炼对于恢复患者的肩关节功能和预防及减轻水肿至关重要。为减少和避免术后残疾，应鼓励和协助患者早期开始患侧上肢的功能锻炼。锻炼时应遵守循序渐进的原则，以免影响伤口的愈合。

1）术后24小时内：活动手指和腕部，可做伸指、握拳、屈腕等锻炼。

2）术后1～3天：进行上肢肌肉等长收缩训练，利用肌肉泵作用促进血液和淋巴回流；可用健侧上肢或他人协助患侧上肢进行屈肘、伸臂等锻炼，逐渐过渡到肩关节的小范围前屈、后伸运动（前屈小于30°，后伸小于15°）。

3）术后4～7天：鼓励患者用患侧手洗脸、刷牙、进食等，并做以患侧手触摸对侧肩部及同侧耳朵的锻炼。

4）术后1～2周：术后1周皮瓣基本愈合后，开始做肩关节活动，以肩部为中心，前后摆臂。术后10天左右皮瓣与胸壁黏附已较牢固，做抬高患侧上肢（将患侧肘关节伸屈、手掌置于对侧肩部，直至患侧肘关节与肩齐平）、手指爬墙（每日标记高度，逐渐递增幅度，直至患侧手指能高举过头）、梳头（以患侧手越过头顶梳对侧头发、打对侧耳朵）等的锻炼。指导患者做患肢功能锻炼时应根据患者的实际情况而定，一般以每日3～4次、每次20～30分钟为宜，循序渐进，逐渐增加功能锻炼的内容。值得注意的是，术后7天内限制肩关节外展，以防皮瓣移动而影响愈合。严重皮瓣坏死者，术后2周内避免大幅度运动。皮下积液或术后1周引流液超过50ml时应减少练习次数及肩关节活动幅度（限制外展）。植皮及行背阔肌皮瓣乳房重建术后要推迟肩关节运动。

4. **淋巴水肿的康复护理**　术侧淋巴结被广泛切除、腋静脉血栓形成、术侧上肢被强力牵张、手术损伤的组织粘连压迫等因素均可导致术侧上肢淋巴回流障碍，形成水肿。轻者可在数月至数年内逐渐消退，重者持续多年不消。患者自觉肢体沉重，影响活动，还容易发生破损、感染持久不愈等。其康复护理如下。

（1）抬高患肢：术后抬高患侧上肢至心脏水平（10°～15°），并注意避免上肢下垂或做重体力活动，以促进淋巴回流。

（2）保护患肢：避免在患肢测量血压、抽血、注射或输液。避免过度活动、外伤和负重。

（3）运动与按摩：患肢宜做适度活动或做向心性轻手法按摩，以促进淋巴回流，但应避免术后过早、过强活动，以免加重水肿。

（4）压迫性治疗：患肢使用间断性气压袖套，每天2～12小时。或穿弹性压力袖套（在上肢高举时套上袖套），以压迫约束上肢，促进淋巴回流。

5. **患者的形体康复护理**　要向患者讲解手术的效果及术后在形体上所产生的缺陷，又要告诉患者，乳房重建及一些辅助工具能弥补手术后形体缺陷，以增强患者的康复信心，减轻患者焦虑。促进患者形体康复。

六、康复护理指导

1. **饮食与活动**　加强营养，进食高蛋白、高维生素、高热量、低脂肪的食物，以增强机体抵抗力。近期避免患侧上肢搬动或提拉过重物品，继续进行功能锻炼。

2. **保护患肢** 保持患侧皮肤清洁；洗涤时戴宽松手套，避免长时间接触有刺激性的洗涤液；避免蚊虫叮咬，衣着、佩戴首饰或手表时要宽松；患侧手臂不要热敷，沐浴时水温不要过高；避免强光照射等高温环境。

3. **恢复性生活、避免妊娠** 健康及适度的性生活有利于患者的身心康复。术后5年内避孕，防止乳腺癌复发。避孕方法推荐物理屏障避孕法，避免使用激素类药物避孕法。

4. **坚持治疗** 遵医嘱坚持化学治疗、放射治疗或内分泌治疗。化学治疗期间定期检查肝肾功能，每次化学治疗前1天或当日查血白细胞计数，化学治疗后3～7天复查，若血白细胞计数<$3×10^9$/L，需及时就诊。放射治疗、化学治疗期间因抵抗力差，应少到公共场所，以减少感染机会。放射治疗期间注意保护皮肤，出现放射性皮炎时及时就诊。内分泌治疗持续时间长，长期服药可导致胃肠道反应，月经失调、闭经、潮热、阴道干燥、骨质疏松和关节疼痛等不良反应。告诉患者坚持服药的重要性，并积极预防和处理不良反应，以提高服药依从性。

5. **乳房定期检查** 定期的乳房自我检查有助于及早发现乳房的病变，因此20岁以上的妇女，特别是高危险人群每月进行1次乳房自我检查。术后患者也应每月自查1次，以便早期发现复发征象。检查时间最好选在月经周期的第7～10天，或月经结束后2～3天，已经绝经的女性应选择每个月固定的一日检查。40岁以上女性或乳腺癌术后患者每年还应行钼靶X线检查。乳房自我检查方法如下。

（1）视诊：站在镜前取各种姿势（两臂放松垂于身体两侧、向前弯腰或双手上举置于头后），观察双侧乳房的大小和外形是否对称；有无局限性隆起、凹陷或皮肤橘皮样改变；有无乳头回缩或抬高等。

（2）触诊：患者平卧或侧卧，肩下垫软薄枕或将手臂置于头下进行触诊。一侧手的示指、中指和环指并拢，用指腹在对侧乳房上进行环形触摸，要有一定的压力。从乳房外上象限开始检查，依次为外上、外下、内下、内上象限，然后检查乳头、乳晕，最后检查腋窝有无肿块，乳头有无溢液。若发现肿块和乳头溢液，及时到医院做进一步检查。

6. **心理社会康复** 可以在认知、决策、应对技能等方面提升患者的自我控制能力，合理地运用暗示、宣泄等应对技巧，以增加对于困境的忍耐力，尽快摆脱患者角色，积极面对生活。积极调动和利用社会网络的支持，如专业支持、家庭支持和同伴支持，通过接受帮助、鼓励和支持，最大限度地恢复患者的社会功能。

 知识拓展

乳腺癌筛查

乳腺癌发病率居所有女性恶性肿瘤首位。基于乳腺癌对于女性健康的严重不良影响，人类社会医疗水平的不断进步，要尽量做到对乳腺恶性肿瘤的尽早发现，针对不同年龄的女性，提倡定期进行乳腺筛查建议如下。

1. **20～39岁女性** 不推荐对非高危人群进行乳腺筛查。

2. 40 ～ 49岁女性　建议如下。①适合机会性筛查。②每年1次乳腺X线检查。③与临床体检联合。④对致密性乳腺推荐与超声联合。

3. 50 ～ 69岁女性　建议如下。①适合机会性筛查及人群普查。②每1 ～ 2年1次乳腺X线检查。③与临床体检联合。④对致密性乳腺推荐与超声联合。

4. 70岁以上女性　建议如下。①每2年1次乳腺X线检查。②与临床体检联合。③对致密性乳腺推荐与超声联合。

乳腺癌高危人群的特征包括：①有乳腺癌明显遗传倾向者。②既往患有乳腺导管或小叶中、重度不典型增生或小叶原位癌患者。③既往行胸部放射治疗者。对于高危人群，建议早期（20 ～ 40岁）每年进行1次乳腺筛查，必要时可应用MRI等影像学方法。

第二节　喉癌的康复护理

一、概述

喉癌（cancer of larynx）是头颈部常见的恶性肿瘤，96% ～ 98%为鳞状细胞癌，其他病理类型少见。根据肿瘤发生部位和所在区域，喉癌临床上分为声门上型、声门型和声门下型等三种类型，具有局部浸润和扩散转移等特点。喉癌发病年龄以40 ～ 60岁最多，男性明显高于女性。

近年来，喉癌患者呈增多趋势，但我国目前尚缺乏大规模流行病学调查资料，也有研究表明，喉癌的发病情况有种族和地区的差异，华北和东北地区的发病率远高于华南各省。而且城市高于乡村，重工业城市高于轻工业城市。国外文献报道，意大利的瓦雷泽、巴西的圣保罗和印度的孟买为世界三大高发区。

（一）病因

喉癌的病因至今仍不十分明确，流行病学资料证实与吸烟、饮酒、病毒感染、环境、职业因素、射线、微量元素缺乏、性激素代谢紊乱等因素有关，常为多种致癌因素协同作用的结果。

1. 吸烟　吸烟与喉癌发病关系呈正相关，喉癌患者中有吸烟史者约占95%，比一般不吸烟者比例高20% ～ 30%，有吸烟史的喉癌患者发病年龄比不吸烟者小10岁左右。

2. 病毒感染　喉癌的发生可能与人类乳头状瘤病毒（human papillomavirus，HPV）感染有关，喉癌的病理学类型与HPV的类型之间有一定的相关性，喉鳞癌、鳞状细胞癌与HPV16感染有关，腺癌与HPV18感染有关。

3. 癌基因、抑癌基因　喉癌的基础研究表明：喉癌的发生、发展与 ras 、myc 等癌基因的 $y53$ 的失活有密切关系。

4. 性激素　男女喉癌患者之比为（5 ～ 10）:1，喉癌组织雌激素受体的阳性率为68.6% ～ 80.0%，雄激素受体的阳性率为50% ～ 100%，提示喉癌的发生发展与性激素相关。

（二）临床表现

1. **术前临床表现**　喉癌患者就诊时的主要临床表现有：声音嘶哑、咽部异物感、呼吸困难、颈部肿块、咳血痰等。临床表现随肿瘤的部位与病期的不同而不同。

（1）声门上区癌：早期可无症状或仅有咽部不适、痒感，咽部异物感。随着病情的发展，可出现咽痛，吞咽时加重，影响进食。肿瘤增大可发生溃烂，引起咳嗽、血痰或咯血。肿瘤向下侵犯声门区时出现声音嘶哑。晚期患者伴有呼吸困难及吞咽障碍等症状。

（2）声门区癌：早期即出现声音嘶哑，并呈进行性加重，甚至出现失声。由于声门区是喉腔最狭窄的部位，故声门区癌长到一定体积时，可放射至耳内引起放射性耳痛，甚至引起喉鸣和吸入性呼吸困难、口臭等。

（3）声门下区癌：早期明显无症状。当肿瘤增大时可出现无刺激性咳嗽。癌肿侵犯声带时，出现声音嘶哑和咯血。当肿瘤堵塞气道时，会出现呼吸困难。

2. **术后临床表现**　手术是治疗喉癌的主要手段，但全切术后患者完全失声并改变了正常的呼吸通道。近年来，随着喉部分切除术的普及，越来越多的喉癌患者选择喉部分切除术，在根治肿瘤的同时又保存了发音功能和呼吸功能。手术方法如下。①支撑喉镜下手术。通过显微镜或影像辅助的方法，利用激光或器械进行喉内的手术。该手术能够尽可能保留喉的发音功能。②喉部分切除术。将喉内肿瘤和部分正常喉组织切除，以达到根治肿瘤和尽可能多地保留喉功能的目的。③喉全切除术。切除范围一般包括全喉区附着的喉外肌，胸骨舌骨肌有时保留。此外，根据需要，切除范围还可包括舌根、下咽黏膜、甲状腺、颈段食管和颈前皮肤等。

若行部分喉切除术，患者发音功能虽受到影响，如声音嘶哑等，但仍能讲话，呼吸一般不会改道，生活大致正常。全喉切除患者，生活改变较大，不但失去讲话功能，且须在颌前下方正中做气管切开造口将呼吸改道，患者往往需经2～3个月后才能逐渐适应生活。

二、主要功能障碍

1. **交流障碍**　喉切除术后患者失去喉，没有发音器官所致。
2. **呼吸适应障碍**　改变了上呼吸道的通气途径所致。术后需在颈部瘘口进行呼吸。
3. **社交障碍**　言语交流障碍所致。
4. **心理障碍**　对癌症的焦虑、恐惧所致。

三、康复护理评估

对患者的吞咽功能、言语功能、全身营养状态及发音重建术的效果等进行评估，了解患者的功能障碍情况。发音重建术的效果评定（评定标准分为四级：Ⅰ级讲话清，音量大，音质好，相距5米能对话；Ⅱ级讲话清，音量略小，音质满意，相距3米能对话；Ⅲ级讲话嘶哑，音量小，相距0.5米能对话；Ⅳ级不能发音）。

四、康复护理原则及目标

（一）康复护理原则

1. 重视心理康复。
2. 提高患者舒适度。
3. 减少或代偿功能障碍。
4. 尽量重新融入社会生活。

（二）康复护理目标

1. **近期目标**　①保持呼吸道通畅，减少肺部感染的发生。②避免营养不良的发生。③采取不同方法加强与患者沟通。④保证患者健康的心理状态。⑤减少术后并发症的发生。

2. **远期目标**　①保证患者营养摄入，以高热量、高纤维素、高营养为主。②通过训练促进吞咽功能恢复。③通过训练及联系促进发音及语言功能。④调整心理状态，重新融入生活及社会。

五、康复护理措施

术后或放疗后患者可能发生喉部水肿，呼吸困难，应注意口腔护理，及时清除上呼吸道分泌物，按时叩背促进呼吸道分泌物排出。气管造瘘者重视造瘘口的护理管理，气管套管要每天清洗、消毒。瘘口覆盖潮湿的双层无菌纱布加以保护。注意保持环境空气清洁湿润，避免烟酒、辛辣刺激。

1. **呼吸通道管理**　喉癌术后保持气切通畅，术后24～48小时需及时抽吸出套管内血性渗液及分泌物，防止窒息。观察分泌物的量、颜色、气味及黏稠度等，戴上套管后，每日进行气管切开护理，内套管要定时清洗、消毒，同时还应进行湿化气道护理，可以采用定时气管内滴液，也可采用持续气管内微泵滴液或雾化吸入方式，以便随时化痰，使患者能轻松排痰，减少吸痰，有利于预防肺部并发症。另外，套管口需覆盖无菌湿纱布，既湿化气道，又防止异物落入气管。

2. **饮食指导**　喉癌患者无论是全喉切除还是部分喉切除，手术后一般均不能经口进食，需要鼻饲流质饮食，饮食结构以高热量、高维生素、高营养为主。术前1天由康复护士与营养师联系，根据患者的具体情况询问患者是否有糖尿病、饮食习惯、饮食量等，共同制定饮食方案。

（1）手术日给予全量输液，术后第1天开始行鼻饲饮食，首日鼻饲营养餐500～1000ml，个别食量大者可加牛奶、奶粉等，总热量控制在25～35kal/kg。但注意首次应少量，以防止引起胃肠道的不良反应。由于鼻饲为流食，大多数患者缺乏饱腹感。

（2）术后第2天起，可增加鼻饲量，每日3～4瓶营养餐或更多，因人而异，可间隔2～3小时鼻饲一次，每次300～500ml，两次鼻饲之间可加适量的水、果汁、蔬菜汁等。鼻饲完毕，嘱患者半卧位30分钟并轻拍背部，防止胃内注入的空气引起食物反流。个别患者出现呃逆时，先给予解释，使者精神放松，消除紧张，调整体位，调整胃管位置，针刺合谷穴，必要时给阿托品0.5mg肌内注射，解除膈肌痉挛。

（3）术后第10天患者可开始进食。进食前嘱患者精神放松，保持心情轻松、愉悦；取端坐位，头低30°，下颌内收，尝试经口进食。进食时，嘱患者将食物充分咀嚼成团吞到舌根部时屏气，同时用手指堵住气管造瘘口，再将食物全部通过咽部吞下，然后清理口腔1次。吞咽后应咳嗽一次，避免咽喉部残留食物残渣。进食的原则：少量多餐，小口慢咽，最好采用糊状饮食，禁用流质饮食，禁忌先饮水。

（4）全喉切除患者伤口愈合后无水肿、无感染即可经口进食，不会引起呛咳。但部分喉切除术后患者经口进食比较困难，需耐心指导，反复练习吞咽才能成功，由软食开始训练，如香蕉、软蛋糕、粽子等容易形成食团的固体食物。患者取坐位，低头，将口内食物形成小食团，屏住呼吸，快速吞咽，如出现呛咳，保持镇定，休息片刻后继续按上述方法练习，如此反复练习。切不可因一时失败而放弃，多数患者经练习1周后基本能正常经口进食，个别患者练习时间可达1个月以上。

3. 吞咽功能训练　从术后第4天患者咽喉黏膜基本恢复时开始，鼓励其每隔3小时做3～5分钟的吞咽动作，吞咽时可将少量唾液缓慢下咽。早期活动是帮助吞咽肌群尽早恢复的好办法。当固体食物吞咽成功后可逐渐过渡到流质饮食，待患者完全经口进食、进水自如、无呛咳时，方可拔出鼻饲管。同时，注意防止因喉功能不良导致的呛咳，使患者对进食形成畏惧心理而影响吞咽练习。因此，做好患者的心理护理显得尤为重要。

4. 语言康复训练　教会患者用手堵住套管口发音，从单音节字开始练习，发重叠音如"——""二二"等，逐渐增加到双音节字、词、短语，直至完全掌握食管发音的方法。在学习过程中，指导患者呼吸和发音的协调配合，逐步纠正发音漏气现象。词语的选择上，以日常用品或用语为主，反复练习，增加患者学习兴趣，努力提高发音清晰度。在学习过程中，鼓励家属共同参与，使他们了解食管发音，更好地与患者交流。对学习效果不佳的患者，可通过手势、写字板等非语言交流，了解患者在学习过程中所遇到的困难，找出原因，针对性予以指导，以达到预期目标。其中对全喉切除术患者可指导他们用简单的手语，或用写字板写字表达。

5. 心理护理　全喉切除患者由于容貌、进食能力、交流能力等受到严重影响，自尊心受到影响，导致其成为心理疾病高危险人群。心理护理可以减轻躯体功能障碍对患者造成的心理影响。可用术后长期生存者的实例增加患者信心，减轻心理负担。承担一定的社会、家庭角色，有助于树立自信心，减轻负面情绪。因此，可让患者参加癌症协会或俱乐部等组织，为其提供相互倾诉、交流和鼓励的机会，这对改善患者心理功能和社会功能，使其逐步回归社会有正向作用。

6. 预防术后并发症　术后应保持伤口敷料清洁、干燥，气管垫敷料污染后应及时更换，以防感染。保持口咽部清洁，随时清除口、咽部分泌物，尽量减少频繁吞咽，以防咽瘘的发生。

六、康复护理指导

（一）全喉切除术带管患者

1. 指导患者及家属学会气管瘘口护理方法，如更换套管、消毒方法。取出内套管时应一手按住外套管双耳，另一手旋开外套管口的活瓣，再将套管取出，操作要轻柔，防止引起不适。

2．教会患者及家属内套管消毒方法，每天2次，更换敷料或纱布垫。套管周围皮肤需擦干净后更换敷料或纱布垫。

3．根据医嘱进行气道湿化，防止痰液黏稠不易咳出。

4．呼吸时套管内传出响声，表示套管内有分泌物，要及时吸出或指导患者咳出。

5．保持室内空气新鲜，有一定温度和湿度。

6．少去公共场所，外出时，用双层纱布遮住套管口，防止异物或灰尘吸入。避免淋浴、游泳等，防止水进入气管。

（二）指导患者建立良好的卫生、生活习惯

经常锻炼身体预防上呼吸道感染，忌烟酒，忌辛辣、油炸食品，保证足够营养。

（三）指导患者出院后放疗期间的注意事项

保持局部皮肤清洁，洗澡时避免用碱性肥皂和过烫热水，以防损伤放疗处皮肤。并嘱患者防止便秘，保持大便通畅，避免体力劳动，预防感冒，定期复查。

（四）进行积极有效的健康教育

让患者逐步了解自己躯体功能的改变，通过心理干预、临床护理干预及社会干预来逐步提高患者的心理健康水平，进一步改善患者的躯体功能及社会功能达到全面提高喉切除术后患者生活质量的目的。

（五）定期复查

关注患者颈部有无淋巴结肿大，如有异常随时就诊。

 知识拓展

无喉患者的发音重建技术发展

随着科学不断发展，可以对无喉患者的发音功能进行重建。最为人所熟知的是食管发音法，即利用食管储气，用嗳气的方法，将气体压出食管入口，发出轻微的声音。此方法不需要体外装置，但声音粗糙，只能发出短句。自1980年开始，利用手术构造气管食管通道的方法应用于临床，术式在不断变革中仍少有突破，成为近年来发音研究的难点和热点。近年来，各种构造气管食管瘘的声音假体不断面世，种类繁多，具有操作便捷，发音质量满意等优势，但各种并发症的发生也是不容忽视的问题。另外，人工喉是利用电子振荡、电磁振动的发音装置代替声带振动而发音，再经鼻、口腔等配合形成语言的一种人造代声工具，具有发声强度高，价格便宜等优点。由于患者易于购买，已在临床得到广泛应用。

第三节 肺癌的康复护理

一、概述

肺癌（lung cancer）是指源于支气管黏膜上皮或肺泡上皮的恶性肿瘤，也称支气管肺癌（bronchop-ulmonary carcinoma），近年来居全世界和我国恶性肿瘤发病率和死亡率前列，且发病率和死亡率上升迅速。肺癌发病年龄大多在40岁以上，以男性多见，但女性的发病率逐年增加现象更为明显。

（一）病因

病因至今尚不明确。吸烟是肺癌的重要风险因素，烟草内含有苯并芘等致癌物质，开始吸烟年龄越小、每日吸烟量越大、持续时间越长，肺癌患病风险越高。其他风险因素包括环境污染、职业接触（石棉、砷、铬、镍、煤烟焦油、电离辐射等）、饮食因素、既往慢性肺部疾病（慢性阻塞性肺疾病、肺结核、肺纤维化等）、家族肿瘤疾病史、遗传易感性和基因（$p53$、$mm23-H_1$、$EGER$、Ras等）突变等。

（二）分型

目前肺癌病理学分类采用的是2015年世界卫生组织修订的病理分型标准。临床将肺癌分为两类：非小细胞肺癌（non-small cell lung cancer，NSCLC）和小细胞肺癌（small cell lang cancer，SGLC）。

1. 非小细胞肺癌 主要包括下列3种组织类型。

（1）腺癌：发病率上升明显，已成为最常见的类型，多为周围型，生长速度较慢，局部浸润和血行转移早期即可发生，淋巴转移相对较晚。细支气管肺泡癌是腺癌的特殊类型，影像学呈特征性的磨玻璃样影（ground-glass opacity，GGO），显微镜下可见癌细胞沿细支气管、肺泡管和肺泡壁生长，不侵犯肺间质。

（2）鳞状细胞癌（鳞癌）：多见于老年男性，与吸烟关系密切，中央型多见。倾向于管腔内生长，早期可引起支气管狭窄或阻塞性肺炎；晚期可发生变性、坏死，形成空洞或癌性肺脓肿。生长速度较为缓慢，病程较长，转移时间较晚，通常先经淋巴转移，血行转移较晚。

（3）大细胞癌：老年男性、周围型多见。肿块多较大，常见中心坏死；显微镜下为多边形大细胞，胞质丰富，排列松散，核大。分化程度低，预后不良。

2. 小细胞肺癌 多与吸烟关系密切。老年男性、中央型多见。癌细胞胞质内含有神经内分泌颗粒，恶性程度高，侵袭力强，远处转移早，较早出现淋巴和血行转移，预后较差。

此外，少数肺癌患者同时存在不同组织类型的肺癌，如腺癌和鳞癌混合，非小细胞肺癌与小细胞肺癌并存。

二、主要功能障碍

（一）肺功能障碍

术后因疼痛、麻醉药、肌松药及镇痛药的影响，一次通气量减少，呼吸加快，通气效果差，二氧化碳潴留，肺功能下降。

（二）耗氧量增加

术后疼痛使肌张力增高；肺不张、肺切除、腹部胀气等使胸廓和肺顺应性下降；分泌物潴留等使气道阻力增大；炎症、发热等使代谢亢进；通气运动增加等使通气运动工作量增大，耗氧量增加。

（三）血氧分压降低

与肺容量下降、不均等通气量增大有关，随年龄增大而加重。以术后数日至1周左右最明显，在胸腹联合手术后2周恢复也不如术前水平。

（四）咳嗽、咳痰障碍

在气管插管时咳嗽引起的胸腔内压上升幅度明显下降，即使拔管后，术侧也低于健侧，最大呼气流量术后1周内几乎不能恢复到术前水平。胸痛、咳嗽无力，咳嗽、咳痰障碍使气道分泌物潴留。气道分泌物潴留，阻塞气道，闭塞远端末梢的肺内气体被吸收形成肺不张。

（五）肩关节活动障碍

胸廓肩胛关节是支持肩关节运动的重要功能关节。胸廓成形术或累及局部组织的其他手术可破坏这种正常的关系。如不及时进行肩胛带和肩关节的活动，则以后可出现肩关节活动受限。

三、康复护理评估

护理评估可以从疼痛程度、心理社会评估两方面进行评估。针对疼痛程度可采用VAS划线法，并对患者的呼吸模式、胸腹部的呼吸动度、肩关节活动度、痰量、患者的姿势及患者的自觉症状，如呼吸困难、疼痛及疲劳感等进行评估，了解患者的功能障碍情况。评估患者的心理状态、人际关系与环境适应能力，了解有无抑郁、焦虑、恐惧等心理障碍。评估患者的社会支持系统是否健全有效。

四、康复护理原则及目标

（一）康复护理原则

加强心肺功能训练，防治肺部并发症；重视心理康复，对心理问题及早进行干预。

（二）康复护理目标

1. 近期目标　①保持呼吸道通畅，避免出现感染、窒息、肺不张等并发症。②减轻患者焦虑、恐惧等不良心理反应。

2. 远期目标　①充分发挥患者残存的呼吸功能，改善通气和换气功能。②患侧上肢运动功能正常。③患者积极面对疾病，保持乐观心态。

五、康复护理措施

（一）心理康复护理

肺癌患者特有的心理障碍是：因术后胸部切口大、切口痛，对呼吸、咳嗽有较大影响，不利于呼吸道分泌物的排出和肺功能的恢复，因此，术前应告知患者及家属术后呼吸与咳嗽的重要性，并教会其呼吸、咳嗽的动作，使之相信有控制的呼吸与咳嗽不会致伤口裂开，让其更好地配合术后康复。

（二）呼吸康复指导

1. 环境　为患者创造良好的康复环境，保持室内空气新鲜、湿润，无烟酒等刺激气味，忌刺激性食物，防止呼吸道感染。

2. 呼吸康复锻炼　肺癌术后，患者要积极进行呼吸康复锻炼，防止肺不张及呼吸系统感染。护士指导并协助患者深呼吸、有效咳嗽，具体的方法是：①护士协助患者取坐位或患侧朝上的侧卧位，五指并拢，掌指关节屈曲，有节律地由下至上、由外之内叩拍患者胸背部。叩拍时用力适度，避免在肋骨、伤口、乳房等处拍打，以免引起患者损伤或剧烈疼痛。②扶持前胸后背。护士站在患者非手术侧，从前后胸壁夹扶住患者手术侧胸廓，轻压伤口，以不限制胸廓膨胀为宜。让患者跟着自己做深吸气。然后嘱患者用力咳嗽，咳嗽时夹紧肋骨，帮助患者排痰，同时轻拍患者背部，反复数次，直至患者将痰液全部咳出为止。③腹部加压。护士站在手术侧，双手扶住患者的左上腹，在患者咳嗽的同时辅以压力，可增加膈肌作用力，促进排痰。

3. 体位引流　对痰量多的患者，在病情允许的情况下可采用体位引流的方法，使患侧朝上，引流支气管开口朝下，2～3次/日，每次5～10分钟，同时鼓励患者深呼吸及有效咳嗽，减少肺部并发症的发生。

4. 吸入疗法　可使用超声雾化器等，将祛痰药、支气管扩张药、抗生素、糖皮质激素及水分等雾化，吸入气道，起到消炎、解痉、湿润和稀释痰液的作用，可与体位排痰结合起来应用。

（三）疼痛的康复护理

1. 向患者及家属解释疼痛的原因，持续时间和护理措施，解除患者的顾虑，稳定其情绪。

2. 协助患者采取舒适卧位，并定时调整，指导并协助患者进行呼吸训练和有效咳嗽。

3. 避免外界不良刺激，为患者提供舒适的休息、睡眠环境。

4. 妥善固定胸腔闭式引流管，防止牵拉引起疼痛，患者有明显刺激疼痛时，应及时调整其位置。

5. 做各项治疗护理操作时，动作要轻柔，避免牵拉伤口引起疼痛。

6. 鼓励患者描述疼痛的部位、性质、程度、范围和自我耐受力，观察患者疼痛情况，正确评估疼痛，必要时遵医嘱应用镇静或镇痛药物。

7. 教会并指导患者及家属正确使用分散注意力的方法来降低患者对疼痛的敏感性。

（四）日常生活指导

日常生活活动的项目与强度应根据呼吸困难程度、肌力和日常生活动作的能量消耗等而定。一般活动后5分钟内气短改善、心率恢复安静时水平，说明活动方式和活动量适当。白天适当的运动有利于睡眠，如步行。痰多者睡前先排痰，以免影响睡眠等。

催眠药物有呼吸抑制作用，尽量少用。戒烟，避免进入有烟雾或刺激性气体的环境。室内温湿度要适宜。防治呼吸道感染。食物要高热量、易消化，一次进食量宜少，水分摄入量要充足。可少量饮酒，防止肥胖。

（五）健康宣教

鼓励患者积极参与康复训练。为进行有效的康复需对患者和家属进行教育，介绍呼吸系统的解剖、病理生理、康复的目的和方法等。患者因呼吸困难、咳嗽、咳痰等，自觉非常痛苦，可产生烦躁、绝望、抑郁等心理障碍，需进行针对性的心理治疗。

六、康复护理指导

（一）饮食指导

指导患者进食高热量、高蛋白、高维生素、易消化食物。鼓励患者多饮水。戒烟、戒酒，调整食物种类，鼓励患者加强营养，促进伤口愈合。

1. 术后饮食以清淡、细软、易消化吸收为主，在食物选择与进补时，切勿急于求成，可从流质饮食开始，无明显不适反应时，再过渡到半流食、普食，选择饮食时，还应注意营养均衡，以促进手术后机体的康复。

2. 嘱患者多吃新鲜蔬菜和水果，如绿、黄、红蔬菜，以及黑木耳、芦笋、柠檬、红枣、大蒜等，因果蔬中含有丰富的维生素C，是抑癌物质之一。

3. 可选用增强机体免疫力的食品，如甲鱼、甜杏仁、核桃，大枣、香菇等。

4. 根据症状表现的不同，有针对性地选用有止咳、退热、止血、顺气、止痛作用的食品，以减轻痛苦，增强治疗信心。

5. 不吃或少吃刺激性食品，包括油炸食品；避免进食虾、螃蟹等容易引起过敏的食物。养成良好的生活习惯和饮食习惯。

（二）养成良好的习惯

不吸烟、不酗酒，注意口腔卫生。

（三）坚持功能锻炼

练习腹式呼吸、深呼吸及有效咳嗽可减轻疼痛，促进肺扩张，增加肺通气量。练习吹气球，促进肺复张。进行抬肩、抬臂，手触对侧肩部，举手过头活动，可预防术侧肩关节强直，有利血液循环，防止血栓形成。

（四）预防感冒

防止受凉感冒，加强室外锻炼，增强呼吸道对冷空气的耐受力，预防肺部疾患发生。

（五）化疗指导

按医嘱定期来院化疗，在治疗过程中应注意血象变化，定期复查血细胞和肝功能等。

（六）定期复查

定期体格检查，及时诊断和治疗。出院1个月后来院复查，若有发热、胸闷、憋气等不适，及时来院就诊。

 知识拓展

电磁导航支气管镜检查

电磁导航支气管镜检查（electromagnetic navigation bronchoscopy，ENB）是将现代电磁导航、虚拟支气管镜和CT三维成像技术相结合，指引支气管镜探知工作导管的位置，并显示与目标病变的距离、前进路线，快速、准确到达常规支气管镜难以达到的可疑肺深部及外周病变并穿刺获取组织学诊断，为临床提供了微侵入式诊断肺部病变的优选方案。结合经支气管抽吸的快速现场细胞学评估，克服了常用技术手段（如支气管镜检查、超声支气管镜引导下经支气管针吸活检术、B型超声检查、CT引导下细针穿刺、胸腔镜下切除活检等）存在定位困难、活检困难导致诊断率不高或操作创伤大等缺点，安全并有效地提高了诊断效率。在活检的同时还可以对病变进行精准染色定位，引导医师在胸腔镜下对病变进行精准切除，在肺癌的精准治疗上也有着广阔的应用前景。

第四节　结、直肠癌的康复护理

一、概述

大肠癌是结肠癌（carcinoma of colon）和直肠癌（carcinoma of rectum）的总称，为常见的消化道恶性肿瘤之一。2018中国癌症统计报告显示，我国结、直肠癌的发病率和死亡率在全部恶性肿瘤中分别位居第3位和第5位，新发病例37.6万例，死亡病例19.1万例。

（一）流行病学

大肠癌的发生有以下流行病学特点：①世界范围内，结肠癌发病率呈明显上升趋势，直肠癌的发病率基本稳定。②不同地区大肠癌发病率有差异，如美国、加拿大、丹麦等发达国家的大肠癌发病率高，城市居民的发病率高于农村。③大肠癌的发病率随年龄的增加而逐步上升，尤其60岁以后大肠癌的发病率及死亡率均显著增加，男性略高于女性。④结肠癌根治性切除术后5年生存率一般为60% ～ 80%，直肠癌为50% ～ 70%。此外，我国直肠癌比结肠癌发病率略高，比例为（1.2 ～ 1.5）∶1；中低位直肠瘤在直肠癌中所占比例高，约为70%。

（二）病因

大肠癌的病因尚未明确，但大量的研究证据表明大肠癌的发生发展是由遗传、环境和生活方式等多方面因素共同作用的结果，可能与以下因素有关。

1. **遗传因素** 遗传易感性在大肠癌的发病中具有重要地位，如家族性腺瘤性息肉病（familial ad-enomatous polyposis，FAP）、遗传性非息肉病性结直肠癌的突变基因携带者，以及散发性大肠癌患者家族成员的大肠癌发病率高于一般人群。

2. **癌前病变** 有些疾病如家族性肠息肉病已被公认为癌前病变；大肠腺瘤、溃疡性结肠炎及血吸虫性肉芽肿等，与大肠癌的发生有较为密切的关系。

3. **生活方式** 高脂肪、低纤维饮食、红肉和加工肉类、腌制和油煎炸食品，可能会增加大肠癌的发病风险。糖尿病、肥胖、吸烟和大量饮酒者大肠癌发病风险增高。

（三）分型

1. **大体分型**

（1）隆起型：肿瘤的主体向肠腔内突出，预后较好。

（2）溃疡型：最常见，肿瘤形成深达或贯穿肌层的溃疡。此型分化程度较低，转移较早。

（3）浸润型：肿瘤向肠壁各层弥漫浸润，使局部肠壁增厚，但表面常无明显溃疡或隆起，易引起肠腔狭窄和肠梗阻。此型分化程度低，转移早，预后差。

2. **组织学类型** ①腺癌，非特殊型。②腺癌，特殊型，包括黏液腺癌、印戒细胞癌、锯齿状腺癌、微乳头状癌、髓样癌等。③腺鳞癌。④鳞状细胞癌。⑤梭形细胞癌或肉瘤样癌。⑥未分化癌。⑦其他特殊类型。⑧不能确定类型癌。大肠癌具有一个肿瘤中可出现2种或2种以上的组织类型，且分化程度并非完全一致的组织学特征。

3. **临床分期** 目前临床上广泛使用的是美国癌症联合会（American joint committee on cancer，AJCC）和国际抗癌联盟（union for international cancer control，UICC）发布的第8版结直肠癌分期系统。

T代表原发肿瘤。原发肿瘤无法评价为T_x；无原发肿瘤证据为T_0；原位癌为Tis；肿瘤侵犯黏膜下层为T_1；肿瘤侵犯固有肌层为T_2；肿瘤侵透固有肌层达结直肠周围组织为T_3；肿瘤侵透脏腹膜或者侵犯或粘连邻近器官或结构为T_4。

N代表区域淋巴结。区域淋巴结无法评价为Nx；无区域淋巴结转移为No；l～3个区域淋巴结转移或存在任何数量的肿瘤结节并且所有可辨识的淋巴结无转移为N_1；4个及以上区域淋巴结转移为N_2。

M代表远处转移。无远处转移为M_0；转移至一个或更多远处部位或器官，或腹膜转移被证实为M_1。

二、主要功能障碍

结、直肠癌患者的手术部位、手术方式及对周围神经等的损伤致使患者出现的功能障碍，主要如下。

1. **排便功能障碍** 排便习惯改变，排便型态改变。

2. 排尿功能障碍　尿潴留。

3. 社交障碍　永久性人工肛门影响日常生活，结、直肠癌患者的手术部位、手术方式及对周围神经等的损伤致使患者出现的功能障碍。

4. 性功能障碍　手术后身体及心理原因导致。

5. 营养障碍　体重下降、贫血、维生素和矿物质缺乏、蛋白质能量营养不良。

三、康复护理评估

结、直肠癌护理评估可以从疼痛程度、心理社会评估两方面进行评估。针对疼痛程度可采用VAS划线法；针对心理社会评估可对患者反应、态度和认知程度及社会支持系统情况评估。

四、康复护理原则及目标

（一）康复护理原则

早期进行心理干预，采取综合性治疗措施，减少排便功能障碍对患者及家庭的影响，尽早恢复患者生活自理能力。

（二）康复护理目标

1. 近期目标　①减轻患者的焦虑、抑郁、恐惧等不良心理反应。②改善患者营养状态，促进肠造口恢复。

2. 远期目标　①患者能够积极面对肠造口引起的自我形象紊乱的变化，保持乐观心态。②能够正确、熟练地使用造口袋解决排便问题，回归家庭及社会。

五、康复护理措施

（一）造口的康复护理

1. 造口评估

（1）活力：正常肠造口颜色呈鲜红色，有光泽且湿润。术后早期肠黏膜轻度水肿属正常现象，1周左右水肿消退。

（2）高度：肠造口一般高出皮肤表面1～2cm，利于排泄物进入造口袋内。

（3）形状与大小：肠造口多呈圆形或椭圆形，结肠造口一般比回肠造口直径大。

2. 造口袋的使用

（1）戴造口袋：于手术当日或术后2～3天开放肠造口后即可佩戴造口袋。一件式造口袋的底盘与便袋不可分离，使用时只需将底盘直接粘贴于造口周围皮肤上即可，但清洁造口时不方便；两件式造口袋的底盘与便袋可分离，使用过程中便袋可随时取下进行清洗。当造口袋内充满1/3～1/2的排泄物时，应及时倾倒，以防因重力牵拉而影响造口底盘的粘贴。

（2）更换造口袋：①取下造口袋。用一只手按住皮肤，一只手由上而下揭除造口底盘（动作轻柔，以免损伤皮肤）。②清洁造口。用生理盐水或温水由外向内清洁周围皮肤及造口黏膜，再用干的、清洁、柔软的毛巾、纱布或纸巾蘸干，观察造口及周围皮肤情况。③测量造口。用量尺测量造口基底部的大小（若造口为圆形测量直径，椭圆形测量最宽处和最窄处，不规则的用图形来表示）。④裁剪底盘开口。按测量结果将底盘开口裁剪至合适大小，直径大于造口基底部1～2mm。⑤粘贴底盘。揭除粘贴保护纸，底盘开口正对造口由下而上粘贴底盘，轻压内侧周围，再由内向外轻轻加压，使其与皮肤粘贴紧密。⑥若造口处有支撑棒，可先把造口底盘"一"字形剪开1～2处，对准造口把支撑棒及肠管套入后再粘贴；若造口周围皮肤发红，可洒少许造口保护粉，抹匀；若造口周围皮肤有凹陷，可使用防漏膏/条或防漏贴环，加用凸面底盘，配合造口腰带使用。⑦扣好造口袋尾部袋夹。

（3）饮食指导：①宜进食高热量、高蛋白、富含维生素的少渣食物。②食用过多膳食纤维，可能会引起粪便干结和排便困难，甚至出现梗阻，故适量进食。③洋葱、大蒜、豆类、山芋等可产生刺激性气味或胀气，不宜过多食用。少吃辛辣刺激食物，多饮水。

3. 造口及造口周围皮肤常见并发症的护理

（1）造口出血：多由于肠造口黏膜与皮肤连接处的毛细血管及小静脉出血或肠系膜小动脉未结扎或结扎线脱落所致。出血量少时，可用棉球和纱布稍加压迫；出血较多时，可用0.1%肾上腺素溶液浸湿的纱布压迫或用云南白药粉外敷；大量出血时，需缝扎止血。

（2）造口缺血/坏死：多由于造口血运不良、张力过大引起。术后密切观察肠造口的颜色并解除一切可能对肠造口产生压迫的因素。遵医嘱去除肠造口周围碘仿纱布，或将缺血区域缝线拆除1～2针，并观察血运恢复情况。若造口局部缺血/坏死范围＜2/3，可在缺血/坏死黏膜上涂洒造口保护粉；若造口缺血/坏死范围≥2/3或完全坏死，应及时报告医师予以处理。

（3）造口狭窄：由于造口周围瘢痕挛缩，可引起造口狭窄。观察患者是否出现腹痛、腹胀、恶心、呕吐、停止排气排便等肠梗阻症状并进行造口探查。若患者示指难以伸入造口，指导患者减少不溶性纤维摄入、增加液体摄入量，可使用粪便软化药或暂时性使用扩肛；小指无法伸入造口时，应报告医师。

（4）造口回缩：可能是造口肠段系膜牵拉回缩、造口感染等因素所致。轻度回缩时，可用凸面底盘并佩戴造口腰带或造口腹带固定；严重者需手术重建造口。

（5）造口脱垂：大多由于肠段保留过长或固定欠牢固、腹壁肌层开口过大、术后腹内压增高等因素引起。轻度脱垂时，无须特殊处理；中度脱垂可手法复位并用无孔腹带稍加压包扎；重症者需手术处理。

（6）皮肤黏膜分离：常因造口局部坏死、缝线脱落或缝合处感染等引起。分离较浅者，可在分离处洒上少许造口保护粉，用水胶体敷料保护，再用防漏膏阻隔后粘贴造口袋；分离较深者，可用藻酸盐类、亲水性纤维等敷料填塞，再用防漏膏阻隔后粘贴造口袋。

（7）造口旁疝：主要因造口位于腹直肌外或腹部肌肉力量薄弱区持续腹内压增高等所致。应指导患者避免增加腹内压，如避免提举重物、治疗慢性咳嗽、排尿困难、预防便秘，可使用造口腹带或无孔腹带包扎，定时松解后排放排泄物；严重者需行手术修补。

（8）造口周围皮肤损伤：根据造口周围皮肤损伤的部位、颜色、程度、范围、渗液情况等判断损伤的类型并予以处理。若为潮湿相关性皮肤损伤，可使用无刺激皮肤保护膜、造口保护粉或水胶体敷料，必要时涂抹防漏膏/条或防漏贴环等；若为过敏性接触性皮炎，应停止使用含过敏原的造口护理用品，遵医嘱局部用药；若为黏胶相关性皮肤损伤，宜选择无胶带封边的造口底盘；若为压力性损伤，应去除压力源并根据情况使用伤口敷料。

（二）心理护理

1．术后首次让患者观看造口时，宜在清洁造口及周围皮肤后，避免视觉冲击，增加患者对造口的接受度。

2．主动与患者交谈，鼓励其说出内心的真实感受，有针对性地进行帮助。

3．鼓励患者参与造口自我护理，可安排同伴教育。

（三）生活护理

1．沐浴　患者术后忌洗盆浴，提倡淋浴。患者术后体力恢复、伤口愈合后即可沐浴。初次沐浴者应选择在更换造口袋之前。①检查造口袋粘贴是否牢靠，排空造口袋内排泄物，在底板的上、左、右侧贴防水胶布。②沐浴时禁用热水龙头直接冲在造口袋上，水温不宜过高。③为了避免视觉刺激，沐浴时可在造口袋处适当遮挡。④使用一件式造口袋者，沐浴后用软布擦干造口袋外的水。⑤使用二件式造口袋者，沐浴后更换一个干净的造口袋。⑥乙状结肠造口者沐浴时可不带造口袋直接沐浴，或佩戴造口栓。回肠造口者沐浴时一定要佩戴造口袋。

2．锻炼和运动　造口术后不妨碍适当的锻炼和运动，早期建议从散步开始，逐渐增加活动量。避免屏气、负重、剧烈活动。活动时可佩戴造口腹带，预防造口旁疝的发生。

3．工作　造口术后随着体力的恢复，患者已掌握自我护理的方法，患者可恢复原来的工作。如果是肿瘤患者，放疗和化疗结束后再工作。工作中避免持续抬举重物，术后1年内避免重体力劳动。

4．旅游　患者术后体力恢复后，可以外出旅游。初次旅游时应选择近距离的地方，以后逐步增加行程；选择使用方便的一件式造口袋；携带比平时较多数量的造口袋；造口用品应放在随身行李中；准备一瓶水，可在意外事件时冲洗用；外出前将造口袋排空；每到一个地方应处理造口袋；造口灌洗者可继续灌洗；旅途中注意饮食卫生，防止腹泻。

5．造口用品的选择　选择合适的造口用品可减少造口袋的渗漏，延长造口袋的使用时间，降低费用，减少并发症的发生，增加舒适度，有利于康复。造口用品的选择不仅要依据患者的造口位置、造口形状的大小、术后时间的长短、排泄物的性状、造口周围皮肤情况、生活自理能力状况、经济状况等综合因素，还需注意以下几点。

（1）造口袋的外观、形状、大小必须满足患者的需要。

（2）造口袋应容易佩戴及更换。

（3）造口袋的材料应足够柔软，达到舒适目的，同时避免尴尬。

（4）价格合理，患者基本能承受。

（5）造口底盘对皮肤没有刺激性，其粘贴时间应至少保持24小时以上。

（6）根据患者并发症情况，选择特殊类型的造口袋和附件。

六、康复护理指导

（一）休养环境

休养环境清洁舒适，保持室内空气新鲜。

（二）教会患者人工肛门的自我护理

患者学会人工肛门的自我护理，并逐渐掌握规律。要求患者穿着宽松肥大、不束腰带的裤子，以隐藏所佩戴的造口袋。正确使用造口袋，造口处保持清洁，定时清洁消毒，防止出现造口周围并发症。造口应定期戴上手套进行扩张，以防止狭窄而造成排便不畅。适当进行运动锻炼（如步行、太极拳等）以增强体质，6周内不要提举重物。

（三）饮食指导

继续增加营养，给予高热量、高维生素、低纤维素饮食，避免产气食品及刺激性食物的摄入。出院后可进软食，如软饭、面包、馒头等，避免摄入粗纤维食物，因进食粗纤维食物后形成的粪便易摩擦吻合口引起黏膜损伤。康复期可将粗纤维食物如芹菜、韭菜等切碎后烹饪。尽量通过膳食调理补充营养。注意饮食卫生，防止肠道感染。

（四）定期随访

术后1～2年内要定期随访、复查。每3个月查血清免疫学指标（CEA、CA19-9）、每6个月查肝脏B超、X线胸片、纤维肠镜，做到早发现、早治疗。如出现腹部及会阴部不适、排气排便停止等情况，及时来院就诊。

（五）参加社交活动

保持心情舒畅，避免自我封闭，尽可能重新融入正常生活、工作和社交活动中，可参加造口人联谊会，学习他人经验，汲取教训，重拾信心，相互帮助，参加社交活动前排空造口袋，随身携带护理用品。

 知识拓展

加速康复外科在结直肠手术中的应用

加速康复外科（enhanced recovery after surgery，ERAS）是采用有循证医学证据的围术期处理的一系列优化措施，以减少手术患者生理和心理的创伤应激，达到快速康复。结直肠手术加速康复治疗方案主要有：术前评估患者手术风险及耐受性，加强宣教；不常规行术前肠道准备；无胃肠道动力障碍者，麻醉6小时前可进固体饮食，2小时前可进清流食；不常规给予术前麻醉用药；预防性使用抗生素；不常规放置鼻胃管减压；术中监测体温及采用必要的保温措施；减少围术期液体及钠盐输入；结肠切除术不常规放置腹腔引流管；使用导尿管24小时后应考虑拔除，直肠低位前切除术后放置2天左右；提倡多模式术后镇痛方案；鼓动患者在术后4小时经口进食，术后第1天下床活动。

本章小结

思考题

1. 乳腺癌患者术后功能锻炼具体内容包括什么?

2. 请为喉癌患者制定详细饮食方案。

3. 肺癌术后患者要积极进行呼吸康复锻炼,防止肺不张及呼吸系统感染,请详细介绍呼吸康复的方法。

更多练习

（李　绪）

第十二章 儿童疾病的康复护理

教学课件

学习目标

1. 素质目标

（1）培养高度的责任感和严谨的工作态度。

（2）培养良好的人文精神、职业道德和心理素质。

（3）关心、爱护患儿，树立专业、敬业、爱业的护理学价值观。

2. 知识目标

（1）掌握：智力障碍、孤独症谱系障碍、注意力缺陷多动障碍、癫痫患者的主要功能障碍、康复护理措施及康复护理指导。

（2）熟悉：智力障碍、孤独症谱系障碍、注意力缺陷多动障碍、癫痫的概念及临床表现。

（3）了解：智力障碍、孤独症谱系障碍、注意力缺陷多动障碍、癫痫的病因；癫痫发作的分类及各型的特点。

3. 能力目标

（1）能对智力障碍、孤独症谱系障碍、注意力缺陷多动障碍、小儿癫痫患者进行正确的康复护理评估，并根据评定结果制定个体化康复护理措施。

（2）针对儿童常见康复疾病，能对家长进行正确的康复护理指导。

案例

【案例导入】

患儿，男，3岁。因"至今言语表达障碍、社交障碍"入院。系G_1P_1，母孕期无感冒史、流产保胎史，足月顺产，出生体重3kg，无病理性黄疸及抽搐史。生后言语发育明显落后于同龄儿，现3岁仍无主动言语表达和社会交往障碍，伴多动、脾气暴躁，喜欢转圈、看电视，不理人、自娱自乐。查体：体温36.6℃，脉搏102次/分，呼吸25次/分，神志清楚，精神状况良好，环境适应性差，唤名无回应，目光对视时间短暂，注意力不集中，不能分辨常见颜色，简单指令不能理解，无主动言语表达，心肺腹无异常，四肢肌力、肌张力正常，病理征阴性，步行姿势无异常。

【请思考】

　　1．患儿最可能的疾病诊断是什么？

　　2．患儿目前有哪些功能障碍问题？

　　3．康复护士应对其采取哪些康复护理措施？

【案例分析】

第一节　智力障碍的康复护理

一、概述

智力障碍（intellectual disabilities，ID），是指发育时期内的智力明显低于同龄儿童正常水平，同时伴有社会行为缺陷的发育障碍性疾病。

（一）病因

引起智力障碍的原因主要包括非遗传性因素和遗传因素。

1．非遗传性因素　包括产前、产时和产后因素。产前因素包括孕母因素（营养不良、不良生活习惯）、宫内缺氧、先天性感染，以及毒物、药物和放射线的影响等；产时因素包括早产、新生儿产伤、低出生体重、窒息、缺氧缺血性脑病、颅内出血及胆红素脑病等；产后因素包括中枢神经系统感染、颅脑外伤、低血糖脑损伤、甲状腺功能减退等。

2．遗传因素　包括染色体病、单基因病、多基因病、代谢性疾病等。

（二）分级

使用韦克斯勒智力量表对患儿的言语理解、知觉推理、工作记忆等进行评估，测试总智商＜70分考虑智力障碍。根据智商的高低和临床表现，将智力障碍分为四个等级：

1．轻度智力障碍　智商在50～69之间，心理年龄在9～13岁；可入学普通学校，学习成绩差，常不及格；只能完成较简单的手工劳动；社交存在困难，交流、对话和语言不成熟；生活能自理。

2．中度智力障碍　智商在35～49之间，心理年龄在6～9岁；不能适应普通学校学习，学习技能明显缺陷，在完成日常概念性能力时，需要不间断的日常帮助；语言发展落后，在社交与沟通行为方面表现出与同龄人的明显差别；可学会简单自理生活，但需提醒及帮助。

3．重度智力障碍　智商在20～34之间，心理年龄在3～6岁；表现显著的运动损害或其他相关的缺陷，不能完成学习和劳动；可以理解简单的对话和肢体沟通，不能进行有效的语言交流；生活不能自理，所有的日常生活活动都需要帮助。

4．极重度智力障碍　智商在20以下，心理年龄约在3岁以下；社会功能完全丧失，不会逃避危险；交流中个体的理解非常局限，不能进行有效的语言交流；生活不能自理，日常护理、健康及安全需依靠他人。

二、主要功能障碍

（一）认知功能障碍

认知功能障碍是最常见的功能障碍，主要包括社会行为障碍、注意力障碍、记忆障碍、思维障碍、交流沟通障碍及执行功能障碍。具体表现为婴儿时期对外界的反应较少，幼儿时期不会独自玩耍，在学龄前和学龄期无法正确辨认周围的事物；注意力不集中，不能持续地专注于人或事物；记忆能力差、速度缓慢，缺乏逻辑、意义和联系；理解、推理及判断能力低下；不能适当进行自身情感的表达，交流沟通能力差；无法执行和完成简单或复杂的指令。

（二）适应行为障碍

适应行为受限是诊断智力障碍的必备条件，主要表现为生活自理能力、自我管理能力等方面的障碍。

（三）语言功能障碍

常表现为语言发育迟缓、语言理解障碍、语言表达障碍、构音障碍等。

（四）情绪情感障碍

主要表现为情绪不稳定、易冲动、大哭大闹及情感控制能力差。

（五）运动功能障碍

智力障碍患儿在早期就可出现运动功能障碍，其粗大运动和精细运动发展滞后于同龄儿，同时运动协调性较差。

三、康复护理评估

（一）健康状况评估

1. **产前评估** 评估孕母有无营养不良及不良生活习惯，孕期有无宫内缺氧、感染，以及毒物、药物和放射线的影响。

2. **产时评估** 评估患儿有无早产、新生儿产伤、低出生体重、窒息、缺氧缺血性脑病、颅内出血及胆红素脑病等。

3. **出生后情况及家族史评估** 出生后情况需评估有无中枢神经系统感染、颅脑外伤、低血糖脑损伤、甲状腺功能减退、肿瘤等病史，同时了解出生后运动、语言及认知等发育情况。家族史需评估患儿家族中有无智力障碍、染色体病、运动发育迟缓、遗传代谢性疾病等病史。

（二）功能障碍评估

1. **智力功能评估** 主要测验语言和推理能力，常用格塞尔发育量表、格里菲斯发育量表、韦克斯勒智力量表进行评定。

2. **适应行为评估**　适应行为又称社会生活能力，常用的评定量表有婴儿–初中学生社会生活能力量表、适应行为量表、文兰适应行为量表。

3. **运动功能评估**　运动发育评定可用贝利婴儿发育量表、格塞尔发育量表等进行粗大和精细运动发育评定。

4. **情绪情感障碍评估**　情绪情感障碍评估常用艾森克个性问卷、明尼苏达多相人格问卷及儿童人格问卷等进行评估。

（三）辅助检查

智力障碍首选的辅助检查方法为颅脑影像学检查，其他检查包括遗传代谢相关检查、甲状腺功能检查等。

四、康复护理原则及目标

（一）康复护理原则

早期筛查、早期诊断、早期干预、全面评估、综合康复。家庭、学校、社会共同参与及支持。

（二）康复护理目标

1. **近期目标**　①提高患儿认知功能、言语功能和社会适应行为等。②促进患儿运动发育和提升运动能力。③患儿无意外伤害发生。④家长了解疾病相关知识及预后，焦虑心理有所减轻。

2. **远期目标**　通过综合的康复护理措施，最大限度地改善智力障碍患儿在运动、语言、认知、情绪及社会适应方面的各种障碍，提高生活质量，使其更好回归家庭和社会。

五、康复护理措施

（一）一般护理

创建宽敞、舒适、安全的康复环境，保持病室环境安静整洁。评估患儿的感知功能、运动发育、智力、语言交流情况。指导家长24小时陪伴患儿，合理放置生活用具，防止跌倒/坠床、烫伤、走失等意外的发生。

（二）认知功能障碍的康复护理

根据康复护理评估结果，护理人员配合康复医师、治疗师及特殊教育老师制定个体化的护理措施，通过视觉、触觉、听觉、嗅觉等多感官刺激训练，提高患儿的感知觉、注意力、记忆力、思维能力及社会行为能力，以改善认知功能。

1. **感知觉训练**　利用卡片、玩具引导患儿追物，还可进行涂色、拼图、区分颜色等视觉训练；对患儿进行各种听觉刺激训练，如与其说话时，改变音调让他们辨别，用不同节奏拍手让他们模仿，播放不同的声音，引导其辨认；使用毛刷、触觉球等对患儿皮肤进行各种感觉刺激，也可引导患儿用手触摸各种材质的物品。

2. 注意力训练　注意力训练时，护理人员需用声音吸引患儿的注意力，如要求患儿"看着我的眼"，并反复提醒，患儿稍有进步时立即给予表扬或奖励。可采用游戏设计的方式创造轻松愉悦的氛围，强化患儿的注意力。

3. 记忆力训练　可通过视觉、听觉的反复联系，采用图像法、联想法、故事法等方法帮助患儿记忆，也可利用多媒体技术，强化患儿的记忆训练。

4. 思维能力训练　通过多种教具对患儿进行形状、大小、多少的形象思维引导训练，也可引导患儿"比较物体的不同""回答简单问题"，训练其观察、分析和判断能力。

5. 社会行为训练　早期可引导患儿模仿大人动作进行基本行为训练，如拍手表示"欢迎"，挥手表示"再见"。社会交往训练中，可引导患儿认识家庭成员，玩躲猫猫游戏等。

（三）适应行为障碍的康复护理

针对智力障碍患儿适应行为障碍，可程序化、反复进行生活自理能力训练，耐心教会患儿一些基本生活技能，如使用勺子进食、自主穿衣、如厕等；生活中应多鼓励患儿，严禁语言刺激，使患儿在轻松、愉悦的氛围中进行各种生活能力的学习。

（四）语言功能障碍的康复护理

根据语言评定结果，护理人员应配合言语治疗师选择个性化的康复手段进行干预，依据患儿语言能力水平进行前语言能力训练、词语的理解与表达能力训练、词组的理解与表达能力训练、句子的理解与表达能力训练、短文的理解与表达能力训练。

（五）运动功能障碍的康复护理

1. 物理治疗　对于运动发育落后的患儿，护理人员需配合物理治疗师进行运动功能训练，促进大运动功能的发育，同时指导家属正确的姿势方法，改善坐位、独站及独行的稳定性。

2. 作业治疗　根据患儿的兴趣、体力等实施个体化作业内容，通过日常进食、穿衣等生活动作的训练，提高其生活自理能力，配合作业治疗师进行精细运动功能训练，提高患儿的精细运动功能。

（六）情绪、情感障碍的康复护理

护理人员要有爱心、耐心，正确对待智力障碍患儿，掌握有效的康复训练方法，与患儿接触过程中加强与患儿的情感交流。指导家长安排适当的集体活动和文娱活动，增加患儿与他人、社会的接触，促进社会交往能力的提高。

（七）并发症的护理

智力障碍患儿因认知功能低下，易发生意外伤害，同时可能出现惊厥等潜在并发症，应加强看护及教育，尽可能增强患儿危险识别能力，从而降低意外受伤的发生率；出现惊厥发作时应立即让患儿仰卧位、头偏向一侧并将舌拉出以保持呼吸道通畅，及时通知医师使用相应药物止惊治疗，并告知家属发作时的注意事项。

（八）心理护理

积极与患儿家长沟通，讲解智力障碍疾病相关知识，倾听家长的感受、困惑和担忧，并表达理解和支持。帮助家长释放情绪、减轻压力，建立信任和合作关系，让其以积极正确的心态面对患儿疾病，积极配合康复治疗与护理。

六、康复护理指导

（一）日常生活活动指导

1. 穿脱衣物　为患儿选择宽松衣服、鞋帽，鼓励患儿主动参与活动，训练中应根据患儿表现，恰当地给予帮助和指导，并多次反复训练。

2. 修饰　修饰包括梳头、洗脸、刷牙等。为患儿准备洗漱用品及辅助用具，放置在患儿容易拿取的地方，训练目标由易到难，反复训练，必要时予以辅助。

3. 进食　为患儿创造安全、舒适的用餐环境，确保座位适合患儿的身高和体格，并提供适当的餐具及辅助用具。鼓励患儿自主进食并使用正面强化，反复训练患儿进食动作中的缺失成分。

4. 如厕　提供合理的卫生设施，确保厕所环境干净、舒适。为患儿建立规律的如厕时间，使用娃娃或玩具等辅助工具，模拟如厕过程，帮助患儿理解和模仿正确的如厕动作和流程。使患儿注意并理解身体信号，例如尿意或排便感，并引导他们及时寻找合适的如厕机会。

（二）环境、饮食指导

告知家长构建宽敞、舒适、安全的居家环境，保持室内空气流通。房间内尽量减少障碍，家居物品棱角处用防撞条保护，合理放置生活用具，有安全隐患的锐利物品妥善保管，避免意外发生。给予患儿进食高蛋白、高维生素、清淡易消化的食物，多摄入有利于大脑及身体发育的食物，如牛奶、水果、动物内脏等。

（三）休息、活动指导

保证患儿生活起居规律、睡眠充足，养成良好的生活习惯。外出活动时，防止患儿出现跌倒、走失等意外情况，可安排参与集体活动，促进其社会交往能力的提高。

（四）家庭康复指导

1. 向家长介绍智力障碍的相关知识，包括引起智力障碍的原因、主要临床表现、康复治疗方法及预后等。

2. 根据患儿实际情况帮助家长制定家庭训练计划。

3. 教会家长如何在日常生活中进行教育康复，利用家庭现有的玩具及生活用品，进行应景式训练，提高患儿的认知水平和语言功能，增强情绪控制能力；根据患儿年龄予进食、如厕、认知训练指导，改善生活自理能力。

（五）健康教育

对于有再生育需求的家庭，应加强产前及围产期保健，母孕期均衡饮食、增加免疫力，避免不良生活习惯如吸烟、饮酒等，避免使用对胎儿发育有不利影响的药物，避免各种感染和理化因素的影响。

 知识拓展

智力障碍的三级预防

1981年联合国儿童基金会提出了智力障碍的三级预防概念，其核心思想是将预防、治疗和服务紧密结合起来。一级预防的目的在于消除引起智力发育的病因，预防疾病的发生，主要包括预防孕母营养不良、孕期感染和接触放射线、胎儿宫内缺氧、早产、新生儿缺氧缺血性脑病、新生儿颅内出血、中枢神经系统感染、颅脑外伤、低血糖脑损伤、甲状腺功能减退等。二级预防是指针对存在导致智力障碍原因的儿童，积极给予早期的康复干预，以预防智力障碍的发生。三级预防是指已经诊断为智力障碍的患儿，应采取综合的、个性化的康复措施，最大限度改善患儿的智力水平、社会适应能力、生活自理能力等，以降低患儿的功能障碍程度，需要社会、学校、家庭三位一体的综合康复。

第二节　孤独症谱系障碍的康复护理

一、概述

孤独症谱系障碍（autism spectrum disorders，ASD）是发生于儿童时期的神经发育障碍性疾病，主要表现为社会交往障碍、交流障碍、狭窄的兴趣和刻板重复的行为方式。儿童孤独症（childhood autism）又称自闭症，是孤独症谱系障碍中最有代表性的疾病。

（一）病因

ASD的病因尚不明确，与遗传因素、环境因素、神经系统异常有关。

1. 遗传因素　遗传因素在ASD的发病中起着重要的作用，近年来大量的研究显示ASD的发生与多基因遗传有关。

2. 环境因素　孕期不良事件，包括孕母感染、宫内重金属及电离辐射等。

3. 神经系统异常　ASD患儿的大脑结构和功能可能存在异常。神经元连接的形成和调节受到干扰后导致信息处理和社交互动困难。

（二）临床表现

ASD大多起病于婴幼儿时期，多数患儿12～30个月症状明显，少数患儿经历1～2年正常发育后出现退行性病变，即语言倒退或停滞，并呈现典型孤独表现。ASD核心特征为社会交往障碍、交流障碍、狭窄的兴趣和刻板重复的行为方式。主要表现为缺乏与他人的目光对视，或与人眼交流少；不听指令，呼唤名字不理睬；语言发育落后，不说或少说；喜欢来回奔走、转圈，对某些特别的物体或活动表现出不同寻常的喜好。部分患儿还伴有智力、情绪等其他方面的异常。

二、主要功能障碍

（一）社会交往障碍

社会交往障碍是孤独症的核心特征之一，患儿在与他人交往方面表现出不同程度的兴趣缺乏，并且缺乏与人正常交流的技巧，具体表现因年龄和疾病严重程度而有所不同。

1. **婴儿期**　患儿表现出回避目光接触的行为，对他人呼唤和逗弄缺乏兴趣和反应。缺乏社交性微笑，没有观察和模仿他人的动作和行为。

2. **幼儿期**　患儿仍然回避目光接触，呼之不理，对父母缺乏依恋，对陌生人缺少应有的恐惧感，对同龄儿童的交往和玩耍缺乏兴趣，同时存在交往方式和技巧的问题，不会与他人分享快乐或寻求安慰，不能进行正常游戏，常拒绝参加集体游戏。

3. **学龄期**　患儿与父母同胞之间建立起一定的感情，但缺少主动接触，倾向于自我娱乐，独来独往，经常按照自己的意愿行事，不容易理解和遵循一般的社会规则。

4. **成年期**　仍缺乏社交技能，较难建立友谊、恋爱和婚姻关系。

（二）交流障碍

主要表现为言语和非言语交流障碍。

1. **言语交流障碍**　ASD患儿常表现为语言发育迟缓，部分患儿语言功能倒退，少数患儿终生无语言表达能力；言语理解能力不同程度受损，无法理解对方的语义内容，导致沟通和互动困难；言语形式及内容异常，常表现为答非所问、自言自语、重复刻板语言等；语言缺乏声调，语速、节律、重音等也表现异常。

2. **非言语交流障碍**　患儿不会用点头、摇头、手势、动作、表情、眼神表达想法，常以哭或尖叫代替。对于他人的手势、面部表情也无法理解。

（三）狭窄的兴趣和刻板重复的行为方式

1. **兴趣范围狭窄和不寻常的依恋行为**　表现为对某些物件或活动的特殊迷恋，如画面快速变化的电视广告、旋转的风车、独自转圈或无目的的来回奔跑。

2. **行为方式刻板重复**　表现为坚持用同一种方式做事，固执地执行某些仪式行为，如坚持将物品放在固定位置，固定穿同一颜色衣物，只吃少数几种食物等。

3. **仪式性或强迫性行为**　患儿常表现出刻板重复和怪异的动作，如来回踱步、自身旋转、频繁蹦跳、反复闻物品或触摸光滑表面等行为。病情严重者可出现破坏及自伤行为。

（四）其他功能障碍

多数ASD患儿往往同时存在智力障碍、感知觉障碍、情绪行为障碍和睡眠障碍等其他功能障碍，部分患儿出现癫痫、注意力缺陷多动障碍等共患病。

三、康复护理评估

（一）健康状况评估

1. 评估患儿家族中有无智力障碍、染色体病、遗传代谢性疾病等病史。
2. 评估孕期母亲有无感染、宫内重金属及电离辐射的影响。
3. 了解患儿的发育情况，包括语言和社交互动的发展情况。
4. 评估患儿手术史、过敏史、外伤史、是否有脑电图异常或癫痫发作等。

（二）评估量表

1. **一级筛查**　可采用婴幼儿孤独症筛查量表（checklist for autism in toddler，CHAT）和孤独症特征早期筛查问卷（early screening of autistic traits questionnaire，ESAT）等进行早期筛查。

2. **二级筛查工具**　经筛查的ASD高风险患儿，需进一步进行诊断量表评估，常用的诊断量表有孤独症行为量表（autism behaviour checklist，ABC）、儿童孤独症评定量表（childhood autism rating scale，CARS）等。

3. **孤独症诊断量表**　可采用孤独症诊断面谈量表（autism diagnostic interview-revised，ADI—R）和孤独症诊断观察量表（autism diagnostic observation schedule-generic，ADOS-G）等进行诊断。

4. **认知能力评估**　可用贝利婴幼儿发育量表（bayley scales of infant development，BSID）、韦克斯勒儿童智力量表（wechsler intelligence scale for children，WISC）等可进行认知能力评估。

5. **适应能力评估**　常用儿童适应行为量表、婴幼儿社会适应量表等进行评估。

（三）辅助检查

包括电生理检查（如脑电图和诱发电位）、头颅影像学检查、遗传学检查（如染色体核型、全基因组测序）等。

四、康复护理原则及目标

（一）康复护理原则

早期诊断、早期干预、家庭参与、个体化、系统化、综合、长程治疗。

（二）康复护理目标

1. **近期目标**　①提高患儿社会交往、认知功能和言语功能等能力。②培养患儿日常生活自理能力。③患儿无意外伤害发生。④家长了解疾病相关知识及预后，焦虑心理有所减轻。

2. **远期目标**　通过综合的康复教育及护理措施，最大限度地改善患儿认知、社交、情绪、生活自理及社会适应能力等，提高生活质量，使其更好回归家庭和社会。

五、康复护理措施

（一）一般护理

创建宽敞、舒适、安全的康复环境，保持病室环境安静整洁。指导家长24小时陪伴患儿，合理放置生活用具，防止跌倒/坠床、烫伤、走失等意外的发生。

（二）情感环境的建立

为ASD患儿提供有序、规律的日常活动和生活安排，避免突然的变化或不可预测的事情；在训练中给予患儿温暖、亲密的肢体接触，例如拥抱、握手或轻轻拍打肩膀，帮助患儿建立安全感；支持患儿表达和承认自己的情绪；提供适当的表达方式，例如通过使用符号、绘画或其他非语言形式来表达情感。情感环境的建立可以帮助患儿感受到安全、理解和支持。

（三）教育与训练

ASD的治疗以教育干预为主，根据患儿具体情况，护理人员配合康复医师、治疗师及特殊教育老师，采用教育干预、行为矫正、药物治疗相结合的综合干预措施，以提高患儿的社交能力，减少刻板重复行为，从而提高生活质量。常用的教育方法如下。

1. **应用行为分析疗法（applied behavioral analysis，ABA）** 该方法用于促进ASD患儿能力发展，护理人员对患儿进行训练时，主要采取以下步骤。①任务分析与分解：通过评估患儿的行为和能力，对目标行为进行分析，确定需要训练和改善的具体技能和行为。②分解任务并逐步强化训练：将目标行为分解成小而可管理的任务，在一定的时间内只进行某项分解任务的训练，逐步引导患儿学习和掌握这些任务。③正向强化：在患儿完成每个小任务时提供奖励（如食物玩具或口头、身体的表扬），以增强他们的积极行为，当患儿在某个任务上取得进步时，逐渐减少奖励，以促进他们的自主性和内部动机。④提示和渐隐技术：根据患儿的能力给予不同程度的提示和帮助，以协助正确执行任务。随着对所学内容的熟悉和掌握，逐渐减少提示和帮助，以促进他们的自主性和独立性。⑤间歇：在两个任务训练之间，提供短暂的休息时间，有助于缓解患儿的压力和疲劳，同时能更好地集中注意力参与到下一个任务中。

2. **作业治疗（occupation therapy，OT）** 是一种结构化的康复方法，旨在帮助ASD患儿发展自助技能、促进社交互动和提高认知能力。

（1）精细运动训练：护理人员需根据患儿的年龄和具体情况设计训练内容，通过多种教具协助患儿进行画线、画图、剪纸等精细运动训练。

（2）感官刺激：护理人员在进行感官训练设计时，需根据患儿不同的特点及需求进行个体化的设置，提供有针对性的感觉刺激，以激发患儿的兴趣和参与度。①视觉训练：使用图像卡片、视觉拼图或闪烁灯光等工具，通过训练患儿辨认形状、颜色、大小、方向等视觉属性来提高视觉能力，帮助发展视觉感知和注意力。②听觉训练：利用声音盒、音乐器具或环绕立体声系统等教具，进行听音辨别、声音定位、音乐欣赏等活动，为患儿提供不同的音频刺激，促进听觉感知和区分能力。③触觉训练：使用触觉板、贴纸材料、触摸游戏等工具，通过触摸、揉捏、按压等活动，帮助患儿发展触觉感知和手部运动协调能力。④嗅觉训练：

使用各种香气试剂盒、气味瓶等器具，让患儿辨别不同的气味。此训练有利于提高嗅觉感知能力，并可结合记忆、情感等方面一起训练。

（3）感觉统合训练：目的在于提高ASD患儿感知觉整合的能力，使他们更好地处理各种感觉输入，并适应日常生活中的环境。护理人员需根据患儿需求和能力进行个体化的设置。感觉统合训练方法有：①感觉刺激。通过提供各种感觉刺激，如触觉、视觉、听觉、味觉和嗅觉，帮助患儿更好地认识和理解自己的感觉体验。②运动游戏。通过各种运动活动，如平衡板、跳跃绳、球类活动等，帮助患儿发展身体感知和运动协调能力，促进大肌肉运动和空间意识的发展。③约束包裹。使用压力夹克、压力包或紧身衣等器具，给予患儿适度的压力刺激，以提供安全感和稳定感，有助于调节其注意力和情绪。④触觉整合活动。通过揉捏黏土、玩具操作等触摸和手部活动来促进患儿的触觉感知和手眼协调能力，帮助发展精细运动和触觉辨别能力。⑤噪声敏感训练。从低音量、柔和的声音开始，逐渐增加音量和复杂性，并引入不同声音刺激，帮助患儿适应和管理噪声敏感，逐渐降低对噪声的过敏反应。

（4）日常生活活动能力训练：可以帮助患儿提高自理能力及生活独立性。护理人员可使用图示指导、模仿演示和分步指导等方法，逐步引导患儿学习并掌握穿脱衣物、洗手、刷牙等自助技能；帮助患儿培养健康的饮食习惯，教授他们正确使用餐具、选择适当的食物、咀嚼和吞咽技巧等，并提供时间表或图示来帮助理解；通过互动游戏、模拟演练和社交故事等方式，协助患儿掌握洗脸、洗澡、如厕等个人卫生技能。

3. 结构化教学法（treatment and education of autistic and related communication handicapped children，TEACCH）　主要针对患者在语言、交流、感知觉及运动等方面的缺陷进行训练。护理人员在进行训练时的具体步骤为：①根据不同训练内容安排训练场地。如使用特定颜色的地垫、摆放具有特殊功能的玩具等，以提供视觉提示和刺激。②建立训练程序表。制订详细的训练计划，注重训练的步骤和顺序。③确定训练内容。根据患儿的需求和目标，确定涉及各个领域的训练内容，包括模仿技能、运动技能、感知技能、认知技能、社交技能等。④运用多种教学方法。通过语言、身体姿势、提示、标签、图表、文字等多种方法，帮助患儿理解和掌握训练内容，同时使用行为强化原理和行为矫正技术，帮助其克服异常行为并增加良好行为。

4. 图片交换交流系统（picture exchange communication system，PECS）　使用图片交换交流系统可以帮助患儿表达需求、意愿和感受，提升患儿交流主动性。护理人员对ASD患儿进行图片交流训练时应遵从个体化原则，对于理解能力较弱的患儿使用实物照片或生动图片，对理解能力较强的患儿则可使用抽象图片，甚至文字进行教学。

（四）心理护理

护理人员可通过亲切的语言、温暖的肢体接触等来表达对患儿的关怀，从而与患儿建立稳定、亲近的关系。积极与患儿家长沟通，讲解疾病相关知识，倾听家长的感受、困惑和担忧，并表达理解和支持。帮助家长释放情绪、减轻压力，建立信任和合作关系，让其以积极正确的心态面对患儿疾病，积极配合康复治疗与护理。

六、康复护理指导

（一）居家安全指导

告知家长构建宽敞、舒适、安全的居家环境，保持室内空气流通。合理放置生活用具，日常生活中避免患儿接触危险物品，避免意外发生。外出活动时，对患儿加强看护，防止出现跌倒、走失等意外情况。

（二）饮食指导

给予患儿进食高蛋白、高维生素、清淡易消化的食物，并建立规律饮食时间。当出现食物过敏或排斥时，注意观察患儿对食物的反应，避免可能引起不适或过敏的食物；对于有刻板重复行为或偏食习惯的ASD患儿，尽量提供多样化的饮食选择，并逐渐引入新的食物，可通过逐渐混合新食物到已接受的食物中来实现。

（三）休息、活动指导

培养患儿正常活动作息时间，建立日常活动程序。外出活动时，防止患儿出现跌倒、走失等意外情况，可带领儿童参加合适的社交活动，促进其社会交往能力的提高。

（四）家庭康复指导

1. 向家长介绍ASD的相关知识，包括主要临床表现、康复治疗方法、居家干预训练及预后等。

2. 根据患儿实际情况帮助家长制订家庭康复计划，包括康复目标、干预策略、家庭活动和日常护理计划等，告知家长坚持家庭康复训练，并将已有的成绩运用于日常生活活动中。

3. 教会家长有效的沟通技巧，使用简明扼要的语言、视觉辅助工具（如图片、图表）来帮助患儿理解和表达自己的需求和想法；使用可视化工具（如日程表、图表）等为患儿建立日常例行事项和规则，帮助他们理解和预测日常活动；为患儿提供替代行为或活动，分散其注意力，减轻刻板重复行为；鼓励患儿与他人合作、分享兴趣爱好，以建立良好的社交互动。

4. 告知家长应注意自己的身心健康，并找到适合自己的方式来减轻压力和疲劳。

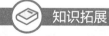 **知识拓展**

世界自闭症关注日

2007年12月联合国大会通过决议，从2008年起，将每年的4月2日定为"世界自闭症关注日"，以提高人们对自闭症患者的关注。世界自闭症日鼓励人们参与各种活动，如举办宣传活动、举办座谈会和讲座、组织文化表演等，通过普及自闭症的相关知识，更好地了解自闭症患者的需求，并努力创造一个包容和支持的环境，让他们能够充分发展自己的潜力并融入社会。

第三节　注意缺陷多动障碍的康复护理

一、概述

注意缺陷多动障碍（attention deficit hyperactivity disorder，ADHD）是儿童时期常见的神经发育障碍性疾病之一，表现为与发育水平不相符的注意缺陷、多动和冲动行为，对儿童和青少年造成学习、认知、行为、情绪和社交等多方面的损害。全球约3.4%的儿童和青少年受到影响，在我国ADHD的总体患病率约5.7%，男女发病率约为3∶1。多数患儿在学龄前起病，随年龄增大逐渐好转，约60%的病例可延续至成年期。

（一）病因

目前认为ADHD的发生与遗传、生物、心理和社会因素的相互作用密切相关。

1. 遗传因素　大量研究证明，ADHD具有高度遗传性，ADHD患者的一级亲属患该病的风险是正常人的5～10倍。

2. 生物因素　影像学研究证实ADHD儿童的额叶、扣带回、纹状体及其相关的基底节结构和神经网络与正常儿童存在差异；ADHD儿童脑内的5-羟色胺与去甲肾上腺素能神经递质间的不平衡；母孕期和围产期导致的轻度脑损伤和额叶发育迟缓均可致病。

3. 环境因素　产前和围产期的危险因素与ADHD的发病风险密切相关，包括早产、低出生体重、孕母吸烟饮酒史、孕期母亲的肥胖及压力，以及出生后接触到污染物（尤其铅的过量摄入）和杀虫剂等。

4. 社会因素　社会心理压力和不当的家庭教育被认为是导致ADHD发生的潜在因素之一，家庭不和睦、父母教育不当的ADHD儿童会表现出更多的破坏性行为问题。

（二）临床表现

依据美国精神病学会制定的《精神疾病诊断与统计手册》第5版（DSM-5标准），ADHD儿童存在注意缺陷、多动和冲动三大核心症状，具体表现为：在学习和活动中难以集中注意力；无法组织事务、完成任务和计划行动；经常遗忘或丢失物品；会不停地摆动、踢脚、乱动手指等；经常坐立不安；过度活跃；经常不能安静地投入游戏或参加业余活动；回答问题前不加思考；会突然打断别人的谈话。

除核心症状外，大多数患儿存在如学习困难、运动与感知功能异常、品行问题、情绪问题及人际关系问题等。

ADHD的诊断需满足以下两个标准：①12周岁前发病。②注意缺陷、多动、冲动或者两种症状并存至少持续6个月。

二、主要功能障碍

（一）注意力缺陷

患者常难以专注于任务或活动，容易分心，注意力不稳定。可能在听讲、阅读或执行任务时无法集中注意力，并且容易被周围的外界刺激分散。不善于抓住事物的要点和重点，注意范围狭窄，注意分配能力差。

（二）多动性/冲动性

部分患儿在婴幼儿期表现出频繁哭闹、易激惹、手足不停舞动等表现，在睡眠以外的时间无法保持安静。进入幼儿园后，无法遵守纪律，经常吵闹，对玩耍也缺乏持久性。由于缺乏自我控制能力，表现出冲动和任性的行为，可能对不愉快的刺激作出过度反应，导致伤害他人或破坏物品的情况发生。

（三）学习困难

由于执行功能的缺陷，患儿无法有效地分解任务、制订学习计划或安排时间；因注意力分散、拖延、忘记作业要求等问题，导致作业完成的延迟或质量不佳；部分患儿还存在综合分析、空间定位等知觉障碍，导致阅读、理解、组织写作困难。

（四）其他功能障碍

ADHD患者常伴随其他发育障碍或心理障碍。研究表明，至少1/3的ADHD儿童同时存在其他障碍，包括对立违抗性障碍、品行障碍、焦虑、抑郁症、心境障碍、学习障碍、抽动障碍、特定运动技能发育障碍、破坏性心境失调障碍和间歇性暴怒障碍等多种心理行为异常。

三、康复护理评估

（一）健康状况评估

评估患儿家族中有无ADHD病史。评估孕期母亲有无感染、吸烟、饮酒史、宫内重金属的影响；了解患儿的发育情况、精神状态及家庭社会情况。

（二）评估量表

对伴有注意缺陷、多动或冲动症状的儿童应尽早启动筛查和评估。包括智力测验、学习能力评定、注意测定、行为评定及感觉统合能力评定等。

1. 智力测验评估量表　韦克斯勒学龄前儿童智力量表（Wechsler preschool and primary scale of intelligence，WIPPS）、韦克斯勒学前儿童智力量表（revised Wechsler intelligence scale for children，WISC-R），极少数ADHD儿童处于智力临界状态，大多智力正常。

2. 学习能力评定　学习障碍筛查量表（the pupil rating scale revised screening for learning disabilities，PRS）。

3. 注意测定　持续性操作任务（continuous performance task，CPT），该方法用于评估个体在长时间集中注意力和抵御干扰方面的表现，可以较科学地反映患儿个体的临床特征。

4. 行为评定　Conner儿童行为问卷量表（Conners'child behavior rating scale，CBRS）、Achenbach儿童行为量表（child behavior checklist，CBCL）。

5. 感觉统合能力评定　儿童感觉统合能力发展评定量表。

（三）辅助检查

ADHD儿童的脑电图主要表现为非特异性慢波增多；头颅影像学检查可有一些轻微的异

常改变，但缺乏特异性。

四、康复护理原则及目标

（一）康复护理原则

早期识别、正确诊断、综合康复治疗（包括个体化的治疗计划、行为管理技巧、认知行为疗法、药物治疗、支持和教育等）、定时随访。

（二）康复护理目标

1. **近期目标**　①提高患儿注意力、学习能力。②减少患儿冲动行为。③加强患儿情绪调节。④改善人际交往、沟通和解决问题的能力。

2. **远期目标**　通过综合的康复教育及护理措施，大多数症状较轻的患儿，成年后可表现基本正常，但仍可能遗留注意力不集中、冲动行为、固执性、社交适应能力和人际关系差等表现。具有明显的 ADHD 家族史、共患其他精神障碍的患儿，可能会成为成年期 ADHD 患者。

五、康复护理措施

（一）行为矫正疗法

行为矫正疗法是一种以行为管理为基础的治疗方法，旨在帮助 ADHD 患者改变有害行为、发展积极行为和提高自我控制能力。该方法是干预学龄前儿童 ADHD 的首选方法。常用的行为学技术包括正性强化法、惩罚法和消退法。

1. **正性强化法**　指通过表扬、赞许和奖励等方式，使用物质性、活动性和社会性的强化物，来持续地促使患儿展现良好的行为。在实施行为矫正之前，需要进行仔细评估问题行为，并确定目标行为，通常选择从较易到较难的目标行为进行逐步改变。在实施正性强化之前，应与患儿共同制订计划，并获得他们的积极配合。在选择强化物的类型时，了解并熟悉患儿的性格和喜好，以帮助其选择适当且个性化的强化物来提高效果。

2. **惩罚法**　当患儿在特定情境下展现某一行为后，如果立即给予厌恶刺激或撤除正在享受的正性强化物，那么在类似情境下，该行为的发生频率就会降低。与正性强化和负性强化相反，惩罚旨在减少特定行为的发生。需注意的是，惩罚法具有局限性，可能引起消极情绪、产生不良反应或无法长期维持改变等。因此，在使用惩罚作为行为矫正策略时，需谨慎考虑其效果和可能的影响，并结合其他行为矫正技术来获得更好的结果。

3. **消退法**　消退是指在一定的情境中，某个行为因缺乏强化而逐渐减少或消失的过程。比如患儿经常唠叨、哭闹或制造噪声，而这些行为以前常受到关注或批评导致得以强化，如果现在停止对这些行为的关注和批评，这些行为的发生率就会逐渐降低或消失。通常在行为减少之前会有一个短暂的增加阶段，需要经过一段时间的过程才能逐步见效。

（二）认知行为训练

认知行为训练主旨是改变患儿的思维形式、信念态度和意见，以达到其行为的改变。ADHD 患儿可能存在一些负面的思维模式、信念和态度，比如自卑感、无助感、对自己能力的怀疑等。这些负面的思维和信念会影响他们的行为表现，并可能导致进一步的注意力困难和执行功能问题。

进行认知行为治疗时，首先要识别患儿不良的自我认知方式，并通过干预来消除这种方式。训练的目标是培养患儿在行动之前进行思考，并在活动中停下来观察、倾听、思考，这些习惯可以增强他们的自我控制、自我指导和自我调节能力，同时提高勤于思考和解决问题的能力。

（三）感觉统合训练

ADHD患儿常伴有感觉统合失调和协调平衡障碍的问题。因此，对患儿的前庭功能、触觉和本体觉进行针对性的强化训练（如平衡训练、感觉刺激技术、特定的活动和运动项目），可以帮助ADHD患儿建立和恢复健康、正常的运动模式。

（四）用药护理

6岁以上患儿可采用药物治疗，包括中枢兴奋药（哌甲酯、盐酸哌甲酯控释片、苯异妥英等）、非中枢性兴奋药（盐酸托莫西汀）及α_2-肾上腺素受体激动药（可乐定、胍法辛等），ADHD的药物治疗需足剂量、足疗程规范治疗。用药前应评估患儿的用药史、药物禁忌、身体发育情况及心血管情况；服药期间需观察药物作用及不良反应，定期监测体格生长指标、心率、血压等，同时告知家长按时随访，症状完全缓解1年以上才可考虑减量及停药。

（五）心理护理

护理人员应对患儿及家长提供情感支持和倾听，鼓励患儿表达自己的情绪和需要，选择个体心理治疗、家庭治疗或支持小组等形式进行心理支持，减轻焦虑和抑郁情绪。对家长及教师进行ADHD相关知识宣教并加强培训，指导ADHD患儿管理技巧等，从而帮助患儿建立积极的心理健康和适应性行为模式。

六、康复护理指导

（一）居家安全指导

在生活中避免患儿接触危险物品；外出活动时，加强看护，以防止跌倒、受伤等意外情况。

（二）饮食指导

给予患儿高蛋白、高维生素、清淡易消化的食物，指导进食有利于大脑及身体发育的食物，如牛奶、动物内脏、富含维生素的水果等。

（三）休息与活动

培养患儿正常活动作息时间，建立日常活动程序。指导家长对患儿进行吃饭、穿衣、洗漱、如厕等日常生活能力训练。

（四）用药指导

使用药物干预的患儿，告知家长正确服用药物，观察药物作用及不良反应，不可自行调整药量，定时随访。

 知识拓展

中国成人注意缺陷多动障碍诊断和治疗专家共识

近年来，ADHD已普遍被认为是一种影响个体全生命周期的疾病，与儿童青少年相比，成人ADHD更难以识别、共病更多、对个体社会功能损害范围更广，具有更大的医学、经济和社会影响，已经逐渐成为一个重大的公共卫生问题。《中国成人注意缺陷多动障碍诊断和治疗专家共识（2023版）》指出，成人ADHD常见共病包括抑郁障碍、焦虑障碍、双相障碍、人格障碍、物质使用障碍（SUD）、睡眠障碍、精神分裂症、肥胖等。成人ADHD的治疗目标是实现症状、综合征和功能的缓解，通过提升患者在日常生活、工作及人际交往中的能力，帮助患者最大限度地发挥个人潜能、提升生活质量。

第四节　小儿癫痫的康复护理

一、概述

癫痫（epilepsy）是一种以具有持久性的产生癫痫发作倾向为特征的慢性脑疾病，可合并认知、精神状态及社会适应性行为障碍。

癫痫发作（seizures）是脑神经元异常过度、同步化放电活动所造成的一过性临床症状和/或体征，由于异常放电所累及的脑功能区域不同，临床上发作形式多种多样，包括全身性和局限性肌肉抽搐、感知觉异常、认知功能及行为异常等，大多数癫痫发作持续时间短暂且呈自限性。

（一）病因

癫痫的病因目前分为遗传性、结构性、感染性、免疫性、代谢性及未明确的病因。癫痫的发作主要与遗传因素、脑内结构异常、诱发因素及年龄因素有关。

1. **遗传因素**　遗传因素在癫痫发病中起重要作用，大多数为单基因遗传，是致病基因导致神经细胞膜上的离子通道发生异常，降低了发作阈值而患病。多基因遗传和染色体异常也可致癫痫发生。

2. **脑内结构异常**　先天或后天性脑损伤，如脑发育畸形、脑血管疾病（颅内出血、血管畸形等）、颅内感染、产伤等，均可产生异常放电的致病灶或降低癫痫发作阈值而导致癫痫发生。

3. **诱发因素及年龄因素**　饥饿、疲劳、睡眠不足、饮酒等因素均可诱发癫痫发作。女性青春期患儿在月经期可能发作加重。

（二）临床表现

根据发作时的临床表现和相伴随的脑电图特征，将癫痫发作分为局灶性发作和全身性发作。

1. **局灶性发作**　神经元过度放电通常起源于脑部的特定区域，其临床症状和脑电图异常会从局部开始，表现为局灶性发作。根据发作期间的意识状态是否清楚，局灶性发作可以分为单纯局灶性发作和复杂局灶性发作。

（1）单纯局灶性发作：临床上以局灶性运动性发作最常见。患儿在发作时会出现面部、颈部或四肢某个部位的强直或阵挛性抽动，同时伴有头部和眼睛向同侧倾斜，但无意识丧失，整个发作通常持续10～20秒。部分患儿在发作后可能会出现短暂的肢体麻痹，持续几分钟到几小时后自行消失，这种现象被称为托德（Todd）麻痹。

（2）复杂局灶性发作：表现为部分意识丧失、精神行为异常，如吞咽、噘嘴、拍手、摸索、舔唇、解衣扣等。

2. **全身性发作**　两侧大脑半球同时过度异常放电，发作时均伴有不同程度的意识丧失。

（1）强直-阵挛发作：临床上最常见的发作类型之一，又称为大发作。表现为突然而强烈的全身骨骼肌肉的强直性收缩，随后出现肢体的阵挛。在发作期间，患儿会伴有意识丧失、呼吸暂停及全身发绀的情况。发作可以持续几十秒，甚至更长时间，通常在发作结束后出现嗜睡、疲乏、头痛等症状。

（2）强直发作：发作时全身肌肉强烈收缩，并伴有意识丧失。患儿可能会固定在某种姿势中，如出现头部和眼睛的偏斜、双上肢的弯曲或伸直、呼吸暂停及角弓反张（手掌和足弓弯曲），时间持续5～20秒或更长。

（3）阵挛发作：发作时仅表现为肢体、躯干或面部肌肉的节律性抽动，而没有强直成分。

（4）肌阵挛发作：表现为突发的全身或局部骨骼肌电击样短暂收缩，患儿可出现点头、躯干前倾或后仰、两臂抬起等动作，整个发作过程大约0.2秒。

（5）失张力发作：表现为突发的全身或局部肌肉肌张力丧失，导致患儿无法维持正常姿势，出现跌倒、头和肢体下垂样动作。

（6）失神发作：表现为患儿在进行某项活动时，突然出现意识丧失、双眼凝视，但不摔倒，这种发作通常持续几秒后缓解。患儿对发作期间的情况无法回忆，过度换气可以诱发其发作。

二、主要功能障碍

（一）认知功能障碍

认知功能障碍是癫痫常见的功能障碍，表现为注意力、感知、抽象思维、计划和判断能力、阅读和学习能力、记忆及思维推理等方面的能力障碍。其发生机制可能与脑部结构异常、异常的神经递质系统、信号传导通路的受损、异常的神经代谢活动及抗癫痫药物的使用有关。

（二）语言障碍

1. 由于认知功能低下，部分癫痫患儿会出现语言功能障碍。具体表现如下。

（1）语言发育迟缓：即患儿的语言能力相对同龄人较为滞后。

（2）构音障碍：即在发音时遇到困难或产生模糊的发音。

（3）语言理解障碍及语言表达障碍等。

2. 获得性癫痫性失语，又称为兰道－克勒夫约综合征（Landau-kleffner syndrome，LKS），是一种表现为语言理解、交流和表达障碍的疾病。LKS综合征通常在儿童时期开始发作，患者会逐渐丧失对语言的理解能力，并出现表达和交流障碍。其病因尚未明确，可能与脑内神经元突触形成异常有关。

（三）精神行为障碍

癫痫发作可致患儿心理/精神障碍，反复发作的癫痫患儿精神症状发生率较高，颞叶癫痫患儿易出现多种形式的精神行为问题，癫痫术后也可新发精神障碍。临床上表现为情感障碍、社会心理障碍、行为及人格改变等。

（四）运动功能障碍

部分单纯局灶性发作患儿，在发作后出现短暂轻微的肢体麻痹，称为Todd麻痹，数分钟至数小时可自行消失；癫痫反复发作或严重癫痫发作则会遗留永久性肢体瘫痪。

三、康复护理评估

（一）健康状况评估

1. 评估患儿有无家族遗传史，包括单基因遗传病、多基因遗传病、染色体异常及线粒体脑病等。

2. 评估患儿有无脑发育畸形及后天性脑损伤。

3. 评估患儿癫痫发作的诱因、类型、频率、发作的形式、持续时间及有无发作后症状等。

（二）功能障碍评估

癫痫患儿常伴有认知损害、发育障碍、精神障碍、行为异常等问题，通常使用多种方法和工具综合评估患儿的认知、语言、行为、情绪和社交功能。常用韦克斯勒学龄前/学龄儿童智力量表、丹佛发育筛查测验量表（denver developmental screening test，DDST）、Gesell发育诊断量表及Bayley婴儿发育量表评估对患儿的认知及语言功能进行评估；利用Peabody运动发育评定量表、粗大运动功能评定量表、精细运动功能评定量表等评估患儿的运动功能；精神行为障碍则采用汉密尔顿焦虑量表进行评估。

（三）辅助检查

1. 脑电图　是癫痫诊断和分型最重要的检查手段。

2. 影像学检查　常选用头颅CT、MRI等，有利于寻找癫痫发作的病因。

3. 其他实验室检查　必要时根据病情选择进行，包括染色体检查、遗传代谢病筛查、基因分析等。

四、康复护理原则及目标

（一）康复护理原则

规律服药，避免癫痫发作的诱发因素，家长掌握康复护理方法，医院、家庭、学校、社会共同参与及支持。

（二）康复护理目标

1. 近期目标　①合理用药，控制癫痫发作。②通过康复治疗及护理，提高患儿的认知、语言及运动功能，纠正患儿异常的精神行为问题。③患儿无意外伤害发生。④家长知晓癫痫发作时的紧急护理措施及注意事项。

2. 远期目标　通过综合的康复护理措施，控制癫痫发作，提高患儿认知、语言及运动功能，纠正异常的精神行为问题，提高生活质量。

五、康复护理措施

（一）安全护理

创建安静、舒适、安全的康复环境，减少声光刺激，家属24小时陪护。患儿癫痫发作时，注意保护发作的肢体，防止骨折或脱臼，同时拉起床挡，避免患儿坠床。癫痫发作缓解后，嘱家长注意看护患儿，避免患儿因剧烈活动、精神紧张等再次引起癫痫发作。

（二）病情观察

患儿出现癫痫发作时，观察瞳孔大小、对光反射、伴随症状及持续时间，病情变化时及时通知医生并配合处理。

（三）用药护理

合理使用抗癫痫药物治疗是癫痫的最主要治疗方法。对家长进行长期服药指导，使其知晓规律服药的重要性，督促患儿按时服药，定期复查，服药期间观察其疗效及不良反应。

（四）癫痫发作期护理

患儿癫痫发作时，立即取平卧位，协助头偏向一侧，解开衣领，牙关紧闭者，使用牙垫或纱布包裹的压舌板置于上下臼齿间，防止舌咬伤；舌后坠者，使用舌钳将舌拉出，防止窒息；保持呼吸道通畅，若分泌物较多，及时使用吸引器清理，给予低流量吸氧，并准备好开口器和气管插管所需物品。详细记录癫痫发作的类型、持续时间、有无发作后症状等。

（五）认知、语言功能障碍的康复护理

根据患儿的具体情况，护理人员制定个体化护理措施，配合康复医师、治疗师及特殊教育老师进行认知、语言功能训练，并将教学任务和日常生活相联系，指导家长共同协助进行教育，提高患儿的认知和语言能力。

（六）运动功能障碍的康复护理

癫痫反复发作或严重癫痫发作患儿遗留的永久性肢体瘫痪，需对瘫痪肢体进行评估，配合康复医师、针灸医师和物理治疗师制定康复治疗方案，协助进行规律的综合康复治疗（物理治疗、针灸治疗等）。

（七）心理护理

积极与患儿家长沟通，讲解癫痫及癫痫发作的相关知识，评估不同年龄患儿的心理状态，有针对性地进行心理疏导；帮助他们建立信心，克服自卑、孤独等心理，树立战胜疾病的信心。

六、康复护理指导

（一）避免诱发因素

指导家长合理安排患儿的日常生活，规律作息，避免过度劳累、情绪激动、感染、暴饮暴食等。

（二）合理用药

加强用药指导，告知家长安排患儿长期规律服药，观察药物不良反应，按时复查。

（三）家庭康复指导

1. 向家长介绍癫痫及癫痫发作的相关知识，教会家长癫痫发作时的紧急护理措施，必要时送往医院救治。

2. 根据患儿实际情况帮助家长制订家庭训练计划。

3. 指导家长根据患儿具体情况及年龄特点，循序渐进进行运动、语言、认知等康复训练，培养患儿的生活自理能力。

 知识拓展　　● ● ●

国际癫痫关爱日

2006年10月，中国抗癫痫协会发起了创办"国际癫痫关爱日"的倡议，与会者选定以1997年在爱尔兰都柏林举行的国际癫痫大会通过"全球抗癫痫运动"的日期，即6月28日确定为"国际癫痫关爱日"。国际癫痫关爱日通过各种活动传播关于癫痫病的知识和信息，包括公众教育活动、座谈会、健康咨询、义诊、志愿者服务等。此外，通过社交媒体、网络平台和传统媒体等渠道，人们可以分享他们的故事、经验和观点，帮助减少大众对癫痫的歧视和误解。

本章小结

思考题

1. 请简述智力障碍患儿的日常生活能力指导要点。

2. 请简述孤独症谱系障碍的家庭康复指导要点。

3. 请简述癫痫患儿的家庭康复指导要点。

更多练习

（王 洁）

中英文对照

1型糖尿病	type 1 diabetes mellitus，T1DM
2分钟踏步试验	2-mimute step test，2MST
2型糖尿病	type 2 diabetes mellitus，T2DM
6分钟步行试验	6-minute walk test，6MWT
Achenbach儿童行为量表	Achenbach'child behavior check list，CBCL
Berg平衡量表	Berg balance scale，BBS
Bristol粪便性状量表	Bristol stool form scale
Cleveland便秘评分系统	Cleveland clinic constipation scoring system
Conner儿童行为问卷量表	Conners'child behavior rating scale，CBRS
C反应蛋白	C-reactive protein，CRP
Loewenstein作业治疗认知评定	loewenstein occupational therapy cognitive assessment，LOTCA
Morse跌倒评估量表	Morse fall scale，MFS
ST段抬高心肌梗死	ST-segment elevation myocardial infarction，STEMI
阿尔茨海默病	Alzheimer's disease，AD
艾森克人格问卷	Eysenck personality questionnaire，EPQ
安抚程度	consol ability
靶心率	target heart rate THR
贝利婴儿发展量表	Bayley scale of infant development，BSID
贝利婴幼儿发育量表	Bayley scales of infant development，BSID
被动关节活动度	passive range of motion，PROM
被动运动	passive movement
表面肌电图	surface electromyography，SEMG
丙烯酸树脂	acrylic resin
波士顿诊断性失语症检查	Boston diagnostic aphasia examination，BDAE
补呼气容积	expiratory reserve volume，ERV
补吸气容积	inspiratory reserve volume，IRV
不饱和聚酯	unsaturated polyester，UP
不随意运动型	dyskinetic
不稳定型心绞痛	unstable angina，UA
步行周期	gait cycle
步态分析	gait analysis，GA
残疾	disability
残气容积	residual volume，RV

超声波疗法	ultrasonic therapy
潮气容积	tidal volume，VT
痴呆残疾评估	disability assessment for dementia，DAD
持续性操作任务	continuous performance task，CPT
充血性心力衰竭	congestive heart failure，CHF
磁共振尿路造影	magnetic resonance urography，MRU
磁疗法	magnetotherapy
代谢当量	metabolic equivalents，MET
丹佛发育筛查测验量表	Denver developmental screening test，DDST
道德修养	moral cultivation
等速运动或等速收缩	isokinetic contraction
等张收缩	isotonic contraction
等长收缩	isometric contraction
低频电诊断	low frequency electrodiagnosis
第一秒用力呼气容积	forced expiratory volume in one second，FEV_1
第一秒用力呼气容积占用力肺活量	forced vital capacity，FVC
癫痫	epilepsy
癫痫发作	seizures
电磁导航支气管镜检查	electromagnetic navigation bronchoscopy，ENB
电疗法	electrotherapy
动态收缩	kinetic contraction
动作电位	action potential，AP
冻结现象	freezing
短潜伏时体感诱发电位	short-latency somatosensory evoked potential，SLSEP
儿童孤独症	childhood autism
儿童孤独症评定量表	childhood autism rating scale，CARS
儿童疼痛评估量表	face legs activity cry consol Ability scale，FLACC
反复唾液吞咽试验	repetitive saliva swallowing test，RSST
非ST段抬高型心肌梗死	non-ST-segment elevation myocardial infarction，NSTEMI
非小细胞肺癌	non-small cell lung cancer，NSCLC
非甾体抗炎药	nonsteroidal anti-inflammatory drug，NSAID
肺癌	lung cancer
肺活量	vital capacity，VC
肺泡通气量	alveolar ventilation，VA
肺血栓栓塞症	pulmonary thromboembolism，PTE
肺总量	total lung capacity，TLC
俯卧位	prone position
辅助器具	technique aids，assistive products

附属运动	accessory movement
改良英国医学研究学会呼吸困难量表	modified medical research council dyspnea scale，MMRC
感觉神经电位	sensory nerve action potential，SNAP
感觉指数评分	sensory index score，SIS
感知的困难程度	perceived difficulty
肛门直肠测压	anorectal manometry，ARM
高强度间歇训练	high-intensity interval training，HIIT
高渗高血糖综合征	hyperosmolar hyperglycemic syndrome，HHS
高血压急症	hypertensive emergencies
高血压亚急症	hypertensive urgencies
工具性日常生活活动	instrumental activities of daily living，IADL
工具性日常生活活动量表	Chinese lawton instrumental activities daily living scale，IADL
功能残气量	functional residual capacity，FRC
功能独立性评定量表	functional independence measure，FIM
功能性经口摄食分级	functional oral intake scale，FOIS
功能性作业治疗	functional OT
共济失调	dystaxia
共济失调型	ataxia
孤独症行为量表	autism behaviour checklist，ABC
孤独症谱系障碍	autism spectrum disorders，ASD
孤独症特征早期筛查问卷	early screening of autistic traits questionnaire，ESAT
孤独症诊断观察量表	autism diagnostic observation schedule-generic，ADOS-G
孤独症诊断面谈量表	autism diagnostic interview-revised，ADI-R
骨折	fracture
骨折危险因子评估工具	fracture risk assessment tool，FRAX
骨质疏松性骨折	osteoporotic fracture，OPF
骨质疏松症	osteoporosis，OP
鼓励	encouragement
关节活动范围/关节活动度	range of motion，ROM
关节松动术	joint mobilization
关节周围混合药物注射	periarticular multimodal drug injection，PMI
冠状动脉粥样硬化性心脏病	coronary atherosclerotic heart disease，CAHD
光疗法	phototherapy
滚动	rolling
国际标准化组织	International Standard Organized，ISO
国际残损、残疾和残障分类	international classification of impairment, disability & handicap，ICIDH

国际功能、残疾和健康分类	international classification of functioning, disability and health, ICF
国际抗癌联盟	Union for International Cancer Control, UICC
国际尿控协会	International Continence Society, ICS
汉密尔顿焦虑评定量表	Hamilton anxiety scale, HAMA
汉密尔顿抑郁评定量表	Hamilton depression scale, HAMD
汉语标准失语症检查	China rehabilitation research center aphasia examination, CRRCAE
汉语失语成套测验	aphasia battery of Chinese, ABC
行为疼痛评分表	behavioral pain scale, BPS
红外线疗法	infrared therapy
红细胞沉降率	erythrocyte sedimentation rate, ESR
喉癌	cancer of larynx
呼吸控制	breathing control, BC
滑动	gliding
患者主观整体评估	patient-generated subjective global assessment, PG-SGA
患者自控镇痛	patient controlled analgesia, PCA
混合肌肉动作电位	compound muscle action potential, CMAP
混合型	mixed types
活动程度	activity
肌电图	electromyography, EMG
肌力	muscle strength
肌张力	muscle tone
基本日常生活活动	basic activities of daily living, BADL
激光疗法	laser therapy
吉兰-巴雷综合征	Guillain-Bame syndromne, GBS
急性冠脉综合征	acute coronary syndrome, ACS
急性炎症性脱髓鞘性多发性神经病	acute inflammatory demyelinating polyneuropathy, AIDP
疾病活动度评分	disease activity score, DAS28
脊髓损伤	spinal cord injury, SCI
脊髓损伤神经源性肠道功能障碍	neurogenic bowel dysfunction, NBD
计算机断层扫描血管造影	computed tomography angiography, CTA
继发性高血压	secondary hypertension
加速康复外科	enhanced recovery after surgery, ERAS
家族性腺瘤性息肉病	familial adenomatous polyposis, FAP
肩关节周围炎	adhesive capsulitis of shoulder
简化疾病活动指数	simplified disease activity index, SDAI

类风湿关节炎	rheumatoid arthritis，RA
离心性收缩	eccentric contraction
临床痴呆评定表	clinical dementia rating，CDR
临床疾病活动指数	clinical disease activity index，CDAI
临床结局	outcome
颅脑外伤	traumatic brain injury，TBI
轮椅	wheelchair，W/C
马尾神经损伤又称马尾神经综合征	cauda equina syndrome，CES
慢性冠脉综合征	chronic coronary syndrome，CCS
慢性呼吸衰竭	chronic respiratory failure，CRF
慢性阻塞性肺疾病	chronic obstructive pulmonary disease，COPD
每分通气量	minute ventilation，VE
美国癌症联合会	American Joint Committee on Cancer，AJCC
美国肠外肠内营养学会	American Society for Parenteral and Enteral Nutrition，ASPEN
美国肠外肠内营养学会	American Society for Parenteral and Enteral Nutrition，ASPEN
美国国家压疮咨询委员会	National Pressure Ulcer Advisory Panel，NPUAP
美国营养师协会	Ameriean Dietetic Association，ADA
美国重症医学学会	Society of Critical Care Medicine，SCCM
蒙特利尔认知评估量表	Montreal cognitive assessment，MoCA
面部表情	face
明尼苏达多项人格调查	Minnesota multiphasic personality inventory，MMPI
磨玻璃样影	ground-glass opacity，GGO
脑电图	electroencephalography，EEG
脑干听觉诱发电位	brain-stem auditory evoked potentials，BAEP
脑深部电刺激技术	deep brain stimulation，DBS
脑性瘫痪	cerebral palsy
脑卒中	stroke
脑卒中后神经源性膀胱	post-stroke neurogenic bladder，PSNB
脑卒中后抑郁	post-stroke depression，PSD
尿微量白蛋白排泄率	urine albumin/creatinine ratio，UAER
欧洲肠内肠外营养学会	European Society of Parenteral and Enteral Nutrition，ESPEN
欧洲肠外肠内营养学会	European Society for Parenteral and Enteral Nutrition，ESPEN
帕金森病	Parkinson disease，PD
帕金森病生存质量问卷	Parkinson disease quality of life questionnaire，PDQ39
膀胱出口梗阻	bladder outlet obstruction，BOO

膀胱压力－容积测定	cystometrogram，CMG
前哨淋巴结活检术	sentinel lymph node biopsy，SLNB
强度－时间曲线	intensity-time curve
青少年腰椎间盘突出症	adolescent lumbar disc herniation，ALDH
倾听	attending
情感反应	reflection of feeling
躯体健康	physical health
全乳房切除术	total mastectomy
全膝关节置换术	total knee arthroplasty，TKA
缺血性心脏病	ischemic heart disease，IHD
认知能力筛查量表	cognitive abilities screening instrument，CASI
妊娠糖尿病	gestational diabetes mellitus，GDM
日本标准失语症检查	standard language test of aphasia，SLTA
日常生活能力量表	activities of daily living，ADL
容积－黏度测试	volume-viscosity swallow test，V-VST
容积传导	volume conduction
乳头湿疹样乳腺癌	Paget's carcinoma of the breast
乳腺癌改良根治术	modified radical mastectomy
乳腺癌根治术	radical mastectomy
乳腺癌根治术后乳房重建术	radical mastectomy and breast reconstruction
乳腺癌扩大根治术	extensive radical mastectomy
乳腺癌切除术	breast-conserving surgery
软管喉内镜吞咽功能评估	fiberoptic endoscopic examination of swallowing，FEES
上运动神经元病变引起的肠道功能障碍	upper motor neuro bowel dysfunction，UMNBD
烧伤	burn
社会功能问卷	functional activities questionnaire，FAQ
社会健康	social health
深静脉血栓形成	deep venous thrombosis，DVT
深吸气量	inspiratory capacity，IC
神经断裂	neurotmesis
神经精神问卷	neuropsychiatric inventory，NPI
神经失用	neurapraxia
神经系统	nervous system
神经源性肠道	neurogenic bowel
神经源性肠道功能障碍	neurogenic bowel dysfunction，NBD
神经源性肠道功能障碍评分	neurogenic bowel dysfunction score
神经源性膀胱	neurogenic bladder，NB
神经源性膀胱	neurogenic bladder，NB
生活满意度量表	life satisfaction scales，LSS

生活事件量表	life event scale，LES
生活质量	quality of life，QOL
生理运动	physiologicalmovement
实际表现	actual performance
食管期	esophageal phase
世界卫生组织	World Health Organization，WHO
世界卫生组织生活质量评定量表	WHOQOL-100
视觉模拟评分法	visual analogue scale，VAS
视觉模拟疼痛评分表	visual analogue scale，VAS
视觉诱发电位	visual evoked potentials，VEP
视频荧光造影	video fluoroscopic swallowing study，VFSS
释义	paraphrase
数字评分法	numeric rating scale，NRS
数字疼痛评分表	numeric rating scale，NRS
斯坦福-比内智力量表	Stanford-Binet intelligence scale
四肢瘫功能指数	quadriplegic index of function，QIF
苏格兰学院间指南网络	scottish intercollegiate guidelines network，SIGN
随机对照临床研究	randomized controlled clinical trials，RCT
糖尿病	diabetes mellitus，DM
糖尿病肾病	diabetic nephropathy，DN
糖尿病酮症酸中毒	diabetic ketoacidosis，DKA
糖尿病周围神经病变	diabetic peripheral neuropathy，DPN
糖尿病足	diabetic foot，DF
疼痛门诊评定表	pain assessment in advanced dementia scale，PAINAD
体重指数	body mass index，BMI
图片交换交流系统	picture exchange communication system，PECS
徒手肌力检查	manual muscle testing，MMT
徒手肌力检查法	manual muscle test，MMT
腿部活动	legs
吞咽障碍	dysphagia
吞咽障碍	swallowing disorder
洼田饮水试验	water swallow test，WST
危重症疼痛观察工具	critical-care pain observation tool，CPOT
微型营养评估	mini nutritional assessment，MNA
韦克斯勒儿童智力量表	Wechsler intelligence scale for children，WISC
韦克斯勒记忆量表	wechsler memory scale，WMS
韦克斯勒学龄前儿童智力量表	Wechsler preschool and primary scale of intelligence，WIPPS
韦克斯勒学前儿童智力量表	revised Wechsler intelligence scale for children，WISC-R

韦克斯勒智力量表	Wechsler intelligence scale，WIS
无氧运动	anaerobic movement
物理治疗	physical therapy，PT
西方失语症成套测验	Western aphasia battery，WAB
下运动神经元病变引起的肠道功能障碍	lower motor neuro bowel dysfunction，LMNBD
下肢动脉粥样硬化病变	lower extremity atherosclerotic disease，LEAD
向心性收缩	concentric contraction
小细胞肺癌	small cell lang cancer，SCLC
协同收缩	coordinated contraction
心理健康	mental health
心理评估	psychological assessment
心力衰竭	heart failure，HF
心身反应	psychosomatic response
胸廓扩张运动	thoracic expansion exercise，TEE
修订版跌倒功效量表	modified fall efficaly scale，MFES
虚拟现实	virtual reality，VR
学习障碍筛查量表	the pupil rating scale revised screening for learning disabilities，PRS
压力性损伤	pressure injury，PI
咽期	pharyngeal phase
炎性乳腺癌	inflammatory carcinoma of the breast
仰卧位	supine position
腰椎间盘突出症	lumbar disc herniation，LDH
腋淋巴结清扫术	axillary Lymph node dissection，ALND
抑郁自评量表	self-rating depression scale，SDS
引导式教育	conductive education
英国肠外肠内营养协会	British Association for Parenteral and Enteral Nultrition，BAPEN
婴幼儿孤独症筛查量表	checklist for autism in toddler，CHAT
营养不良的风险	risk of malnutrition
营养不良通用筛查工具	malnutrition universal screening tools，MUST
营养风险	nutritional risk
营养风险筛查2002	nutritional risk screening 2002，NRS 2002
营养风险指数	the nutrition risk index，NRI
营养评估	nutritional assessment
应激反应	stress reaction
应用行为分析疗法	applied behavioral analysis，ABA
永久性残疾	permanent disability
用力肺活量	forced vital capacity，FVC

用力呼气	forced expiration technique，FET
有氧运动	aerobic movement
右侧卧位	right lateral position
诱发电位	evoked potential，EP
原发性高血压	primary hypertension
约翰霍普金斯跌倒危险评定量表	John Hopkins fall risk assessment tool，JHFRAT
运动学	kinematics
运动诱发电位	motor evoked potentials，MEP
暂时性残疾	temporary disability
长谷川痴呆量表	Hasegawa dementia scale，HDS
震颤麻痹	paralysis agitans
支气管肺癌	bronchop-ulmonary carcinoma
支气管哮喘	bronchial asthma
执行能力	capability
直肠癌	carcinoma of rectum
直流－感应电诊断	galvanic-faradic electrodiagnosis
治疗性作业活动	therapeutic activities
智力测验	intelligence test
智力障碍	intellectual disabilities，ID
中华医学会肠外肠内营养学分会	Chinese Society for Parenteral and Enteral Nutrition，CSPEN
周围神经损伤	peripheral nerve injuries，PNI
周围神经阻滞	regional nerve block，RNB
轴突断裂	axonotmesis
主动关节活动度	active range of motion，AROM
主动呼吸循环技术	active cycle of breathing techniques，ACBT
主动运动	active movement
主观整体评估	subjective globe assessment，SGA
助力主动运动	assistant active movement
注意缺陷多动障碍	attention deficit hyperactivity disorder，ADHD
姿势反射	postural reflex
紫外线疗法	ultraviolet therapy
自发电位	spontaneous activity
最大呼气中段流量	maximal mid-expiratory flow，MMEF/MMF
最大呼吸流量	peak expiratory flow，PEF
最大通气量	maximum minute ventilation，MMV
最大自主通气量	maximal voluntary ventilation，MVV
左侧卧位	left lateral position
作业治疗	occupational therapy，OT

参考文献

［1］陈锦秀，汤继芹. 康复护理学（全国中医药行业高等教育"十四五"规划教材）［M］. 北京：中国中医药出版社，2021.

［2］成育玲，张智慧. 康复护理［M］. 武汉：华中科技大学出版社，2021.

［3］崔正军，易先峰. 烧伤康复治疗操作指南［M］. 郑州：河南科学技术出版社，2020.

［4］杜春萍，李思敏. 漫话疾病康复［M］. 北京：人民卫生出版社，2021.

［5］杜春萍. 辅助器具使用指导［M］. 北京：电子工业出版社，2022.

［6］冯加义，彭道娟，高奉琼，等. 脊髓损伤伴神经源性肠功能障碍病人肠道功能评估方法研究现状［J］. 护理研究，2023，37（4）：640-644.

［7］高艺恬，周婉琼，田静. 成人颅脑损伤患者神经源性肠道功能障碍管理的最佳证据总结［J］. 中华护理杂志，2023，58（11）：1372-1380.

［8］耿研，谢希，王昱，等. 类风湿关节炎诊疗规范［J］. 中华内科杂志，2022，61（1）：9.

［9］国家卫生健康委办公厅. 阿尔茨海默病的诊疗规范（2020年版）［J］. 全科医学临床与教育，2021，19（1）：4-6.

［10］韩广莛，高维杰，靳英辉，等. 老年性痴呆患者认知功能训练指南的系统评价［J］. 循证医学，2018，18（6）：356-364.

［11］胡爱玲，李琨，余婷. 实用康复护理实践［M］. 北京：电子工业出版，2021.

［12］胡慧秀，赵雅洁，孙超. 老年人失能预防运动干预临床实践指南（2023版）［J］. 中国全科医学，2023，26（22）：2695-2710，2714.

［13］"建立中国老年骨质疏松症三级防控体系专家共识"编写组. 建立中国老年骨质疏松症三级防控体系专家共识［J］. 中华内科杂志，2022，61（6）：617-630.

［14］李琨. 康复护理学实践与学习指导［M］. 北京：人民卫生出版社，2023.

［15］李敏，李丽. 康复护理学［M］. 北京：中国人口出版社，2022.

［16］李珊，李陶幸子，张亚琴. 虚拟现实在颅脑损伤患者认知障碍康复中的应用进展［J］. 中国护理管理，2020，20（5）：773-776.

［17］李晓捷. 儿童常见疾病康复指南［M］. 北京：人民卫生出版社，2020.

［18］李秀云，郑彩娥. 康复护理指南［M］. 北京：人民卫生出版社，2022.

［19］林庆荣，杨明辉，侯志勇. 中国创伤骨科患者围手术期静脉血栓栓塞症预防指南（2021）［J］. 中华创伤骨科杂志，2021，23（3）：185-192.

［20］刘楠，李卡. 康复护理学［M］. 5版. 北京：人民卫生出版社，2022

［21］刘倩婷，李银兰，吴秋婉，等. 低频重复经颅磁刺激及言语训练治疗脑瘫言语障碍的效果［J］. 中国卫生标准管理，2021，12（3）：65-68.

［22］刘晓丹，魏全. 作业治疗评定［M］. 南京：江苏凤凰科学技术出版社，2023.

［23］牛朝诗，常博文，张建国. 中国脑深部电刺激25周年应用现状与展望［J］. 中华医学杂志，2023，103（47）：3870-3874.

［24］世界中医药学会联合会骨质疏松专业委员会. 类风湿关节炎中西医结合诊疗专家共识［J］. 世界中医药，2023，18（7）：923-928.

［25］王欣，葛萍，韩艳. 康复护理专科护士培训手册［M］. 北京：科学技术文献出版社，2020.

［26］夏亚琴，穆景颂，倪朝民，等. 颅脑损伤患者吞咽障碍的相关因素分析［J］. 神经损伤与功能重建，2023，18（7）：391-395.

［27］向湘华，黄秋萍，黄阿勇. 断指（肢）再植、游离皮瓣术后静脉血栓栓塞症3例［J］. 实用手外科杂志，2023，37（3）：349-351，402.

［28］肖农. 儿童康复诊疗规范［M］. 北京：人民卫生出版社，2023.

［29］谢家兴. 康复护理常规与技术［M］. 北京：人民卫生出版社，2023.

［30］熊雪，李海磊，舒春花，等. 静脉血栓栓塞症风险评估工具的研究进展［J］. 中国当代医药，2023，30（34）：28-31.

［31］徐颖，郭爱松. 类风湿关节炎的康复评定和治疗近况［J］. 风湿病与关节炎，2023，12（9）：61-65.

［32］燕铁斌，尹安春. 康复护理学［M］. 4版. 北京：人民卫生出版社，2022.

［33］杨文晴，吴国艳，龙燕，等. 脊髓损伤神经源性肠道功能障碍评估及非手术类管理的最佳证据总结［J］. 护士进修杂志，2023，38（8）：717-722，740.

［34］姚树桥，杨艳杰. 医学心理学［M］. 7版. 北京：人民卫生出版社，2018.

［35］尤黎明，吴瑛. 内科护理学［M］. 7版. 北京：人民卫生出版社，2022.

［36］张策然. 冬泳对老年人体质健康的影响分析［J］. 健与美，2023（6）：143-145.

［37］张梦媛，齐建国. 周围神经损伤与轴突再生［J］. 四川解剖学杂志，2022，30（4）：185-188.

［38］张鸣生. 呼吸康复［M］. 北京：人民卫生出版社，2021.

［39］章稼，王于领. 运动治疗技术［M］. 3版. 北京：人民卫生出版社，2021.

［40］中国病理生理危重病学会呼吸治疗学组. 重症患者气道廓清技术专家共识［J］. 中华重症医学电子杂志，2020，6（3）：272-282.

［41］中华医学会骨科学分会. 骨质疏松性骨折诊疗指南（2022年版）. 中华骨科杂志，2022，42（22）：1473-1491.

［42］中华医学会骨科学分会创伤骨科学组，中华医学会骨科学分会外固定与肢体重建学组. 中国成人桡骨远端骨折诊疗指南（2023）［J］. 中华创伤骨科杂志，2023，25（1）：6-13.

［43］中医康复临床实践指南·类风湿关节炎制定工作组. 中医康复临床实践指南·类风湿关节炎［J］. 福建中医药大学学报，2020，030（1）：16-25.

［44］祝红娟，王倩，余红丽. 糖尿病足截肢患者自我管理方案的构建［J］. 中华护理杂志，2023，58（15）：1838-1844.

［45］Autar R. The management of deep vein thromhosis：the Autar DVT risk assessment scale revisited［J］. J Orth Nurs，2003，7（3）：114-124.

［46］Barbar S，Noventa F，Rossetto V，et al. A risk assessment model for the identification of hospitalized medical patients at risk for venous thromboembolism: the Padua Prediction Score ［J］. J Thromb Haemost, 2010, 8（11）: 2450-2457.

［47］Caprini JA. Risk assessment as a guide to thrombosis prophylaxis［J］. Curr Opin Pulm Med, 2010, 16（5）: 448-452.

［48］Johns J, Krogh K, Rodriguez G M, et al. Management of Neurogenic Bowel Dysfunction in Adults after Spinal Cord Injury: Clinical Practice Guideline for Health Care Providers ［J］. Top Spinal Cord Inj Rehabil. 2021, 27（2）: 75-151.

［49］McCollam M E. Evaluation and implementation of a research falls assessment innovation ［J］. Nurs clin North Am, 1995, 30（3）: 507-514.

［50］MorseJ M, Black C, Oberle K, et al. A prospective study to identify the fall-prone patient ［J］. Soc sci Med, 1989, 28（1）: 81-86.

［51］Terry Krug Nerney, Sharon A. Gutman and Tamara Sowell Campbell. Adult Rehabilitation Nursing ［M］. Elsevier Health Sciences, 2015.